AF504339

MANUEL

DE

POLICE SANITAIRE

OUVRAGES DU MÊME AUTEUR

TRAITÉ DES MALADIES CONTAGIEUSES ET DE LA POLICE SANITAIRE DES ANIMAUX DOMESTIQUES. Un volume in 8º.

Prix : 18 fr.

TRAITÉ DE JURISPRUDENCE COMMERCIALE ET DE MÉDECINE LÉGALE VÉTÉRINAIRE, SUIVI D'UN APERÇU SUR LES DEVOIRS ET LES DROITS DES VÉTÉRINAIRES. Un volume in 8º.

Prix : 10 fr.

MANUEL

DE

POLICE SANITAIRE

PAR

V. GALTIER

Professeur à l'École nationale vétérinaire de Lyon.

LYON

IMPRIMERIE L. BOURGEON

Rue Saint-Paul, 26-28.

—

1883

Ce Manuel est le complément de mon Traité des maladies contagieuses, complément nécessité par la promulgation de la Loi du 21 juillet 1881 et du Règlement d'administration publique rendu en vue de son application.

La première édition a été entièrement souscrite par mes confrères les vétérinaires civils ; c'est pour moi un succès dont je les remercie ; puisse mon livre leur être d'une réelle utilité.

V. Galtier,
Professeur à l'École nationale vétérinaire de Lyon.

Lyon, le 25 avril 1883.

MANUEL

DE

POLICE SANITAIRE

CHAPITRE PREMIER.

ÉTIOLOGIE DES MALADIES CONTAGIEUSES. — CONTAGES. — CONTAGION.

Les maladies contagieuses occupent une très grande place dans la pathologie ; quelques-unes d'entre elles ont le triste privilège de pouvoir se transmettre des animaux à l'homme ; leur étude a une très grande importance, et elle exige comme corollaire naturel celle de la police sanitaire, dont le but est de tracer les mesures propres à empêcher leur propagation. Elles ne se développent que sous l'influence d'une cause spécifique, qu'autant qu'une semence (agent contagieux) a été importée, introduite dans l'individu. Cette semence varie pour chaque affection contagieuse, et une fois introduite dans l'organisme, elle y provoque la maladie en se multipliant, en se régénérant.

Les maladies transmissibles forment une classe très naturelle ; elles offrent entre elles les plus frappantes analogies au point de vue de leur étiologie, de leur évolution, de leur marche et de leur propagation : toutes ont pour cause morbigène une

semence, un contage, parasite ou virus ; toutes ont
une période d'incubation plus ou moins longue, qui
comprend le temps écoulé depuis l'ensemencement,
depuis l'inoculation, jusqu'à l'apparition des premiers symptômes. Même analogie dans leur marche
sur un sujet malade ; ainsi, au début, la gale
occupe un espace restreint, c'est au bout de
quelques jours seulement qu'elle se généralise ;
ainsi, quand on inocule le charbon, les symptômes
sont localisés d'abord au point d'inoculation, puis
les ganglions les plus voisins de ce point deviennent
malades, enfin l'affection se généralise, les germes
passent dans le torrent circulatoire et se répandent
dans tout l'organisme.

Les maladies contagieuses se propagent des individus malades aux individus sains, dans l'espèce
ou hors de l'espèce ; elles peuvent régner à l'état
d'enzooties ou d'épizooties. Tout malade devenant
un foyer de multiplication pour le contage, une
maladie transmissible, qui a été introduite dans
une localité, peut se propager, se disséminer,
visiter successivement un plus ou moins grand
nombre d'écuries, et faire une plus ou moins
grande quantité de victimes. Il peut tout
d'abord n'y avoir qu'un seul sujet malade, mais
ce premier, mis en contact avec des animaux sains.
les contamine ; et ceux-ci, devenus malades, transmettent l'affection autour d'eux, s'ils ne sont pas
l'objet de mesures sanitaires rigoureuses. La
maladie est *enzootique* (*enzootie*, endémie), quand
elle ne sévit que dans une localité ; elle est *épizootique* (*épizootie*, épidémie), quand elle dépasse
la localité pour se propager, se disséminer sur
un espace plus étendu. L'enzootie (maladie enzootique), naît ordinairement à la suite de l'introduction dans l'organisme de certains germes puisés
dans le monde extérieur ; la maladie épizootique se
développe plus particulièrement par la transmis-

sion d'un contage provenant plus ou moins directement d'un individu malade. La maladie enzootique, l'enzootie charbonneuse, par exemple, cesse lorsqu'on déplace les troupeaux, lorsqu'on les soustrait à l'influence locale, quand on ne leur donne plus les fourrages et les eaux infectés ; l'épizootie n'est pas amoindrie par le déplacement des malades, ainsi, la clavelée ne cesse pas dans un troupeau par le seul fait du déplacement. L'enzootie ne dure qu'un certain temps, s'éteint d'elle-même, se montre en certaines saisons de l'année (saisons chaudes, été et automne), et disparaît ordinairement pendant les autres ; l'épizootie se montre en toutes saisons, et elle dure tant que des sujets sains sont exposés au contact des animaux malades. Dans tous les cas , les conséquences de l'enzootie et de l'épizootie sont très graves, parce que l'affection, en se généralisant, en se propageant, occasionne une mortalité considérable, et parce que, presque toujours, les cadavres sont à peu près complètement inutilisables à cause des dangers qu'ils présentent pour l'hygiène. Aussi en résulte-t-il de très grandes pertes pour les propriétaires et pour l'Etat. De plus, quand il s'agit de la morve, de la rage, du charbon, il y a danger pour l'homme ; et il n'est pas absolument rare d'avoir à déplorer, de temps en temps, la mort de quelque personne, qui a contracté une maladie contagieuse propre à une espèce animale.

Le diagnostic des épizooties, des enzooties, et même des maladies contagieuses sporadiques , est en général assez facile à cause de leur marche, de leur extension, de leur transmissibilité et de certains symptômes locaux, qui sont véritablement pathognomoniques. Ainsi, dans la clavelée, dans la morve, dans les maladies éruptives , on rencontre des symptômes locaux, qui suffisent ordinairement, pour qu'on puisse affirmer l'existence de l'affection ; mais il n'en est pas toujours de même pour toutes les maladies de ce genre. La seule preuve irrécusable, absolument démonstrative de l'existence d'une affection transmissible, est l'inoculation, la transmission expérimentale ou la contagion naturelle bien observée et bien établie. L'inoculation expérimentale n'est pas toujours facile, et dans beaucoup de cas, elle est remplacée par la contagion naturelle, qui se produit, pour ainsi dire, sous les yeux de l'observateur. Quand la maladie est mal caractérisée, on hésite ; mais dès qu'elle se propage, aucun doute n'est plus possible. Il y a encore, pour le charbon notamment, un moyen très pratique de s'assurer de l'existence de l'affection ; ce moyen, le plus expéditif, le plus sûr et le plus commode, quand il s'agit de cette maladie, qui dure ordinairement si peu qu'il est impossible ou inutile de recourir à l'inoculation expérimentale, consiste dans l'examen microscopique des liquides organiques, mais surtout du sang, des produits des ganglions, de la rate ou du foie ; si on constate ainsi la présence de bactéridies plus ou moins nombreuses, c'est qu'il s'agit du charbon.

Certaines maladies contagieuses, après avoir évolué une fois chez un individu, ne peuvent pas y faire une nouvelle apparition pendant quelque temps ; on dit qu'elles confèrent aux individus qu'elles attaquent l'immunité contre une nouvelle atteinte. On a, à cause de ce fait, proposé de définir la maladie contagieuse une affection qui peut se transmettre d'un individu malade à un individu sain, par l'intermédiaire d'un agent appelé virus, et qui, une fois guérie chez l'individu malade, laisse en lui des modifications encore inconnues, qui le garantissent pour l'avenir. Mais il est plus simple de définir les maladies transmissibles comme l'a fait Tyndall. Une maladie contagieuse est un conflit entre un individu et des organismes, qui se multiplient à ses dépens, et qui, en se multipliant, s'approprient son air, désagrègent ses tissus ou l'empoisonnent par les décompositions, qui accompagnent leur développement. En effet, la semence d'une affection contagieuse, pour produire des effets visibles, a besoin de se multiplier. Elle vit et se multiplie aux dépens de l'organisme qu'elle va rendre malade ; la période d'incubation n'est pas pour elle une période de repos, mais bien une période de repullulation. Pendant ce temps, elle se multiplie et emprunte à son hôte les matériaux de son accroissement ; les parasites, qui la composent, respirent, se nourrissent, assimilent, désassimilent ; il n'est donc pas étonnant qu'ils nuisent à la santé de l'individu qui les porte. Certains de ces parasites donnent naissance à un poison très actif, qui agit sur le système nerveux, et dont la nature n'est pas encore bien déterminée.

La police sanitaire, pour être rationnelle, doit être basée sur la connaissance approfondie des contages en général, du virus et des modes de transmission de chaque maladie. Il convient donc d'étudier d'abord la contagion et les virus, puis de passer en revue les dispositions de la loi sanitaire et les mesures qu'elle édicte ; ensuite nous déterminerons les modes de propagation des maladies contagieuses dont s'occupe la loi sanitaire, et nous indiquerons les moyens de prévenir leur transmission.

On a invoqué, pour expliquer le développement des maladies contagieuses, des causes prédisposantes ou préparatoires, des causes occasionnelles, et surtout la contagion (la seule cause efficiente). A propos de cette dernière, il faut étudier son agent (contage, virus), les propriétés de cet agent et les modes de transmission.

Les causes prédisposantes ou causes préparatoires sont celles qui préparent les individus
à contracter certaines maladies; elles sont individuelles ou générales, suivant qu'elles tiennent à
l'individu ou aux agents hygiéniques extérieurs.
Certaines maladies contagieuses ne se développent pas chez tous les animaux; il en est qui sont
spéciales à certaines espèces, et il en est quelques-
unes qui se développent bien chez une ou plusieurs
espèces et difficilement chez les autres. Il y a donc
une prédisposition véritable plus ou moins accusée
suivant les espèces et suivant les individus, et elle
tient à une particularité organique qu'on ne connaît pas encore. Parmi les causes prédisposantes
les plus importantes sont donc sans contredit celles
qui résultent de l'espèce, de la race et de l'individua-
lité. Les causes prédisposantes générales tiennent
aux circumfusa, aux ingesta, aux gesta, aux
excreta, aux applicata. Parmi les circumfusa sont
les variations atmosphériques, les variations de
température, les changements de saison, l'influence
des habitations, des localités, etc. Les causes prédisposantes, qui tiennent aux ingesta, sont l'altération des aliments, ou des boissons, l'insuffisance
d'aliments etc., etc. Ces causes agissent en
affaiblissant ou en irritant l'organisme, qu'elles
prédisposent ainsi à se laisser plus facilement
envahir et influencer par les contages. Mais, à elles
seules, elles ne font jamais apparaître une maladie
contagieuse, si, indépendamment de leur action,
l'organisme n'a pas été exposé à la contagion, s'il
n'a pas reçu la semence de la maladie.

Le développement spontané d'une maladie contagieuse consisterait dans son apparition d'emblée
et de toutes pièces, non pas sans cause provocatrice,
mais en dehors de la contagion et sous l'influence
d'une cause ordinaire non spécifique, telle qu'un
refroidissement, un défaut ou un mode particu-

lier d'alimentation, un affaiblissement organique résultant d'un état morbide antérieur, etc. Pour les partisans de la spontanéité, le développement d'emblée d'une maladie contagieuse serait donc dû à l'action d'une cause ordinaire, sans qu'il y ait introduction d'un germe dans l'organisme. Ainsi il y a encore nombre de vétérinaires, qui, sans nier la transmissibilité de la morve, de la péripneumonie, etc., pensent que ces maladies peuvent être produites par un travail épuisant, par tel ou tel mode d'alimentation, etc. Les causes, que les spontanéistes invoquent, pour expliquer le développement d'emblée d'une maladie contagieuse, sont les causes, que nous avons considérées déjà comme prédisposantes, les circumfusa, les ingesta, etc. Mais le domaine de la spontanéité se resserre de plus en plus; la lumière se fait et les idées anciennes tendent à disparaitre au grand profit de la police sanitaire. On peut aujourd'hui avancer que les affections contagieuses, ne naissent pas spontanément; ainsi le charbon apparait sur des animaux sains, qui n'ont pas été en contact avec des malades, mais qui ont puisé les germes du mal dans leurs aliments et leurs boissons. Le typhus des ruminants est toujours contagieux. Depuis longtemps déjà, on avait reconnu la contagiosité absolue de cette affection; chaque fois qu'elle se montre chez nous, elle vient du dehors, et on peut suivre ses traces à travers l'Allemagne ou d'autres Etats, jusqu'aux Steppes de la Russie, où elle n'est pas plus spontanée que partout ailleurs. La péripneumonie est une des maladies que l'on attribue le plus souvent à des causes non spécifiques; elle produit des lésions sur les poumons, sur les plèvres, et elle n'offre pas de symptômes véritablement spécifiques. Elle ne peut donc être diagnostiquée qu'autant qu'elle passe à l'état d'épizootie ou d'enzootie par le seul fait de la contagion. Qu'y a-t-il donc d'étonnant qu'on ait pris pour la péripneumonie une pneumonie ou une pleurésie ordinaire, lorsqu'une de ces maladies s'est montrée dans une étable, dont plusieurs animaux avaient été soumis à un refroidissement? Ce qui tend à prouver la contagiosité absolue de la péripneumonie, c'est son apparition dans certains pays où elle n'avait jamais été observée avant d'y avoir été importée, bien que dans ces mêmes pays les animaux fussent exposés aux refroidissements et nourris avant comme après l'importation de la maladie. La dourine, l'affection farcino-morveuse, la rage, la clavelée, la fièvre aphteuse, ne se développent jamais spontanément.

CONTAGION. — *Contagion* signifie transmission d'une maladie d'un individu, qui en est atteint, à un ou plusieurs individus indemnes, par contact direct ou indirect, médiat ou immédiat, au moyen de l'agent morbigène appelé *contage* ou *virus* émanant d'un malade, quelle que soit du reste son origine primitive, et se multipliant sur les individus après qu'il est transmis. Donc, qui dit *contagion*, dit *transmission* de la maladie contagieuse d'un animal malade à un animal sain, transmission du germe de la maladie, qui a été élaboré par l'animal malade. Le germe ainsi transmis se multiplie chez l'animal sain, et, une fois multiplié suffisamment, il détermine la formation de lésions appréciables et l'apparition des premiers symptômes. Le mot *contagion* (*cum-tangere*), dans le langage vulgaire, signifie contact; les maladies contagieuses se transmettent par le contact du malade avec des sujets sains. Ce contact est médiat ou immédiat : il est immédiat quand le malade touche directement l'animal sain et lui transmet ainsi lui-même le germe de la maladie en le léchant ou en le flairant etc.; il y a au contraire transmission par contact médiat, quand le malade n'est pas en rapport direct avec l'animal sain, quand, en un mot les produits morbides, excrétés par le malade, comme le jetage du cheval morveux par exemple, sont mis en contact avec l'animal sain, non pas par le malade lui-même, mais par des objets intermédiaires, tels que les aliments, les boissons, l'éponge, la brosse, etc. Le résultat de la contagion est, ainsi que le dit notre définition, la transmission de la maladie. On appelle *infection*, dans le langage médical, la production d'une maladie par un agent venu du milieu extérieur et susceptible de se multiplier, de se reproduire dans l'organisme; elle implique donc aussi l'introduction d'un germe dans l'économie. Son résultat, comme celui de la contagion, est le développement d'une maladie ; et, que cette maladie ait été provoquée par contagion ou par infection, elle est le plus ordinairement contagieuse, transmissible. Il serait donc peu logique d'accepter la division des maladies contagieuses en maladies virulentes et en maladies infectieuses, d'autant plus que certaines d'entre elles pourraient être à la fois classées dans l'une et l'autre catégorie. L'infection peut, en effet, avoir lieu par un virus émanant d'un animal malade, et se conservant plus ou moins longtemps dans le monde extérieur, ainsi, quand des moutons sains sont placés au voisinage d'un troupeau claveleux, ils peuvent contracter l'affection, sans avoir été en contact avec les malades, simplement par l'intermédiaire de l'air, qui, à un moment donné, peut tenir les germes morbides en suspension. Pour nous l'infection est donc un mode de la contagion, une sorte de contagion médiate, la transmission d'une maladie contagieuse par l'intermédiaire de l'air, des miasmes, des effluves.

Les miasmes sont des émanations, qui proviennent du corps des individus sains ou malades, ou des matières animales en putréfaction. Les animaux dégagent par la peau, par les voies respiratoires, par leurs excrétions normales ou anormales et par leurs plaies, des produits gazeux formés de gaz ammoniacaux et sulfurés, d'acide carbonique et de vapeur d'eau. Ces émanations sont plus ou moins abondantes suivant les circonstances, suivant que les animaux fatiguent plus ou moins, qu'ils sont plus ou moins bien portants, plus ou moins bien nourris, suivant le degré d'hygiène et les soins de propreté dont on les entoure, suivant les saisons, etc. Grâce à leur composition, elles constituent des milieux favorables à la conservation et même à la multiplication des germes qu'elles peuvent rencontrer dans l'air. Les produits gazeux, qui entrent dans la composition des miasmes, sont nuisibles à la santé des individus qui les respirent, sans toutefois pouvoir par eux-mêmes donner naissance à une maladie contagieuse ; mais les miasmes, qui se dégagent des animaux malades (typhus, clavelée), peuvent tenir en suspension les germes de la maladie et la propager. On appelle milieu miasmatique, l'étendue plus ou moins considérable où s'est répandue l'émanation. Celle-ci peut se disséminer plus ou moins, suivant certaines causes ; quand l'habitation n'est pas ventilée, mais calfeutrée, le miasme est concentré, et par conséquent plus actif ; quand on opère la ventilation, on le chasse et il se répand au dehors dans une étendue plus ou moins considérable, suivant que l'air est plus ou moins agité. Pendant les saisons chaudes, pendant l'été, les miasmes se répandent plus facilement et plus loin en hauteur et en étendue, en vertu de l'expansibilité des gaz, qui les composent. L'atmosphère renferme, parmi les nombreuses particules figurées qu'elle tient en suspension, des germes ayant des propriétés différentes, des germes de maladie tels que ceux des maladies septiques ;

et ces germes se développent plus facilement dans un air devenu miasmatique, qui peut ainsi être plus dangereux pour les individus qui le respirent. Il n'y a donc rien d'étonnant que les miasmes des varioleux, des claveleux, des typhiques, tiennent en suspension les germes morbides, qu'ils peuvent avoir entrainés en se dégageant des malades, et il n'y a rien de surprenant non plus que les miasmes transmettent une maladie contagieuse à des individus sains qui les respirent.

Les effluves ou miasmes paludéens sont des émanations qui se produisent à la surface de toutes les eaux tranquilles, et principalement des eaux stagnantes; ces émanations sont surtout abondantes pendant les saisons chaudes. Les diverses eaux stagnantes (marais, étangs, mares, bas-fonds, sols argileux), sont de véritables dissolutions de matières minérales et de substances organiques végéto-animales; elles constituent donc des milieux propres à la fermentation, à la multiplication de divers germes de maladie. Quand la chaleur exerce son influence d'une manière très active (été, automne), il y a un dégagement plus prononcé de vapeur d'eau, une fermentation plus rapide, une multiplication plus active de germes, de ferments, et par conséquent un dégagement plus abondant de gaz toxiques, tels que hydrogène carboné, hydrogène sulfuré, hydrogène phosphoré, acide carbonique, etc. Ces divers gaz, associés, mélangés avec la vapeur d'eau, entrainent avec eux des germes, des ferments; et ceux-ci, une fois dans l'atmosphère, peuvent se répandre, se disséminer sous l'influence des courants d'air ou de la chaleur solaire. Aussi les animaux placés au voisinage du milieu effluvien, ou dans ce milieu lui-même, peuvent contracter des maladies infectieuses, dont ils puisent les germes dans l'air qu'ils respirent, dans les aliments ou dans les boissons que l'effluve a souillés. Au milieu de la journée, quand la température est très élevée, le milieu infectieux s'accroît autour du foyer effluvien ; les gaz, qui tiennent en suspension les germes, occupent, en vertu de leur force expansive, une plus grande étendue, et des animaux, assez éloignés du lieu où se produit l'émanation, peuvent être infectés. A la tombée de la nuit, un phénomène inverse se produit ; la vapeur d'eau se condense, la rosée se forme ; la vapeur d'eau, qui tombe sur la terre, entraîne avec elle les germes que l'air tenait en suspension. Il y aurait donc danger à faire pâturer les animaux trop matin, dans les localités où se produisent des effluves ; d'où le conseil de ne pas faire manger des herbes couvertes de rosée. La pluie, les brouillards, entraînent aussi vers le sol les éléments, que les effluves tiennent en suspension, et agissent comme purificateurs de l'air. Les gaz effluviens ne peuvent pas, par eux-mêmes, produire une maladie contagieuse ; il en est des effluves comme des miasmes : il faut pour cela qu'il y ait en suspension des germes morbigènes. Il est absolument certain que lorsqu'il y a, sous l'influence de l'effluve, développement d'une maladie infectieuse, telle que la septicémie, le charbon, il faut accuser, non les gaz, mais les germes qu'ils tiennent en suspension ; car il est d'ailleurs démontré que le charbon et les maladies septiques sont dus à des bactériens. Comme le miasme, l'effluve peut être absorbé par les voies respiratoires, et ce n'est pas là la seule voie d'absorption ; les germes peuvent aussi se déposer sur les fourrages ou dans les boissons, et les animaux contracter la maladie en les ingérant. Les animaux peuvent, en effet, introduire les germes morbides au moyen des fourrages souillés par l'effluve, en pâturant les herbes marécageuses, en s'abreuvant aux eaux dormantes, en respirant l'effluve chargé de germes.

Virus, Contages. — Le virus, le contage, n'est autre chose que la semence qui, s'étant régénérée, multipliée dans un individu malade, peut passer de cet individu chez un ou plusieurs autres animaux sains, se multiplier de nouveau et déterminer chez eux la maladie observée chez le premier ; le virus est l'agent essentiel, indispensable pour la contagion, pour la transmission. On emploie souvent, pour signifier la même chose, les expressions *agent virulent, agent contagieux, agent contagifère* ; toutes ces désignations sont synonymes. Les virus jouissent de la propriété de repulluler, de se multiplier ; en passant d'un individu malade sur un individu sain, ils se multiplient, et comme conséquence de cette multiplication, ils provoquent une maladie toujours identique. On rencontre des affections contagieuses, et, par conséquent, des contages, chez toutes les espèces animales domestiques. Certaines maladies sont propres à certains animaux, et quelques virus ne se multiplient que chez certaines espèces, tandis que d'autres sont pour ainsi dire cosmopolites, et végètent sur plusieurs espèces animales, ou même sur toutes les espèces. Il est des maladies dans lesquelles on trouve le contage partout (typhus), il en est d'autres où il ne se trouve que dans certaines parties, que dans certains liquides, que dans certains produits de l'organisme malade. On peut donc, suivant les maladies, rencontrer le virus dans les solides, dans les liquides, dans les muscles, dans les organes parenchymateux, dans les os, dans les glandes, dans les ganglions, dans le sang, dans la lymphe, dans les produits pathologiques. Dans certaines maladies, il ne paraît exister qu'au sein des lésions (maladies éruptives) ; tandis que dans d'autres (morve, typhus), il existe dans les

lésions et dans les parties saines en apparence.
Tantôt l'agent virulent se trouve plus spécialement dans un produit de sécrétion morbide,
tantôt il existe dans certains produits de sécrétion physiologique ; mais souvent telle et telle
sécrétion physiologique est exempte de contage
(lait dans rage et fièvre aphteuse, etc.). Le virus est
plus ou moins abondant, suivant que la maladie est
plus ou moins généralisée, suivant qu'elle se caractérise par un plus ou moins grand nombre de lésions.
Dans le typhus, il y a une grande quantité de virus,
et cela n'est pas étonnant, attendu qu'il existe et se
multiplie dans tout l'organisme. Dans les maladies
éruptives, le virus est moins abondant, mais ici on
trouve encore des différences ; la maladie est
plus ou moins grave, l'éruption est plus ou moins
abondante, plus ou moins généralisée. Il y a
donc des différences quant à l'abondance du virus,
et cela pour une même maladie suivant l'étendue
et la multiplicité des lésions ; ainsi, l'animal
claveleux fournit plus de virus que le mouton
atteint de piétin ; ainsi, deux claveleux peuvent
donner des quantités bien différentes de claveau.
Le virus, produit en plus ou moins grande abondance, est excrété au dehors, il est éliminé, ou bien
il se détruit sur place. Que voit-on, en effet, chez
le cheval morveux ? Le malade jette, et son jetage
contient le virus sécrété par les chancres de la pituitaire, par la pituitaire elle-même, par les muqueuses trachéale, bronchique, etc. Le contage est
porté au dehors, quelquefois au moyen des sécrétions normales, mais le plus souvent par les sécrétions morbides, par les produits d'inflammation
sécrétés à la surface des plaies ou des muqueuses malades. Il en est de même pour les maladies éruptives, le virus est produit à la surface de la peau
ou des muqueuses, et les lésions, dans lesquelles
il s'est formé, dégénèrent, se dessèchent, se détrui-

sent; mais la destruction du contage n'a pas toujours lieu, car les croûtes desséchées du mouton claveleux peuvent encore conserver des germes virulents pendant un temps plus ou moins long. Les virus ainsi excrétés, éliminés de l'organisme, peuvent se détruire à la longue ; ils se détruisent en effet, après avoir résisté plus ou moins longtemps. Il y a de grandes différences sous le rapport de leur résistance ; cependant on peut dire, d'une manière générale, que les virus transportés au dehors de l'économie peuvent conserver leurs propriétés un certain temps, variable suivant certaines conditions.

Quand on voit le jetage d'un cheval morveux ou la lymphe d'un bouton de horsepox ou de clavelée, on dit : voilà le virus ; mais on donne ainsi un sens trop compréhensif au mot *virus*, qui ne doit pas être appliqué au jetage morveux ni à la lymphe vaccinale, ni au sang charbonneux, etc. En effet, cette lymphe, ce jetage, ce sang sont des produits virulents, qui renferment, non-seulement le virus, mais encore d'autres éléments très distincts du virus. Si on examine du sang charbonneux au microscope, on y distingue une partie liquide et une partie figurée ; celle-ci est composée de globules rouges, de leucocytes, de granulations, de plus elle renferme des baguettes ou bâtonnets (bactéridies) caractéristiques, qui ne sont autre chose que les germes de la maladie. Ce sont ces bâtonnets qui forment le virus ; et le sang n'est que le produit virulent, autrement dit le véhicule. Il ne faut donc pas confondre les expressions : *produits virulents* et *virus* ; en général, quand on a un produit venant de l'organisme, ce n'est pas un virus, mais un mélange composé du virus proprement dit, ou semence, et de la partie qui sert de véhicule ; d'où la distinction, dans tout produit virulent d'un véhicule et d'un agent virulent proprement dit. Dans le langage ordinaire, on se sert souvent des expressions *virus fixe, virus volatil ;* il semble qu'il y ait, d'après cette manière de parler, des virus capables de se volatiser, comme l'eau par exemple ; il n'en est rien, et il faut admettre un autre sens. Par virus fixe, on entend celui qui se trouve associé à un véhicule solide ou à un véhicule liquide ; le jetage morveux, le sang typhique, etc., sont des produits virulents fixes. On se sert de l'expression *virus volatil* dans la circonstance toute particulière, où les germes, les particules, les spores du virus sont en suspension dans un milieu gazeux. Ainsi, on dit qu'un effluve, ou un miasme, ou l'air lui-même, qui tient en suspension les semences virulentes de la variole ou du choléra, est un produit virulent volatil ou un virus volatil, et ce n'est pas pour indiquer que le virus est à l'état gazeux, mais bien pour exprimer que ses particules sont assez ténues pour rester en suspension dans ce milieu.

Les caractères physiques et chimiques de la matière virulente ne nous apprennent rien ou presque rien sur la nature de l'agent virulent lui-même. Tout ce que nous pouvons dire à ce sujet, c'est que la matière virulente peut se présenter à l'état solide (croûtes claveleuses) ; à l'état liquide (lymphe vaccinale) ; à l'état gazeux (miasmes virulents). Par le simple examen à l'œil nu, il est d'ailleurs absolument impossible d'apprendre quelque chose de précis sur la nature de l'agent essentiel de la virulence. Le microscope fait distinguer nettement une partie non figurée, liquide ou gazeuse, et une partie figurée. Celle-ci est composée d'un certain nombre d'éléments divers, tels que cellules, granulations diverses, globules, globulins, spores, sporules, etc. ; mais l'étude micrographique à elle seule ne peut suffire à démêler, dans un milieu aussi complexe qu'une matière virulente, l'élément ou les éléments véritablement actifs, véritablement virulifères. Il faut employer, en outre, d'autres procédés pour arriver à cette détermination, pour isoler l'agent virulifère de tout ce qui ne l'est pas ; ce n'est qu'à ce prix qu'il est possible d'attribuer à qui de droit la propriété morbigène, qui de prime-abord paraît inhérente à toute la masse. Isoler les éléments, qui entrent dans la composition d'une matière virulente, déterminer par l'examen microscopique leurs caractères anatomiques, contrôler pour chacun d'eux, au moyen des cultures et de l'inoculation, l'existence ou l'absence de la propriété virulente ; telle est la marche à suivre, telle est la marche qui a été suivie par les auteurs contemporains, et qui a fourni des résultats d'autant plus précieux qu'ils sont plus positifs et mieux démontrés. Dans ces dernières années, en effet, on a pu isoler et déterminer, d'une façon qui ne laisse rien à désirer, les germes virulents d'un certain nombre de maladies, telles que le charbon, les maladies septiques, le choléra des oiseaux, etc. Les humeurs virulentes sont toutes formées d'une partie inactive, qu'on désigne sous le nom de véhicule et d'une partie active, qui est en suspension dans le véhicule, et qu'on appelle agent virulent, agent virulifère. Cet agent est tantôt un parasite, un ferment, un microbe, un micrococque, un bactérien, un microphyte, une plantule (charbon, septicémie, infection purulente, choléra des oiseaux, fièvre typhoïde du porc), et tantôt une granulation (vaccine, variole, clavelée, morve, phtisie), à nature encore indéterminée.

Les propriétés physiologiques des virus, des agents virulents, sont très importantes : D'une manière générale on peut dire que les agents virulents jouissent de la propriété de se régénérer de se mul-

tiplier, qu'ils sont animés, qu'ils jouissent de la vie.
Ils se multiplient dans l'organisme et y déterminent une maladie toujours semblable à elle-même; ils ne changent pas de propriétés, ils provoquent toujours la même maladie, il sont spécifiques;
chaque maladie contagieuse a un agent virulent
propre, qui agit toujours dans le même sens. La
jouissance de la vie, la faculté de multiplication
et l'invariabilité de la propriété pathogénique, qui
caractérisent les agents virulents, sont des attributs
propres aux êtres vivants, plantes et animaux. Les
agents virulents respirent, se nourrissent et se
multiplient aux dépens de l'hôte qui les héberge;
ils déterminent chez lui une maladie en s'ap-
propriant son air, en désagrégeant ses tissus ou
en l'empoisonnant par les combinaisons et les décompositions, qui accompagnent leur développement. La nature de tous les virus n'est pas encore
complètement déterminée; elle est connue pour
certains d'entre eux seulement. En effet, dans
quelques maladies on connaît, non seulement les
matières virulentes, mais encore le germe, l'agent
virulent, la semence proprement dite. Ces maladies ne sont pas les plus nombreuses. Les plus
nombreuses sont au contraire celles dans lesquelles
on n'a pas encore fait cette détermination d'une
manière rigoureuse. Néanmoins, les études qui ont
déjà été faites, les résultats acquis déja d'une façon certaine, enfin l'étude des propriétés physiologiques et pathogéniques des virus, combinée
avec les résultats acquis sur la nature de certains
d'entre eux, peuvent nous permettre de soupçonner très légitimement la nature de ceux qui restent à étudier.

M. Chauveau a formulé, il y a quelques années,
la théorie des granulations virulentes. Ses recherches ont plus particulièrement porté sur les
humeurs virulentes de certaines maladies, sur le

virus vaccin, sur le virus claveleux, sur le virus
varioleux, sur le virus morveux, sur le virus
phtisique et aussi sur le pus ordinaire. Il a dilué
du vaccin dans de l'eau et l'a inoculé ensuite par
gouttelettes prises dans la masse à la pointe de la
lancette, comparativement avec des gouttelettes
de virus non dilué. Il a obtenu les résultats suivants : quand le virus est dilué dans 2, 3, 4 à 15
fois son poids d'eau, il ne perd pas ses propriétés,
c'est-à-dire que toutes les gouttelettes qu'on puise
dans la masse sont à peu près actives, presque toutes donnent des pustules; au contraire,
quand le virus a été dilué au delà de 50 fois son
poids d'eau, on rencontre beaucoup de gouttelettes
inactives, beaucoup de piqûres ne donnent rien; et,
si la dilution a été poussée au 150ᵉ, on obtient à
peine une réussite sur dix inoculations. Les mêmes expériences ont été faites et les mêmes résultats ont été obtenus avec les virus claveleux,
varioleux et morveux dilués dans l'eau. Donc les
liquides virulents cessent d'être homogènes quand
on les dilue progressivement; des gouttelettes
puisées dans leur masse ne sont pas toutes actives; ils se comportent comme si leur activité était
due à des molécules dispersées et d'autant plus
éparses que la dilution est plus étendue. Les résultats obtenus ne peuvent s'expliquer qu'en admettant que les gouttelettes sont actives ou inactives, suivant qu'elles ont entraîné une ou plusieurs
particules solides, ou selon qu'elles n'en contiennent pas. Il faut donc admettre que les matières
virulentes doivent leurs propriétés à des éléments
figurés et non à des éléments dissous; car si la
virulence était due à des éléments solubles, elle
serait répandue partout, ou n'existerait dans aucune portion de la masse diluée. — Toute substance soluble dans l'eau est apte à la diffusion;
quand on superpose des liquides miscibles, il

arrive un moment où ils se sont mélangés sans qu'on les agite. M. Chauveau, après avoir placé dans un récipient l'humeur virulente qu'il voulait étudier, le virus vaccin par exemple, a ajouté peu à peu, avec précaution, de l'eau, en la faisant glisser sur la paroi du vase, pour ne pas troubler le liquide déjà mis au fond; et, après avoir ainsi ajouté une légère couche d'eau, il a laissé le tout en repos pendant vingt-quatre heures. Au bout de ce temps, il y avait eu diffusion, mélange, car, si avec une pipette on puisait une gouttelette à la surface, et si on la traitait avec les réactifs chimiques, on y constatait la présence de substances albuminoïdes. Une gouttelette de la partie supérieure, examinée au microscope, ne laissait pas voir de particules solides, elle ne semblait pas en contenir, la partie liquide seule avait donc diffusé; aussi ce liquide supérieur inoculé ne donnait aucun résultat. Une goutte prise dans la couche moyenne, intermédiaire, contenait parfois des particules solides, quelques granulations, et, par l'inoculation, on réussissait souvent à transmettre la maladie. Or cette couche moyenne représentait à peu près le liquide dilué dont nous avons parlé plus haut, quelques gouttelettes étaient actives, les autres étaient inactives; les premières renfermaient des particules solides, les secondes n'en renfermaient pas. Mais quand on puisait dans les couches inférieures, où il y avait des éléments figurés en abondance, toutes les gouttelettes se montraient actives. — M. Chauveau a essayé d'isoler les parties solides et de les laver dans plusieurs eaux, afin d'entraîner toute trace de la partie liquide. Il a opéré principalement sur le virus morveux, qui est facile à manier, qui est abondant et qui renferme beaucoup d'éléments figurés; il a fait un mélange d'eau et de pus morveux, il a laissé ce mélange au

repos pendant une heure ou deux, et il a décanté.
Il a ainsi obtenu une partie solide et une partie
liquide, il a jeté la première et il a gardé la seconde. Celle-ci renfermait encore beaucoup d'éléments figurés, et ce sont ces éléments qu'il a
essayé d'obtenir à l'état de pureté. Pour cela, il a
filtré le liquide, et il n'a gardé que les éléments
retenus sur le filtre. Il a lavé ces éléments à plusieurs eaux, et a soumis les mélanges à plusieurs
filtrations et à plusieurs décantations successives.
Il est enfin arrivé à avoir un produit solide à peu
près pur, lorsque l'eau de la dernière filtration et
de la dernière décantation était inactive. Ce produit, composé de cellules et de granulations, a
toujours été actif. — Il semble donc, d'après ces
diverses expériences, que la virulence est due,
non à la partie liquide, ni à la réunion de la
partie liquide et de la partie solide, mais seulement à cette dernière. L'auteur de ces recherches
assure que la virulence réside plus particulièrement dans les granulations moléculaires, et
qu'elle peut en outre résider dans les cellules,
car celles-ci peuvent renfermer une ou plusieurs
granulations au milieu de leur protoplasma.

La doctrine parasitaire, attribuant les maladies
contagieuses à des parasites animaux ou végétaux, est très ancienne; mais elle a longtemps
manqué d'une base sûre, elle était le résultat
d'une sorte d'intuition; elle n'en fut pas moins
admise par un certain nombre de bons esprits,
surtout après la découverte des spermatozoaires,
et encore plus après la découverte des parasites
de la gale. — M. Plasse, de Niort, avait, dans le
commencement de notre siècle, après une minutieuse observation de 1825 à 1849, essayé de se
rendre compte de la cause et du mode de genèse
des maladies contagieuses; il avait attribué le

développement de ces affections à l'introduction, dans l'organisme, de certains champignons, qui seraient ingérés soit avec les aliments, soit avec les boissons, mais principalement avec les fourrages. D'après ses observations nombreuses, il était arrivé à se convaincre que certaines maladies contagieuses, et notamment le charbon, n'apparaissent en général et le plus ordinairement qu'à la suite d'ingestion de certains fourrages moisis. Aussi s'était-il trouvé tout naturellement porté à admettre que la cause efficiente de la maladie ne pouvait être autre que le champignon de la moisissure ainsi introduit dans l'organisme. Il avait généralisé sa conclusion, et l'avait étendue à un bon nombre de maladies En Allemagne, on a aussi soutenu la théorie parasitaire, et divers auteurs ont attribué la virulence à la présence, dans les humeurs virulentes, de germes végétaux, qu'ils ont appelés *microcoques, micrococus, micrococos, spores ou sporules de batcériens, bacilles*. Des expérimentateurs français ont également soutenu cette manière de voir.

Davaine, Pollender, Brauel, Delafond, avaient constaté dans le sang des animaux charbonneux la présence de certains bâtonnets (bactériens) ; ils n'avaient pas bien compris la signification de ces bâtonnets, et ils avaient considéré leur apparition comme un épiphénomène, comme une conséquence même de la maladie, sauf Delafond, qui avait soupçonné leur véritable nature et leur rôle. Davaine, dans la suite, démontrait que la maladie charbonneuse est produite par un parasite. Il donnait à ce parasite, au bâtonnet de Delafond, le nom de bactéridie (petite bactérie), pour le distinguer de la bactérie ordinaire, qui est mobile, douée de mouvement, tandis que le bâtonnet charbonneux était considéré comme privé de mouvement. Il soutint et démontra que ces

bâtonnets sont la seule cause du charbon ; il inocula du sang charbonneux, du sang, qui contenait
des bactéridies, à une femelle pleine, qui contracta le charbon et en mourut ; il trouva le sang
de la mère riche en bactéridies et virulent, inoculable, tandis que le sang des fœtus, qui ne
présentait pas de bactéridies, n'était pas virulent.
Il y avait donc eu filtration par le placenta, arrêt
des bactéridies ; et l'expérience démontrait bien
que le charbon était dû aux bâtonnets. Mais il
manquait pourtant quelque chose à la démonstration ; Davaine, qui étudiait les bactéridies, ne
connaissait pas leurs différents modes de production. Il croyait qu'elles se reproduisaient toujours
par segmentation, tandis qu'aujourd'hui il est
démontré que les bactériens en général peuvent
se reproduire d'une autre façon. A l'intérieur
d'un bâtonnet, il peut se former des microcoques,
des sporules, qui, une fois mises en liberté, peuvent reproduire la bactéridie adulte. Pour n'avoir
pas connu ce mode de reproduction, l'auteur de la
théorie bactéridienne vit s'élever un certain
nombre d'objections auxquelles il ne pouvait répondre convenablement. En inoculant (Jaillard et
Leplat) du sang charbonneux déjà altéré, dans
lequel on ne voyait aucun bâtonnet, on donnait
une maladie rapidement mortelle, et l'on soute-
nait que Davaine s'était trompé ; celui-ci, répon-
dait en distinguant plusieurs maladies charbonneuses, tandis que la réponse devait être tirée de
la connaissance exacte de la reproduction de la
bactéridie. C'est qu'en effet le sang charbonneux
déjà altéré, et qui donnait le charbon sans présenter de bâtonnets, renfermait des microcoques,
de ces sporules, qui peuvent reproduire l'individu
adulte dans les milieux favorables à leur végé-
tation.

En 1863-1865, M. Pasteur avait reconnu que le ferment butyrique peut, dans certaines circonstances, donner des germes, des sporules, qui jouissent d'une ténacité et d'une vitalité bien plus prononcées que les individus adultes. Ce fait était très important, mais Davaine n'eut pas l'idée de vérifier si pareil phénomène avait lieu au sujet de la bactéridie charbonneuse. Cette vérification a été faite en Allemagne par Cohn et Koch, qui ont constaté que la bactéridie charbonneuse, non-seulement se reproduit par segmentation, mais encore par endogénèse, qu'elle peut, dans certaines conditions, se transformer en granulations brillantes, en corpuscules-germes, en microcoques. Pareille vérification a été faite ensuite en France par Pasteur et d'autres. Aujourd'hui, il est parfaitement démontré que le charbon doit son développement à l'introduction, dans un organisme sain, de bactéridies, soit en bâtonnets, soit à l'état de spores, c'est-à-dire sous la forme allongée ou de bactéridies adultes, ou sous la forme de sporules, semences, germes, microcoques.

Dans ces dernières années, beaucoup de recherches ont été faites pour déterminer la nature des virus, des agents qui transmettent les maladies contagieuses. M. Pasteur a étudié avec soin, et avec un complet succès, deux maladies des vers à soie, la pébrine et la flacherie. La première est une maladie contagieuse, elle se transmet d'un animal malade à un animal sain, et de plus les animaux malades la transmettent à leurs descendants ; car les germes, qui sont dans l'œuf, passent plus tard dans l'animal qui en sort, s'y multiplient, déterminent la maladie et puis la mort. Les parasites, qui occasionnent la flacherie, sont introduits dans le canal digestif avec la feuille de mûrier qui sert de nourriture aux vers. Ces deux

maladies sont donc parasitaires, dues à des microcoques, à des germes, que M. Pasteur désigne
sous le nom de microbes. Le charbon est aussi
une maladie parasitaire, comme cela résulte des
recherches de Davaine et de celles faites de 1876
à 1879 ; il n'y a plus de doute possible, c'est bien
la bactéridie qui est la seule cause du charbon.
Toutes les maladies septiques sont produites par
des bactériens, par des microbes, et M. Pasteur
affirme que l'infection purulente est due aussi à la
multiplication d'un microbe particulier. Dans la
diphthérie des animaux et le croup de l'homme,
les fausses membranes, qui existent à la surface
de certaines muqueuses, semblent provoquées par
des bactériens. Il en est de même pour le choléra
de l'homme et des oiseaux, pour la fièvre typhoïde
de l'homme et du porc, pour le typhus des ruminants, pour la fièvre scarlatine, etc. ; toutes ces
maladies semblent produites par des bactériens.
Quant aux affections étudiées par M. Chauveau,
et qui, d'après lui, devraient leur développement
à des granulations anatomiques virulentes, certains auteurs les font aussi rentrer dans le cadre
des maladies parasitaires, et considèrent les granulations virulentes comme de simples corpuscules-germes, comme des microcoques. Bien qu'il
reste un certain nombre de virus à déterminer, il
est permis de conclure ce qui suit : les maladies
contagieuses nous apparaissent toutes ou presque
toutes comme étant de nature parasitaire; les faits
positifs, qui autorisent cette conclusion, sont assez
nombreux, la découverte de la nature de la
pébrine, de la flacherie, du charbon, de la septicémie, de la fièvre typhoïde, etc., permet et force,
pour ainsi dire, à la tirer dès aujourd'hui. C'est
qu'en effet, toutes les maladies virulentes se
présentent avec les mêmes caractères au point de
vue de leur genèse. Dans toutes, le développement

est dû à une semence, qui doit se multiplier, car lorsque cette semence est introduite dans l'organisme d'un animal sain, il faut qu'elle augmente ses forces (incubation) pour provoquer la maladie.

Bactériens. — Les noms de *bactéries, bactériens, vibrioniens, microcoques, microbes,* etc., sont tous synonymes et ils désignent tous les mêmes êtres. Les microbes se présentent soit sous la forme globuleuse, sphéroïde ou ovoïde, et on leur donne alors le nom de *sphéro-bactéries,* de *microcoques,* de *corpuscules-germes,* soit sous la forme de bâtonnets plus ou moins allongés, droits ou sinueux, ondulés, spiralés, réguliers ou irréguliers, cylindriques, renflés ou atténués en certains points, et on leur applique alors les noms de *microbactéries,* de *desmobactéries,* de *spirobactéries,* suivant leur degré de longueur et suivant leur direction. Ils sont immobiles ou mobiles; les microbes de la même espèce peuvent se présenter à l'état de repos ou à l'état de mouvement, suivant qu'ils trouvent ou ne trouvent pas dans leur habitat les matériaux nécessaires à leur nutrition et les gaz propres à leur respiration. Tous sont uni-cellulaires ; ainsi les spores et les bâtonnets sont des cellules, ils sont composés d'une membrane d'enveloppe et d'un protoplasma. La membrane d'enveloppe est très forte, très résistante ; elle est de nature cellulosique ; elle résiste à la potasse, à l'ammoniaque, aux acides, à la putréfaction. Le protoplasma est azoté, il est incolore, il réfracte fortement la lumière. — Les bactéries peuvent se grouper de diverses façons; souvent elles sont libres, mais souvent aussi on les trouve réunies en plus ou moins grand nombre et groupées d'après les modes suivants : ces êtres se multipliant ordinairement par scissiparité, les deux individus nouveaux peuvent se séparer et devenir

libres ou rester unis et se segmenter à leur tour,
d'où résultent des chaînettes qu'on appelle *torula*
quand elles sont formées de bactéries globuleuses,
et qu'on appelle *leptotrix* dans le cas où elles sont
constituées par des bactéries filiformes. Les bactéries, en voie de multiplication active, produisent
quelquefois, par transformation de leur membrane
ou par sécrétion du protoplasma, une matière
visqueuse, et les nouvelles générations, restant
groupées en masses au sein de cette substance, y
forment des amas ou *zooglœa*, qui nagent dans les
eaux ou à leur surface. Quelquefois les bactéries
se réunissent, à la surface des liquides, en une
couche ou membrane dite *mycoderme*, immobile et
sans matière muqueuse intermédiaire. Quelquefois, surtout quand leur multiplication est rapide,
les bactéries forment des masses ou *essaims*, sans
matière visqueuse, qui restent mobiles. Quand
le milieu ne renferme plus d'éléments nutritifs,
les bactéries cessent de se multiplier et tombent
au fond, en formant un *précipité pulvérulent*, à la
suite duquel le liquide s'éclaircit ; elles sont là
en repos et se multiplient de nouveau si on ajoute
de l'aliment. — Nous admettons comme aide-
mémoire, la classification basée sur la forme et les
dimensions : *sphérobactériens, microbactériens, desmobactériens, spirobactériens.* Cette classification est
provisoire et sans valeur scientifique, car elle est
basée sur des caractères accessoires ; il y a, en
effet, des vibrioniens qui, suivant telle ou telle
circonstance, appartiennent à l'un ou à l'autre de
ces groupes. Les sphérobactériens sont arrondis,
globuleux, ovoïdes. On peut les rencontrer groupés
différemment, isolés ou sous forme de chaînettes,
de torula, ou sous forme de zooglœa, ou sous
forme de mycoderme. La plupart des sphérobactériens ne sont que des spores d'autres bactériens.
Les microbactériens sont des bactériens plus

volumineux, qui se présentent sous forme de
bâtonnets cylindriques, mais courts ; ils sont plus
grands que les sphérobactériens, et ils se livrent
à quelques mouvements spontanés. Ils forment le
genre *bactérium* ou bactérie ; on les rencontre
principalement dans les matières putréfiées. On
a signalé, dans le sang, la présence d'un *bactérien* chez les personnes atteintes de fièvre typhoïde, et il faut citer encore parmi les microbactériens le vibrion lactique, le ferment acétique, le vibrion tartrique. Les desmobactériens
renferment des bactériens plus allongés, filiformes et cylindriques. Ils sont quelquefois articulés,
composés de plusieurs pièces, et ces pièces,
réunies entre elles, constituent quelquefois une
chaînette, un leptotrix. Parfois on les rencontre
isolés comme dans le sang charbonneux. Dans
certaines circonstances, ils se présentent sous
forme d'essaims ; ainsi, dans le charbon, les ganglions lymphatiques renferment des amas de
bactériens. Les desmobactériens sont ordinairement doués de mouvement ; il en est qui sont
toujours immobiles, tel est par exemple le bactérien du charbon que Davaine a, pour cette raison,
appelé bactéridie ; les autres se montrent en mouvement ou en repos, suivant certaines circonstances, suivant la constitution du milieu dans
lequel ils se trouvent, suivant que ce milieu
renferme ou ne renferme pas les éléments indispensables à leur nutrition et les gaz nécessaires
à leur respiration. Si le milieu est riche en
matières alibiles et en gaz respirable, on les voit
doués de certains mouvements, mais si le milieu
s'appauvrit, soit en matériaux de nutrition, soit
en gaz, les bactériens s'engourdissent et passent
à l'état de repos. Dans le groupe des desmobactériens, il y a un genre, le genre *bacillus*, qui renferme plusieurs espèces, dont deux très impor-

tantes : le *bacillus subtilis* et le *bacillus anthracis*.
Le *bacillus subtilis* est encore appelé ferment
butyrique (M. Pasteur) ; il se rencontre dans les
eaux stagnantes, dans les eaux dormantes, dans les
eaux putrides, dans la présure ; il est l'agent de la
fermentation butyrique étudiée particulièrement
par M. Pasteur en 1865-1866. Ce savant a démontré que le *bacillus subtilis* est doué d'une vitalité
considérable, qu'il résiste à une température de
105°, qu'il est anaérobie, qu'il ne respire pas l'air
ordinaire (nous verrons ci-après qu'il respire
l'acide carbonique). Dès 1865-1866, M. Pasteur
avait constaté que le ferment butyrique peut se
transformer en spores dans certaines circonstances, et que ces spores (corpuscules-germes),
qui sont très résistantes, peuvent reproduire
l'individu adulte, c'est-à-dire le bâtonnet.
Le *bacillus anthracis* (anthrax, charbon), ou
bactérien du charbon ou bactéridie de Davaine,
ne se présente jamais en mouvement. Il a été
étudié dans ces dernières années (1875 à 1879), et
l'on a reconnu qu'à l'instar du *bacillus subtilis*, il
peut se transformer en corpuscules-germes, qui
jouissent de la propriété de reproduire l'individu
adulte — Les divers bactériens se rencontrent
dans l'air, dans toutes les eaux dormantes ; il en
existe toujours à la surface des différents corps
de la nature, même dans l'intérieur des plantes et
des animaux ; il y en a partout en un mot.
Ils se reproduisent d'après les modes connus,
par scissiparité et par endogénèse ; c'est un
ascendant qui toujours donne naissance à un
descendant.

Les bactériens se nourrissent, se multiplient,
respirent. Leur nutrition et leur respiration se
font par une simple absorption endosmotique.
Néanmoins ce sont des végétaux, ils ont besoin
d'un certain nombre de principes pour se nourrir

et pour respirer : il leur faut de l'eau, de l'azote,
du carbone, de l'oxygène, plus certains sels minéraux. L'eau est indispensable, non-seulement
à leur développement, mais aussi à leur vie ; en
effet, la dessiccation arrête les mouvements et les
fonctions chez les bactériens adultes ; poussée à
un certain degré, et surtout lorsque la température
est élevée, elle les tue. Il n'en est plus de même
pour les microcoques, ceux-ci résistent plus énergiquement ; la dessiccation ne les tue pas, une
température de 100° ne détruit pas leur vitalité.
Les bactéries se développent dans les eaux douces
ou salées, dans tous les liquides animaux ou
végétaux, où ils rencontrent les matières nécessaires à leur respiration et à leur nutrition. Elles
se procurent l'azote en décomposant les produits
albuminoïdes, qui sont à leur disposition, en décomposant les produits ammoniacaux, et peut-
être même les composés nitreux. Elles emprun-
tent le carbone aux sources communes aux autres
organismes ; mais indépendamment de ces sources,
il en est d'autres qui peuvent leur en fournir, ce
sont certains acides organiques, les acides tartrique, succinique, acétique, lactique, les matières sucrées, la glycérine. Les bactériens sont
aérobies ou anaérobies ; il en est qui se plaisent
dans un milieu où existe de l'oxygène libre,
d'autres se plaisent dans un milieu où il n'existe
pas ; c'est la température d'environ 30° à 40° qui
favorise le mieux leurs fonctions. La résistance
des bactéries est très variable suivant les individus.
Les bactériens adultes ne résistent pas à une température de 45°, 50°, 60°, 80°. Les spores résistent
à 100°, 110° et même quelquefois à 130° La congé-
lation ne tue pas les bactériens. La température
de — 18 à — 87° ne tue pas les microcoques, elle
les engourdit, mais leur vitalité persiste. —
Comment peut-on purifier une eau, un liquide

qui tient en suspension des germes, puisqu'en le
faisant bouillir, en le congelant, on ne le purifie
pas? Il y a pour cela un moyen très simple, basé
sur le fait d'observation suivant : on a remarqué
que les bactériens s'altèrent facilement lorsqu'on
les fait passer brusquement d'une température
extrême à une autre; après avoir été soumis à
l'ébullition, si on les refroidit brusquement, ils
s'altèrent, surtout lorsqu'après ce premier refroidissement on les soumet à une seconde ébullition,
puis à un second refroidissement. Certaines eaux,
certaines infusions animales ou végétales, soumises
à des ébullitions prolongées, ne se conservent pas,
bien qu'elles aient été placées dans un milieu pur ;
cela prouve que ces infusions, quoique soumises à
l'ébullition, ne sont pas purifiées, tandis qu'un procédé d'ébullitions successives réussit pleinement.
En général, les bactériens (corpuscules-germes),
sont d'autant plus résistants qu'ils sont plus anciens, plus desséchés ; c'est ainsi qu'un germe de
deux, trois ans, est plus résistant qu'un autre
qui vient d'être produit, c'est-à-dire que pour
une même température il perd plus difficilement
ses propriétés. Lorsqu'un germe est placé dans
des conditions favorables, lorsqu'il est refroidi
après une première ébullition, il tend à se développer, à végéter; au bout de 7, 8, 9, 11, 12
heures, il commence à végéter, mais il devient
plus sensible, et si alors on soumet le liquide à
une seconde ébullition, on peut le tuer aisément.
Grâce à ce procédé, on peut tuer très rapidement
tous les germes, et il n'est pas nécessaire de faire
bouillir l'eau pendant longtemps : il suffit de la
mettre en ébullition et de la refroidir aussitôt
pour la faire bouillir une seconde, une troisième
fois, de douze heures en douze heures. Cette
eau ainsi purifiée se conserve indéfiniment en
présence d'un air pur. Plus tard, nous ferons

ressortir les applications que comporte cette donnée, lorsque nous nous occuperons de la police sanitaire (désinfection). — La fermentation acétique est due à un microbactérien ; la fermentation ammoniacale de l'urine, les fermentations lactique, butyrique, visqueuse, etc., et enfin la putréfaction ou fermentation putride sont provoquées par des bactériens. — Les germes, qui sont en suspension dans l'air exercent une influence fâcheuse sur les plaies, sur les accidents chirurgicaux ; ils provoquent à leur surface la fermentation putride, qui se généralise quelquefois.

Les bactériens jouent un grand rôle dans la propagation des maladies contagieuses ; ils sont la cause efficiente de la septicémie, du charbon, de la pébrine, de la flacherie, du choléra des oiseaux, du rouget, etc. A propos de ces maladies, on a pu isoler le parasite, le cultiver pendant des jours, des mois hors de l'organisme ; et ce parasite, qui a été plus ou moins éloigné de sa source primitive, qui a été cultivé dans cent, deux cents, trois cents infusions différentes, qui par conséquent n'a jamais vécu depuis plusieurs mois dans un milieu analogue à celui de l'animal qui l'a primitivement fourni, ce parasite ne jouit pas moins de la propriété d'engendrer la même maladie. La conclusion de ce système de cultures est évidemment bien sûre, et démontre d'une façon très claire que les maladies parasitaires, la septicémie, le charbon, etc., doivent leur développement à la multiplication des bactéries. Les différents bactériens, qui provoquent le développement des maladies contagieuses en se développant dans l'organisme, s'emparent de ses matériaux, non-seulement des matériaux alibiles pour se nourrir, mais encore de l'air (ceux qui sont aérobies) ; et en outre, la plupart. peut-être tous, provoquent la formation d'un véritable poison, d'une matière particulière, non encore bien étudiée, mais qui peut agir comme poison ou comme agent irritant et phlogogène. Il résulte de ces modifications un trouble général, d'abord dans le sang, et ensuite dans les tissus, dans les organes, dans le système nerveux. On peut expliquer l'immunité dans la théorie du parasitisme virulent ; on sait que certaines maladies ne se développent pas plusieurs fois chez le même individu ; on a prétendu que le bactérien pathogène laisse dans le sang ou les humeurs une altération plus ou moins persistante, qui leur conférerait des propriétés particulières, les empêchant de se prêter au développement du même bactérien pendant un temps proportionnel à sa durée, d'où résulterait une immunité plus ou moins longue. On a aussi expliqué l'immunité en admettant que les microbes altèrent ou détruisent, en se nourrissant et se multipliant, certaines matières, qui dès lors venant à être plus rares ou à faire défaut dans l'organisme, permettraient de comprendre pourquoi les mêmes microbes ne vivent pas un temps illimité sur le même individu et ne peuvent s'y multiplier de nouveau qu'autant que les matières usées une première fois, se sont reformées.

Finalité des contages ou matières virulentes. — Les malades rejettent par différentes voies, par les voies d'excrétion ordinaires, ou par des lésions morbides, qui se sont développées sur la peau et sur les muqueuses, une plus ou moins grande quantité de matières virulentes. Celles-ci se déposent sur des corps solides ou se mélangent avec des liquides, ou restent en suspension dans l'air. Elles peuvent se conserver plus ou moins longtemps, soit sur les solides (râteliers, fourrages, mangeoires, murailles. etc.), soit dans les liquides, soit dans l'air. Ces différentes matières présentent une grande variation dans leur ténacité, les contages jouissent d'une vitalité variable, ils résistent plus ou moins aux différentes causes de destruction : cette résistance varie avec les circonstances extérieures et avec les virus. Les virus typhique et varioleux se conservent plusieurs jours, plusieurs mois et peut-être même plusieurs années. Le virus claveleux ou claveau peut se conserver plusieurs mois dans les croûtes qui se détachent de la peau des malades. On sait très bien que le claveau peut être conservé artificiellement dans des tubes, de même que le virus vaccin, pendant une année et au-delà. Le virus morveux, déposé à la surface des mangeoires, ne se conserve pas au-delà de quelques jours. Le virus charbonneux offre une résistance variable suivant sa constitution. Quand il se compose de bactéridies adultes, de bâtonnets, il se détruit très rapidement; mais les corpuscules-germes résistent des années. Les corpuscules-germes de la septicémie résistent aussi très longtemps. Quand on veut conserver des matières virulentes, il faut réaliser certaines conditions, il faut éviter le contact de l'air et l'accès de la lumière. Le mieux est de les placer dans des tubes ou entre des lames de verre qu'on lute et qu'on dépose dans des flacons en verre noir, ou au milieu de substances qui les préservent de la lumière. Les virus se conservent également dans le monde extérieur; mais ils exigent de même certaines conditions. S'ils se dessèchent trop vite, ils peuvent être tués, et s'ils ne se dessèchent pas, la putréfaction s'en empare. La lumière, l'électricité hâtent leur destruction en hâtant les combinaisons chimiques; il en est de même de la chaleur, qui les détruit d'autant plus sûrement qu'elle est plus élevée. L'eau bouillante, la vapeur d'eau, le feu les détruisent sûrement. Le froid engourdit les virus, mais s'il est modéré il en favorise plutôt la conservation. Parmi les agents naturels qui accélèrent leur destruction, il faut signaler l'air et surtout l'air sec et aussi l'air humide, le premier par la dessication, et le second en favorisant la putréfaction : il en est de même de l'air chaud, tandis que l'air froid les conserve. Les pluies agissent de la même manière que l'air humide. Parmi les agents chimiques, qui hâtent leur destruction, il faut citer l'ozone, l'oxygène à l'état naissant et en général tous les corps avides d'oxygène, tous les corps avides d'eau, tous les corps oxydants et tous les corps desséchants, déshydratants, les caustiques chimiques, acides et alcalins, surtout les acides forts et les alcalis forts et presque tous les composés pyrogénés.

Modes de contagion. — Les virus rejetés hors de l'organisme se conservent donc plus ou moins longtemps; et si, pendant cet état de conservation, ils sont ingérés, inhalés, en un mot s'ils sont mis en contact avec des animaux sains, il y a contamination, contagion, ensemencement de l'agent virulent et comme conséquence, il y a répullulation du virus et reproduction de la maladie. Toutes les maladies contagieuses n'offrent pas à un même degré le pouvoir de se transmettre, et la même maladie peut se transmettre plus ou moins facilement, son virus peut se conserver plus ou moins longtemps; cela dépend d'une foule de circonstances. Les maladies contagieuses ne se créent jamais de toutes pièces, elles résultent toujours de la contagion. Il est bien des cas où cette contagion est difficile à suivre, où, par exemple, un cheval est reconnu morveux sans qu'on puisse remonter à la source de la maladie, sans qu'on puisse reconnaître l'animal qui la lui a transmise; mais ce n'est pas là une raison suffisante pour attribuer la maladie à une cause ordinaire. Le rôle exclusif de la contagion s'explique assez par les propriétés des virus, par le pouvoir qu'ils ont de se conserver, de se multiplier chez les individus, et de se transmettre de plusieurs manières. Le domaine de la contagion comprend toutes les maladies transmissibles, parasitaires ou virulentes ; son résultat est la transmission d'une maladie au moyen d'un germe. Elle s'effectue par le transport de la matière virulente d'un animal malade à un animal sain, soit au moyen d'un véhicule solide, soit au moyen d'un véhicule liquide, soit au moyen d'un véhicule gazeux. La transmission de la maladie s'explique donc par la multiplication, la repullulation de ses germes. Parmi les maladies transmissibles, les unes ont un pouvoir de transmissibilité très prononcé (typhus des grands ruminants), d'autres se transmettent moins facilement (morve, etc). Les unes se transmettent par des modes multiples, par le contact immédiat des malades avec les sains, par le contact de la matière virulente avec les sains réalisé au moyen d'un agent intermédiaire solide ou liquide, par l'intermédiaire de l'air ; d'autres ne se transmettent pas par ce dernier mode, telles sont la rage, la syphilis de l'homme, le horsepox, etc., pour lesquelles on n'a encore signalé aucun cas de transmission par l'air, et qui se transmettent toujours par un véhicule solide ou liquide. Bon nombre d'autres maladies, qui se transmettent pareillement par l'intermédiaire d'un véhicule solide ou liquide, se transmettent encore par l'intermédiaire de l'air : telles sont le typhus, la péripneumonie, la variole, la clavelée et peut-être la morve et le charbon, ainsi que les maladies septiques.

La transmission naturelle s'effectue par trois modes, qui sont : 1° La *contagion immédiate ou directe*, lorsqu'il y a contact de l'animal malade avec l'individu sain ; dans ce cas, c'est l'animal malade qui transmet lui-même sa maladie à l'animal sain ; 2° La *contagion médiate ou indirecte*, lorsque l'agent virulent ou la matière virulente est apportée à l'animal sain par des véhicules externes, solides ou liquides ; 3° La *contagion volatile ou l'infection*, lorsque le virus ou le germe de la maladie est en suspension dans l'air, qui est respiré par l'animal sain et lui communique ainsi la maladie. La transmission expérimentale peut être obtenue aussi suivant plusieurs modes. L'expérimentateur peut transmettre la maladie par contact immédiat ou direct, c'est-à-dire en mettant en contact un animal malade avec un animal sain. Il peut la transmettre par le contact médiat ou indirect, c'est-à-dire en pratiquant l'inoculation à la lancette, ou en faisant ingérer à un animal sain des boissons ou des fourrages souillés de matière virulente. Il peut aussi la transmettre par l'intermédiaire de l'air, en faisant inhaler à un animal sain un air dans lequel il a mis en suspension des germes virulents, soit du virus phtisique, soit du claveau, soit du virus varioleux desséchés. A côté de ces trois modes, l'expérimentateur a encore d'autres procédés : il peut avoir recours à l'injection hypodermique, (injecter la matière virulente dans le tissu cononctif sous-cutané); à l'injection intra-vasculaire, (injecter la matière virulente dans un vaisseau, dans une veine); à l'injection intra-lymphatique, (injecter la matière virulente dans un vaisseau ou un ganglion lymphatique) ; à l'injection intra-séreuse , (injecter la matière virulente dans une séreuse, dans la plèvre, dans le péritoine). Ainsi donc, qu'il s'agisse de transmission naturelle ou de transmission expérimentale, la matière virulente est toujours ou solide , ou liquide , ou gazeuse. D'après cela, il est facile de se rendre compte des causes et des circonstances qui favorisent la contagion : ce sont toutes les causes et toutes les circonstances, qui favorisent la conservation des virus, toutes les causes, qui facilitent le r introduction dans l'organisme. Le virus peut pénétrer dans l'organisme par plusieurs voies, par plusieurs portes qu'on entrevoit déjà, et qui sont la peau, le tissu conjonctif, les muqueuses, les voies digestives et les voies respiratoires. Une fois introduit dans l'organisme d'un animal, il produit tout d'abord ses effets silencieusement, il augmente sa force, sa puissance, il se multiplie, puis, au bout d'un certain temps, ses effets se manifestent extérieurement.

Par *contagion immédiate* ou *direc'e*, on entend la transmission d'une affection contagieuse à un animal sain, avec lequel est en contact un animal malade qui le touche directement et lui communique lui-même sa maladie. Quand on dit qu'il y a eu contagion immédiate, on entend dire qu'il y a eu rapport direct d'un animal malade avec un animal sain, et que de ce rapport est résulté la contamination de l'animal sain, la transmission de la maladie. Ainsi, il y a contagion immédiate, quand un chien enragé transmet sa maladie en inoculant lui-même sa salive par morsure, quand un cheval morveux salit lui-même de son jetage un cheval sain, et lui inocule ainsi sa maladie, quand un mouton claveleux transmet par son contact la clavelée à un ou plusieurs moutons sains. La contagion naturelle et la contagion expérimentale peuvent se faire suivant ce mode, dont la condition principale est le contact d'un malade, qui rejette de la matière virulente, avec un animal sain capable de faire fructifier cette matière, capable de contracter la maladie. C'est donc l'individu malade lui-même, qui transmet sa maladie au moyen de la matière virulente qu'il excrète. La contagion immédiate implique l'introduction du virus par la peau, par une plaie, par une muqueuse, par le placenta ; ainsi la contagion immédiate de la rage consiste dans l'inoculation du virus rabique à la peau par morsure ; ainsi la contagion immédiate du charbon, de la morve, à l'individu qui se blesse en pratiquant une autopsie, a lieu par une plaie : ainsi la contagion immédiate de la syphilis et de la dourine a lieu par l'inoculation qui résulte de l'acte du coït ; ainsi certaines maladies se transmettent de la mère au fœtus. Les excoriations et les plaies à la surface des téguments sont des conditions favorables à ce mode de contagion, et lorsqu'il y a transmission par contagion immédiate, on observe le plus souvent tout d'abord une évolution locale de la maladie, qui ne se montre pas généralisée d'emblée, qui s'étend et se généralise peu à peu.

Il faut entendre par *contagion médiate* la transmission d'une maladie contagieuse d'un animal malade à un animal sain par l'intermédiaire d'un agent étranger solide ou liquide, imprégné ou sali de la matière virulente. Ainsi un cheval sain peut être contaminé en léchant les mangeoires ou les râteliers salis de jetage morveux, en ingérant des fourrages ou des boissons souillés de matière virulente, en recevant l'application ou le contact des objets divers, tels que couvertures, harnais, instruments de pansage, qui ont servi à un cheval morveux. Il y a donc contagion médiate ou indirecte, quand la transmission se fait par le moyen d'un intermédiaire. La contagion expérimentale peut être obtenue par ce mode comme la contagion naturelle, qui se produit d'ailleurs le plus souvent ainsi. Les maladies capables de se transmettre par contagion médiate sont très nombreuses, et l'on peut dire que ce sont presque toutes les maladies transmissibles.

Les conditions nécessaires pour que la contagion médiate ait lieu sont les suivantes : il faut qu'il y ait excrétion et rejet de matière virulente

par un individu malade ; il faut que cette matière
virulente, ou tout au moins que l'agent essentiel
de la virulence se conserve pendant un temps plus
ou moins long à la surface des corps solides. ou
dans les liquides ; il faut que cet agent virulent
soit introduit dans l'organisme d'un animal sain,
et qu'une fois introduit il s'y multiplie et le rende
malade. Les agents ou véhicules, qui servent le
plus souvent d'intermédiaires, sont les aliments,
les fourrages et les boissons. Le charbon dit
spontané se développe souvent, pour ne pas dire
toujours, à la suite de l'ingestion de fourrages ou
de boissons chargées de bactéridies à l'état de
bâtonnets, mais surtout à l'état de corpuscules-
germes. La morve se transmet aussi le plus souvent par les matières ingérées, par les fourrages,
par les boissons, par les objets divers salis de
jetage. Dans les régiments, où les chevaux sont
conduits ensemble aux mêmes abreuvoirs, il
arrive que les morveux non reconnus, et laissés
par conséquent dans les rangs, toussent, s'é-
brouent ou expectorent des matières qui sont
rejetées et mélangées à l'eau des abreuvoirs, pour
être dans le même moment ingérées par plusieurs
animaux sains, qui se contaminent ainsi. Dans
les cas de contagion médiate, les virus s'introduisent le plus ordinairement par les voies
digestives, et quelquefois par la peau, quand des
objets infectés sont appliqués sur les animaux
sains. La transmission par ce mode est favorisée
par toutes les mauvaises conditions hygiéniques,
par toutes les circonstances qui favorisent la conservation des contages et leur introduction chez
les individus sains. La maladie contractée par
contagion médiate évolue autrement que celle résultant de la transmission immédiate ; assez
généralement elle évolue plus rapidement et se
généralise plus tôt. Les maladies éruptives (clave-

lée, horsepox, fièvre aphteuse), inoculées ou communiquées par contact immédiat, donnent ordinairement des pustules aux points d'inoculation, aux points de contact, et ordinairement rien qu'aux points de contact; tandis que ces mêmes maladies, contractées à la suite d'ingestion de matière virulente, se montrent caractérisées par une éruption généralisée.

La *contagion volatile* est une variété de la contagion médiate, elle se fait par l'intermédiaire de l'air. Les germes virulents sont en suspension dans l'air, qui se charge de les déposer dans les voies respiratoires, sur la peau, sur les plaies, sur les fourrages et dans les boissons. Nous séparons ce mode du précédent, parce qu'il exige un véhicule différent, parce que la contagion se fait dans des conditions différentes, et parce que le contage s'introduit par d'autres voies, par les voies respiratoires ordinairement et non par les voies digestives. Parmi les nombreuses maladies qui se transmettent par contagion médiate, il en est un bon nombre qui peuvent aussi se transmettre par contagion volatile : telles sont la claveiée, le typhus, la péripneumonie, etc. La contagion votatile s'appelle encore infection, infectocontagion ; pour s'effectuer, elle exige les conditions suivantes : il faut qu'il y ait production et excrétion dans l'air de la matière virulente par un animal malade ; il faut que l'agent virulent soit assez ténu pour pouvoir être maintenu en suspension dans l'air, et qu'il n'y perde pas ses propriétés virulentes ; il faut qu'il soit introduit dans un animal sain et qu'il y repullule. Il faut donc que l'air soit infecté de l'agent virulent par l'individu malade, et que les animaux sains, qui respirent cet air, soient infectés à leur tour par les germes qu'il tient en suspension. On appelle ce milieu, cet air chargé de germes, un milieu infectieux, miasmatique. Il peut s'étendre grâce à l'expansibilité des gaz et aux courants d'air; ainsi les germes virulents deviennent de plus en plus éloignés les uns des autres, et il se produit un fait analogue à celui qui se produit quand on dilue progressivement une matière virulente : les germes se raréfient dans une étendue donnée, et finalement ils se déposent. Un air virulent ne reste donc pas très longtemps doué de cette propriété ; son infection cesse plus ou moins vite. — La contagion volatile est démontrée par des observations nombreuses et par des expériences. Il est bien vrai que Renault n'avait pas pu contaminer un cheval sain en lui faisant inhaler l'air expiré par un cheval morveux ; mais il est admis par tout le monde que certaines maladies, et notamment celles qui provoquent des lésions nombreuses dans l'appareil respiratoire, peuvent se transmettre par l'intermédiaire de l'air. On a fait naître des maladies virulentes en faisant inhaler à des animaux sains un air tenant en suspension des poussières d'humeurs virulentes desséchées. On a reproduit la phtisie par l'inhalation des crachats desséchés. Les germes virulents, introduits avec l'air, se multiplient dans les voies respiratoires ou sont absorbés et transportés dans différentes parties de l'organisme. S'il se trouve dans l'air des germes divers, l'individu, qui les respirera, pourra contracter plusieurs maladies, s'il est apte à leur développement. La contagion peut avoir lieu, non-seulement dans l'espèce, mais aussi hors de l'espèce; ainsi, la morve se transmet du cheval au cheval, et du cheval au mulet, à l'âne, à l'homme, aux petits ruminants (mouton, chèvre), au chat et au lapin. Beaucoup d'autres maladies peuvent se transmettre à plusieurs espèces animales (charbon, septicémie, rage, etc.). Une maladie contagieuse, qui est plus particulièrement propre à une espèce, perd de son intensité quand elle se

développe sur des animaux appartenant à d'autres
espèces. Les virus, qui passent des organismes, où
ils sont pour ainsi dire autochtones, dans d'autres,
perdent de leur puissance ; mais ils la récupèrent
en revenant dans les premiers. C'est ce qui semble
avoir lieu pour les virus de la morve, de la
rage, etc.

Il convient de nous demander quels sont les
moyens, les agents et les circonstances qui favorisent la contagion en général. Ces agents, ces moyens
et ces circonstances tiennent au contage lui-même,
au récepteur, c'est-à-dire à l'individu qui reçoit le
contage, et à l'hygiène. Les contages sont plus ou
moins puissants, suivant les maladies. Le même
virus peut être plus ou moins actif ; en outre, la
même matière virulente produit des effets plus ou
moins rapides, suivant la quantité ou le nombre
de germes qui sont introduits dans l'organisme; cela
est démontré aujourd'hui pour le charbon. On a remarqué (M. Chauveau) que pour obtenir le charbon
avec des caractères très prononcés et une terminaison
rapide, il fallait inoculer un grand nombre de bactéries, et que, plus le nombre des germes était
grand, plus la maladie suivait une marche rapide.
Les causes individuelles, qui favorisent la contagion,
tiennent à l'espèce, au tempérament, à l'âge, au
sexe, etc. Ainsi certaines maladies affectent de préférence certaines espèces (péripneumonie), d'autres
attaquent principalement les individus jeunes (gourme, maladie du jeune âge, etc.), d'autres se montrent surtout chez les reproducteurs, etc. Les
influences les plus nombreuses dérivent sûrement
de l'hygiène, ce sont : le défaut de soins, le défaut
de mesures hygiéniques, l'excès de travail, l'alimentation insuffisante, l'alimentation de mauvaise
qualité, avariée, altérée, les boissons altérées, etc.
Ces diverses causes ne produisent pas la maladie,
mais elles prédisposent à la contagion en exagé-

rant l'impressibilité des animaux, et en facilitant l'introduction des germes morbides dans l'organisme. Les circonstances qui favorisent le plus la contagion, ce sont surtout celles qui favorisent la conservation des virus (défaut de désinfection, malpropreté, aération incomplète), et celles qui favorisent les rapports directs ou indirects des animaux malades avec les animaux sains (cohabitation, fréquentation des mêmes chemins , des mêmes abreuvoirs, des mêmes pâturages, foires et marchés, usage des mêmes harnais, des mêmes objets de pansage, voisinage, etc.).

Voies d'introduction des virus. — Les principales voies d'introduction naturelle des virus sont la peau et les muqueuses. La peau intacte, recouverte de ses poils et de son épiderme, se prête difficilement à l'absorption des matières virulentes. Pourtant elle peut , même dans cet état , servir quelquefois de porte d'entrée aux virus, c'est lorsque ceux-ci sont maintenus appliqués contre elle, en contact avec elle au moyen de couvertures, par exemple ; c'est ainsi que Gohier transmit la morve en maintenant des objets imprégnés de virus morveux sur des animaux d'expérience. La peau se prête bien mieux à l'introduction des virus quand elle est dénudée, dépilée, excoriée, éraillée, desquamée, quand elle présente des plaies, car alors les germes morbigènes peuvent être directement mis en rapport avec le tissu conjonctif, qui se prête très bien à l'absorption. La transpiration cutanée, qui se condense sur le tégument, peut favoriser la contagion en conservant et maintenant à la surface du corps les germes déposés par l'air ou tout autrement. Les morsures rabiques, les piqûres anatomiques, les inoculations à la lancette, prouvent bien que les plaies de la peau sont très favorables à la pénétration des virus. Les affections, dont les germes agissent sur la peau, pour y provoquer un état morbide ou pénétrer dans l'organisme, sont les maladies parasitaires cutanées, les maladies éruptives, la morve, le charbon, la rage, etc.

Les muqueuses, comme la peau, se prêtent très bien à l'absorption des contages. Les virus peuvent s'introduire à travers la muqueuse de la bouche; il suffit, par exemple, de badigeonner la muqueuse buccale d'un animal sain avec de la bave provenant d'un animal atteint de la fièvre aphteuse pour reproduire la maladie. Le charbon peut s'introduire par la muqueuse buccale, surtout quand il existe des excoriations à sa surface, ou quand les aliments sont durs et blessent les muqueuses. La muqueuse oculaire, la muqueuse urétrale, la muqueuse nasale, la muqueuse bronchique et la muqueuse gastro-intestinale, peuvent toutes servir de voies d'introduction aux virus : la muqueuse oculaire pour la morve, la rage, la syphilis, la clavelée, etc.; la muqueuse urétrale pour la syphilis, la dourine, les aphtes, etc.; la muqueuse nasale et la muqueuse bronchique pour la péripneumonie, le typhus, la clavelée, la variole, etc.; la muqueuse gastro-intestinale pour la clavelée, la morve, le typhus, la phtisie, le horsepox, la variole, le charbon, etc. Les muqueuses respiratoire et gastro-intestinale sont les deux muqueuses, qui sont le plus souvent le siège de l'absorption des produits virulents. La contagion médiate et la contagion volatile se font, l'une par les voies digestives, et l'autre par les voies respiratoires. La morve se développe au moins six fois sur neuf quand on fait ingérer des matières virulentes à des chevaux. Beaucoup d'autres maladies sont dans ce cas; le charbon peut se développer cinq fois sur six quand on fait ingérer de la matière charbonneuse, et d'ailleurs les observations comme les expériences prouvent ce fait. La clavelée se transmet aussi très bien par les voies digestives, à tel point que des vétérinaires ont proposé de pratiquer la clavelisation par l'ingestion de croûtes claveleuses. Il en est de même pour la vaccine, la variole, la fièvre aphteuse, la septicémie, la phtisie tuberculeuse, le typhus, etc. En résumé, ce sont quelquefois les voies respiratoires, et le plus ordinairement les voies digestives, qui sont les voies prépondérantes par lesquelles se fait la contagion naturelle.

Le tissu conjonctif, en général, se prête très bien à l'absorption et à l'introduction des virus dans l'organisme.

La voie utérine est aussi une voie de transmission des virus. Si on inocule du charbon à une femelle pleine (lapine), on la fait mourir sans que la maladie se transmette au fœtus ; mais ce qui est vrai pour le charbon ne l'est pas pour toutes les maladies contagieuses ou virulentes. Ainsi la clavelée, la péripneumonie contagieuse, etc., peuvent très bien se transmettre de la mère au fœtus.

Il y a encore d'autres voies d'introduction, mais alors il faut parler de la contagion expérimentale (injections diverses, hypodermique, intra-vasculaire, intra-lymphatique, intra-séreuse).

Les matières virulentes mises en contact avec la peau, les plaies, les muqueuses, le tissu conjonctif, sont absorbées ; leur absorption s'effectue soit par les éléments cellulaires, soit par les vaisseaux lymphatiques, soit par les vaisseaux sanguins. Une matière virulente quelconque, injectée sous la peau, est en effet mise en rapport direct avec les vaisseaux lymphatiques et sanguins et avec les éléments cellulaires. Ces trois agents différents absorbent ; ainsi les éléments cellulaires absorbent par endosmose, les vaisseaux lymphatiques et sanguins absorbent pareillement par endosmose et peuvent, qui plus est, se trouver plus ou moins intéressés, d'où résulte l'introduction directe de la matière dans leur canal.

Lorsque le virus est absorbé seulement par les éléments cellulaires, il en résulte un simple travail sur place ; dans ce cas, la matière virulente produit ses effets localement. Ce n'est que dans la suite que ses effets se généralisent, que les éléments virulents sont transportés dans le torrent circulatoire par les lymphatiques ; mais cette évolution est l'exception. Quelques maladies (maladies éruptives) semblent seules dans ce cas ; ainsi quand on inocule la clavelée, le horsepox, la variole, on obtient un travail local. Il semble donc qu'il n'y ait pas eu absorption du virus par les vaisseaux lymphatiques et sanguins, et qu'il y ait eu absorption seulement par les éléments cellulaires. Mais ce serait une erreur que d'admettre cette manière de voir, puisque, en effet, si cinq minutes après l'inoculation on extirpe le point inoculé, on n'empêche pas pour cela la maladie d'apparaître ; donc l'absorption est ordinairement générale, et elle s'est faite concurremment et par les éléments cellulaires et par les vaisseaux.

Les vaisseaux qui jouent le plus grand rôle sont les vaisseaux lymphatiques. Pour la morve, la phtisie, le charbon, etc., il est démontré que la matière inoculée chemine de proche en proche dans l'intérieur des lymphatiques et arrive ainsi aux ganglions les plus voisins du point inoculé ; de là elle passe dans d'autres ganglions, et une fois arrivée dans le torrent circulatoire sanguin, elle se répand partout ; alors, mais seulement alors, la maladie se décèle par des lésions et des symptômes généraux. Ce rôle important du système lymphatique a été mis en pleine évidence, principalement par M. Colin d'Alfort, qui a étudié très scientifiquement la marche des virus charbonneux, phtisique, morveux, etc., après leur inoculation. Il a suivi pour ainsi dire pas à pas le progrès du virus jusqu'aux derniers ganglions et jusqu'au torrent circulatoire. — Les matières virulentes se composent d'une partie liquide et d'une partie solide figurée, comprenant des éléments disparates et qui ne sont pas tous virulents. Ce sont principalement les matières liquides, qui se prêtent le mieux à l'absorption, mais ces matières ne sont pas les seules; les matières solides, les corpuscules, les cellules entières même sont absorbés; les particules solides passent avec la partie liquide et cheminent ensuite dans l'intérieur des lymphatiques. — La durée de l'absorption virulente ne semble pas être la même pour toutes les maladies contagieuses; certains virus sont absorbés plus rapidement que d'autres, mais en général l'absorption est prompte. Ainsi lorsqu'on inocule un lapin à l'oreille avec du virus charbonneux, la maladie évolue et tue l'animal, bien qu'on ampute l'oreille cinq minutes après l'inoculation. Quand on inocule le horsepox, la variole, la clavelée, si on ampute la partie inoculée cinq minutes, dix minutes après l'opération, on voit apparaître plus tard les symptômes de la maladie. Alors ces symptômes ne sont plus les mêmes que lorsqu'on laisse le point d'inoculation intact. Dans ce dernier cas, la maladie se localise, se développe au point d'inoculation; mais si on pratique l'extirpation de la partie inoculée, on voit apparaître des accidents plus nombreux; les pustules se montrent aux lieux naturels d'élection, c'est-à-dire dans les endroits où la peau est fine et très vasculaire. Comment expliquer ce phénomène, si on n'admettait pas que l'absorption du virus a été effectuée au moins en partie. La durée de l'absorption varie du reste suivant certaines conditions de l'animal récepteur; elle est surtout courte dans les régions très riches en lymphatiques et en vaisseaux sanguins, ainsi que dans les régions où existent des élémnets cellulaires se rapprochant du type embryonnaire. L'absorption est surtout rapide dans le tissu conjonctif sous-cutané et dans le tissu conjonctif lâche. Néanmoins lorsqu'on sera consulté pour savoir s'il y a indication de cautériser certaines morsures rabiques, il faudra toujours employer la cautérisation, quand même la plaie aurait un ou plusieurs jours de date.

Quand il s'agit de la morve, dont le virus est absorbé rapidement, la cautérisation serait inefficace après un ou deux jours et même avant; mais dans ces cas il serait encore bon d'y recourir, parce que le virus peut ne pas être absorbé complètement, et celui qui a été absorbé peut n'avoir pas cheminé bien loin au-delà du point d'inoculation, il peut se trouver dans les lymphatiques voisins du point d'inoculation, et alors une cautérisation assez énergique peut encore l'atteindre. Cela est bien vrai pareillement pour le charbon; les bactéridies cheminent très rapidement dans les lymphatiques jusqu'au premier ganglion; arrivées là, elles s'arrêtent plus ou moins longtemps, se multiplient, et tant qu'elles sont contenues dans ce ganglion, la cautérisation peut être efficace à condition qu'elle porte en même temps sur le ganglion malade; d'où l'indication de rechercher s'il n'y a pas de ganglions hypertrophiés au voisinage du point d'inoculation pour y porter la cautérisation.

Immunité, réceptivité. — Les virus introduits dans un organisme apte à leur multiplication, s'y multiplient, et, dans un temps plus ou moins éloigné, déterminent une maladie; on dit alors que l'animal est en état de réceptivité. Il peut arriver quelquefois que les germes virulents, quoique absorbés, ne produisent aucun effet; on dit alors que l'animal est réfractaire, ou qu'il jouit de l'immunité. Il est réfractaire quand il est de par lui-même inapte à contracter la maladie, et il a l'immunité quand, pour une cause appréciable (inoculation, maladie antérieure), il est devenu inapte à se laisser influen-

4.

cer par tel virus. La réceptivité des animaux est variable suivant certaines circonstances; elle varie suivant les contages, suivant les espèces animales, suivant les individus d'une même espèce, suivant les races, suivant l'âge d'un même individu, suivant le tempérament, suivant la constitution. suivant l'effet de maladies antérieures, suivant l'hygiène, les climats, la température, les saisons et enfin suivant quelque chose qui nous échappe. Elle varie suivant les espèces animales et les maladies contagieuses, car en effet certaines espèces animales ne contractent jamais telle ou telle maladie contagieuse. La morve par exemple n'est pas transmissible aux grands ruminants, qui ne possèdent pas la réceptivité à l'égard de cette maladie, qui sont par conséquent réfractaires. La gourme ne se communique pas aux espèces autres que les solipèdes; les oiseaux sont réfractaires au charbon, etc. La réceptivité varie suivant les races; ainsi les moutons africains sont plus ou moins réfractaires au charbon (M. Chauveau).Elle varie suivant les âges; le jeune âge est favorable au développement de certaines affections, qui en sont l'apanage (maladie des chiens, gourme du cheval, etc.) Est-ce à dire que des individus plus âgés ne possèdent pas la réceptivité vis-à-vis de certaines de ces maladies? Ce serait une erreur que de le croire; car un chien de cinq ans, de six ans, qui est réfractaire à la maladie du jeune âge, peut avoir éprouvé une première atteinte de la maladie antérieurement et avoir acquis l'immunité, il faudrait donc être bien sûr que les animaux n'ont jamais contracté la maladie pour laquelle ils présentent la non-réceptivité, pour pouvoir généraliser ce fait et l'appliquer à tous les animaux du même âge. Peut-on affirmer que les chevaux de treize ans, de quatorze ans, ne sont pas en état de réceptivité pour la gourme? Il aurait fallu observer les animaux, connaître parfaitement leurs antécédents et s'assurer, lorsqu'ils sont arrivés à l'âge adulte ou à la vieillesse, s'ils ne sont pas susceptibles de contracter la gourme, si de vieux animaux n'ayant pas été atteints dans leur jeune âge, sont réfractaires à l'âge adulte. Or il semble que les solipèdes adultes ou même vieux peuvent contracter la gourme quand ils ne l'ont pas déjà eue. Le tempérament ainsi que la constitution prédisposent à certaines maladies contagieuses : il est des individus qui résistent longtemps à une maladie contagieuse sans qu'on puisse toujours se l'expliquer. On voit des animaux qui, bien qu'inoculés de la même maladie, par le même procédé et avec la même quantité de virus, ne se comportent pas tous de la même façon ; certains (le plus grand nombre) deviennent malades dans une période plus ou moins longue, d'autres ne contractent pas la maladie.

L'immunité peut donc être naturelle (non-réceptivité), acquise, conférée. Elle est naturelle lorsque l'individu est de par lui-même inapte à contracter telle ou telle maladie ; ainsi, avons-nous dit, le mouton africain semble avoir de lui-même l'immunité contre le charbon. Elle est acquise, lorsqu'elle résulte d'une première atteinte de la maladie ; l'homme atteint de variole a acquis, comme conséquence de ce fait, l'immunité contre une seconde atteinte. Elle est conférée, quand elle résulte d'une inoculation préservatrice ; l'enfant vacciné a l'immunité conférée. L'immunité peut durer plus ou moins longtemps, elle peut durer tout e la vie de l'individu ou n'être que temporaire ; ainsi l'homme peut avoir plusieurs fois la variole, un enfant vacciné peut contracter plus tard la variole ; elle a une durée variable suivant les maladies et suivant les individus ; ainsi la non-réceptivité des solipèdes atteints une première fois de horsepox n'est pas de longue durée, puisqu'on peut obtenir une seconde éruption en réinoculant les animaux quelques semaines après une première guérison ; ainsi la durée de la préservation résultant de la vaccination est plus ou moins longue suivant les individus. La fièvre aphteuse et la clavelée con èrent une immunité plus longue que le horsepox ; pourtant elle ne semble pas durer longtemps pour la fièvre aphteuse, elle ne dépasse pas quelques semaines ; celle que confère la clavelée, quoique plus longue, ne dure pas constamment ; et il en est de même pour la péripneumonie.

L'immunité conférée, venons-nous de dire, résulte d'une inoculation préservatrice ; à son sujet on peut donc ajouter que les maladies virulentes possèdent la propriété de se préserver d'elles-mêmes. Une maladie virulente (péripneumonie, clavelée, horsepox), une fois qu'elle a ravagé un organisme, lui confère l'immunité, le rend inapte à se prêter de nouveau au dévelpppement de la même maladie, du moins pendant un certain temps.

A côté de ces maladies, il y en a au moins une qui préserve contre une autre maladie différente ; ainsi le vaccin préserve de la variole, et la variole de l'homme inoculée au cheval le préserve du horsepox, ce sont là deux maladies antagonistes. Par contre, il est des maladies qui peuvent très bien coexister plusieurs ensemble sur le même individu ; ainsi le même animal peut présenter la péripneumonie et la tuberculose, la morve et le horsepox, la péripneumonie et le typhus, le typhus et la fièvre aphteuse. Chez l'homme la syphilis et la vaccine, la phtisie et la vaccine peuvent coexister. L'immunité naturelle, acquise ou conférée, ainsi que la variabilité de sa durée s'expliquent par l'absence de certains principes nécessaires à la vie des germes de telle ou telle maladie. L'immunité conférée peut ne pas être complète ou préserver absolument les individus, c'est-à-dire être complète. Elle est incomplète, quand par exemple la vaccination ne produit pas chez l'enfant une préservation absolue. Quelquefois l'immunité est en effet incomplète ou partielle ; on peut la renforcer par des vaccinations successives.

Activité d'un même virus. — Les mêmes contages ne jouissent pas toujours de la même intensité virulente. Ainsi, quand il s'agit de maladies virulentes éruptives, on rencontre le virus le plus actif dans les premiers jours de l'inoculation. Dans les pustules du cowpox, on rencontre du bon virus dès les premiers jours de l'éruption, vers les 3e, 4e, 5e, 6e jours après l'inoculation ; plus tard, quand les pustules vieillissent, elles ne contiennent plus de la lymphe, elles contiennent du pus irritant, qui ne jouit pas toujours de la propriété virulente, ou n'en jouit qu'à un degré moindre. Donc, pour obtenir du virus véritablement actif, il faut le puiser dans des accidens récents.

De même pour les autres maladies contagieuses (morve, phtisie, etc.), le virus le plus récent est le plus actif ; ce n'est pas la matière caséeuse qui est la plus active, mais bien le produit des lésions récentes. On a d'ailleurs observé une décroissance de puissance de certains virus, décroissance appréciable aux symptômes de la maladie provoquée, qui sont beaucoup moins graves ; le phénomène a été signalé par exemple à la fin des épizooties de typhus. Dans le principe d'une épizootie, la maladie est ordinairement plus grave qu'à la fin. Pourquoi l'affection est-elle moins grave à la fin des épizooties ? Certains virus perdent de leur intensité lorsqu'on les cultive artificiellement, lorsqu'on les inocule successivement ; un moyen d'affaiblir le virus claveleux consiste à le prendre chez un mouton malade, à l'inoculer à un animal sain, puis à le transporter de chez ce dernier sur un autre mouton, et ainsi de suite. Grâce à des cultures artificielles plus ou moins répétées, on atténue la puissance morbifique de certains virus sans leur enlever la propriété de conférer l'immunité.

Il ressort de cet exposé que l'atténuation des divers virus, si elle était bien établie, serait de la

plus grande importance ; on pourrait en effet affaiblir graduellement les différents virus et arriver à un
moment où ils pourraient être inoculés sans dangers
et cependant conférer l'immunité aux animaux. C'est
en partant de ces idées, qu'on a fait des essais en
Russie sur le virus typhique. L'expérience n'a malheureusement pas confirmé le principe, bien qu'elle
ait été poussée jusqu'à un grand nombre de cultures
successives ; le virus d'une culture avancée était
presque aussi actif que celui de la première. Si la
décroissance n'est pas bien démontrée, quand il
s'agit de cultures sur des animaux de la même
espèce, elle n'est pas douteuse, quand la culture est
faite sur des espèces différentes; tout virus en effet,
qui change de terrain et qui passe dans une espèce
moins propice, perd de son intensité virulente. Ce
fait est important à retenir ; mais le virus qui a
perdu ses propriétés les reconquiert ordinairement
en revenant à la première espèce.

M. Pasteur est parvenu pendant ces derniers
temps à atténuer le virus du choléra des oiseaux,
le virus charbonneux et plus récemment celui du
rouget du porc, de façon à pouvoir les inoculer sans danger tout en conférant l'immunité et à
pouvoir les cultiver en leur conservant l'atténuation
obtenue, ce qui les constitue à l'état de véritables
vaccins préservateurs et inoffensifs.

« Un virus, alors même qu'il est constitué par
un microbe, peut, sans un changement très marqué
dans sa morphologie générale, être atténué dans sa
virulence, conserver celle-ci dans des cultures,
produire des germes, et, sous son nouvel état,
communiquer une maladie passagère, capable de
préserver de la maladie mortelle, propre à l'action
de ce virus dans son état de nature.

« Cette précieuse modification peut se produire
par une simple exposition du virus à l'oxygène de
l'air. Cette action de l'oxygène est d'ailleurs variable

avec la température à laquelle elle s'exerce et avec
le milieu qui contient le virus et dans lequel elle a
pris naissance.

« Ces faits, constatés d'abord pour le microbe du
choléra des poules, ont été étendus depuis jusqu'au
microbe du charbon. Vers la température de + 16
degrés comme aussi vers celle de + 43 degrés
centigrades (températures qui sont voisines de
celles où la culture du *bacillus* est impossible),
ce bacillus ne forme plus de spores dans divers
bouillons de culture, le bouillon de poules, par
exemple. Son exposition au contact de l'air à ces températures, particulièrement à celles de + 42 degrés et
+ 43 degrés, l'atténue progressivement, de jour en
jour jusqu'à supprimer chez lui toute virulence, et
bientôt même le fait périr, en le rendant impropre
à toute culture.

« La preuve certaine que c'est à l'oxygène de
l'air qu'il faut attribuer l'atténuation du microbe du
choléra des poules a été donnée par un moyen fort
simple. Il suffit de comparer les effets des cultures
conservées à l'abri de l'oxygène avec ceux de cultures semblables, exposées à l'influence de l'air.
Celles-ci périssent en quelques mois, après avoir
passé par des phases diverses d'atténuation, tandis
que les cultures conservées à l'abri de l'air en tubes
clos, se montrent pour ce microbe encore très virulentes après plusieurs années. Les propriétés du
bacillus anthracis ou microbe du charbon, diffèrent
à beaucoup d'égards de celles du microbe du choléra des poules. Ces différences font qu'il se prête
moins bien que son congénère à des observations
de la nature de celles dont je viens de parler concernant l'action de l'oxygène. Cela est dû à cette
circonstance que le microbe du charbon, sous sa
forme de filaments, meurt promptement, en tube
fermé, à l'abri du contact de l'air. On peut tourner
la difficulté et mettre encore en évidence l'influence

de l'air sur la virulence du microbe charbonneux par l'artifice suivant : Supposons, pour fixer les idées, qu'on ensemence un bouillon et qu'on le distribue en tubes fermés, qu'on place ensuite à 42-43 degrés et qu'il y ait mort des tubes en six jours, ce dont on s'assure aisément en ensemençant tous les jours un des tubes. Rien ne s'oppose à ce qu'on fasse avec la culture du cinquième jour, veille de la mort des tubes fermés, une nouvelle culture également à l'abri de l'air, laquelle sera mise à son tour à 42-43 degrés. Si la nouvelle culture meurt encore en six jours, on pourra en préparer une troisième qui sera toujours distribuée ensuite, en tubes fermés, et dont la semence sera prise dans la culture du cinquième jour, et ainsi de suite. En même temps qu'on procède à ces séries de cultures successives mises à l'abri de l'air, on prépare des cultures parallèles en flacons, au contact de l'air.

« Comparons alors les virulences des tubes fermés avec les virulences des cultures, des mêmes jours, qui auront été exposées au contact de l'air. On constate que les virulences des cultures exposées à l'air se sont de plus en plus atténuées et ne peuvent donner la mort à des cobayes, tandis que celles des cultures en tubes fermés les font périr.

« L'action de l'oxygène de l'air dans l'atténuation du microbe charbonneux est donc tout aussi incontestable que pour le microbe du choléra des poules. L'influence de l'oxygène pour l'atténuation du microbe charbonneux se traduit encore par une particularité remarquable. On sait que M. Toussaint a annoncé l'atténuation de ce microbe par le seul effet de la chaleur, et qu'on peut avoir par ce moyen des bactéridies vaccinales ; mais nous avons reconnu que ces bactéridies ne gardent pas dans leurs cultures leur atténuation d'origine. Déjà la première culture du sang chauffé redevient virulente et mortelle. Les bactéridies atténuées par l'oxygène conservent au contraire leur atténuation dans leurs cultures.

«Cette différence a une grande importance et c'est
à elle en partie qu'il faut attribuer la difficulté d'obtenir des vaccins charbonneux, même lorsqu'elle
s'exerce en petite épaisseur et à température fixe. »
(Voir au chapitre Charbon le résumé de la note de
M. Chauveau).

Les virus introduits dans l'organisme y repullulent et déterminent des lésions, des symptômes ;
et ces accidents, locaux dans quelques circonstances,
deviennent ensuite généraux ; ainsi dans la morve,
la lésion est d'abord localisée au point inoculé,
plus tard elle se généralise. Les maladies éruptives
ont une action qui reste le plus ordinairement locale. Lorsqu'on inocule un cheval du horsepox, un
mouton de la clavelée, la maladie ne se généralise
pas, et cependant il y a absorption de la matière
virulente. Il faut admettre que le virus inoculé localement produit des effets sur place, lesquels effets
confèrent ainsi l'immunité à tout l'individu. Certaines maladies, lorsqu'elles sont contractées par
certaines voies, sont générales d'emblée. Si le virus
de la clavelée s'introduit par les voies respiratoires
ou digestives, il se produit une éruption sur les
organes internes et aussi à la surface de la peau.
Parmi les maladies qui sont générales tout d'abord,
il en est qui plus tard se localisent. Ainsi, dans la
péripneumonie contagieuse, qui est une maladie
générale, les principaux liquides sont virulents, et
pourtant l'affection se localise sur le poumon, on
dit alors que la maladie, quoique générale, localise
ses manifestations, et il est toujours plus facile de
guérir une maladie localisée qu'une maladie générale.

La période d'incubation ou période pendant laquelle l'agent virulent ne détermine ni lésions, ni
symptômes apparents, dure depuis l'introduction
de la matière virulente jusqu'à l'apparition des
premières lésions appréciables ou des premiers

symtômes. Sa durée est très variable, suivant les
contages, suivant les individus, suivant le mode
de contagion, suivant les causes prédisposantes,
suivant les saisons, suivant les épizooties. Elle
est variable suivant les contages; ainsi le charbon a une période d'incubation de un à deux
jours chez les petites espèces, de huit à dix jours
chez les grandes espèces. La morve, la péripneumonie ont une période d'incubation plus longue.
Pour la morve, la durée est de cinq, six à quatorze
jours; pour la péripneumonie elle est de quatorze
à quatre-vingt-dix jours : la rage n'apparaît que
10, 15, 30, 60, 90 jours après la morsure. La période d'incubation est variable suivant les individus;
c'est ainsi que pour la rage, on voit des chiens
chez lesquels elle dure de quinze à vingt jours,
tandis que chez d'autres, elle dure quatre-vingt-dix
jours. Chez certains solipèdes, la morve se déclare
au bout de huit à quatorze jours, et chez d'autres
trois ou quatre jours après l'inoculation. En général,
lorsque le virus est inoculé ou a pénétré par une
plaie, la période d'incubation est plus courte. Elle
semble plus longue lorsque les matières virulentes
ont été introduites par les voies digestives; c'est là
l'idée qui domine aujourd'hui. Mais cette idée est
erronée : la maladie, dont le germe s'est introduit
par une plaie, semble avoir une période d'incubation
plus courte, parce qu'on saisit plus tôt ses premières
manifestations. Il n'est pas prouvé que la maladie
ne s'est pas développée aussi rapidement quand il
y a eu contagion par les voies internes ; car alors
elle évolue sur des organes qu'il n'est pas facile
d'explorer, et les premiers symptômes, comme les
premières lésions, passent souvent plus ou moins
longtemps inaperçus. C'est ainsi que s'explique
l'erreur que l'on commet assez généralement. Les
causes prédisposantes, qui tiennent à l'hygiène et qui
affaiblissent l'organisme, prédisposent les individus

à se montrer plus aptes à recevoir et à faire fructifier tel ou tel contage, elles abrègent la durée de la période d'incubation, tout en prédisposant à telle ou telle maladie. Pourtant cela est loin d'être toujours exact, car il arrive fréquemment qu'elles rendent la maladie plus insidieuse dans sa marche et par conséquent plus difficile à constater. Les saisons influent aussi sur la durée de la période d'incubation; il résulte en effet de l'observation que les maladies éruptives, la clavelée par exemple, ont, toutes choses égales d'ailleurs, une période d'incubation plus longue en hiver qu'en été. Pendant l'hiver, le froid agit comme astringent; rien d'étonnant que les maladies éruptives marchent alors plus lentement. Durant l'été, la chaleur agissant sur la peau accélère la circulation de cet organe, et il ne répugne pas à l'esprit d'admettre que cette influence abrège la durée de la période d'incubation en favorisant l'évolution de la maladie.

On dit qu'il y a incubation prolongée, quand la durée de cette période dépasse la moyenne ordinaire. Dans la rage l'incubation moyenne est de quarante à soixante jours chez le chien; mais on a observé des cas où la maladie s'est développée après deux cents jours, c'est-à-dire après une période d'incubation prolongée. Cette notion des périodes d'incubation prolongées ne doit pas être appliquée aux cas de morve latente, car après l'introduction du virus morveux on peut ne voir apparaître extérieurement les symptômes qu'au bout d'un temps très long, sans que la période d'incubation ait dépassé 5, 6, 8, 14 jours. La morve ne tue pas toujours rapidement et n'évolue pas toujours rapidement; lorsque l'absorption du contage a eu lieu par les voies internes, elle peut marcher lentement. Il ne faut donc pas confondre la période latente avec la période d'incubation; cette distinction a certainement, dans la pratique, une réelle importance en ce qui concerne la morve, elle permet de soupçonner un cheval sans qu'on aperçoive des symptômes à l'extérieur, elle indique qu'il y a lieu de rechercher les symptômes fournis par les organes internes et d'explorer surtout le poumon, elle nous montre qu'il importe aussi d'étudier plus à fond la morve, qui n'est pas suffisamment connue.

A quel moment apparaît la virulence chez un individu contaminé? La réponse est facile, l'individu contaminé possède déjà la virulence dès la première seconde de sa contamination. Si on a résolu cette question autrement, c'est qu'on ne trouve pas, pendant la période d'incubation, le virus en grande quantité, il n'a pas eu le temps de se répandre dans tout l'organisme ; mais de ce qu'on ne le trouve pas partout, il ne faut pas en conclure que la virulence n'existe pas ; elle existe quelque part, sans quoi il n'y aurait pas production de la maladie. Il reste encore à déterminer l'époque de la disparition de la virulence chez les individus qui guérissent de telle ou telle maladie virulente ; il n'est pas démontré que la virulence disparaisse toujours dès que s'annonce le retour à la santé.

CHAPITRE II.

LÉGISLATION ET MESURES SANITAIRES.

La police sanitaire est une branche très importante, la plus importante, sans contredit, du traitement des maladies contagieuses.

Elle a pour but de prévenir, d'empêcher, d'arrêter la propagation, la transmission des maladies contagieuses, de prévenir, de limiter les épizooties, et d'en poursuivre l'extinction au moyen de certaines mesures plus ou moins rigoureuses, édictées par la loi sanitaire. Les animaux domestiques sont de la plus grande importance dans les conditions d'existence des peuples. L'agriculture exige le concours du cheval, du bœuf, qui sont sujets à de nombreuses maladies contagieuses, et qu'il importe de préserver efficacement. Notre pays ne se suffit pas, il doit importer tous les ans un nombre considérable d'animaux, principalement des animaux alimentaires ; en outre , nous exportons chez l'étranger des animaux élevés dans notre pays, et surtout certaines races de chevaux. Il faut que notre commerce puisse se faire avec facilité et sécurité ; il faut que les nations qui nous achètent des animaux aient confiance en nous ; il faut que notre législation sanitaire leur soit une garantie par ses prescriptions et son application, que nos animaux sont préservés aussi efficacement que possible de toute maladie contagieuse ; il faut, en outre, et par dessus tout, que notre importation ne soit ni arrêtée ni même ralentie considérablement, car il faut donner satisfaction aux croissantes exigences de l'alimentation publique. Mais il faut pareillement que cette importation ne devienne jamais un danger ; il faut éviter à tout prix l'introduction de certaines maladies contagieuses ; il faut exercer une surveillance sanitaire minutieuse à la frontière, et recourir, en cas de besoin, aux mesures sanitaires édictées par nos lois. Il faut savoir ouvrir nos frontières à l'importation des animaux sains, comme il faut savoir les fermer à ceux qui seraient malades ou suspects. Après le commerce, après l'alimentation publique, après l'agriculture, c'est l'industrie qui est intéressée à l'application d'une police sanitaire prudente et sage. L'industrie utilise certaines dépouilles, certains produits de nos animaux, et nous importons tous les ans une assez grande quantité de ces dépouilles et de ces produits. Il importe donc que notre police sanitaire ne prive pas inutilement notre industrie des ressources qu'elle puise chez nous ou chez l'étranger ; mais il faut pourtant qu'elle prévienne la contagion qui pourrait résulter de certaines dépouilles et de certains produits.

Enfin, ce qui domine dans l'importance de la police sanitaire, c'est la protection qu'elle constitue pour l'hygiène publique, c'est la préservation de l'homme contre les maladies contagieuses des animaux auxquelles il est constamment exposé. Nous savons, en effet, que certaines maladies se transmettent des animaux à l'homme ; il y a donc un danger perpétuel, un danger de tous les jours dans le contact de l'homme avec les animaux, et ce contact est pourtant indispensable. Il faut donc le rendre le moins dangereux possible pour l'homme ; il faut surveiller les animaux, leur appliquer, dès qu'on les reconnaît malades, les mesures propres à empêcher la transmission de leurs maladies.

La police sanitaire a donc pour objet d'empêcher la propagation, la transmission des maladies contagieuses, de poursuivre, par les moyens convenables, l'extinction des épizooties et même l'extinction des maladies contagieuses. Ainsi, les mesures sanitaires, appliquées au typhus quand il a fait invasion chez nous, ont pour but de modérer les ravages de la maladie et de hâter la disparition du fléau ; et quand elles sont bien appliquées dans ce cas, elles donnent toujours le résultat qu'on est en droit d'attendre d'elles.

Les moyens employés par la police sanitaire sont certaines mesures que nous apprendrons à connaître, et qui sont réglées, fixées, déterminées par la législation sanitaire.

Ces mesures sont d'une utilité incontestable, puisque, grâce à elles, on prévient la transmission d'une maladie, et on peut amener la disparition d'une épizootie. Elles sont très utiles, et je dirai plus, elles sont très nécessaires : cela revient à dire que la police sanitaire a une importance capitale, qu'elle est absolument nécessaire : et le gouvernement d'un pays ne peut pas s'en désintéresser. Il doit se charger de son application, de sa création, si elle n'existe pas, et de son perfectionnement, dans l'intérêt du peuple qu'il dirige. L'application, comme la prescription des mesures sanitaires, implique la connaissance approfondie des propriétés des contages, de la contagion, de ses modes ; aussi peut-on dire que la base de toute législation sanitaire doit être puisée dans l'étude, dans la connaissance acquise des propriétés des contages et de la contagion, et c'est en effet de cette connaissance que s'est inspiré le législateur.

La police sanitaire nous apparaît comme le complément pratique et sanctionnateur de l'étude de la contagion. Elle s'occupe non-seulement des mesures sanitaires applicables aux animaux malades, mais encore des mesures applicables aux animaux morts, aux débris cadavériques et aux cadavres d'animaux atteints de maladies contagieuses. Elle comprend les mesures sanitaires applicables aux clos d'équarrissage où on travaille ces débris, et les mesures qui doivent être appliquées avec le plus grand soin à la boucherie, aux viandes qui servent à l'alimentation journalière de l'homme, qu'il faut préserver efficacement en éloignant de la consommation les chairs d'animaux atteints d'affections contagieuses.

On ne peut pas confondre la police sanitaire avec l'hygiène proprement dite. Celle-ci a pour but de conserver, ou au moins d'aider à la conservation de la santé des animaux. Et, dira-t-on, la police sanitaire n'a pas d'autre but que celui qui consiste à favoriser la conservation de la santé des animaux et de l'homme. Sans doute ; il y a pourtant une différence entre l'hygiène et la police sanitaire ;

et cette différence entre les deux réside dans les moyens qui mènent au but. L'hygiène tire ses moyens des *circumfusa*, des *gesta*, des *ingesta*, etc.; la police sanitaire use aussi de ces moyens, mais elle est appuyée sur la loi sanitaire, et le plus souvent elle a recours à des moyens plus rigoureux, tels que le sacrifice des malades, l'enfouissement, etc. Elle ne s'occupe d'ailleurs que des maladies contagieuses.

La loi sur laquelle repose *notre Police sanitaire des animaux domestiques*, a été définitivement votée le 8 et promulguée le 21 juillet 1881 ; elle a abrogé tous les documents législatifs antérieurs qui étaient relatifs à cette matière.

LOI DU **21** JUILLET **1881**

SUR LA POLICE SANITAIRE DES ANIMAUX.

TITRE 1er.

MALADIES CONTAGIEUSES DES ANIMAUX ET MESURES SANITAIRES QUI LEUR SONT APPLICABLES.

Article premier. — Les maladies des animaux qui sont réputées contagieuses et qui donnent lieu à l'application des dispositions de la présente loi sont :

La peste bovine dans toutes les espèces de ruminants ;

La péripneumonie contagieuse dans l'espèce bovine ;

La clavelée et la gale dans les espèces ovine et caprine ;

La fièvre aphteuse dans les espèces bovine, ovine, caprine et porcine ;

La morve, le farcin, la dourine dans les espèces chevaline et asine ;

La rage et le charbon dans toutes les espèces.

Art. 2. — Un décret du Président de la République.
rendu sur le rapport du Ministre de l'agriculture et du
commerce, après avis du comité consultatif des épizooties pourra ajouter à la nomenclature des maladies
réputées contagieuses dans chacune des especes énon-
cées ci-dessus toutes autres maladies contagieuses,
dénommées ou non, qui prendraient un caractere dangereux.

Les dispositions de la présente loi pourront être
étendues, par un decret rendu dans la même forme,
aux animaux d'espèces autres que celles ci-dessus dé-
signées.

Art. 3 — Tout propriétaire, toute personne ayant,
à quelque titre que ce soit, la charge des soins ou la
garde d'un animal atteint ou soupçonné d'être atteint d'une maladie contagieuse, dans les cas prévus
par les art. 1er et 2, est tenue d'en faire sur le champ
la déclaration au maire de la commune où se trouve
cet animal.

Sont également tenus de faire cette déclaration tous
les vétérinaires qui seraient appelés à le soigner.

L'animal atteint ou soupçonné d'être atteint de l'une
des maladies spécifiées dans l'article 1er devra être
immédiatement, et avant même que l'autorité administrative ait répondu à l'avertissement, séquestré, séparé
et maintenu isolé autant que possible des autres animaux susceptibles de contracter cette maladie.

Il est interdit de le transporter avant que le vétérinaire délégué par l'administration l'ait examiné. La
même interdiction est applicable à l'enfouissement, à
moins que le maire, en cas d'urgence, n'en ait donné
l'autorisation spéciale.

Art 4 — Le maire devra, dès qu'il aura été prévenu, s'assurer de l'accomplissement des prescriptions
contenues dans l'article précédent et y pourvoir d'office, s'il y a lieu.

Aussitôt que la déclaration prescrite par le § 1er de
l'article précédent a été faite, ou, à defaut de déclara-

tion, dès qu'il a connaissance de la maladie, le maire fait procéder, sans retard, à la visite de l'animal malade ou suspect par le vétérinaire chargé de ce service.

Ce vétérinaire constate et, au besoin, prescrit la complète exécution des dispositions du troisième alinéa de l'art. 3 et les mesures de désinfection immédiatement nécessaires.

Dans le plus bref délai, il adresse son rapport au préfet.

Art. 5. — Après la constatation de la maladie, le préfet statue sur les mesures à mettre à exécution dans le cas particulier.

Il prend, s'il est nécessaire, un arrêté portant déclaration d'infection.

Cette déclaration peut entraîner, dans les localités qu'elle détermine, l'application des mesures suivantes :

1º L'isolement, la séquestration, la visite, le recensement et la marque des animaux et troupeaux dans les localités infectées ;

2º L'interdiction de ces localités ;

3º L'interdiction momentanée ou la réglementation des foires et marchés, du transport et de la circulation du bétail ;

4º La désinfection des écuries, étables, voitures ou autres moyens de transport ; la désinfection, ou même la destruction des objets à l'usage des animaux malades ou qui ont été souillés par eux, et généralement des objets quelconques pouvant servir de véhicule à la contagion.

Un règlement d'administration publique déterminera celles de ces mesures qui seront applicables suivant la nature des maladies.

Art. 6. — Lorsqu'un arrêté du préfet a constaté l'existence de la peste bovine dans une commune, les animaux qui en sont atteints et ceux de l'espèce bovine qui auraient été contaminés, alors même qu'ils ne présenteraient aucun signe apparent de maladie, sont abattus par ordre du maire, conformément à la proposition du vétérinaire délégué et après évaluation.

Il est interdit de suspendre l'exécution desdites mesures pour traiter les animaux malades, sauf les cas et sous les conditions qui seraient spécialement déterminés par le Ministre de l'agriculture et du commerce, sur l'avis du comité consultatif des épizooties.

Art. 7. — Dans le cas prévu par l'article précédent les animaux malades sont abattus sur place, sauf le cas où le transport du cadavre au lieu de l'enfouissement sera déclaré par le vétérinaire plus dangereux que celui de l'animal vivant : le transport en vue de l'abatage peut être autorisé par le maire conformément à l'avis du vétérinaire délégué, pour ceux qui ont été seulement contaminés.

Les animaux des espèces ovine et caprine qui ont été exposés à la contagion sont isolés et soumis aux mesures sanitaires déterminées par le règlement d'administration publique rendu pour l'exécution de la loi.

Art 8. — Dans le cas de morve constatée, et dans le cas de farcin, de charbon, si la maladie est jugée incurable par le vétérinaire délégué, les animaux doivent être abattus sur ordre du maire.

Quand il y a contestation sur la nature ou le caractère incurable de la maladie entre le vétérinaire délégué et le vétérinaire que le propriétaire aurait fait appeler, le préfet désigne un troisième vétérinaire, conformément au rapport duquel il est statué.

Art. 9. — Dans le cas de péripneumonie contagieuse, le préfet devra ordonner l'abatage, dans le délai de deux jours, des animaux reconnus atteints de cette maladie par le vétérinaire délégué, et l'inoculation des animaux d'espèce bovine, dans les localités reconnues infectées de cette maladie.

Le ministre de l'agriculture et du commerce aura le droit d'ordonner l'abatage des animaux d'espèce bovine ayant été dans la même étable, ou dans le même troupeau ou en contact avec des animaux atteints de péripneumonie contagieuse.

Art. 10 — La rage, lorsqu'elle est constatée chez les animaux de quelque espèce qu'ils soient, entraîne l'abatage, qui ne peut être différé sous aucun prétexte.

Les chiens et les chats suspects de rage doivent être immédiatement abattus. Le propriétaire de l'animal suspect est tenu, même en l'absence d'un ordre des agents de l'administration, de pourvoir à l'accomplissement de cette prescription.

Art. 11 — Dans les épizooties de clavelée, le préfet peut, par arrêté pris sur l'avis du comité consultatif des épizooties, ordonner la clavelisation des troupeaux infectés.

La clavelisation ne devra pas être exécutée sans autorisation du préfet.

Art. 12. — L'exercice de la médecine vétérinaire dans les maladies contagieuses des animaux est interdit à quiconque n'est pas pourvu du diplôme de vétérinaire.

Le Gouvernement, sur la demande des conseils généraux, pourra ajourner, par décret, dans les départements, l'exécution de cette mesure, pendant une période de six années à partir de la promulgation de la présente loi.

Art. 13. — La vente ou la mise en vente des animaux atteints ou soupçonnés d'être atteints de maladies contagieuses est interdite.

Le propriétaire ne peut s'en dessaisir que dans les conditions déterminées par le règlement d'administration publique prévu à l'article 5.

Ce règlement fixera pour chaque espèce d'animaux et de maladie le temps pendant lequel l'interdiction de vente s'appliquera aux animaux qui ont été exposés à la contagion.

Art. 14. — La chair des animaux morts de maladies contagieuses quelles qu'elles soient, ou abattus comme atteints de la peste bovine, de la morve, du farcin, du charbon et de la rage, ne peut être livrée à la consommation.

Les cadavres ou débris des animaux morts de la peste bovine et du charbon, ou ayant été abattus comme atteints de ces maladies, devront être enfouis avec la peau tailladée, à moins qu'ils ne soient envoyés à un atelier d'équarrissage régulièrement autorisé

Les conditions dans lesquelles devront être exécutés le transport, l'enfouissement ou la destruction des cadavres seront déterminés par le règlement d'administration publique prévu à l'article 5.

Art. 15. — La chair des animaux abattus comme ayant été en contact avec des animaux atteints de la peste bovine peut être livrée à la consommation; mais leurs peaux, abats et issues ne peuvent être sortis du lieu de l'abatage qu'après avoir été désinfectés.

Art. 16. — Tout entrepreneur de transport par terre ou par eau qui aura transporté des bestiaux devra, en tout temps, désinfecter, dans les conditions prescrites par le règlement d'administration publique, les véhicules qui auront servi à cet usage.

TITRE II.

INDEMNITÉS.

Art. 17. — Il est alloué aux propriétaires des animaux abattus pour cause de peste bovine, en vertu de l'article 7, une indemnité des trois-quarts de leur valeur avant la maladie.

Il est alloué aux propriétaires d'animaux abattus pour cause de péripneumonie contagieuse ou morts par suite de l'inoculation, en vertu de l'article 9, une indemnité ainsi réglée :

La moitié de leur valeur avant la maladie, s'ils en sont reconnus atteints ;

Les trois-quarts, s'ils ont seulement été contaminés ;

La totalité, s'ils sont morts des suites de l'inoculation de la péripneumonie contagieuse.

L'indemnité à accorder ne peut dépasser la somme de 400 francs pour la moitié de la valeur de l'animal ; celle de 600 francs pour les trois-quarts, et celle de 800 francs pour la totalité de sa valeur.

Art. 18. — Il n'est alloué aucune indemnité aux propriétaires d'animaux importés des pays étrangers, abattus pour cause de péripneumonie contagieuse dans les trois mois qui ont suivi leur introduction en France.

Art. 19 — Lorsque l'emploi des débris d'un animal abattu pour cause de peste bovine ou de péripneumonie contagieuse a été autorisé pour la consommation ou un usage industriel, le propriétaire est tenu de déclarer le produit de la vente de ces débris.

Ce produit appartient au propriétaire ; s'il est supérieur à la portion de la valeur laissée à sa charge, l'indemnité due par l'État est réduite de l'excédant.

Art. 20. — Avant l'exécution de l'ordre d'abatage, il est procédé à une évaluation des animaux par le vétérinaire délégué et un expert désigné par la partie.

A défaut, par la partie, de désigner un expert, le vétérinaire délégué opère seul

Il est dressé un procès-verbal de l'expertise ; le maire et le juge de paix le contresignent et donnent leur avis.

Art. 21. — La demande d'indemnité doit être adressée au Ministre de l'agriculture et du commerce, dans le délai de trois mois, à dater du jour de l'abatage, sous peine de déchéance.

Le Ministre peut ordonner la révision des évaluations faites en vertu de l'article 20, par une commission dont il désigne les membres.

L'indemnité est fixée par le Ministre, sauf recours au Conseil d'État.

Art. 22. — Toute infraction aux dispositions de la présente loi ou des règlements rendus pour son exécution peut entraîner la perte de l'indemnité prévue par l'article 17.

La décision appartiendra au Ministre, sauf recours au Conseil d'État.

Art. 23. — Il n'est alloué aucune indemnité aux propriétaires des animaux abattus par suite de maladies

contagieuses, autres que la peste bovine et la péripneumonie contagieuses dans les conditions spéciales indiquées dans l'article 9.

TITRE III.

IMPORTATION ET EXPORTATION DES ANIMAUX.

Art. 24. — Les animaux des espèces chevaline, asine,
bovine, ovine, caprine et porcine sont soumis, en tout
temps, aux frais des importateurs, à une visite sanitaire
au moment de leur entrée en France, soit par terre, soit
par mer.

La même mesure peut être appliquée aux animaux
des autres espèces, lorsqu'il y a lieu de craindre, par
suite de leur introdution, l'invasion d'une maladie contagieuse.

Art. 25. — Les bureaux de douane et les ports de mer
ouverts à l'importation des animaux soumis à la visite
sont déterminés par décret.

Art 26 — Le Gouvernement peut prohiber l'entrée
en France, ou ordonner la mise en quarantaine, des
animaux susceptibles de communiquer une maladie contagieuse. ou de tous les autres objets pouvant présenter
le même danger.

Il peut, à la frontière, prescrire l'abatage, sans indemnité, des animaux malades ou ayant été exposés à la
contagion, et, enfin, prendre toutes les mesures que la
crainte de l'invasion d'une maladie rendrait nécessaires.

Art. 27 — Les mesures sanitaires à prendre à la
frontière sont ordonnées par les maires dans les communes rurales, par les commissaires de police dans les
gares frontières et dans les ports de mer, conformément
à l'avis du vétérinaire désigné par l'administration pour
la visite du bétail.

En attendant l'intervention de ces autorités, les agents
des douanes peuvent être requis de prêter main-forte.

Art. 28. — Les municipalités des ports de mer ouverts à l'importation du bétail devront fournir des quais spéciaux de débarquement, munis des agrès nécessaires, ainsi qu'un bâtiment destiné à recevoir, à mesure du débarquement, les animaux mis en quarantaine par mesure sanitaire.

Les locaux devront être préalablement agréés par le Ministre de l'agriculture et du commerce.

Pour se rembourser de ces frais, les municipalités pourront établir des taxes spéciales sur les animaux importés.

Art. 29. — Le Gouvernement est autorisé à prescrire à la sortie les mesures nécessaires pour empêcher l'exportation des animaux atteints de maladies contagieuses.

TITRE IV.

PÉNALITÉS.

Art. 30. — Toute infraction aux dispositions des art. 3. 5, 6, 9, 10. 11 § 2 et 12 de la présente loi, sera punie d'un emprisonnement de six jours à deux mois et d'une amende de 16 à 400 francs.

Art. 31. — Seront punis d'un emprisonnement de deux mois à six mois et d'une amende de 100 à 1,000 francs :

1º Ceux qui, au mépris des défenses de l'administration, auront laissé leurs animaux infectés communiquer avec d'autres ;

2º Ceux qui auraient vendu ou mis en vente des animaux qu'ils savaient atteints ou soupçonnés d'être atteints de maladies contagieuses ;

3º Ceux qui, sans permission de l'autorité, auront déterré ou sciemment acheté des cadavres ou débris d'animaux morts de maladies contagieuses quelles qu'elles soient, ou abattus comme atteints de la peste bovine, du charbon, de la morve, du farcin et de la rage ;

4° Ceux qui, même avant l'arrêté d'interdiction, auront importé en France des animaux qu'ils savaient atteints de maladies contagieuses ou avoir été exposés a la contagion.

Art. 32 — Seront punis d'un emprisonnement de six mois à trois ans et d'une amende de 100 à 2.000 francs:

1° Ceux qui auront vendu ou mis en vente de la viande provenant d'animaux qu'ils savaient morts de maladies contagieuses quelles qu'elles soient, ou aba tus comme atteints de la peste bovine, du charbon, de la morve, du farcin et de la rage ;

2° Ceux qui se sont rendus coupables des délits prévus par les articles précédents, s'il est résulté de ces délits une contagion parmi les autres animaux.

Art. 33. — Tout entrepreneur de transports qui aura contrevenu à l'obligation de désinfecter son matériel sera passible d'une amende de 100 francs à 1,000 francs.

Il sera puni d'un emprisonnement de six jours à deux mois, s'il est résulté de cette infraction une contagion parmi les autres animaux.

Art. 34. — Toute infraction à la présente loi, non spécifiée dans les articles ci-dessus, sera punie de 16 francs à 400 francs d'amende. Les contraventions aux dispositions du règlement d'administration publique rendu pour l'exécution de la présente loi seront, suivant les cas, passibles d'une amende de 1 franc à 200 francs, qui sera prononcée par le juge de paix du canton.

Art. 35. — Si la condamnation pour infraction à l'une des dispositions de la présente loi remonte à moins d'une année, ou si cette infraction a été commise par des vétérinaires délégués, des gardes champêtres, des gardes forestiers, des officiers de police à quelque titre que ce soit, les peines peuvent être portées au double du maximum fixé par les précédents articles.

Art. 36. — L'article 463 du Code pénal est applicable dans tous les cas prévus par les articles du présent titre.

TITRE V.

DISPOSITIONS GÉNÉRALES.

Art. 37. — Les frais d'abatage, d'enfouissement, de transport, de quarantaine, de désinfection, ainsi que tous autres frais auxquels peut donner lieu l'exécution des mesures prescrites en vertu de la présente loi, sont à la charge des propriétaires ou conducteurs d'animaux.

En cas de refus des propriétaires ou conducteurs d'animaux de se conformer aux injonctions de l'autorité administrative, il y est pourvu d'office devant le juge de paix.

Les frais de ces opérations seront recouvrés sur un état dressé par le maire et rendu exécutoire par le sous-préfet. Les oppositions seront portées devant le juge de paix.

La désinfection des wagons de chemins de fer prescrite par l'article 16 a lieu par les soins des compagnies; les frais de cette désinfection sont fixés par le Ministre des travaux publics, les compagnies entendues.

Art. 38. — Un service des épizooties est établi dans chacun des départements, en vue d'assurer l'exécution de la présente loi.

Les frais de ce service seront compris parmi les dépenses obligatoires à la charge des budgets départementaux et assimilés aux dépenses classées sous les paragraphes 1er à 4 de l'article 60 de la loi du 10 août 1871.

Art. 39. — Les communes où il existe des foires et marchés aux chevaux ou aux bestiaux seront tenues de préposer, à leurs frais et sauf à se rembourser par l'établissement d'une taxe sur les animaux amenés, un vétérinaire pour l'inspection sanitaire des animaux conduits à ces foires et marchés.

Cette dépense sera obligatoire pour la commune.

Le Gouvernement pourra, sur l'avis des conseils généraux, ajourner par décret, dans les départements, l'exécution de cette mesure pendant une période de six ennées, à partir du jour de la promulgation de cette loi.

Art. 40. — Le règlement d'administration publique rendu pour l'exécution de la présente loi détermine l'organisation du comité consultatif des épizooties institué auprès du Ministre de l'agriculture et du commerce.

Les renseignements recueillis par le Ministre au sujet des épizooties sont communiqués au comité, qui donne son avis sur les mesures que peuvent exiger ces maladies.

Art. 41. — Sont et demeurent abrogés les articles 459, 460 et 461 du Code pénal, toutes lois et ordonnances, tous arrêts du conseil, arrêtés, décrets et règlements intervenus, à quelque époque que ce soit, sur la police sanitaire des animaux.

La présente loi, délibérée et adoptée par le Sénat et par la Chambre des députés, sera exécutée comme loi de l'État.

Fait à Paris, le 21 juillet 1881.

JULES GRÉVY.

Par le Président de la République :
Le Ministre de l'agriculture et du commerce,
P. TIRARD.

DÉCRET PORTANT RÈGLEMENT D'ADMINISTRATION PUBLIQUE SUR LA POLICE SANITAIRE DES ANIMAUX.

Le Président de la République française,
Sur le rapport du ministre de l'agiculture,
Vu la loi en date du 21 juillet 1881 sur la police sanitaire des animaux ;
Le Conseil d'Etat entendu,
      Décrète :

TITRE Ier.

POLICE SANITAIRE A L'INTÉRIEUR.

CHAPITRE Ier.

MESURES COMMUNES A TOUTES LES MALADIES CONTAGIEUSES.

Art. 1er. — Lorsqu'une maladie contagieuse est signalée dans une commune, le maire en informe, dans les vingt-quatre heures, le préfet du département, et lui fait connaître les mesures et les arrêtés qu'il a pris, conformément à la loi sur la police sanitaire et au présent règlement d'administration publique, pour empêcher l'extension de la contagion. Le préfet accuse réception au maire dans le même délai et prend un arrêté pour prescrire les mesures à mettre à exécution.

Les arrêtés des maires et des préfets sont transmis, sans délai, au ministre de l'agriculture, qui peut prendre, par un arrêté spécial, des mesures applicables à plusieurs départements.

Art. 2. — Les arrêtés pris par le maire sont exécutoires, même avant l'approbation du préfet.

Art. 3. — Dans le cas où un animal atteint ou soupçonné d'être atteint d'une maladie contagieuse, meurt ou est abattu avant la déclaration prescrite par l'article 3 de la loi sur la police sanitaire, le maire commet un vétérinaire à l'effet de constater la nature de la maladie. Le procès-verbal de constatation est remis au maire, qui en transmet sans retard une copie au préfet.

Le vétérinaire délégué, chef du service sanitaire du département, est envoyé sur place, s'il y a lieu, pour vérifier les constatations de son collègue.

Art. 4. — Les cadavres ou parties de cadavres des animaux morts de maladies contagieuses ou abattus comme atteints de ces maladies doivent être conduits à l'atelier d'équarrissage, s'il s'en trouve un dans la commune.

S'il n'y a pas d'atelier d'équarrissage, le maire prescrit l'enfouissement dans le terrain du propriétaire : l'emplacement doit être agréé par le maire.

A défaut de terrain appartenant au propriétaire, l'enfouissement a lieu dans un terrain communal spécialement affecté à cet effet. Le terrain est entouré d'une clôture et il est interdit d'y faire paître les animaux.

Enfin, si la commune elle-même ne possède pas d'emplacement susceptible d'être approprié comme il est dit au paragraphe précédent, les cadavres ou débris de cadavres sont détruits sur place au moyen de procédés approuvés par le comité consultatif des épizooties, ou transportés à l'atelier d'équarrissage le plus voisin. Le transport sera effectué conformément aux indications données par le maire.

Dans les cas d'enfouissement, les fosses ont une profondeur suffisante pour qu'il y ait au-dessus du corps une couche de terre de 1 m. 50 au moins. Les cadavres sont recouverts de toute la terre extraite pour ouvrir les fosses et ne peuvent être déterrés en tout ou en partie sans une autorisation du préfet.

Art. 5. — Les locaux, cours, enclos, herbages et pâtures où ont séjourné les animaux atteints de maladies contagieuses doivent être désinfectés.

Les mesures de désinfection sont déterminées, sur

l'avis du comité consultatif des épizooties, par des instructions ministérielles.

Art. 6. — Il est interdit, sous aucun prétexte, de conduire, même pendant la nuit, aux abreuvoirs communs les animaux atteints de maladies contagieuses et ceux qui ont été exposés à la contagion. Cette interdiction s'applique même aux animaux dont la circulation a été permise exceptionnellement.

Art. 7. — Dans tous les cas où il est ordonné de marquer les animaux, la marque est faite sur la joue gauche.

Il est interdit d'apposer sur cette joue aucune autre marque.

CHAPITRE II.

MESURES SPÉCIALES A CHACUNE DES MALADIES CONTAGIEUSES.

Section Ire.— Peste bovine.

Art. 8. — Lorsque la peste bovine est constatée dans une commune, le préfet prend un arrêté portant déclaration d'infection, soit d'une partie seulement de la commune, dont l'arrêté détermine exactement le périmètre, soit de la commune tout entière, soit même, s'il y a lieu, des communes voisines.

Art. 9. — L'arrêté est affiché et publié dans les communes où la déclaration d'infection a été prononcée, et dans les communes comprises dans un rayon de 20 kilomètres autour d'elles.

En outre, des écriteaux portant les mots *Peste bovine* sont apposés sur des poteaux plantés à l'entrée des chemins conduisant aux communes infectées et des locaux où la maladie a été constatée.

Art. 10. — Le préfet qui a pris l'arrêté portant déclaration d'infection doit, dans les vingt-quatre heures, l'envoyer aux préfets des départements limitrophes. Il tient journellement le ministre au courant de la marche de la maladie et des mesures prises pour la combattre.

Des bulletins sont publiés au *Journal officiel*.

Art. 11. — La déclaration d'infection entraîne l'application des dispositions suivantes :

1° Mise en quarantaine des locaux, cours, enclos, herbages et pâtures où ont séjourné des animaux malades ou ayant été exposés à la contagion de la peste bovine, impliquant défense d'y introduire des animaux sains de l'ordre des ruminants ;

2° Dénombrement et marque des animaux des espèces bovine, ovine et caprine, compris dans tout le territoire infecté ;

3° Visite et surveillance par le vétérinaire délégué de tous locaux, cours, enclos, herbages et pâturages où se trouvent des animaux desdites espèces ;

4° Défense absolue de faire sortir les dits animaux hors du territoire déclaré infecté, si ce n'est pour la boucherie, et dans les conditions précisées à l'article suivant ;

5° Interdiction de la circulation des animaux des espèces bovine, ovine, caprine et porcine.

Toutefois, le transit des animaux desdites espèces à travers le territoire déclaré infecté demeurera libre par les voies ferrées, sous la condition que ces animaux resteront enfermés dans les wagons ;

6° Obligation de tenir les chiens à l'attache ou en laisse ; les chats et les volailles enfermés ;

7° Détermination des routes, chemins et sentiers où les personnes ne pourront circuler qu'en se soumettant aux mesures de désinfection jugées nécessaires par l'administration ;

8° Dans l'étendue du territoire déclaré infecté, obligation d'informer le maire de tous cas de maladie quelconque et de tous changements qui viendraient à se produire dans l'effectif des animaux des espèces bovine, ovine et caprine ;

9° Défense à toute personne étrangère aux fermes,

d'entrer dans un local. cour, enclos, herbages ou pâtures infecté, sans autorisation du maire de la commune accordée sur l'avis du vétérinaire délégué ;

10° Interdiction aux hommes chargés de la garde des animaux et des soins à leur donner de tout contact avec d'autres animaux, et défense pour eux d'entrer dans des lieux renfermant des animaux autres que ceux confiés à leurs soins ;

11° Obligation pour toute personne sortant d'un local infecté de se soumettre, notamment en ce qui concerne les chaussures, aux mesures de désinfection jugées nécessaires.

12° Défense de faire sortir du territoire déc'a é infecté des objets ou matières pouvant servir de véhicules à la contagion, tels que : fourrages, pailles, litières, fumiers, harnais, couvertures, laines, peaux, poils, cornes, onglons, os, etc.

13° Défense de déposer les fumiers sur la voie publique et d'y laisser écouler les parties liquides des déjections ; obligation de traiter ces matières conformément aux prescriptions des arrêtés administratifs ;

14° Obligation de se munir d'un laissez-passer délivré par le maire, sur l'avis du vétérinaire délégué, pour le transport dans l'intérieur du territoire infecté des fourrages et fumiers provenant des fermes où i n'y a pas eu d'animaux malades.

Le laissez-passer indique la provenance et la destination de ces objets ;

Art. 12. — Par exception aux dispositions de l'article précédent, et sous réserve de l'autorisation du ministre de l'agriculture ou de son délégué, le maire peut permettre :

1° La sortie hors du territoire déclaré infecté des animaux qui n'ont pas été exposés à la contagion, sous la condition qu'ils seront conduits directement à l'abattoir. Avant leur départ, les animaux sont marqués.

Il est délivré un laissez-passer indiquant la provenance et la destination des animaux. Ce laissez-passer est rapporté au maire dans le délai de cinq jours, avec certificat attestant que les animaux ont été abattus. Le certificat d'abatage est délivré par l'agent préposé à la police de l'abattoir, ou par l'autorité locale dans les communes où il n'existe pas d'abattoir ;

2° La sortie, dans des conditions qui seront déterminées par le ministre, des viandes provenant de l'abatage des animaux qui ont été seulement exposés à la contagion.

Les véhicules doivent être disposés de façon à ne laisser tomber aucune partie ni liquide ni solide ; ils sont désinfectés après le transport ; les personnes employées aux transports, chargement et déchargement, doivent se soumettre aux mesures de désinfection jugées nécessaires pour éviter de propager la contagion. En outre, les maires doivent prescrire toutes mesure qu'ils croient utiles pour éviter le danger de la contagion;

3° La sortie des peaux, laines, poils, cornes, onglons, os, etc., après constatation de la désinfection par le vétérinaire délégué. ·

Art. 13. — La personne préposée à la conduite des animaux dont la sortie hors d'un territoire déclaré infecté a été autorisée, conformément à l'article précédent, est tenue de représenter à toute réquisition le laissez-passer qui a autorisé la circulation ; faute par elle de représenter ledit laissez-passer, ou si le délai dans lequel l'abatage devait être exécuté est expiré, il est dressé procès-verbal, et les animaux sont abattus sur-le-champ, par ordre du maire de la localité sur le territoire de laquelle ils sont saisis.

Art. 14. — Si la peste bovine vient à se déclarer dans un troupeau de bêtes ovines ou caprines, les animaux malades sont abattus.

Les animaux des mêmes espèces qui ont été exposés à la contagion sont divisés par lots et isolés pendant quinze jours dans des locaux, cours, enclos, herbages ou pâtures éloignés de ceux qui sont habités par des bêtes bovines. A l'expiration de ce délai, la mesure peut être levée par le maire, sur l'avis du vétérinaire délégué, si aucun cas de peste ne s'est déclaré parmi eux.

Art. 15. — Les cadavres ces animaux morts de la peste bovine ou abattus comme atteints de cette maladie, et ceux des animaux abattus comme suspects, dont les chairs et les débris n'ont pas été utilisés, sont transportés soit aux ateliers d'équarrissage, soit aux fosses d'enfouissement dans les conditions suivantes :

1° Les cadavres sont désinfectés avant leur chargement sur les voitures destinées à les transporter ;

2° Ces voitures sont disposées de manière à ce qu'aucune matière solide ou liquide ne puisse s'en échapper dans le trajet, et il est interdit de les faire traîner par des bêtes bovines ; elles sont accompagnées par un gardien désigné par le maire et porteur d'un laissez-passer;

3° Les voitures ayant servi au transport, et les objets ayant été en contact avec les animaux sont nettoyés et désinfectés ;

4° Les conducteurs et autres personnes employées au chargement, déchargement et à l'enfouissement des cadavres sont soumis aux mesures de désinfection jugées nécessaires.

Art. 16. — Lorsqu'il y a nécessité de conduire les animaux vivants à l'endroit où ils doivent être enfouis, ils sont menés à la corde, sous la surveillance d'un agent désigné par le maire ; les déjections qu'ils peuvent abandonner en route sont immédiatement ramassées pour être jetées dans la fosse avec la corde ayant servi à les conduire.

Art. 17. — Immédiatement après l'abatage des animaux atteints de la peste bovine ou ayant été exposés à la contagion, les locaux, cours, enclos, herbages et pâtures où se trouvaient ces animaux sont soumis à une désinfection générale.

Les pailles, fourrages, litières, fumiers et autres objets pouvant servir de véhicules à la contagion sont détruits sur place ou désinfectés.

Art. 18. — Pendant toute la durée de l'épizootie, les

ateliers d'equarrissage où les cadavres sont conduits sont placés sous la surveillance d'un gardien sanitaire. Ce gardien inscrit l'arrivée des cadavres sur un registre, avec l'indication de leur provenance, et en donne un récépissé, que les propriétaires doivent remettre immédiatement au maire de leur commune.

Art. 19. — Les foires et marchés, les concours agricoles, les réunions et rassemblements sur la voie publique ou dans les cours d'auberges ayant pour but l'exposition ou la mise en vente des animaux des espèces bovine, ovine et caprine, sont interdits dans le territoire déclaré infecté, et autour dudit territoire, dans un rayon qui est déterminé par arrêté préfectoral.

Toutefois, les marchés intérieurs des villes ayant des abattoirs se tiennent comme à l'ordinaire, mais les animaux qui y sont conduits ne peuvent en sortir que pour être abattus dans la ville même, et le certificat de leur abatage est renvoyé, dans le délai de trois jours, à l'agent chargé de la police du marché où ces animaux ont été vendus. Les peaux, poils, laines, cordes, onglons, os, fumiers, etc , ne peuvent être enlevés de l'abattoir avant d'avoir été désinfectés.

Art 20. — La déclaration d'infection ne peut être levée par le préfet que lorsqu'il s'est écoulé trente jours au moins sans qu'il se soit produit un nouveau cas de peste bovine, et après constatation de l'accomplissement de toutes les prescriptions relatives à la désinfection.

Section II. — Péripneumonie contagieuse.

Art. 21. — Lorsque la péripneumonie contagieuse est constatée dans une commune, le préfet prend un arrêté portant déclaration d'infection du local, de la cour, de l'enclos, de l'herbage ou de la pâture, dans lequel se trouve l'animal malade, et déterminant le périmètre dans lequel l'arrêté sera applicable.

Cet arrêté est publié et affiché dans la commune ainsi que dans les communes contiguës. En outre, des écriteaux portant les mots : *Péripneumonie contagieuse* sont apposés sur des poteaux plantés à l'entrée des chemins conduisant à la ferme et sur les portes des locaux où la maladie a été constatée.

Art 22. — La déclaration d'infection entraîne l'application des dispositions suivantes :

1° Mise en quarantaine des locaux, cours, enclos, herbages et pâtures déclarés infectés, impliquant défense d'y introduire des bêtes bovines saines, sauf ce qui sera dit à l'article 27 suivant :

2° Immédiatement après l'abatage des animaux malades, évacuation complète et désinfection de l'étable où a existé la maladie ; isolement et séquestration dans un autre local ou une autre pâture des animaux qui ont été exposés à la contagion ; marque de ces animaux ;

3° Dénombrement de tous les autres animaux de l'espèce bovine qui se trouvent dans les locaux, cours, enclos, herbages et pâtures compris dans la déclaration d'infection ;

4° Visite et surveillance par le vétérinaire délégué, des locaux, cours, enclos, herbages et pâtures de la ferme ou de l'établissement où la maladie a été constatée;

5° Interdiction de vendre les animaux qui ont été exposés à la contagion ;

6° Interdiction, aux hommes chargés de la garde des animaux et des soins à leur donner, de tout contact avec d'autres animaux de l'espèce bovine, et défense pour eux d'entrer dans des lieux renfermant des animaux de cette espèce ;

7° Obligation pour toute personne sortant d'un local infecté de se soumettre, notamment en ce qui concerne les chaussures, aux mesures de désinfection jugées nécessaires :

8° Défense de faire sortir des locaux, cours, enclos, herbages et pâtures infectés, des objets ou matières pouvant servir de véhicules à la contagion, tels que : fourrages, pailles, litières, fumiers, harnais, couvertures, laines, peaux, poils, cornes, onglons, os, etc.

9° Défense de déposer les fumiers sur la voie publique et d'y laisser écouler les parties liquides des déjections ; obligation de traiter ces matières conformém nt aux prescriptions des arrêtés administratifs.

Art. 23. — Par exception aux dispositions de l'article précédent, le préfet peut, sur l'avis du vétérinaire délégué, qui indiquera les précautions à prendre :

1º Autoriser la circulation, dans le territoire de la commune où se trouve le périmètre déclaré infecté, des animaux de travail qui ont été exposés à la contagion, quand ceux-ci sont jugés indispensables pour la culture du sol et les transports ;

2º La même autorisation peut être accordée pour la conduite dans un pâturage désigné, des animaux qui ont été exposés à la contagion ;

3º Le préfet peut également autoriser la vente pour la boucherie et le transport pour cette destination, des animaux qui ont été exposés à la contagion.

Dans le cas de vente pour la boucherie, il est délivré un laissez-passer qui est rapporté au maire, dans le délai de cinq jours, avec un certificat attestant que les animaux ont été abattus. Ce certificat est délivré par l'agent préposé à la police de l'abattoir, ou par l'autorité locale dans les communes où il n'existe pas d'abattoir.

Art. 24. — La personne préposée à la conduite des animaux dont la sortie ou la vente a été autorisée conformément à l'article précédent, doit représenter à toute réquisition le laissez-passer prévu audit article. Faute par elle de représenter ledit laissez-passer, ou si le délai dans lequel les animaux devaient être abattus est expiré, il est dressé procès-verbal, et les animaux sont mis en fourrière par l'ordre du maire de la localité sur le territoire de laquelle ils sont saisis. Si ces animaux sont reconnus atteints de la péripneumonie, ils sont abattus sur place par ordre du préfet. S'ils ont été dans la même étable ou dans le même troupeau, ou en contact avec des animaux atteints de péripneumonie contagieuse, le ministre de l'agriculture en prescrit, s'il y a lieu, l'abatage, sans qu'il y ait droit à indemnité, conformément aux articles 9 et 22 de la loi sur la police sanitaire des animaux. Après examen par un vétérinaire, de l'animal abattu, le propriétaire peut être autorisé à en disposer.

Art. 25. — Lorsque la péripneumonie prend un caractère envahissant, un arrêté du préfet enjoint à tous les propriétaires, détenteurs ou gardiens d'animaux de l'espèce bovine, de déclarer à la mairie tout cas de maladie quelconque qui viendrait à se manifester sur ces animaux.

Le même arrêté interdit la tenue des foires et marchés, les concours agricoles, les réunions et rassemblements sur la voie publique ou dans les cours d'auberge, ayant pour but l'exposition ou la mise en vente des animaux de l'espèce bovine. Toutefois, les marchés intérieurs des villes ayant des abattoirs se tiennent comme à l'ordinaire. Mais les animaux qui y sont conduits et qui, à leur sortie, ne sont pas menés à l'abattoir, ne peuvent circuler qu'avec un laissez-passer indiquant leur destination et qui sera remis au maire de la commune où ils doivent séjourner.

Ce maire est prévenu directement par le service du marché, de façon à placer les animaux qui en proviennent sous l'application des mesures édictées par la loi et par le présent règlement pour les animaux suspects.

Le transport des animaux sera effectué conformément aux instructions données par le vétérinaire sanitaire du marché.

Art. 26. — La chair des animaux abattus pour cause de péripneumonie ne peut être livrée à la consommation publique qu'en vertu d'une autorisation du maire, sur l'avis conforme du vétérinaire délégué.

Les poumons sont détruits ou enfouis; l'utilisation des peaux demeure permise après désinfection.

Art. 27. — Après l'évacuation des animaux survivants et l'achèvement complet des travaux de désinfection, le repeuplement des locaux peut avoir lieu avec des animaux inoculés depuis vingt et un jours au moins.

Art. 28. — La déclaration d'infection ne peut être levée par le préfet que lorsqu'il s'est écoulé un délai de trois mois au moins sans qu'il se soit produit un nouveau cas de péripneumonie et après constatation de l'accomplissement de toutes les prescriptions relatives à l'inoculation et à la désinfection.

Elle peut être levée après la désinfection, si tous les animaux qui se trouvaient dans les locaux, cours, enclos, herbages et pâtures déclarés infectés ont été abattus.

Section III. — Fièvre aphteuse.

Art. 29. — Lorsque la fièvre aphteuse est constatée dans une commune, le préfet prend un arrêté portant déclaration d'infection des locaux, cours, enclos, herbages et pâtures dans lesquels se trouvent les animaux malades, et déterminant le périmètre dans lequel l'arrêté sera applicable. Cet arrêté est notifié aux maires de la commune et des communes limitrophes. Il est publié et affiché.

Art. 30. — La déclaration d'infection entraîne l'application des dispositions suivantes :

1° Mise en quarantaine des locaux, cours, enclos, herbages et pâtures déclarés infectés, impliquant défense d'y introduire des animaux sains des espèces bovine, ovine, caprine et porcine; dénombrement et marque de ceux qui s'y trouvent.

Par exception, s'il est nécessaire de conduire les animaux malades ou suspects au pâturage, la route qu'ils doivent suivre est déterminée par un arrêté du maire; cette route est marquée par des poteaux indicateurs, ainsi que les limites du pâturage dans lequel les animaux doivent être cantonnés; après la marque, les animaux de travail qui ont été exposés à la contagion peuvent être utilisés sous les conditions déterminées par le maire, après avis du vétérinaire sanitaire de la circonscription. Il est délivré par le maire un laissez-passer indiquant les limites dans lesquelles la circulation des dits animaux est autorisée.

2º Avertissement de l'existence de la fièvre aphteuse par un écriteau placé à l'entrée principale de la ferme et des locaux, cours, enclos, herbages et pâtures infectés ;

3º Visite et surveillance, par le vétérinaire sanitaire des locaux, cours, enclos, herbages et pâtures de la ferme ou de l'établissement où la maladie a é é constatée ;

4º Détermination des routes, chemins et sentiers fermés à la circulation des animaux susceptibles de contracter la fièvre aphteuse ;

5º Défense de faire sortir des locaux infectés des objets ou matières pouvant servir de véhicules à la contagion, tels que : pailles, fourrages, litières, fumiers, couvertures, harnais, etc.

6º Interdiction de déposer les fumiers sur la voie publique et d'y laisser écouler les parties liquides des déjections ; obligation de traiter ces matières conformément aux prescriptions des arrêtés administratifs ;

7º Interdiction de laisser pénétrer dans les locaux infectés, les bouchers, marchands de bestiaux, et toute personne non préposée aux soins à donner aux animaux.

8º Obligation pour toute personne sortant d'un local infecté de se soumettre, notamment en ce qui concerne les chaussures, aux mesures de désinfection jugées nécessaires ;

9º Interdiction de vendre les animaux malades, si ce n'est pour la boucherie, auxquels cas ils doivent être conduits directement à l'abattoir par des voies indiquées à l'avance.

La même interdiction s'applique, pendant un délai de quinze jours à ceux qui ont été exposés à la contagion.

Dans le cas de vente pour la boucherie, il est délivré un laissez-passer qui est rapporté au maire, dans le délai de cinq jours, avec un certificat attestant que les animaux ont été abattus. Ce certificat est délivré par l'agent préposé à la police de l'abattoir ou par l'autorité locale dans les communes où il n'existe pas d'abattoir

Les animaux transportés en vue de la boucherie doivent avoir les pieds tamponnés ; ils ne peuvent être transportés qu'en voiture ou par chemin de fer.

Art. 31. — Lorsque la fièvre aphteuse prend un caractère envahissant, un arrêté du préfet interdit la tenue des foires et marchés, les réunions ou rassemblements sur la voie publique ou dans les cours d'auberge, ayant pour but l'exposition ou la mise en vente des animaux des espèces bovine, ovine, caprine et porcine.

Toutefois, il est fait exception pour les marchés intérieurs des villes ayant des abattoirs.

Art 32. — La déclaration d'infection ne peut être levée par le préfet que lorsqu'il s'est écoulé quinze jours sans qu'il se soit produit un nouveau cas de fièvre aphteuse, et après constatation par le vétérinaire délégué, de l'accomplissement de toutes les prescriptions relatives à la désinfection.

Section IV. — Clavelée.

Art. 33. — Lorque la clavelée est constatée dans une commune, le préfet prend un arrêté portant déclaration d'infection des locaux, cours, enclos, herbages et pâtures dans lesquels se trouvent les animaux malades.

Cet arrêté est notifié aux maires de la commune et des communes limitrophes. Il est publié et affiché.

Art. 34. — La déclaration d'infection entraîne l'application des dispositions suivantes :

1º Mise en quarantaine des locaux, cours, enclos, herbages et pâtures déclarés infectés, impliquant défense d'y introduire des moutons et des chevres en état de santé ; dénombrement et marque des bêtes ovines et caprines qui s'y trouvent ; marque de celles qui ne sont pas soumises immédiatement à la clavelisation.

Par exception, s'il est nécessaire de conduire les animaux au pâturage, la route qu'ils doivent suivre est déterminée par un arrêté du maire ; cette route est marquée par des poteaux indicateurs, ainsi que les limites du pâturage dans lequel les animaux doivent être cantonnés.

2° Avertissement de l'existence de la clavelée par un écriteau placé à l'entrée principale de la ferme et sur les locaux infectés ;

3° Détermination des routes, chemins et sentiers fermés à la circulation des bêtes ovines et caprines ;

4° Visite et surveillance, par le vétérinaire sanitaire, des locaux, cours, enclos, herbages et pâtures de la ferme où la maladie a été constatée ;

5° Interdiction de vendre des animaux malades. Si les animaux guéris ont été séparés du reste du troupeau, les effets de l'interdiction qui pèse sur eux cessent vingt jours après leur guérison ;

6° Interdiction de vendre, si ce n'est pour la boucherie, les animaux qui ont été exposés à la contagion.

Dans le cas de vente pour la boucherie, il est délivré un laissez-passer qui est rapporté au maire, dans le délai de cinq jours, avec un certificat attestant que les animaux ont été abattus. Ce certificat est délivré par l'agent préposé à la police de l'abattoir, ou par l'autorité locale dans les communes où il n'existe pas d'abattoir.

7° Les peaux provenant des animaux claveleux, morts ou abattus, peuvent être livrées au commerce sous la condition d'avoir été lavées et séchées.

Art. 35. — Après la clavelisation du troupeau infecté et l'achèvement complet des travaux de désinfection des locaux où ont séjourné les animaux malades, le repeuplement peut avoir lieu avec des animaux clavelisés depuis trente jours au moins.

Art. 36. — Toutes les mesures prescrites par l'article 34 sont applicables aux troupeaux pour lesquels la clavelisation a été autorisée, conformément au paragraphe 2 de l'article 11 de la loi sur la police sanitaire des animaux.

Art. 37. — Lorsque la clavelée prend un caractère envahissant, un arrêté du préfet interdit, pendant toute la durée de la maladie, de conduire les moutons et chèvres aux foires et marchés qui se tiennent dans la localité infectée.

Cette interdiction ne s'applique pas aux marchés intérieurs des villes ayant des abattoirs. Mais les animaux qui y sont conduits et qui, à leur sortie, ne sont pas menés à l'abattoir, ne peuvent circuler qu'avec un laissez-passer indiquant leur destination, et qui sera remis au maire de la commune où ils doivent séjourner.

Ce maire est prévenu directement par le service du marché, de façon à placer les animaux qui en proviennent sous l'application des mesures édictées par la loi et le présent règlement pour les animaux suspects.

Le transport des animaux sera effectué conformément aux instructions données par le vétérinaire sanitaire du marché.

Art. 38. — La déclaration d'infection ne peut être levée par le préfet que lorsqu'il s'est écoulé un délai de trente jours au moins, sans qu'il se soit produit un nouveau cas de clavelée, et après l'accomplissement de toutes les prescriptions relatives à la désinfection. Elle peut être levée immédiatement après la désinfection, si tous les animaux qui se trouvaient dans les locaux, cours, enclos, herbages et pâtures déclarés infectés ont été abattus.

En cas de clavélisation, la déclaration d'infection est levée trente jours au moins après l'inoculation constatée.

Section V. — Gale.

Art. 39. — Lorsque la gale est constatée sur des animaux des espèces ovine et caprine ou dans un troupeau d'animaux de ces espèces, le préfet prend un arrêté par lequel ces animaux ou ce troupeau sont placés sous la surveillance du vétérinaire sanitaire de la circonscription.

Il n'est permis de les conduire au pâturage qu'après l'application d'un traitement curatif et en se conformant aux mesures prescrites par l'arrêté pour éviter tout contact avec les animaux non atteints de la maladie.

Art. 40. — Il est interdit de se dessaisir des animaux atteints de la gale, pour quelque destination que ce soit.

Art. 41. — Les peaux et les laines provenant d'animaux atteints de la gale ne peuvent être livrées au commerce qu'après avoir été désinfectées

L'obligation de désinfection s'applique à toutes les laines provenant d'un troupeau dans lequel des cas de gale ont été constatés.

Art. 42. — Les mesures auxquelles sont soumis les animaux atteints de la gale, ou les troupeaux dans lesquels cette maladie a été constatée, sont levées par le préf t, sur l'avis du vétérinaire délégué, après la disparition de la maladie et la désinfect-on des locaux.

Section VI. — *Morve et farcin.*

Art. 43. — Après la constatation de la morve ou du farcin, le préfet prend un arrêté portant déclaration d'infection pour mettre en quarantaine les locaux dans lesquels se trouvent les animaux malades, et les placer sous la surveillance d'un vétérinaire délégué à cet effet.

Cette mesure entraîne l'application des dispositions suivantes :

1° Défense d'introduire dans ces locaux d'autres animaux susceptibles de contracter la morve ou le farcin ;

2° Avertissement de l'existence de la morve ou du farcin par un écriteau placé à l'entrée principale de la ferme et sur les locaux infectés.

Art. 44. — Les animaux qui ont été exposés à la contagion restent placés sous la surveillance du vétérinaire délégué pendant un délai de deux mois.

Pendant la durée de cette surveillance, ils peuvent être utilisés sous la condition qu'ils ne présentent aucun symptôme de maladie.

Il est interdit de les exposer dans les concours publics, de les mettre en vente ou de les vendre ; le propriétaire ne peut s'en dessaisir que pour les livrer à l'équarrissage. Dans ce cas ils sont préalablement marqués, et il est délivré un laissez-passer qui est rapporté au maire dans le délai de cinq jours, avec un certificat attestant que les animaux ont été abattus. Ce certificat est délivré par le vétérinaire qui a la surveillance de l'atelier d'équarrissage.

Art. 45. — Lorsque les chevaux, ânes ou mulets sont abattus conformément à l'article 8 de la loi, ou en vertu de l'article précédent, les peaux ne peuvent être livrées au commerce qu'après désinfection.

Art. 46. — Les mesures prescrites en vertu des articles 43 et 44 sont levées par le préfet après la disparition de la maladie et après constatation, par le vétérinaire délégué, de l'accomplissement de toutes les prescriptions relatives à la désinfection.

Ceux des animaux visés par l'article 44, qui ont présenté des symptômes de maladie, restent placés pendant un délai d'un an, sous la surveillance du vétérinaire délégué et soumis, pendant ce laps de temps, aux interdictions portées par le troisième alinéa dudit article.

Section VII. — Dourine.

Art. 47. — Lorsque la dourine est constatée sur des animaux des espèces chevaline et asine, le préfet prend un arrêté pour mettre ces animaux sous la surveillance d'un vétérinaire délégué à cet effet.

Art. 48. — Les animaux atteints de la dourine son marqués.

Il est interdit de les employer à la reproduction pendant tout le temps qu'ils sont tenus en surveillance.

Il est, en outre, défendu de les vendre ; toutefois, cette interdiction pourra être levée par le maire pour les mâles que l'acquéreur ou le vendeur s'engagera à faire castrer dans le délai de quinze jours.

Le vendeur ou l'acquéreur devra justifier, sous sa responsabilité, par un certificat remis au maire dans le délai ci-dessus, que l'opération a été exécutée. Ce certificat émanera du vétérinaire opérateur, et la signature sera légalisée.

Art. 49. — Dans les communes où l'existence de la dourine a été constatée, et dans les communes limitrophes, les étalons particuliers sont soumis, tous les quinze jours, à la visite du vétérinaire délégué. Ils ne peuvent être employés à la monte que sur l'exhibition d'un certificat de santé.

Il est interdit de faire saillir les juments sans que leur bon état de santé soit attesté par un certificat ne remontant pas à plus de quatre jours.

Art. 50. — Les mesures de surveillance auxquelles donnent lieu la constatation de la dourine ne peuvent être levées qu'un an après la guérison, certifiée par le vétérinaire délégué, des animaux qui auront été l'objet de ces mesures.

En cas de castration, la surveillance cesse de plein droit.

Section VIII. — Rage.

Art. 51. — Tout chien circulant sur la voie publique en liberté ou même tenu en laisse, doit être muni d'un collier portant, gravé sur une plaque de métal, les noms et demeure de son propriétaire,

Sont exceptés de cette prescription les chiens courants portant la marque de leur maître.

Art. 52. — Les chiens trouvés sans colliers sur la voie publique et les chiens errants, même munis de collier, sont saisis et mis en fourrière.

Ceux qui n'ont pas de collier et dont le propriétaire est inconnu dans la localité sont abattus sans délai.

Ceux qui portent le collier prescrit par l'article précédent et les chiens sans collier dont le propriétaire est connu sont abattus s'ils n'ont pas été réclamés avant l'expiration d'un délai de trois jours francs. Ce délai est porté à cinq jours francs pour les chiens courants avec collier ou portant la marque de leur maître

Les chiens destinés à être abattus peuvent être livrés à des établissements publics d'enseignement ou de recherches scientifiques.

En cas de remise au propriétaire, ce dernier sera tenu d'acquitter les frais de conduite, de nourriture et de garde, d'après un tarif fixé par l'autorité municipale.

Art. 53. — L'autorité administrative pourra, lorsqu'elle croira cette mesure utile, particulièrement dans les villes, ordonner par arrêté que tous les chiens circulant sur la voie publique soient muselés ou tenus en laisse.

Art. 54. — Lorsqu'un cas de rage a été constaté dans une commune, le maire prend un arrêté pour interdire, pendant six semaines au moins, la circulation des chiens à moins qu'ils ne soient tenus en laisse.

La même mesure est prise pour les communes qui ont été parcourues par un chien enragé.

Pendant le même temps, il est interdit aux propriétaires de se dessaisir de leurs chiens ou de les conduire en dehors de leur résidence, si ce n'est pour les faire abattre. Toutefois, peuvent être admis à circuler librement, mais seulement pour l'usage auquel ils sont employés les chiens de berger et de bouvier ainsi que les chiens de chasse.

Art. 55. — Lorsque les animaux herbivores ont été mordus par un animal enragé, le maire prend un arrêté pour mettre ces animaux sous la surveillance d'un vétérinaire délégué à cet effet. Cette surveillance sera de six semaines au moins.

Ces animaux sont marqués, et il est interdit au propriétaire de s'en dessaisir avant l'expiration de ce délai, si ce n'est pour les faire abattre. Dans ce cas, il est délivré un laissez-passer qui est rapporté au maire dans le délai de cinq jours, avec un certificat attestant que les animaux ont été abattus. Ce certificat est délivré par le vétérinaire délégué à le surveillance de l'atelier d'équarrissage.

L'utilisation des chevaux et des bœufs pour le travail peut être autorisée, à condition, pour les chevaux, d'être muselés.

Art. 56. — L'utilisation de la peau des animaux morts de la rage ou abattus pour cause de cette maladie demeure permise après désinfection dûment constatée.

Section IX. — Charbon.

Art. 57. — Lorsque le charbon est constaté, le préfet prend un arrêté portant déclaration d'infection des locaux, cours, enclos, herbages et pâtures où se trouvent les animaux reconnus malades

Cet arrêté est publié dans la commune ainsi que dans les communes contiguës. En outre, des écriteaux portant le mot *Charbon* sont apposés sur des poteaux plantés à l'entrée des chemins conduisant à la ferme et sur les portes des locaux où la maladie a été constatée.

Art. 58. — La déclaration d'infection entraîne l'application des dispositions suivantes :

1° Mise en quarantaine des locaux, cours, enclos, herbages et pâtures déclarés infectés, impliquant défense d'y introduire de nouveaux animaux, à quelques espèces qu'ils appartiennent, à l'exception des animaux qui seront immédiatement vaccinés ; dénombrement des animaux qui s'y trouvent.

Par exception, s'il est nécessaire de conduire ces animaux au pâturage, la route qu'ils doivent suivre est déterminée par un arrêté du maire ; cette route est marquée par des poteaux indicateurs, ainsi que les limites du pâturage dans lequel les animaux doivent être cantonnés.

La circulation des bêtes de travail qui ont été exposées à la contagion est permise sous les conditions déterminées par le maire, après avis du vétérinaire délégué. Ces animaux sont marqués ;

2° Défense de faire sortir des locaux infectés les litières et fumiers ;

3º Interdiction de déposer les fumiers sur la voie publique et d'y laisser écouler les parties liquides des déjections; obligation de traiter ces matières conformément aux prescriptions des arrêtés administratifs ;

4º Interdiction de laisser pénétrer dans les locaux infectés les bouchers, marchands de bestiaux et toute personne non préposée aux soins à donner aux animaux;

5º Obligation pour toute personne sortant d'un local infecté de se soumettre, notamment en ce qui concerne les chaussures, aux mesures de désinfection jugées nécessaires ;

6º Visite et surveillance, par le vétérinaire délégué, des locaux, cours, enclos, herbages et pâtures de la ferme ou de l'établissement où la maladie a été constatée.

7º Détermination des routes, chemins et sentiers fermés à la circulation des animaux ;

8º Interdiction de vendre les animaux malades ;

9º Interdiction de vendre, si ce n'est pour la boucherie, les animaux de même espèce qui ont été exposés à la contagion ;

Dans le cas de vente pour la boucherie, les animaux sont marqués et envoyés directement à l'abattoir; il est délivré un laissez-passer qui est rapporté au maire, dans le délai de cinq jours, avec un certificat attestant que les animaux ont été abattus. Ce certificat est délivré par l'agent préposé à la police de l'abattoir, ou par l'autorité locale dans les communes où il n'existe pas d'abattoir;

10º Les peaux provenant des animaux charbonneux morts ou abattus ne peuvent être livrés au commerce qu'après désinfection régulièrement constatée;

11º Les peaux des animaux abattus pour cause de suspicion ne peuvent être livrées au commerce qu'après désinfection dûment constatée;

12º Défense d'utiliser, pour la nourriture des animaux, l'herbe ou la paille provenant des endroits où ont été enfouis les animaux morts du charbon.

Art. 59. — Les propriétaires qui voudront faire pratiquer l'inoculation préventive du charbon devront en faire préalablement la déclaration à la mairie de leur commune.

Un certificat du vétérinaire opérateur, indiquant la date de la vaccination, sera remis au maire immédiatement après l'opération.

Pendant les quinze jours qui suivront la vaccination, les animaux resteront sous la surveillance du vétérinaire délégué à cet effet.

Pendant la durée de cette surveillance, il sera interdit de se dessaisir des animaux inoculés.

Art. 60. — La déclaration d'infection ne peut être levée par le préfet que lorsqu'il s'est écoulé un délai de quatre mois sans qu'il se soit produit un nouveau cas de charbon, et après constatation, par le vétérinaire délégué, de l'accomplissement de toutes les prescriptions relatives à la désinfection.

Cette déclaration peut être levée, pour les troupeaux inoculés, quinze jours après la vaccination, si aucun cas de charbon ne s'est déclaré dans ledit troupeau depuis l'inoculation.

Section X. — Maladies contagieuses ajoutées par décret à la nomenclature de la loi.

Art. 61. — Dans les cas d'urgence, un arrêté du ministre de l'agriculture, rendu après avis du comité consultatif des épizooties, déterminera celles des dispositions contenues au présent règlement qu'il y aurait lieu d'appliquer pour combattre les maladies contagieuses qui seraient ajoutées à la nomenclature, conformément à l'article 2 de la loi sur la police sanitaire des animaux.

CHAPITRE III.

MESURES CONCERNANT LES ANIMAUX DE L'ARMÉE, DE
L'ADMINISTRATION DES HARAS, ET LES ANIMAUX
AMENÉS OU PLACÉS DANS LES ÉCOLES VÉTÉRINAIRES.

Art. 62. — L'autorité militaire reste chargée de toutes les mesures à prendre, en ce qui concerne les animaux de l'armée, pour éviter l'introduction et la propagation des maladies contagieuses.

Art. 63. — Dans l'intérieur des dépôts d'étalons et jumenteries de l'Etat, les mesures prescrites par la loi sur la police sanitaire des animaux et par le présent règlement sont appliquées par les soins des directeurs ; ceux-ci sont tenus néanmoins de faire à l'autorité locale la déclaration prévue par l'article 3 de la loi sur la police sanitaire des animaux.

Art. 64. — Les écoles vétérinaires donnent avis, à l'autorité du lieu d'origine des animaux amenés à leur consultation, de tous les cas des maladies contagieuses constatés sur ces animaux.

Elles peuvent, avec l'autorisation du ministre, garder en vie, pour servir à des études scientifiques, des animaux atteints de maladies contagieuses.

Dans l'intérieur de ces établissements, les mesures de police sanitaire sont appliquées par les directeurs, qui font à l'autorité locale la déclaration prévue à l'article 3 de la loi sur la police sanitaire des animaux.

CHAPITRE IV.

INDEMNITÉS.

Art. 65. — Dans le cas d'abatage pour cause de peste bovine ou de péripneumonie contagieuse prévu par les articles 7 et 9 de la loi, ou dans le cas d'inoculation de la péripneumonie prévu par le même article 9,

le procès-verbal d'estimation des animaux est immédiatement dressé et déposé à la mairie. Le maire, après
l'avoir contresigné et fait contresigner par le juge de
paix, le transmet au préfet dans les cinq jours de sa
date.

Art. 66. — A ce procès-verbal sont jointes les pièces
suivantes :

1° La demande d'indemnité formée par le propriétaire ;

2° Une copie, certifiée conforme par le maire, de
l'ordre d'abatage ou d'inoculation ;

3° Un certificat du maire attestant que l'ordre d'abatage a reçu son exécution ; ou, dans le cas de mort
par suite de l'inoculation de la péripneumonie, un
certificat du vétérinaire attestant que l'inoculation est
réellement la cause de la mort ; ce dernier certificat
doit être visé par le maire;

4° Une copie certifiée de la déclaration, faite à la
mairie par le propriétaire, de l'apparition de la maladie
dans ses étables ou bergeries ;

5° Un certificat du maire constatant que le propriétaire s'est conformé à toutes les autres prescriptions
de la loi ;

6° Une déclaration du propriétaire faisant connaître,
lorsqu'il y aura lieu, pour chaque tête de bétail, les
produits de la vente des animaux ou de leur chair et
débris.

A ces pièces doivent être joints, dans le cas
d'abatage pour cause de péripneumonie ou de mort
des suites de l'inoculation de cette maladie, le procès-verbal d'autopsie des animaux pour la perte
desquels l'indemnité est réclamée, et un certificat
d'origine constatant qu'ils n'ont pas été introduits en
France dans les trois mois qui ont précédé l'abatage.

Lorsque le ministre juge nécessaire de faire réviser
l'estimation, conformément à l'article 21 de la loi, il
renvoie les pièces au préfet.

La commission de révision prévue par ledit article est composée de six membres, y compris le préfet ou son délégué, président, dont la voix est prépondérante en cas de partage. Les pièces lui sont transmises : elle donne son avis après avoir mis les parties intéressées en demeure de produire leurs observations.

TITRE II.

POLICE SANITAIRE A LA FRONTIÈRE.

CHAPITRE Ier.

IMPORTATION DES ANIMAUX.

Art. 67. — Tous les animaux importés en France et soumis à la visite, en vertu de l'article 24 de la loi sur la police sanitaire des animaux, sont débarqués avant la visite, à moins que le vétérinaire ne puisse circuler librement entre les animaux.

Les animaux de l'espèce bovine admis à l'importation sont marqués.

Art. 68. — Lorsque la peste bovine est signalée dans une contrée d'où sa propagation en France serait à redouter, un arrêté ministériel prohibe l'entrée des ruminants de toutes les espèces provenant des pays infectés, ainsi que l'importation de tous objets et matières pouvant servir de véhicule à la maladie.

Art. 69. — Lorsque les animaux frappés de prohibition, pour cause de peste bovine, sont présentés à l'importation par terre ou par mer, ces animaux sont saisis et abattus sur place sans indemnité, malades ou non.

Sont également abattus sans indemnité les ruminants faisant partie d'un troupeau présenté à la frontière avant la prohibition, et dans lequel l'existence de la peste bovine est constatée.

Dans tous les cas, les cadavres sont enfouis avec la peau tailladée.

Art. 70. — Les maladies contagieuses autres que la peste bovine, importées par terre ou par mer, donnent lieu aux mesures suivantes :

1° Lorsque la péripneumonie contagieuse est constatée dans un troupeau à la frontière de terre ou dans un arrivage maritime, tout animal malade est abattu sur place : ceux qui ont été exposés à la contagion sont repoussés hors du territoire, après avoir été marqués, à moins que le propriétaire ne consente à ce qu'ils soient livrés immédiatement à la boucherie sous les conditions prescrites par l'agent sanitaire ;

2° La clavelée comporte à la frontière de terre les mêmes mesures que la maladie précédente ; à l'arrivée par mer, elle entraîne l'abatage immédiat des animaux malades et laisse facultative pour le propriétaire, soit la mise en quarantaine, avec clavelisation, des animaux suspects, soit leur envoi à la boucherie ; toutefois les animaux qui présenteront les cicatrices caractéristiques de l'inoculation seront admis librement ;

3° En cas de fièvre aphteuse, les animaux malades et ceux qui ont été exposés à la contagion sont repoussés après avoir été marqués. Si l'arrivage a lieu par mer, les animaux doivent être envoyés immédiatement à la boucherie. S'il s'agit d'animaux reproducteurs ou de vaches laitières, la mise en quarantaine peut être autorisée ;

4° En ce qui concerne la morve et le farcin, à la frontière de terre ou de mer, les animaux reconnus malades de la morve sont abattus ; ceux qui sont atteints du farcin ou qui présentent des symptômes douteux de morve sont repoussés après avoir été marqués. Les animaux qui ont été exposés à la contagion de l'une ou de l'autre de ces maladies peuvent être admis en France, à la condition qu'ils seront placés en surveillance pendant un délai de deux mois ;

5° Le charbon constaté dans les arrivages par terre ou par mer entraîne l'abatage des animaux malades. Les animaux qui ont été exposés à la contagion sont repoussés après avoir été marqués, à moins que le propriétaire ne consente à ce qu'ils soient livrés immédiatement à la boucherie, ou ne demande leur mise en quarantaine avec inoculation obligatoire ;

6° Pour la dourine, à l'arrivage par terre ou par mer en cas de maladie constatée, les animaux sont repoussés après avoir été marqués ; en cas de doute, la mise en observation de l'animal suspect peut être autorisée. L'autorisation immédiate d'entrée peut être accordée pour les chevaux entiers, malades ou suspects, si leurs propriétaires s'engagent à les faire émasculer dans un délai de quinze jours ;

7° En cas d'importation de troupeaux atteints de gale ces troupeaux sont repoussés.

Art. 71. — La durée de la quarantaine applicable à chaque maladie est déterminée par arrêté ministériel après avis du comité consultatif des épizooties.

Art. 72. — Lorsqu'une maladie contagieuse est signalée en pays étranger, dans le voisinage immédiat de la frontière, le préfet du département prend un arrêté pour interdire la circulation du bétail entre les localités infectées et les communes françaises limitrophes ; le même arrêté peut prescrire le dénombrement et la marque des animaux susceptibles de contracter la maladie qui sévit à l'étranger.

Pendant tout le temps qui sera fixé par l'arrêté, tout bétail nouvellement introduit devra faire l'objet d'une déclaration au maire de la commune ; il sera justifié de sa provenance.

Art. 73. — Lorsqu'une maladie contagieuse se déclare en pays étranger, dans le voisinage de la frontière, un arrêté du ministre de l'agriculture peut interdire momentanément l'introduction des animaux par les bureaux de douane de la partie de frontière menacée.

Art. 74. — Lorsqu'une commune française, qui possède un bureau de douane, ouvert à l'importation des animaux, sera déclarée infectée en totalité ou en partie, un arrêté ministériel pourra interdire momentanément l'introduction des animaux par ce point de la frontière, ou déterminer les routes et chemins que devront suivre les animaux pour éviter de traverser la commune infectée.

CHAPITRE II.

EXPORTATION DES ANIMAUX.

Art 75. — Un décret du Président de la République détermine les ports de mer ouverts à la sortie des animaux.

Art. 76. — Les animaux exportés par mer ne peuvent être embarqués que sur la présentation d'un certificat de santé délivré par un vétérinaire délégué à cet effet par le ministre de l'agriculture.

Les frais de la visite sont à la charge de l'expéditeur ; ils sont perçus par le vétérinaire, d'après un tarif fixé par le ministre. La taxe est due pour chaque tête de bétail visité, que l'embarquement ait été autorisé ou non.

Art. 77. — Avant l'embarquement, le vétérinaire délégué s'assure que la partie du navire dans laquelle le bétail doit être placé est dans un état de propreté et de salubrité convenables. Il peut en requérir le nettoyage et la désinfection.

Art. 78. — Les animaux reconnus malades ou suspects par le vétérinaire délégué sont traités comme il est dit au titre III, chapitre 1er, Foires et Marchés.

Art. 79. — Immédiatement après chaque départ, tous les emplacements où ont stationné les animaux sont nettoyés et désinfectés. ainsi que tous apparaux, passerelles, etc., qui ont servi à l'embarquement.

TITRE III.

DISPOSITIONS GÉNÉRALES.

CHAPITRE Ier.

FOIRES ET MARCHÉS.

Art. 80. — Les emplacements affectés aux foires et marchés à bestiaux sont divisés en compartiments pour chaque espèce d'animaux, avec des entrées spéciales, autant que faire se peut.

Si l'emplacement le permet, il est réservé un espace libre entre les animaux appartenant à des propriétaires différents.

Art. 81. — Le vétérinaire préposé à l'inspection sanitaire des animaux conduits aux foires et marchés est tenu de porter immédiatement à la connaissance de l'autorité locale tous les cas de maladie contagieuse ou de suspicion constatés par lui. La police fait immédiatement mettre en fourrière les animaux atteints ou suspects de maladies contagieuses.

Le vétérinaire fait son enquête sans délai, et propose l'adoption des mesures de précautions nécessaires.

Art. 82. — Dans le cas de constatation de maladie contagieuse, le maire de la commune d'où proviennent les animaux en est immédiatement informé par un avis mentionnant le nom du propriétaire. Sur cet avis, le maire prend les mesures prescrites par la loi et le présent Règlement.

Art. 83. — Lorsque la maladie constatée est la peste bovine, tous les animaux des espèces bovine, ovine et caprine présents sur le marché sont immédiatement séquestrés, et il est procédé conformément aux dispositions du titre Ier, chapitre II, section Ire.

Art. 84. — Lorsque la maladie constatée est la péripneumonie, tous les animaux malades sont mis en fourrière pour être abattus, soit dans la localité même, soit à l'abattoir le plus voisin.

Toutes les bêtes bovines appartenant au propriétaire des animaux malades, et celles qui ont été en contact avec elles, sont considérées comme suspectes ; elles ne peuvent être vendues que pour la boucherie. Toutefois, si les propriétaires préfèrent les conserver, elles sont reconduites dans leur étable et soumises aux prescriptions de la loi et du présent règlement.

Dans le cas de transfert à l'abattoir, les animaux sont préalablement marqués, et il est délivré par le maire un laissez-passer, comme il est dit à l'article 23.

Art. 85. — Lorsque la maladie constatée est la fièvre aphteuse, les animaux malades sont mis en fourrière et séquestrés jusqu'à complète guérison. Pendant la durée de la séquestration, le propriétaire peut faire abattre ses animaux, soit dans la localité même, soit à l'abattoir le plus voisin.

Dans le cas de transfert à l'abattoir, les animaux sont préalablement marqués, et il est délivré un laissez-passer, comme il est dit à l'article 30

Ceux qui ont été en contact avec les bêtes reconnues malades sont signalés aux maires des communes où ils sont envoyés.

Art. 86. — Lorsque la maladie constatée est la clavelée ou la gale, ou le charbon, les animaux malades sont mis en fourrière et séquestrés jusqu'à complète guérison. Le propriétaire peut soumettre à l'inoculation propre à chaque maladie les animaux qui sont sous le coup de la clavelée ou du charbon. Quant aux animaux atteints de la gale, ils sont soumis au traitement curatif que comporte la maladie.

Pendant la durée de la séquestration, le propriétaire peut faire abattre ses animaux malades, qui sont enfouis ou livrés à l'atelier d'équarrissage. Le transfert à l'atelier d'équarrissage ou à l'abattoir a lieu sous la surveillance d'un gardien spécial.

Les animaux qui ont été en contact avec les bêtes reconnues malades sont signalés aux maires des communes où ils sont envoyés.

Art. 87. — Lorsque la maladie constatée est la morve, l'animal est saisi et abattu. Le transfert à un atelier d'équarrissage peut être ordonné par le maire après que l'animal a été marqué ; il a lieu sous la surveillance d'un gardien spécial.

Immédiatement après l'abatage, l'animal est injecté à l'acide phénique ou à l'essence de térébenthine. Le vétérinaire s'assure que cette dernière prescription a été remplie.

Art. 88. — Après chaque tenue de marché, le sol des halles. des étables, des parcs de comptage, de tous autres emplacements où les animaux ont stationné, et les parties en élévation qu'ils ont pu souiller, sont nettoyés et désinfectés.

CHAPITRE II.

ABATTOIRS.

Art. 89. — Les locaux qui, dans les abattoirs ou les tueries particulières, ont contenu des animaux atteints de maladies contagieuses, sont nettoyés et désinfectés.

Les hommes employés dans les abattoirs doivent se soumettre aux mesures de désinfection jugées nécessaires.

Art. 90. — Les abattoirs publics et les tueries particulières sont placés d'une manière permanente sous la surveillance d'un vétérinaire délégué à cet effet. Lorsque l'ouverture d'un animal fait reconnaître les lésions propres à une maladie contagieuse, le maire de la commune d'où provient cet animal en est immédiatement avisé, afin qu'il prenne les dispositions nécessaires.

CHAPITRE III.

ATELIERS D'ÉQUARRISSAGE.

Art. 91. — Il est tenu, dans les ateliers d'équarrissage, un registre sur lequel tous les animaux sont inscrits dans l'ordre de leur arrivée ; cette inscription contient le nom du propriétaire de l'animal avec l'indication du domicile, le signalement de l'animal et le motif pour lequel il est abattu. Ce registre est parafé par le vétérinaire délégué à chacune de ses visites.

Art. 92. — Les ateliers d'équarrissage sont placés d'une manière permanente sous la surveillance d'un vétérinaire délégué à cet effet.

CHAPITRE IV.

TRANSPORT DES ANIMAUX.

Art. 93. — En tout temps, quel que soit l'état sanitaire, les wagons qui ont servi au transport des animaux sont nettoyés et désinfectés après chaque voyage, dans les vingt-quatre heures qui suivent le déchargement.

Immédiatement après la sortie des animaux, il est apposé sur l'une des faces latérales du wagon un écriteau, indiquant qu'il doit être désinfecté.

Art. 94. — Les hangars servant à recevoir les animaux dans les gares de chemins de fer, les quais d'embarquement et de débarquement et les ponts mobiles, sont nettoyés et désinfectés après chaque expédition ou chaque arrivée d'animaux.

Art. 95. — Les bateaux et navires qui ont servi au transport des animaux doivent être nettoyés, lavés et désinfectés dans le plus court délai, après le déchargement. Les pontons, passerelles, etc., sont également nettoyés, lavés et désinfectés.

CHAPITRE **V.**

SERVICE VÉTÉRINAIRE.

Art. 96. — Dans chaque département, le préfet nomme autant de vétérinaires sanitaires qu'il juge nécessaire pour assurer l'exécution de la loi et des règlements sur la police sanitaire des animaux.

Le service comprend obligatoirement un vétérinaire, qui a le titre de vétérinaire délégué, chef du service sanitaire du département. Ce vétérinaire doit toujours se rendre sur les lieux en cas de peste bovine ou de péripneumonie.

Les ordres d'abatage ou d'inoculation ne peuvent être donnés sans son avis motivé.

Art. 97. — En cas d'invasion de la peste bovine ou de la péripneumonie sur plusieurs points à la fois, le préfet peut, avec l'autorisation du ministre de l'agriculture, déléguer à plusieurs vétérinaires sanitaires les attributions et les pouvoirs conférés au vétérinaire délégué, chef du service départemental.

Art. 98. — Au cas où le vétérinaire sanitaire de la circonscription n'est pas d'accord avec le vétérinaire délégué, chef du service sanitaire du département, sur l'existence de la peste bovine ou de la péripneumonie contagieuse, avis en est donné immédiatement au ministre, qui désigne, pour visiter les animaux, un troisième vétérinaire.

Art. 99. — Les vétérinaires sanitaires et le vétérinaire délégué, chef du service sanitaire, sont tenus, pour chaque invasion de maladie contagieuse, de faire un rapport sur l'origine de la maladie et les mesures prises.

Les vétérinaires sanitaires doivent, en outre, à la fin de chaque année, adresser au vétérinaire délégué, chef du service, un rapport général conforme aux instructions qui leur sont données ; le vétérinaire délégué, chef du service, transmet ces rapports, en les résumant dans un travail d'ensemble, au préfet, qui les envoie au ministre, avec ses observations sur la marche du service.

CHAPITRE VI.

COMITÉ CONSULTATIF DES ÉPIZOOTIES.

Art. 100. — Le comité consultatif des épizooties, institué près du ministère de l'agriculture, est chargé de l'étude et de l'examen de toutes les questions qui lui sont renvoyées par le ministre, spécialement en ce qui concerne :

L'application de la législation relative aux épizooties et les modifications que l'expérience pourra démontrer nécessaires ;

L'organisation et le fonctionnement du service vétérinaire ;

Les mesures à appliquer pour prévenir et combattre les épizooties, ainsi que les mesures propres à améliorer les conditions hygiéniques des animaux.

Il rédige sur ces objets les instructions qu'il peut y avoir lieu de publier.

Il reçoit en communication les rapports du service sanitaire des départements, ainsi que les informations sur les maladies épizootiques à l'étranger, et indique ceux de ces renseignements qu'il peut être utile à livrer à la publicité.

Le comité présente chaque année au ministre un rapport général sur l'état sanitaire des animaux pendant l'année écoulée.

Art. 101. — Le comité consultatif des épizooties est composé de seize membres.

Sont de plein droit membres du comité :

1° Le directeur de l'agriculture ;

2° L'inspecteur général des écoles vétérinaires ;

3° L'inspecteur général des services sanitaires ;

4° Le chef du service vétérinaire, qui fait en même temps fonctions de secrétaire.

Le ministre de l'agriculture nomme les douze autres membres, qui sont renouvelables par tiers chaque année. Les membres sortants peuvent être renommés.

Le président est nommé par le ministre.

Art. 102. — Le ministre de l'agriculture est chargé de l'exécution du présent décret, qui sera inséré au *Bulletin des lois*.

Fait à Paris, le 22 juin 1882.

JULES GRÉVY.

Par le Président de la République :

Le ministre de l'agriculture,

DE MAHY.

DÉCRET AJOURNANT L'EXÉCUTION DE L'ARTICLE 12 DE LA LOI DU 21 JUILLET 1881, DANS UN CERTAIN NOMBRE DE DÉPARTEMENTS.

Le Président de la République française,

Vu l'article 12 de la loi du 21 juillet 1881, sur la police sanitaire des animaux, lequel est ainsi conçu :

« L'exercice de la médecine vétérinaire dans les maladies contagieuses des animaux est interdit à quiconque n'est pas pourvu d'un diplôme de vétérinaire ;

« Le Gouvernement sur la demande des conseils généraux, pourra ajourner, par décret, dans les départements, l'exécution de cette mesure pendant une période de six années, à partir de la promulgation de la présente loi. »

Vu les délibérations prises par les conseils généraux au sujet de cet ajournement ;

Sur le rapport du ministre de l'agriculture,

Décrète :

Art. 1er. — L'exécution des prescriptions portées à l'article 12, paragraphe 1er de la loi du 21 juillet 1881, sur la police sanitaire des animaux, est ajournée jusqu'au 21 juillet 1887, dans les départements ci-après désignés :

Alpes (Basses), Alpes (Hautes). Alpes-Maritimes, Ardèche(1), Aude, Corrèze, Corse, Côte-d'Or, Côtes-du-Nord, Creuse, Dordogne, Drôme, Eure (1), Finistère, Gard. Indre. Isère (1), Jura. Loir-et-Cher (1), Loire (H^te), Manche, Meurthe-et-Moselle, Meuse, Morbihan, Orne, Rhin Haut-) (partie française du), Savoie, Tarn, Var, Vaucluse, Vienne (Haute).

Art. 2. — Le ministre de l'agriculture est chargé de l'exécution du présent décret, qui sera inséré au *Bulletin des lois*.

Fait à Paris, le 22 juin 1882.

JULES GRÉVY.

Par le Président de la République :

Le ministre de l'agriculture,

DE MAHY.

DÉCRET AJOURNANT L'EXÉCUTION DES PRESCRIPTIONS DE L'ARTICLE 39 DE LA LOI DU 21 JUILLET 1881, DANS UN CERTAIN NOMBRE DE DÉPARTEMENTS.

Le Président de la République française,

Vu l'article 39 de la loi du 21 juillet 1881, sur la police sanitaire des animaux, lequel est ainsi conçu :

« Les communes où il existe des foires et marchés aux chevaux ou aux bestiaux seront tenues de préposer, à leurs frais et sauf à se rembourser par l'établissement d'une taxe sur les animaux amenés, un vétérinaire pour l'inspection sanitaire des animaux conduits à ces foires et marchés.

« Cette dépense sera obligatoire pour la commune ;

« Le Gouvernement pourra, sur l'avis des conseils généraux, ajourner par décret, dans les départements, l'exécution de cette mesure pendant une période de six

---

(1) Par un décret en date du 23 décembre 1882, l'article 12 est rendu applicable dans ce département.

années à partir du jour de la promulgation de ce:te loi. »

Vu les délibérations prises par les conseils généraux au sujet de cet ajournement ;

Sur le rapport du ministre de l'agriculture,

Décrète :

Art. 1er. — L'exécution des prescriptions portées à à l'article 39, paragraphes 1er et 2 de la loi du 21 juillet 1881, sur la police sanitaire des animaux, est ajournée jusqu'au 21 juillet 1887 dans les départements ci-après désignés :

Alpes (Basses), Alpes (Hautes), Alpes-Maritimes, Ardèche (1), Ariège, Calvados, Charente, Cher, Corrèze, Corse, Côte-d'Or, Côtes-du-Nord, Creuse, Dordogne, Drôme, Eure (1), Eure-et-Loir, Finistère, Ille-et-Vilaine, Indre, Indre-et-Loire (1), Isère (1), Jura, Loir-et-Cher (1), Loire, Loire (Haute), Loire-Inférieure, Lozère, Maine-et-Loire, Manche, Meuse, Morbihan, Orne, Puy-de-Dôme, Rhin (Haut-)(partie française du), Saône (Haute), Saône-et-Loire, Savoie, Savoie (Haute), Tarn, Vaucluse, Vendée, Vienne, Vienne (Haute).

Art. 2. — Le ministre de l'agriculture est chargé de l'eéxcution du présent décret, qui sera inséré au *Bulletin des lois*.

Fait a Paris, le 22 juin 1882.   JULES GRÉVY.

Par le Président de la République :

Le ministre de l'agriculture, DE MAHY.

CIRCULAIRE A MM. LES PRÉFETS.

Paris, le 20 août 1882.

Monsieur le Préfet, j'ai l'honneur de vous adresser copie de la loi du 21 juillet 1881, sur la police sanitaire des animaux, et du règlement d'administration publique rendue pour son exécution, le 22 juin dernier. Vous trouverez également, ci-joints, les deux décrets

---

(1. Par un décret en date du 23 décembre 1882, l'art 39 est rendu applicable dans ce département.

POLICE SANITAIRE. 8.

du 22 juin ayant pour objet de prononcer l'ajournement dans un certain nombre de départements, pendant le délai de six ans prévu par la loi, de l'exécution de l'article 12 relatif à l'exercice de la médecine vétérinaire dans les maladies contagieuses des animaux et de l'article 39 concernant l'inspection des foires et marchés.

La loi du 21 juillet 1881 n'a fait dans plusieurs de ses articles, que poser le principe des mesures sanitaires, laissant à un règlement d'administration publique le soin de déterminer les conditions d'application de ces mesures qui doivent varier suivant le caractère des maladies qu'il s'agit de combattre ou dont il faut prévenir le développement.

La loi est divisée en cinq titres :

TITRE Ier. — Maladies contagieuses des animaux et mesures qui leur sont applicables.

TITRE II. — Indemnités.

TITRE III. — Importation et exportation des animaux.

TITRE IV. — Pénalités.

TITRE V. — Dispositions générales.

Un ordre analogue a été observé dans le règlement d'administration publique et des titres ou des chapitres spéciaux correspondent à chacune de ces divisions, sauf en ce qui concerne les pénalités pour lesquelles le règlement n'avait rien à prévoir.

Le règlement présente donc les divisions suivantes :

TITRE Ier. — Police sanitaire à l'intérieur.

Ce titre est subdivisé en chapitres :

CHAPITRE Ier. — Mesures communes à toutes les maladies contagieuses.

CHAPITRE II. — Mesures spéciales à chacune des maladies contagieuses ; divisé lui-même en autant de sections qu'il y a de maladies déclarées contagieuses au point de vue légal par l'article 1er de la loi.

CHAPITRE III. — Mesures concernant les animaux de l'armée, de l'administration des Haras et les animaux déposés dans les Écoles vétérinaires.

CHAPITRE IV. — Indemnités.

L'exécution des mesures à prendre à la frontière, tant à l'entrée qu'à la sortie des animaux, est confiée à des agents relevant de mon administration et recevant directement ses instructions ; je n'aurai donc pas ici à vous entretenir du Titre III de la loi ni du Titre II du règlement.

Je vais me borner, d'ailleurs, à examiner les principales dispositions de la loi et du règlement sur lesquels il me paraît utile d'appeler plus particulièrement votre attention.

LOI DU 21 JUILLET 1881

SUR LA POLICE SANITAIRE DES ANIMAUX.

Titre Ier. — Art. 3. — L'art. 3 renferme le principe fondamental de toute législation sanitaire ; c'est par l'observation des prescriptions qu'il édicte que l'autorité administrative est mise en mesure d'agir. Il est du reste, reproduit presque textuellement des anciens arrêts et ordonnances sur la matière et de l'art. 459 du Code pénal.

§ 1er. *Déclaration.* — Obligation est faite à tout propriétaire, toute personne ayant à quelque titre que ce soit, la charge des soins ou de la garde d'un animal atteint ou soupçonné d'être atteint de l'une des ma adies contagieuses visée par l'art. 1er, *d'en faire sur le champ* la déclaration au maire de la commune.

En adjoignant au propriétaire, toute personne ayant à quelque titre que ce soit, la charge des soins ou de la garde de l'animal, le législateur a voulu prendre des garanties contre la négligence du propriétaire, de ses subordonnés ou de tierces personnes préposées aux soins à donner à l'animal, et particulièrement de celles qui font le métier de traiter les animaux. Tous sont également tenus de faire la déclaration ; mais il est évident qu'il suffit qu'elle soit faite une fois et, dans la pratique ceux auxquels la loi s'adresse mettront leur responsabilité à couvert en s'assurant que cette formalité a été remplie.

Dans le cas où la déclaration n'aurait pas été faite, tous doivent être impliqués dans la poursuite. La déclaration doit être faite aussitôt que l'existence de la maladie contagieuse est connue ou dès que le soupçon de l'existence d'une maladie de cette nature a pris naissance. Ceux-là seraient répréhensibles et s'exposeraient à des poursuites correctionnelles, qui ne se conformeraient pas, non seulement à l'obligation de déclarer, mais de déclarer *sur le champ*.

§ 2. *Déclaration à faire par les vétérinaires.* — Les vétérinaires sont également tenus de faire connaitre au maire les cas de maladies contagieuses qu'ils constatent dans l'exercice de leur profession : comme dans le cas précédent, il leur suffira , après avoir averti le propriétaire. de s'assurer que celui-ci s'est conformé à la loi ; mais ils auraient le devoir de suppléer à son inaction.

Le maire qui aura reçu la déclaration, devra la transcrire sur un registre spécial et remettre immédiatement un récépissé au déclarant. Ce récépissé indiquera les nom, prénoms et domicile de la personne qui a fait la déclaration, le titre auquel elle agit, le nombre et l'espèce des animaux, le nom de la maladie et, si le déclarant n'est pas le propriétaire, le nom de celui-ci : cette pièce sera datée et signée.

§ 3. *Isolement et séquestration.* — Une autre obligation du propriétaire ou de la personne qui a l'animal sous sa garde, est de séparer cet animal de ceux de son espèce ou de ceux des autres espèces qui pourraient contracter la maladie dont il est atteint ou dont on le soupçonne d'être atteint et de le maintenir isolé *autant que possible.*

Cette expression, *autant que possible,* doit être entendue dans un sens étroit, c'est-à-dire que l'isolement devra être complet toutes les fois qu'il n'y aura pas empêchement par suite d'absence de locaux. Il y aurait faute si, pouvant réaliser complètement le vœu de la loi, on ne le faisait pas par négligence ou incurie.

Déclaration et isolement sont donc pour ainsi dire deux faits simultanés. Le second doit donc précéder le premier et à partir du moment où il y a lieu de craindre l'existence d'une maladie contagieuse, l'animal doit être non seulement isolé, mais encore *séquestré,* c'est-à-dire rigoureusement renfermé.

§ 4. *Interdiction de déplacer ou d'enfouir.* — Cette séquestration durera au moins jusqu'à la venue du vétérinaire convoqué par le maire, comme il est dit à l'article suivant ; jusque-là il est interdit de transporter l'animal d'un lieu à un autre, sous quelque prétexte que ce soit. La même interdiction s'applique à l'enfouissement. Ceci nous ramène au § 1er, qui trouve ici un complément de lumière. Pour faire une interprétation exacte de cette disposition, il faut comprendre que la déclaration prescrite par le § 1er, est obligatoire, même après la mort de l'animal, s'il existe des motifs de croire qu'il a succombé à une maladie contagieuse.

Ainsi donc, règle générale, que l'animal ayant fait l'objet de la déclaration, vienne à mourir avant l'arrivée du vétérinaire, ou qu'après la mort d'un animal on ait le soupçon que la maladie à laquelle il vient de succomber soit contagieuse, défense est faite de procéder à l'enfouissement, jusqu'à la visite du vétérinaire. Il ne peut être fait exception que dans des cas urgents, dont le maire est seul juge. C'est lui qui appréciera s'il y aurait danger à différer l'enfouissement, soit par suite de l'état de décomposition du corps, soit par toute autre cause.

Art. 4 — Dès qu'il a été prévenu, le maire a le devoir de s'assurer, soit par lui-même, soit par son délégué (le garde champêtre dans les communes rurales, le commissaire de police dans les villes), que l'isolement et la séquestration ont été effectués ; il y pourvoit d'office s'il y a lieu.

Simultanément, il informe, par voie de réquisition, le vétérinaire sanitaire (règlement d'administration publique, art. 96) ; celui-ci doit se rendre à l'appel du maire, dans le plus court délai possible. La loi lui confère le pouvoir d'assurer la complète exécution de l'isolement et de la séquestration. Cette disposition pourrait paraître sans objet, si l'on ne savait pas que l'isolement peut être assuré de diverses façons, suivant la nature des maladies, et, sans l'intervention de l'homme de l'art, cette prescription de la loi pourrait rester illusoire, quelque empressement que missent d'ailleurs à s'y conformer, le propriétaire d'abord et l'autorité municipale ensuite. Dans la morve, la dourine, la rage, il suffit que les animaux ne puissent pas avoir de rapports immédiats ; pour la peste bovine, la péripneumonie contagieuse, au contraire, l'isolement, pour être complet, doit avoir lieu dans des locaux n'ayant entre eux aucune communication.

Des mesures de désinfection peuvent être aussi immédiatement nécessaires, et le cas se présentera même souvent. Si l'animal atteint d'une maladie contagieuse est dans le local qu'il habite, le seul de son espèce ou le seul des animaux susceptibles de contracter la maladie dont il est atteint, et que la nature de la maladie permette que l'isolement soit réalisé sans déplacement, la désinfection sera différée ; mais dans le cas inverse, la place occupée par l'animal malade ou même le local tout entier devra être désinfecté sans délai.

Les prescriptions du vétérinaire s'exécutent sous la surveillance de l'autorité municipale.

Ainsi que nous l'avons vu, c'est le maire qui provoque la visite du vétérinaire ; il doit le faire dès qu'il a reçu la déclaration prescrite par l'article précédent. Mais son devoir est le même, quel que soit le canal par lequel il arrive à sa connaissance qu'un cas de maladie contagieuse existe ou est soupçonné dans sa commune : rumeur publique ou avis bénévole.

Après sa visite, le vétérinaire, sans perdre de temps, rédige son rapport pour rendre compte des constatations qu'il a faites. La loi prescrit que ce rapport soit adressé au préfet du département. Cette désignation est évidemment limitative. Dans notre nouvelle législation sanitaire, c'est le représentant direct du pouvoir central dans le départment qui est le pivot de tout le système ; on comprend, du reste, que le législateur ait voulu confier à cette autorité élevée l'exécution des mesures qui intéressent à un si haut degré la prospérité publique, et qui s'accompagnent de restrictions plus ou moins sensibles au droit de propriété. De plus, dans le cas de peste bovine et de péripneumonie, les décisions à prendre engagent la responsabilité pécuniaire de l'État. Enfin, quelques lumières qu'on suppose au vétérinaire qui a fait les premières vérifications. il est sujet à erreur, et, dans une matière aussi grave, un deuxième avis sera toujours utle à recueillir ; ce rôle de conseiller sera naturellement dévolu au vétérinaire chef du service sanitaire du département, qui réside auprès du préfet.

Art. 5. — Le rapport du vétérinaire a conclu à l'existence de l'une des maladies contagieuses dénommées dans la loi ; l'action sanitaire va donc s'exercer. Sa première manifestation sera, dans la plupart des cas. un arrêté préfectoral portant déclaration d'infection. (Règlement d'administration publique, articles 8, 21. 29, 33, 43, 57.) Cet arrêté doit suivre immédiatement la réception du rapport du vétérinaire.

La *déclaration d'infection* est la constatation officielle de l'existence de la contagion dans les lieux déterminés par l'arrêté du préfet.

A partir du moment où cet arrêté a été publié, les prescriptions de la loi et du règlement d'administration publique, spéciales à chaque maladie en particulier, sortent leur plein et entier effet. Il en résulte que toutes ces prescriptions doivent être appl quées *ipso facto*, à la seule exception de celles qui exigent une nouvelle intervention de l'autorité ; tels sont, par exemple, l'abatage des animaux malades et contaminés dans le cas de peste bovine ; l'abatage et l'inoculation dans le cas de péripneumonie. (L. art. 6, 8, 9, 11.)

Quant aux mesures spéciales dont l'arrêté, portant *déclaration d'infection*, peut entrainer l'application. l'énumération en est donnée à l'article 5, mais le législateur s'est borné à poser le principe des moyens de police sanitaire auxquels il serait possible de recourir, laissant au Règlement d'administration publique le soin de les adapter à chaque maladie, selon sa nature, son étiologie et son mode de propagation. (Règlement d'administration publique. Titre Ier, chapitre II, sections 1, 2, 3, 4, 5, 6, 7, 8, 9.)

Art. 6, 7, 8, 9, 10. — Ces articles règlent le sort des animaux dans les contagions les plus graves, où, pour sauvegarder cette partie importante de la fortune publique que représentent les animaux domestiques, il était nécessaire de porter att inte au droit de propriété.

Art. 6 et 7. *Peste bovine.* — L'abatage est obligatoire dans la nouvelle législation, comme il l'était dans l'ancienne, pour tous les animaux atteints de la peste bovine et pour tous ceux de l'espèce bovine qui ont été exposés à la contagion. Cette mesure, d'où peut dépendre le salut de toute une contrée, ne peut être différée sous aucun prétexte. L'exception inscrite dans le second paragraphe de l'article 6 n'a été prévue qu'afin de réserver l'avenir, pour le cas, par exemple, où il y aurait un réel intérêt scientifique à faire quelques expériences au sujet de la peste bovine. Mais cela n'est guère à prévoir, et la mesure suprême de l'abatage doit être appliquée avec rigueur et sans aucun retard.

Art. 8. *Morve, farcin et charbon.* — L'abatage est aussi ordonné dans le cas de morve. Dans l'état actuel de la science cette maladie est considérée comme incurable; aussi la loi ne fait-elle pas pour elle la distinction établie dans le même paragraphe de l'article 8 en ce qui concerne le farcin et le charbon. Il suffit donc que la constatation de la morve soit faite pour que l'abatage doive être prescrit par le maire, comme il le sera pour le farcin et le charbon lorsque la maladie sera jugée incurable.

Art. 9. — *Péripneumonie contagieuse.* — L'abatage dans le cas de péripneumonie contagieuse a lieu sans avoir égard au plus ou moins de gravité du mal. Le but est de faire disparaître tous les foyers de cette maladie, contre laquelle, en raison de sa marche insidieuse et lente, les moyens ordinaires de police sanitaire ne seraient pas suffisants.

Nous avons vu comment le préfet est averti de l'existence d'une maladie contagieuse. Si cette maladie est la péripneumonie, le vétérinaire délégué, chef du service sanitaire du département (Règlement, article 96), sera immédiatement envoyé sur les lieux, et l'ordre d'abatage et d'inoculation sera donné au plus tard dans les deux jours qui suivront la réception du rapport de ce vétérinaire. C'est ainsi que doit s'entendre le délai imparti au préfet pour la délivrance des ordres d'abatage et d'inoculation.

Quant au délai d'exécution de ces mesures, la loi n'avait rien à stipuler à cet égard; il va de soi, en effet, qu'elles sont immédiatement exécutoires, et, dès que l'arrêté qui les prescrit est parvenu entre les mains du maire, celui-ci doit mettre toute la diligence nécessaire pour que le vœu de la loi soit rempli.

L'arrêté préfectoral ordonnant l'abatage pour cause de péripneumonie ne doit s'appliquer qu'à des animaux malades; s'il y avait lieu d'étendre l'abatage à des

animaux simplement contaminés, c'est le Ministre seul
qui serait juge de l'opportunité de la mesure, et qui
aurait le pouvoir de la prescrire. Le paragraphe 2 de
l'article 9 n'a été inséré dans la loi qu'en vue de circonstances tout à fait exceptionnelles : telle serait, par
exemple, l'apparition de la péripneumonie dans une
contrée jusque-là indemne, éloignée de tout foyer de
contagion, et où son introduction serait due à un fait
isolé et purement accidentel. On comprend que, dans
ce cas, il pourrait être d'une sage prévoyance de
détruire d'un coup les animaux malades et tous ceux
qui auraient été exposés à la contagion. Si des circonstances semblables venaient à se produire dans votre
département, vous auriez à m'en référer ; mais, je le
répète, Monsieur le préfet, vous ne comprendrez parmi
les animaux à abattre que ceux chez lesquels la maladie
a été reconnue.

L'inoculation doit être pratiquée sur tous les animaux
non malades compris dans les « localités reconnues
infectées » de la péripneumonie. Cette expression
pourrait donner lieu à une fausse interprétation si on
ne se reportait au Règlement d'administration publique
(art. 21). Les localités reconnues infectées sont celles
dont l'arrêté préfectoral portant déclaration d'infection
aura déterminé le périmètre : c'est donc dans l'intérieur
de ce périmètre seulement qu'il conviendra de prescrire l'inoculation des bêtes bovines. Je reviendrai
d'ailleurs sur ce point à l'occasion de l'article 21 du
Règlement.

Art. 10. *Rage.* — Tous les animaux atteints de la
rage, de quelque espèce qu'ils soient, doivent être
abattus. L'abatage est, en outre, ordonné dans le cas
de simple suspicion lorsqu'il s'agit de chiens et de
chats. C'est à l'autorité municipale qu'il appartient de
faire exécuter ces prescriptions, et elle ne saurait y
mettre trop de rigueur. On vaincra la résistance des
détenteurs de chiens et de chats suspects en leur montrant à quels effroyables malheurs ils seraient exposés

eux et les leurs, si on ne détruisait pas des animaux qui sont devenus un danger public. Je vous rappellerai d'ailleurs, comme je l'ai déja fait dans une précédente circulaire. qu'il n'y a pas lieu, pour retarder l'abatage, de s'arrêter à cette considération que les animaux suspects sont tenus renfermés dans l'intérieur des habitations.

Du reste. aux termes du second paragraphe de l'article 10, les particuliers eux-mêmes sont tenus de faire abattre, sans attendre l'intervention de l'autorité, les chiens et les chats qu'ils savent suspects de rage.

Quant à la suspicion, elle résulte de ce fait que les chiens et les chats ont été mordus ou seulement roulés par des animaux enragés.

Art. 11. — L'article 11, relatif à la clavelée, a une double portée : d'une part, il donne au préfet le droit d'ordonner la clavelisation des troupeaux infectés, après toutefois avoir pris l'avis du Comité consultatif des épizooties. Cette mesure peut être indiquée comme un moyen de précipiter la marche de la maladie.

D'autre part, il porte défense de pratiquer la clavelisation sans une autorisation spéciale du préfet. En règle générale, vous pourrez accorder immédiatement cette autorisation lorsqu'il s'agira d'un troupeau déjà infecté de la clavelée, et pour lequel l'arrêté de déclaration d'infection aura été pris. (Règlement, art. 33.) Mais si le troupeau n'est pas atteint de la maladie, vous devez consulter mon administration en me transmettant un rapport motivé du vétérinaire délégué.

Titre II. — Le titre II, relatif aux indemnités, n'exige pas d'explications particulières. Les dispositions qu'il contient ont pour but d'établir le droit des particuliers à être indemnisés dans des cas déterminés.

La peste bovine et la péripneumonie contagieuse sont les deux seules maladies qui puissent donner lieu à l'allocation d'une indemnité. Les formalités spéciales à remplir pour permettre aux intéressés de faire valoir leurs droits, sont déterminées par les articles 20 et 21 de la loi et par les articles 65 et 66 du Règlement d'administration publique.

TITRE III. — Les dispositions de ce titre sont appliquées par les agents du service sanitaire à la frontière, placés sous ma direction immédiate.

RÈGLEMENT D'ADMINISTRATION PUBLIQUE.

Je n'aurai pas à m'étendre longuement sur les dispositions du règlement d'administration publique ; elles ne sont, en effet, que le développement très complet et très explicite des principes déposés dans la loi et, avec l'ordre adopté pour l'arrangement des matières, aucune hésitation ne saurait se produire sur les mesures dont l'application est ordonnée pour telle ou telle maladie.

TITRE Ier.— *Police sanitaire à l'intérieur*. CHAPITRE Ier. *Mesures communes à toutes les maladies contagieuses*. — Ce titre renferme les mesures complémentaires qui, jointes aux mesures plus générales édictées par la loi, constituent l'ensemble des moyens répressifs mis par le législateur à la disposition des pouvoirs publics pour combattre les maladies contagieuses.

Les prescriptions d'une application commune à toutes les maladies ont été groupées en un seul et même chapitre placé au frontispice du règlement.

Art. Ier. — Par l'article 1er, il est enjoint au maire d'informer, dans les vingt-quatre heures, le préfet des cas de maladies contagieuses signalés dans la commune. Le préfet accuse réception dans le même délai et prend un arrêté pour prescrire les mesures à mettre à exécution.

Nous avons vu précédemment que le premier soin du maire qui a connaissance d'un cas de maladie contagieuse (déclarée ou soupçonnée) est de provoquer l'intervention du vétérinaire sanitaire ; ce n'est évidemment qu'après la visite de ce vétérinaire, et selon ce qu'il aura constaté, que le maire devra transmettre l'avis en question. D'ailleurs, dans la pratique, la communication du maire pourra être accompagnée du rapport du vétérinaire (L. art. 4) et de la sorte le préfet sera mis immédiatement à même de prendre son arrêté.

J'insisterai auprès de vous, Monsieur le préfet, pour une observation exacte de la prescription contenue dans le second paragraphe de l'art. 1er. Mon ministère doit être tenu constamment au courant de la situation sanitaire du pays.

Art. 3 — Après une déclaration se rapportant à un animal mort ou abattu, le maire procédera comme il est indiqué à l'art. 3, mais cet article doit lui-même se combiner avec les art. 1er du règlement et 4 de la loi.

Art. 4 — L'équarrissage anéantit d'une façon infaillible tous les germes morbifiques et, lorsqu'il sera possible de l'employer, ce mode de destruction des cadavres ou parties de cadavres devra toujours être préféré. C'est à défaut seulement d'atelier d'équarrissage dans la commune qu'on aura recours à l'enfouissement.

Les précautions à prendre pour le transport, soit à l'atelier d'équarrissage, soit à la fosse d'enfouissement, sont indiquées plus loin pour chaque maladie en particulier.

Je n'entrerai pas ici dans l'examen des considérations qui doivent présider au choix des terrains d'enfouissement. Les maires auront, à cet égard, recours aux conseils des vétérinaires ; je me bornerai à signaler le grand intérêt qu'il y aurait, dans les communes où le charbon existe à l'état endémique et où il ne se trouve pas d'atelier d'équarrissage, à affecter spécialement un terrain à l'enfouissement des animaux charbonneux. Ce terrain, dont l'enceinte devrait être formée par une barrière ou une haie vive, serait interdit à toute culture et l'herbe en serait brûlée sur place.

Art. 6. — La prescription contenue à l'art. 6 pourrait paraître une superfétation, puisqu'elle s'applique à des animaux que leurs propriétaires doivent tenir renfermés. Cependant l'abreuvement à l'étable pouvant présenter parfois quelque difficulté, on aurait pu être tenté, la nuit principalement où les chemins sont déserts, de mener aux abreuvoirs communs les animaux placés sous la surveillance de l'autorité pour cause de maladie contagieuse. Indépendamment des germes morbifiques qu'ils déposeraient sur leurs parcours, ces animaux pourraient transformer l'abreuvoir en une source commune où tout le bétail de la localité viendrait puiser la contagion. Les autorités locales devront donc tenir énergiquement la main a ce que la défense portée par l'article 6 soit observée.

Art. 7. — Dans tous les cas où il est prescrit de marquer les animaux, la marque sera appliquée sur la joue gauche et, afin qu'aucune confusion ne puisse s'établir, il est interdit d'apposer sur cette joue aucune autre marque que celle du service sanitaire. Cette disposition n'est pas, d'ailleurs de nature à rencontrer de la résistance ; il n'est pas dans l'habitude des éleveurs ni du commerce de marquer les animaux sur la joue et d'un autre côté, si la marque est faite au feu, il n'en résultera aucune diminution de valeur pour la peau.

CHAPITRE II. *Mesures spéciales à chacune des maladies contagieuses.* — SECTION Iʳᵉ. *Peste bovine.* Art. 8. — Immédiatement après la constatation de la *peste bovine*, doit intervenir l'arrêté portant *déclaration d'infection*, prévu par l'article 5 de la loi, et qui est le point de départ, le signal de l'application de toutes les mesures spéciales à cette maladie. Ces mesures font l'objet de la section 1ʳᵉ du règlement et des articles 6 et 7 de la loi.

L'arrêté détermine exactement le périmètre du territoire déclaré infesté qui s'étendra plus ou moins suivant les circonstances, mais comprendra au début toute l'agglomération rurale dans laquelle le cas de maladie se sera produit.

Je n'entre pas, d'ailleurs, dans d'autres détails au sujet de la peste bovine, car si cette maladie venait à être introduite dans votre département, vous voudrez bien m'en informer par télégramme, et je prendrais

immédiatement avec vous et avec le concours du comité
consultatif des épizooties, la direction du service sanitaire.

SECTION II. *Péripneumonie contagieuse.* — Art. 21.
Dans la péripneumonie contagieuse, maladie qui n'a
pas, il s'en faut, la puissance de rayonnement de la
peste bovine, l suffit que l'arrêté préfectoral déclare infecté le local, la cour, l'enclos, l'herbage ou la pâture
dans lequel se trouve l'animal malade et aussi, bien
entendu, les animaux du même propriétaire ou de propriétaires différents qui ont cohabité avec l'animal malade et ont pu recevoir de lui les germes de la maladie.

Ainsi, par exemple, si des étables appartenant à diverses personnes ont une cour commune et que la péripneumonie vienne à se manifester sur les animaux de
l'une de ces étables, toutes devront être comprises dans
la déclaration d'infection.

De même, si la péripneumonie vient à être constatée sur quelque animal d'une pâture commune, la déclaration d'infection s'appliquera à la pâture tout entière
avec les animaux qu'elle renferme.

L'inoculation prescrite par l'article 9 de la loi ne
sera pratiquée que dans les localités déclarées infectées
comme il vient d'être dit.

Art. 22. — Je n'ai rien de particulier à dire, Monsieur le préfet, de l'article 22.

Cet article édicte les mesures qui, avec l'abatage et
l'inoculation ordonnée par l'article 9 de la loi, ont pour
but de prévenir le développement de la péripneumonie
contagieuse. Toutes ces mesures, énumérées dans une
série de paragraphes, ont une égale importance et l'autorité locale assistée du vétérinaire sanitaire devra tenir
la main à leur exécution complète et rigoureuse. C'est
à cette condition seulement que nous parviendrons à
délivrer l'agriculture d'une maladie qui prélève chaque
année sur elle un lourd tribut et que les indemnités
payées par l'État ne resteront pas un vain sacrifice.

Art 23.— En principe la séquestration des animaux qui ont été exposés à la contagion et, comme tels, compris dans la déclaration d'infection, doit être absolue : toutefois l'immobilisation des bêtes de travail pendant un délai de trois mois pourrait être, pour la culture ou certaines industries, une cause de préjudice trop considérable et il fallait concilier les besoins particuliers avec les exigences de la police sanitaire.

A cet effet, l'article 23 confère au préfet le pouvoir d'autoriser la circulation des animaux de travail, mais seulement dans le territoire de la commune où se trouve le périmètre déclaré infecté. La même autorisation est prévue pour ceux qui doivent être conduits dans des pâturages désignés, mais avant de l'accorder il sera nécessaire de s'assurer que les animaux ne pourront avoir aucune communication avec d'autres se trouvant dans des pâturages voisins.

L'autorisation de vendre pour la boucherie les animaux qui ont été exposés à la contagion, sera toujours accordée, sous la réserve des garanties d'abatage exigées par le dernier alinéa de l'article 23. Le paragraphe 2 de l'article 22 prescrit la marque des animaux contaminés ; lorsque ceux-ci devront rester séquestrés, la marque aux ciseaux suffira ; mais si le propriétaire veut les conduire à la boucherie, à cette marque trop facile à faire disparaître, devra être substituée la marque au feu afin que, portant un signe indélébile, l'on ne soit point tenté de les livrer au commerce. Ainsi, dans le cas de vente pour la boucherie, le seul qui soit prévu, les animaux devront être marqués des lettres S-P (suspect de péripneumonie) sur la joue gauche. Mais je rappellerai ici que le sacrifice pour la boucherie des animaux contaminés étant un fait purement volontaire, si le prix obtenu était inférieur au chiffre de l'estimation, il ne pourrait être alloué aucune indemnité.

Art. 25. — Lorsque la péripneumonie se manifeste avec fréquence et sur des points rapprochés, et qu'il est permis de croire que toute la population bovine d'une contrée plus ou moins étendue a été soumise à son influence, il devient nécessaire d'exercer une surveillance attentive sur tous les animaux de cette espèce. Dans ce but un arrêté préfectoral rendra obligatoire, dans un périmètre déterminé pour tout cas de maladie quelconque, contagieuse ou non, la déclaration prescrite par l'article 3 de la loi. En même temps, la tenue des foires et marchés sera interdite dans le même périmètre; doivent être également interdits les concours agricoles et les réunions ou rassemblements de bêtes bovines pour l'exposition ou la mise en vente. Il n'est fait d'exception que pour les marchés intérieurs des villes ayant des abattoirs, mais certaines règles sont à observer en ce qui concerne les animaux conduits à ces marchés. Elles font l'objet des paragraphes 2, 3 et 4 de l'article.

Art. 26. — L'intervention du maire ne sera pas nécessaire dans les communes où il existe un abattoir avec service d'inspection des viandes. Ce service, qui a une délégation de l'autorité municipale, est apte à donner l'autorisation prévue par l'article 26, et cela d'autant mieux que, dans l'espèce, il sera assisté du vétérinaire délégué chargé de l'autopsie.

Section III. *Fièvre aphteuse.* — Art. 29-32.— Les articles 29 à 32 ne comportent aucune explication particulière. La seule observation à faire se rapporte à la déclaration d'infection, mais ce que j'ai dit plus haut à propos de l'article 23 relatif à la péripneumonie s'applique également à la fièvre aphteuse.

Section IV.—*Clavelée.* Art. 33-38.—Les dispositions relatives à la clavelée n'exigeraient pas non plus de mention spéciale sans l'article 36, qui vise le cas où la clavelée est donnée artificiellement dans un but de préservation ultérieure. (Loi art. 11, § 2.) Le troupeau clavelisé étant devenu un agent de contagion, il était nécessaire de le soumettre aux prescriptions de l'article 34, qui sont elles-mêmes la conséquence de la déclaration d'infection. En un mot, le troupeau pour lequel aura été rendu l'arrêté autorisant la clavelisation, sera déclaré infecté pour une période de trente jours au moins (article 38, § 2).

SECTION V. *Gale.* — Art. 39-42. — La gale n'est pas susceptible de se répandre avec la même activité que les maladies des sections précédentes, et les mesures qui la concernent sont d'une grande simplicité. Ces mesures, le plus souvent, pourront être levées aussitôt que prises, car je ne suppose pas qu'il se rencontre un seul propriétaire qui préfère subir la gêne, pour si faible qu'elle soit, de la surveillance du service sanitaire pendant tout le temps que durera la maladie, plutôt que de soumettre son troupeau au traitement spécifique si simple, si peu coûteux et d'une action si prompte.

SECTION VI. *Morve et farcin.* Art. —43. — Les mesures relatives à la morve et au farcin sont de celles qui doivent être appliquées avec la plus extrême rigueur.

La déclaration d'infection ne doit s'appliquer qu'aux seuls locaux où se trouvent les animaux malades, mais on restera dans l'esprit de la loi et du règlement en déclarant aussi infectés les locaux où se sont trouvés des animaux malades, jusqu'à l'accomplissement de toutes les mesures qui permettent de lever la déclaration d'infection. Il est évident, en effet, que si un animal morveux ou farcineux a été extrait d'une écurie avant l'intervention de l'autorité, cette écurie n'en est pas moins infectée et réclame l'application des mesures prévues à la présente section.

Art. 44. — Cet article interdit de mettre en vente ou de vendre, pendant un délai de deux mois, à partir du jour de la déclaration d'infection, les animaux qui ont été exposés à la contagion. Si le propriétaire veut se dessaisir de ces animaux, il ne peut le faire que pour les livrer à l'équarrissage, mais on ne peut les faire sortir de l'écurie où ils sont renfermés qu'après les avoir marqués. Dans l'espèce, c'est encore la marque au feu qui doit être adoptée, car il importe au plus haut degré que les animaux envoyés à l'équarrissage pour cause de morve ou de farcin ne puissent être remis dans le commerce.

Art. 46. — Aux termes de l'article 46. les mesures mises en vigueur par l'arrêté portant déclaration d'infection sont levées après la disparition de la maladie. L'article 44 ayant soumis à une surveillance minimum de deux mois les animaux qui ont été exposés à la contagion, la maladie ne peut être considérée comme éteinte que si pendant ce délai aucune nouvelle manifestation de morve ou de farcin ne s'est produite parmi ces animaux. Tout nouveau cas de maladie aurait pour effet de reculer de deux mois le moment où l'arrêté portant déclaration d'infection pourra être rapporté.

Les animaux qui ont été exposés à la contagion peuvent généralement être considérés comme à l'abri de toute infection après deux mois passés sans qu'aucun trouble sérieux de la santé ou aucun symptôme extérieur de morve ou de farcin se soit manifesté ; mais il n'en est pas de même de ceux chez lesquels des signes incertains de maladie se sont produits et ont ensuite disparu, soit naturellement, soit sous l'influence d'un traitement. Ces animaux, très dangereux au point de vue de la propagation de la contagion morveuse, doivent rester soumis pendant une année entière à la surveillance du service sanitaire avec interdiction de vente. si ce n'est pour l'équarrissage. Si au cours de cette surveillance la maladie venait à se trahir par des apparences non équivoques, les prescriptions de la loi et du règlement seraient immédiatement appliquées.

SECTION VII. *Dourine.*—Art. 47-50.—En ce qui concerne la dourine, je n'ai à appeler votre attention que sur l'article 49. Dans les communes où cette maladie a été constatée, les étalons particuliers seront soumis à une visite bi-mensuelle, et pour les employer à la monte les propriétaires devront se munir d'un certificat de santé.

De même, pour faire saillir les juments, il sera nécessaire de se munir d'un même certificat qui ne devra pas avoir plus de quatre jours de date. Ces mesures seront rendues exécutoires par arrêté préfectoral.

Section VIII. *Rage.* — Art. 51. — C'est contre le chien principalement que doivent être dirigées les mesures propres à prévenir la propagation de la rage.

L'article 51 rend le port du collier obligatoire pour tout chien circulant sur la voie publique, même lorsqu'il est tenu en laisse. Cette disposition a une importance, elle permet de rechercher à qui les animaux appartiennent et de mettre en cause les responsabilités, lorsque des accidents viennent à se produire par le fait de ces animaux. Par l'obligation du collier les propriétaires se trouvent intéressés à exercer sur leurs chiens une surveillance attentive, afin de ne pas encourir les risques des peines et des dommages-intérêts auxquels les accidents causés par eux pourraient donner lieu.

Art 52. — Le danger de la rage dans les villes et surtout dans les grandes villes, est accru par le nombre considérable de chiens divaguant sur la voie publique. Les chiens trouvés sur la voie publique sans collier et les chiens errants même munis de collier doivent être capturés et mis en fourrière ; il est ensuite procédé à leur égard comme il est dit dans la suite de l'art. 52. Dans certaines localités on avait pour habitude de mettre en vente des chiens mis en fourrière et non réclamés par leurs propriétaires dans un délai déterminé ; cette pratique qui peut avoir les plus graves conséquences doit être absolument abandonnée si elle existe encore quelque part.

Art. 53. — La mesure prévue par l'article 53 peut être nécessitée par l'accroissement exceptionnel des accidents rabiques à un moment donné. Les faits de cette nature sont toujours corrélatifs à une augmentation considérable de la population canine divaguante. En pareil cas, le musellement peut être rendu obligatoire par arrêté spécial.

Art. 54. — Une des principales causes de la propagation de la rage est la liberté de divagation laissée aux chiens dans les communes où un cas de rage a été constaté. Il est plus que probable que dans ces communes un certain nombre de chiens auront été mordus et que, devenant enragés à leur tour, ils en mordront d'autres et toujours ainsi.

Pour prévenir ce danger toujours imminent, le maire prend un arrêté pour interdire pendant six semaines au moins la circulation des chiens à moins qu'ils ne soient tenus en laisse. Cette mesure doit être prise également par les maires des communes qui ont été parcourues par un chien enragé.

Une certaine suspicion s'étendant ainsi à tous les chiens des communes où la rage a été constatée, pendant toute la durée de cette suspicion, il devait être interdit aux propriétaires de s'en dessaisir ou de les conduire en dehors de leur résidence, si ce n'est pour les faire abattre; tel est l'objet du dernier paragraphe de l'art. 54.

Section IX. *Charbon.* — Art. 57-60. — La seule observation à faire se rapporte à la déclaration d'infection, qui doit être entendue ici comme pour la péripneumonie, la fièvre aphteuse et la clavelée.

Chapitre III. *Mesures concernant les chevaux de l'armée, de l'administration des haras et les animaux amenés ou placés dans les écoles vétérinaires.* — Art. 62. — La loi sur la police sanitaire des animaux ne traite que de l'action de l'autorité civile pour la répression des maladies contagieuses, et il n'a pas été dans la pensée du législateur d'étendre les prescriptions qu'elle édicte aux animaux qui sont la propriété de l'administration de la guerre.

L'autorité militaire reste donc seule chargée, comme elle l'est actuellement, de prendre et de faire exécuter par ses propres vétérinaires toutes les mesures nécessaires pour combattre les maladies contagieuses qui viendraient à se déclarer parmi les animaux appartenant à l'armée, et, sur ce point, son indépendance de l'autoritécivile est et demeure entière.

Art. 63 et 64. — Quant aux dépôts d'étalons de l'administration des haras et aux écoles vétérinaires, il convenait, en raison des garanties complètes que présentent ces établissements, de remettre aux directeurs le soin d'y faire exécuter les prescriptions de la loi sanitaire et du règlement d'administration publique. Mais ils doivent faire à l'autorité locale la déclaration prescrite par l'article 3 de la loi, afin que celle-ci puisse prendre les mesures qu'elle jugerait utiles.

En ce qui concerne spécialement les écoles vétérinaires, les directeurs doivent également donner avis à l'autorité du lieu d'origine des animaux amenés à leur consultation, des cas de maladies contagieuses constatées sur ces animaux. Cette déclaration doit avoir le même effet que si elle avait été faite par le propriétaire lui-même.

CHAPITRE IV. *Indemnités.* — Art. 65. — Ce chapitre complète le titre II de la loi.

Aux termes de l'art. 65, le procès-verbal d'estimation des animaux à abattre ou à inoculer (art. 20 de la loi) est déposé à la mairie aussitôt qu'il est rédigé. Ce document authentique est, en effet, une sorte de pièce de procédure qui doit rester entre les mains de l'autorité dès qu'elle a été établie.

Art. 66. — L'art. 66 contient l'énumération des pièces justificatives que les perdants doivent produire, pour établir leur droit à recevoir l'indemnité prévue pour le cas d'abatage pour cause de peste bovine et de péripneumonie contagieuse, ou pour le cas de mort par suite de l'inoculation de cette dernière maladie.

Ces pièces sont nombreuses, mais elles sont toutes également nécessaires pour s'assurer que les conditions mises par la loi à l'obtention de l'indemnité ont été exactement remplies.

Dans la rédaction du procès-verbal d'autopsie, les vétérinaires ne devront pas se borner à une simple affirmation du fait ; ils devront, au contraire, décrire succinctement, mais complètement, les lésions constatées.

Dans le cas de mort des suites de l'inoculation de la péripneumonie, le procès-verbal tiendra lieu du certificat demandé par le paragraphe 3 de l'article 66, à la condition de le faire viser par le maire.

Comme l'a voulu le législateur (rapport de la Commission du Sénat, 28 juin 1881), l'autopsie de l'animal ou des animaux abattus comme atteints de péripneumonie sera faite conjointement par le vétérinaire sanitaire de la circonscription et par le vétérinaire délégué chef du service sanitaire du département.

TITRE II. — *Police sanitaire à la frontière.* — L'observation que j'ai faite à l'occasion du titre III de la loi, s'applique également au titre II du règlement, qui concerne exclusivement les mesures à prendre pour prévenir l'importation ou l'exportation d'animaux atteints ou suspects de maladies contagieuses.

TITRE III. *Dispositions générales.* — CHAPITRE Ier. *Foires et marchés.* — Les foires et marchés doivent être l'objet d'une très grande surveillance, parce que les rassemblements d'animaux dont ils sont l'occasion peuvent être une cause très active de propagation des maladies contagieuses. Il suffit de la présence d'un animal malade pour en infecter un grand nombre d'autres, qui dissémineront ensuite les germes qu'ils auront pu recueillir.

Art. 80. — Les différentes espèces d'animaux doivent avoir chacune leur compartiment spécial, afin d'éviter, autant que possible, que les contagions communes à plusieurs, telle que la fièvre aphteuse, se communiquent par suite de la promiscuité à toutes celles qui sont susceptibles de la contracter. Dans certaines villes, il existe des marchés entièrement indépendants les uns des autres pour chaque espèce ; c'est la meilleure manière de pratiquer l'isolement, et cet exemple doit être recommandé. En outre, dans le compartiment spécial, si l'emplacement le permet, un espace libre devra être réservé entre les animaux appartenant à des propriétaires différents.

Art. 81. — Il est urgent, quand une maladie contagieuse est constatée, qu'à l'instant même des dispositions soient prises pour réduire le plus possible les chances de sa transmission. L'article 81 enjoint au vétérinaire préposé à l'inspection des foires et marchés de prévenir immédiatement l'autorité locale des cas de maladie contagieuse ou de suspicion constatés par lui, cet avertissement aura lieu au moment même de la constatation. Si le vétérinaire, comme il est à désirer, est accompagné dans son inspection par un agent de police, celui-ci fera immédiatement mettre en fourrière les animaux malades ou suspects.

D'autre part, l'article 81 prescrit au vétérinaire de faire une enquête sur les animaux qu'il a signalés comme devant être mis en fourrière, et de proposer à l'autorité les mesures de précaution qu'il croit nécessaires d'adopter pour prévenir la contagion.

Art. 82. — Lorsqu'un cas de maladie contagieuse est constaté sur un champ de foire ou dans un marché, le maire de la commune d'où proviennent les animaux doit en être immédiatement informé, afin qu'à son tour il puisse prendre toutes les mesures prescrites par la loi et le règlement à l'égard des localités infectées. C'est à l'autorité du lieu où a été faite la constatation qu'il incombe de transmettre cet avis.

Art. 83, 84, 85, 86 et 87. — Ces articles édictent les mesures qui seront appliquées suivant la nature de la maladie ; ils ne comportent aucune explication particulière.

Art. 88. — L'article 88 prescrit le nettoyage et la désinfection, après chaque tenue du marché, de tous les lieux et emplacements sur lesquels les animaux ont stationné. Le procédé de désinfection sera indiqué dans une instruction spéciale ; il sera aussi élémentaire que possible, afin qu'on ne trouve pas dans la difficulté de l'application ou dans la dépense qu'il entraînerait une excuse à la négligence ; mais la mesure a une très grande importance comme moyen préventif, et je vous prierai, Monsieur le préfet, de tenir la main à ce que les autorités locales la fassent exécuter très exactement.

CHAPITRE II. *Abattoirs.* — Art. 89. — L'article 89 contient des prescriptions hygiéniques, qui doivent être rigoureusement exécutées. Sans ces mesures, les germes de contagion déposés dans les locaux où ont séjourné des animaux atteints de maladies contagieuses, pourraient être transportés au dehors par les hommes employés aux abattoirs, et devenir le point de départ d'affections nouvelles.

Art. 90. — En décidant que les abattoirs et tueries particulières seront placés sous la surveillance d'un vétérinaire spécialement délégué à cet effet, l'article 90 a eu pour but la recherche de la provenance des animaux sur lesquels l'autopsie a fait reconnaitre les lésions propres à des maladies contagieuses qui n'étaient pas déclarées du vivant des animaux. Lorsque ce vétérinaire inspecteur aura constaté un cas de maladie contagieuse, il en préviendra immédiatement le maire de la commune d'où vient l'animal. Ce maire sera ainsi mis à même de prendre les mesures nécessaires pour prévenir le développement de la contagion.

La désignation du vétérinaire délégué pour cet objet spécial appartient naturellement à l'autorité locale.

CHAPITRE III. *Ateliers d'équarrissage.* — Art. 91 et 92. — Les mesures particulières prescrites en ce qui concerne les ateliers d'équarrissage ont encore pour but de mettre l'autorité sur la trace des maladies contagieuses.

Ces établissements doivent être soumis à une surveillance très rigoureuse, d'une part, pour empêcher qu'ils puissent servir à dissimuler les maladies contagieuses, et, d'autre part, pour prévenir un abus grave qui pourrait se produire : vente clandestine de viandes provenant d'animaux atteints de maladies qui rendent leur chair impropre à la consommation.

CHAPITRE IV. *Transport des animaux.*— Art. 93-95.
— Les articles 93 et 95 sont relatifs aux mesures de désinfection auxquelles doit donner lieu le transport des animaux, soit par chemin de fer, soit par eau. Cette désinfection est obligatoire en tout temps après chaque transport. Une instruction spéciale déterminera les procédés à employer.

En ce qui concerne les chemins de fer, la désinfection sera faite par les soins des Compagnies sous la surveillance des agents du contrôle. M. le Ministre des travaux publics fixera prochainement à nouveau la taxe que les Compagnies sont autorisées à percevoir pour cette opération. (Loi article 37.)

CHAPITRE V. *Service vétérinaire.*— Art. 96.— L'article 38 de la loi dispose qu'un service des épizooties sera établi dans chacun des départements, et il ajoute que les frais de ce service seront rangés parmi les dépenses obligatoires à la charge des budgets départementaux.

Il résulte de ces dispositions que le service des épizooties est avant tout une institution départementale. Si chaque service en particulier concourt à l'extinction des épizooties sur l'ensemble du territoire de la République, ses efforts sont en proportion de ce qu'exige le département dans lequel il opère, et c'est ce département qui recueille avant tout les bénéfices de son action. Comme conséquence de cette doctrine, le règlement d'administration publique devait laisser à l'autorité administrative départementale le soin de pourvoir à l'organisation de ce service; elle le constituera en y faisant entrer tel nombre de vétérinaires qu'elle jugera utile. Une seule condition est imposée : c'est que le service des épizooties ait un chef à qui appartiendra la direction et le contrôle. Il est indispensable que ce vétérinaire réside au chef-lieu du département, afin que vous l'ayez toujours sous la main pour les missions que le règlement vous oblige à lui confier. Ainsi il doit vérifier sur place tous les cas de peste bovine et de péripneumonie, et les ordres d'abatage et d'inoculation, en ce qui concerne cette dernière maladie, ne peuvent être donnés sans son avis motivé.

Le chef du service des épizooties prendra le titre de *vétérinaire délégué, chef du service sanitaire du département* ; ses collègues s'appelleront simplement *vétérinaires sanitaires*.

Art. 97. — Si le nombre et la dispersion des cas de péripneumonie contagieuse rendaient la mission dévolue au chef du service sanitaire trop lourde pour une seule personne, vous pourriez désigner un ou plusieurs vétérinaires sanitaires, ainsi que vous y autorise l'article 97, pour les vérifications prescrites par l'article précédent. Toutefois, ce vétérinaire ne pourra pas réunir dans sa circonscription sanitaire les fonctions de vétérinaire sanitaire et celles de vétérinaire délégué, en ce qui concerne la péripneumonie contagieuse. Il en sera de même, d'ailleurs, du vétérinaire délégué chef du service *militaire* du département, s'il a en même temps une circonscription sanitaire. Le législateur ayant exigé pour la constatation de la péripneumonie et les autopsies la présence de deux vétérinaires, lorsqu'un vétérinaire délégué constatera dans sa circonscription sanitaire un cas de péripneumonie, la contre-visite sera faite par le vétérinaire le plus voisin à qui vous pourrez donner un mandat spécial.

Art. 98. — Dans le cas de désaccord entre les deux vétérinaires sur l'existence soit de la peste bovine, soit de la péripneumonie contagieuse, vous devriez, aux termes de l'article 98, m'en référer immédiatement ; si l'existence de la peste bovine était seulement soupçonnée sur un point de votre département, je vous prierai de m'en faire part sur le champ, sans même attendre le résultat de la seconde visite. Quant à la péripneumonie, si le cas prévu par ledit article se produit, je vous autorise à désigner vous-même le troisième vétérinaire. sauf à m'informer de cet incident.

Art. 99. — Au point de vue de la statistique à dresser du nombre des maladies contagieuses, des régions qu'elles occupent, de leur origine, de leur marche, des caractères divers d'intensité qu'elles sont susceptibles de revêtir, des pertes qu'elles causent, et enfin de l'influence des mesures préventives mises en pratique pour en arrêter l'extension et pour les éteindre, il y a un grand intérêt à ce que tous les vétérinaires qui prêtent leur concours au service sanitaire recueillent avec soin tous les documents qui peuvent servir à l'histoire des épizooties contagieuses dans leurs circonscriptions respectives.

L'art. 97 leur impose l'obligation, lorsqu'une maladie contagieuse se manifeste, de faire une enquête sur l'origine de la maladie et de rédiger un rapport sur les mesures dont elle a nécessité l'application.

En outre, chaque année, aux termes de cet article, les vétérinaires sanitaires doivent faire parvenir au chef de service un rapport général sur toutes les maladies contagieuses qu'ils ont été à même d'observer et sur les mesures dont elles ont été l'objet, avec l'indication des résultats obtenus. De son côté, le vétérinaire délégué présente un travail d'ensemble pour le département.

Ce travail vous sera adressé avec les rapports qui lui ont servi de base et vous voudrez bien, Monsieur le préfet, me le transmettre avec vos observations sur la marche du service.

Chapitre VI. *Comité consultatif des épizooties.* — Art. 100 et 101. — Les art. 100 et 101 déterminent les attributions et la composition du comité consultatif des épizooties institué près de mon ministère; ils ne comportent donc aucune explication. Mais je vous ferai remarquer que le comité doit me présenter, chaque année, un rapport général sur l'état sanitaire des animaux pendant l'année écoulée. Ce rapport mettra en lumière les services et le zèle des vétérinaires du service sanitaire départemental et sera l'occasion de récompenses accordées à ceux qui se seront le plus distingués.

Il ne me paraît pas utile, Monsieur le préfet, de développer davantage ces explications. Quelque détaillée, d'ailleurs, que soit une instruction générale, il se rencontre toujours dans l'application des difficultés imprévues. S'il s'en présente dans votre département, veuillez me les soumettre et je m'empresserai de les résoudre.

Je vous transmettrai ultérieurement une instruction spéciale relativement à la *désinfection* dans tous les cas où cette opération est prescrite par la loi et le règlement d'administration publique.

En outre, dans le but de faciliter l'exécution des dispositions légales, je vais m'occuper de faire préparer des formules pour toutes les circonstances où leur emploi pourra apporter des simplifications.

Je vous prie de vouloir bien m'accuser réception du présent envoi.

Recevez, etc.

Le ministre de l'agriculture,

DE MAHY.

Les dispositions contenues dans notre loi sanitaire peuvent être résumées ainsi qu'il suit :

1º Énumération limitative des espèces animales et des maladies contagieuses (peste bovine, péripneumonie, clavelée, gale, fièvre aphteuse, morve, farcin, dourine, rage, charbon) auxquelles s'appliquent les mesures sanitaires édictées, avec réserve expresse pour le chef de l'État du droit d'ajouter ultérieurement, par décret, à la liste dressée, d'autres affections et d'autres espèces animales. 2º Déclaration des animaux malades ou suspects, au maire de la commune ou à son suppléant, obligatoire pour les propriétaires, détenteurs, gardiens, vétérinaires appelés à les traiter et toutes personnes chargées de les soigner ou de les garder, sous peine d'un emprisonnement de six jours à deux mois et d'une amende de 16 à 400 francs. 3° Obligation, sous peine d'un emprisonnement de six jours à deux mois et d'une amende de 16 à 400 francs, pour les propriétaires, détenteurs et gardiens, de maintenir immédiatement séquestrés, séparés et isolés, les animaux susceptibles de contracter la maladie, ceux (malades ou suspects) qu'ils déclarent, et de laisser sur place les cadavres jusqu'à intervention du maire, pour en faire pratiquer l'examen ou pour en autoriser ou en ordonner l'enfouissement ou la livraison à l'équarrissage. 4° Obligation pour le maire de veiller et de pourvoir à l'exécution des mesures précitées, de prévenir l'autorité supérieure et de faire visiter les animaux par le vétérinaire sanitaire. 5° Rôle des vétérinaires délégués qui doivent procéder d'urgence à la visite des animaux déclarés, prescrire la séquestration et l'isolement, s'ils n'ont pas été appliqués, ainsi que la désinfection qu'ils jugent immédiatement nécessaire et adresser sans retard au préfet un rapport que le maire lui fera parvenir. 6° Après la réception du rapport constatant l'existence d'une maladie contagieuse ou d'une épizootie, intervention du préfet qui statue sur les mesures à prescrire (isolement, séquestration, visite, recensement, marque, désinfection), et qui prend, s'il y a lieu (épizooties graves), un arrêté déclarant infectées telles ou telles localités dans lesquelles on devra, sous peine d'un emprisonnement de six jours à deux mois et d'une amende de 16 à 400 francs, appliquer selon les cas (voir règlement d'administration publique), telles ou telles des mesures suivantes : isolement, séquestration, visite, recensement, marque des animaux et troupeaux, interdiction de ces localités à l'importation d'animaux, interdiction momentanée ou réglementation des foires et marchés ainsi que de la circulation et

du transport du bétail, désinfection des habitations
et des moyens de transport, désinfection ou destruction des objets ayant servi aux malades ou
ayant été souillés par eux, et des objets pouvant
servir de véhicules à la contagion. 7° Interdiction,
sous peine de six jours à deux mois d'emprisonnement et de 16 à 400 francs d'amende, de traiter,
sans l'autorisation ministérielle, les malades atteints
du typhus, qui doivent (et avec tous les bovins contaminés) être abattus (sur l'ordre du maire, d'après
la proposition du vétérinaire délégué et après évaluation) sur place, ou sur le lieu d'enfouissement,
ou à l'équarrissage (avec l'autorisation du maire
donnée sur l'avis du vétérinaire délégué). 8° Isolement, sous peine de 16 à 400 francs d'amende, des
animaux ovins et caprins qui ont été exposés à la
contagion de la peste bovine. 9° Abatage, sur l'ordre
du maire et sous peine de 16 à 400 francs d'amende,
des solipèdes morveux et atteints de farcin incurable et des animaux charbonneux reconnus incurables. 10° Obligation pour le préfet d'ordonner
l'abatage, après évaluation, des animaux bovins
atteints de péripneumonie contagieuse et l'inoculation de ceux qui se trouvent dans les localités déclarées infectées; droit pour le Ministre de l'agriculture d'ordonner l'abatage, après évaluation, des
animaux bovins ayant cohabité ou ayant été en
contact avec des animaux péripneumoniques; obligation pour les intéressés d'exécuter aussitôt les
ordres d'abatage et d'inoculation, sous peine de six
jours à deux mois de prison et de 16 à 400 francs
d'amende. 11° Obligation pour les propriétaires,
sous peine de six jours de prison à deux mois et de
16 à 400 francs d'amende, d'abattre, sur l'ordre du
maire et même sans l'intervention de l'autorité, tout
animal reconnu enragé et tous chiens et chats qui
seraient suspects. 12° Défense, sous peine de six
jours à deux mois de prison et de 16 à 400 francs

d'amende, de claveliser sans l'autorisation du préfet, qui peut permettre et ordonner la clavelisation des troupeaux infectés de clavelée. 13° Droit pour les propriétaires de contester, par leur vétérinaire, l'affirmation du vétérinaire délégué, tant sur la nature que sur l'incurabilité de la maladie, et obligation pour le préfet de désigner un troisième vétérinaire dont les conclusions doivent être adoptées. 14° Interdiction, sous peine de six jours à deux mois de prison et de 16 à 400 francs d'amende, de l'exercice de la médecine vétérinaire, dans les maladies contagieuses, aux personnes non vétérinaires. 15° Interdiction, sous peine de deux à six mois de prison et de 100 à 1,000 francs d'amende, de la vente ou de la mise en vente de tout animal qu'on sait atteint ou soupçonné d'être atteint de maladie contagieuse, sauf dans les cas prévus par le règlement d'administration publique. 16° Défense, sous peine de six mois à trois ans de prison et de 100 à 2,000 francs d'amende, de vendre ou d'exposer en vente, pour la consommation, la viande d'animaux qu'on sait morts d'une maladie contagieuse ou abattus comme atteints de typhus, de morve, de farcin, de charbon, de rage; obligation d'enfouir les cadavres de ces animaux ou de les livrer à l'équarrissage et de ne pas les déterrer ni les acheter, sous peine de deux à six mois de prison et de 100 à 1,000 francs d'amende. 17° Utilisation permise, à certaines conditions (qui devront être remplies, sous peine de 16 à 400 francs ou de 1 à 400 francs d'amende), en ce qui concerne la chair des animaux abattus comme suspects de peste bovine, comme suspects ou atteints de péripneumonie, comme atteints de fièvre aphteuse, de clavelée. 18° Peine de deux à six mois de prison contre ceux qui auront, au mépris de la défense de l'administration, laissé communiquer leurs animaux infectés avec d'autres. 19° Peine de 6 mois à 3 ans de prison et de 100 à 2,000 francs d'amende contre ceux qui ont commis une des infractions ci-dessus visées, s'il en est résulté une contagion parmi les autres animaux. 20º Obligation, sous peine de 100 à 1,000 francs d'amende, pour les entrepreneurs de transports par terre et par eau, de désinfecter en tout temps leurs véhicules ; peine de six jours à deux mois de prison, si du défaut de désinfection est résulté une contagion d'autres animaux. 21º Allocation d'une indemnité aux propriétaires d'animaux abattus pour cause de peste bovine ou de péripneumonie contagieuse, ou succombant des suites de l'inoculation de péripneumonie. 22º Réglementation de l'importation et de l'exportation des animaux : peine de deux à six mois de prison et de 100 à 1,000 francs d'amende pour importation, avant l'arrêté d'interdiction, d'animaux qui seraient atteints de maladies contagieuses. 23º Aggravation de la peine quand une infraction a été déjà commise antérieurement depuis moins d'une année ou quand elle a été commise par un vétérinaire délégué, un garde champêtre, un garde forestier, un officier de police. — L'article 463 du code pénal reste applicable. 24º Dispositions générales. — Les frais occasionnés par l'application des mesures sanitaires sont à la charge des propriétaires ou conducteurs d'animaux. — Service des épizooties. — Inspection des foires et marchés. — Comité consultatif des épizooties.

Devoirs des propriétaires, gardiens et détenteurs d'animaux malades. — Ces devoirs se réduisent à trois principaux : l'obligation d'isoler, aussitôt qu'on les reconnaît malades, les animaux atteints de maladie contagieuse ; l'obligation d'en faire aussitôt la déclaration à l'autorité ; et l'obligation très générale de se soumettre à la loi, à toutes les dispositions qu'elle édicte, à toutes les prescriptions de l'autorité.

Devoirs des vétérinaires. — En toutes circonstances, le vétérinaire doit agir avec conscience et avec prudence ; il doit agir avec conscience, car, sous prétexte de confraternité, il ne lui est pas permis de léser l'intérêt général. Il doit éclairer l'autorité aussi exactement qu'il le peut. Cependant dans ses rapports avec ses confrères il est tenu à une certaine réserve ; et, dans une mission délicate comme celle que lui confie l'autorité, il doit concilier les devoirs que lui impose sa conscience avec les réserves que lui dicte la confraternité. Il doit agir avec prudence et avoir toujours présente à l'esprit la gravité de la maladie contagieuse, soit au point de vue de l'atteinte qu'elle porte à la fortune publique, soit au point de vue de sa contagion possible à l'homme. Quand il constatera l'existence d'une maladie contagieuse, il devra toujours éclairer son client et l'engager à faire la déclaration le plus vite possible. S'il a affaire à des personnes sensées, il leur fera comprendre facilement leur devoir ; mais il lui arrivera d'avoir affaire à des propriétaires qui feindront de ne pas comprendre, qui ne voudront pas faire la déclaration. Alors devra-t-il traiter les malades ou faire la déclaration ? Le vétérinaire est obligé de faire la déclaration, il ne doit jamais traiter une maladie contagieuse tant que la déclaration n'est pas faite à l'autorité. Lorsque celle-ci lui confiera une mission à propos d'une maladie contagieuse, qui sévit dans une localité, le vétérinaire devra-t-il accepter ou refuser ? Au point de vue légal le vétérinaire ne peut être contraint à accepter la mission qui lui est confiée ; un ancien document astreignait les experts à accepter, mais cette disposition est tombée en désuétude, et aujourd'hui le vétérinaire n'est pas obligé d'accepter ni de donner les motifs pour lesquels il refuse. Si le vétérinaire peut refuser la mission que l'autorité lui confie, il n'a jamais intérêt à agir ainsi ; son intérêt particulier, sa con-

sidération et l'intérêt public exigent qu'il accepte
et qu'il se rende utile.

La mission acceptée, il faut agir le plus vite
possible, tout en évitant la précipitation, qui entraînerait des conseils et des actes inréfléchis. Il
faut toujours agir, en s'inspirant des données de
la science, dans l'étude des épizooties. Il faut être
prudent et conciliant dans ses rapports avec les
propriétaires ; il faut les éclairer et leur faire
comprendre que l'autorité n'agit pas dans un but
de tracasserie, mais bien dans le but de protéger
l'intérêt général et aussi leur intérêt propre. Le
vétérinaire nommé expert doit, avant tout, procéder à la visite des animaux déclarés comme malades ou suspects ; pour cela, il doit ou il peut,
dans tous les cas, en conformité des anciennes prescriptions de la législation, se faire accompagner par
un délégué de l'autorité ou par un employé de la
police. Quand il a terminé sa visite, il doit décider
en lui-même quelles sont les mesures propres à
arrêter l'extension de la maladie. Parmi ces mesures, il en est qui doivent être appliquées immédiatement, telles sont : l'isolement, le cantonnement, la séquestration des malades ; le vétérinaire
devra en conseiller et en ordonner l'application
aussitôt la visite terminée ; c'est à l'autorité qu'il
appartient de les prescrire si elles ne l'ont pas
déjà été et en tout cas d'en faire surveiller l'exécution. Le vétérinaire fait ensuite un rapport détaillé
et l'adresse à l'autorité, qui l'a nommé (maire,
préfet ou sous-préfet). Ce rapport doit contenir
beaucoup de choses ; sa rédaction est très importante, et le vétérinaire ne saurait y donner trop de
soin ; car il sera jugé souvent d'après la manière
dont il l'aura dressé et rédigé. Deux conditions
générales doivent toujours être remplies dans de
pareils documents, savoir : l'observation rigoureuse des véritables données scientifiques et

l'observation des règles grammaticales et littéraires. L'expert doit d'abord rappeler au début de son rapport l'ordre de l'autorité qui lui a confié la mission: puis il doit indiquer la marche qu'il a suivie pour la remplir; il désigne les fermes, les villages, les communes qu'il a parcourus; il fait connaître les noms, prénoms et le domicile des propriétaires intéressés, de ceux chez lesquels il a trouvé des animaux malades ou suspects; il indique le nombre, l'espèce, le signalement des malades de chaque propriétaire; il expose le résultat du recensement, c'est-à-dire du dénombrement partiel des animaux suspects qui sont dans chaque localité infectée, dans chaque ferme, dans chaque commune, dans chaque canton, et du dénombrement général des animaux du canton, de la localité, etc. Ces renseignements sont très importants, car ils permettent à l'autorité d'apprécier la gravité de l'épizootie. Le rapport du vétérinaire délégué doit contenir une histoire et une description succinctes et très claires de la maladie, de ses causes, de sa marche, de ses voies et modes de communication. L'expert doit surtout indiquer aussi clairement et aussi véridiquement que possible les voies et modes de propagation, d'après la science et d'après l'étude actuelle de l'épizootie dans sa marche et son extension. Il doit faire connaître le résultat des autopsies qu'il a pu faire; il doit décrire sommairement et exactement les altérations cadavériques qu'il a trouvées, altérations qui l'aident très souvent à diagnostiquer la maladie. Il doit indiquer : le nombre des morts; le nombre des malades; le nombre de ceux qui sont guéris; le nombre de ceux qu'il considère comme suspects, comme contaminés; le nombre de ceux qui ont été cantonnés, séquestrés, marqués comme malades ou comme suspects; le nombre de ceux qu'il considère comme incurables; le nombre de ceux pour lesquels il demande l'abatage; le nombre de ceux qui déjà ont été abattus; le nombre de ceux qui ont été guéris par un traitement, ou qu'on traite avec espoir de guérison. Tous ces détails doivent être donnés s'il y a lieu. Le rapport doit surtout contenir l'indication motivée et détaillée, précise et catégorique des mesures jugées propres à arrêter les progrès de l'épizootie. Ces mesures sont plus ou moins nombreuses, suivant les cas : nous verrons plus tard celles qu'il y a lieu de fixer pour chaque maladie. L'expert doit, en outre, donner son avis sur l'utilisation des dépouilles et de la chair, soit des animaux morts de maladies contagieuses, soit de ceux qui sont abattus pour cause de maladie contagieuse reconnue incurable, soit surtout des animaux suspects, dont l'autorité doit prescrire l'abatage. Cet avis est très important, surtout en ce qui concerne l'utilisation des débris des animaux abattus comme simplement suspects. Le rapport est enfin terminé par un résumé succinct, sous forme de conclusion, de la marche de la maladie et par l'énumération des mesures conseillées. Quand des animaux auront été abattus sur la proposition du vétérinaire, délégué par ordre de l'autorité, le rapport devra mentionner ces cas, ainsi que le mode d'abatage employé et l'usage qui aura été fait des cadavres ; il devra, en outre, faire connaitre les altérations pathologiques rencontrées chez les malades abattus ; cela comporte, pour l'expert, l'obligation de faire les autopsies. Lorsque le vétérinaire délégué a été chargé de suivre l'épizootie pendant toute sa durée, il doit, à son extinction, adresser un rapport récapitulatif à l'autorité dont il tient sa mission ; il résume alors les principales idées qu'il a déjà émises dans ses rapports divers ; il fait une sorte de synthèse de tout ce qui a été observé, prescrit et exécuté ; et il fait connaitre, dans un tableau d'ensemble, les ravages qu'a occasionnés l'épizootie.

Tels sont les principaux points de fond qui doivent être traités par les experts.

Les rapports doivent être rédigés correctement, sans fautes de grammaire ni de style, sans prétention, avec clarté et simplicité; les termes techniques doivent être expliqués ou remplacés par leurs équivalents dans le langage ordinaire; et les vétérinaires, que l'autorité consulte, doivent l'éclairer autant qu'il est en leur pouvoir de le faire; ils doivent donc bannir, dans la forme comme dans le fond, tout ce qui montrerait chez eux de l'indécision : ils doivent éviter les *peut-être* et les *à peu près*; ils doivent se prononcer toujours catégoriquement, et se souvenir toujours que la parole écrite ou parlée a été donnée à l'homme pour faire comprendre sa pensée.

(Pour la question des honoraires dus aux vétérinaires, je renvoie à mon *Traité de Jurisprudence*.)

MOYENS ET MESURES EMPLOYÉES PAR LA POLICE SANITAIRE.

Déclaration. — La déclaration n'est pas, à proprement parler, une mesure de police sanitaire. Quand on dit que la loi sanitaire prescrit la déclaration aux propriétaires, gardiens ou détenteurs d'animaux atteints de maladies contagieuses, on entend que la loi les oblige à déclarer à l'autorité les cas de maladies contagieuses, qui pourraient se présenter chez eux. Cet avertissement donné à l'autorité a pour but de la mettre au courant de ce qui se passe et de lui indiquer qu'il y a lieu de se préoccuper des dangers, qui résultent de l'introduction de telle ou telle maladie, de faire déterminer les caractères de cette maladie, et de prescrire certaines mesures pour en arrêter l'extension. Cette déclaration est très importante, car c'est grâce à elle que l'autorité est instruite qu'il y a un danger et que des mesures doivent être prises ; sans elle l'autorité pourrait ignorer plus ou moins longtemps la maladie, et la contagion pourrait s'étendre et faire de plus grands ravages ; c'est de cette formalité préliminaire que dépendent la prescription et l'application de toutes les mesures subséquentes de police sanitaire. Elle est prescrite pour certaines maladies contagieuses ; l'ancienne législation la prescrivait pour toutes, et la loi nouvelle énumère les maladies pour lesquelles la déclaration et les autres mesures sont obligatoires ; cette énumération n'est pas limitative d'une manière absolue, car le chef de l'État peut l'étendre à telle ou telle maladie contagieuse reconnue dangereuse. La déclaration est donc prescrite dans tous les cas prévus par la loi, non-seulement quand la maladie existe manifestement, mais encore quand on soupçonne simplement son existence ; l'obligation existe donc pour les cas de maladie bien caractérisée et aussi pour les cas de maladie simplement soupçonnée. Dans toutes les législations sanitaires étrangères, la déclaration est inscrite comme étant la condition de l'intervention de l'autorité et de la protection de l'intérêt public.

Quelles sont les personnes que cette prescription oblige ? Quelles sont les personnes tenues de faire cette déclaration ? Ce sont les propriétaires, les détenteurs, les gardiens d'animaux malades, les logeurs, qui se sont aperçu de l'existence d'une maladie contagieuse sur les animaux logés dans leurs écuries. C'est en un mot, d'après l'article 3 de notre loi sanitaire, toute personne ayant à quelque titre que ce soit la charge des soins ou la garde des animaux atteints ou soupçonnés d'être atteints d'une maladie contagieuse. Ce sont aussi les vétérinaires appelés à les soigner. Les maladies pour lesquelles la déclaration est exigée sont : le charbon, la peste bovine, la péripneumonie contagieuse, la morve et le farcin, la dourine. la rage, la clavelée. la fièvre aphteuse, la gale du mouton; et elle pourra l'être pour d'autres si le chef de l'État use de la prérogative que lui donne l'article 2. En résumé sont donc tenus de faire la déclaration tous propriétaires, gardiens et détenteurs d'animaux atteints ou soupçonnés d'être atteints de maladie contagieuse dans les cas prévus par les articles 1-2 de la loi sanitaire, ainsi que les vétérinaires appelés à les soigner. Ne sont pas tenus de faire la déclaration les vétérinaires, qui, n'ayant pas été appelés auprès des malades, ont eu connaissance de l'existence d'une affection contagieuse par d'autres voies et par d'autres moyens. L'obligation de faire la déclaration est sanctionnée pour tous par une amende de 16 à 400 francs et par un emprisonnement de 6 jours à 2 mois (art. 30 de la loi sanitaire); et ces peines peuvent être portées au double de leur maximum s'il s'agit d'un vétérinaire ou si l'infraction a déjà été commise une première fois depuis moins d'une année (art. 35). Mais il faut remarquer que la déclaration que la loi rend obligatoire, est souvent négligée· même par les propriétaires, parce qu'ils ignorent l'obligation qui pèse sur eux, parce que la plupart craignent qu'on leur fasse sacrifier leurs animaux et qu'on les tracasse pour n'avoir pas averti l'autorité assez tôt. Souvent, quand la déclaration est négligée, il n'y a pas. à proprement parler, de mauvais vouloir; il faut donc encourager les propriétaires à la faire. Le propriétaire, détenteur ou gardien. qui a fait la déclaration, doit isoler les animaux qu'il a déclarés; il doit les séparer des animaux sains.—A qui doit être faite la déclaration? D'après l'ancienne. et encore d'après la nouvelle législation, elle doit être faite à l'autorité locale, au maire. Le déclarant se borne ordinairement à informer l'autorité de vive voix ; il peut cependant faire la déclaration par écrit ; et cette déclaration, orale ou écrite, doit être l'expression exacte de la vérité. Le déclarant ne doit pas chercher à induire l'autorité en erreur, car s'il était reconnu qu'il a cherché à la tromper, on pourrait lui appliquer certaines dispositions pénales. — Cette condition étant remplie, il pourrait arriver, exceptionnellement bien entendu que l'autorité égarât la déclaration écrite ou perdît le souvenir de la déclaration orale ; alors le propriétaire ne serait peut-être pas toujours à l'abri de certaines poursuites ; il peut donc exiger de l'autorité la constatation de cette démarche, il peut exiger un récépissé attestant qu'il a déclaré tel jour. Quand le vétérinaire constate l'existence d'une maladie chez son client, il peut arriver qu'il soit chargé par le propriétaire de faire lui-même la déclaration à l'autorité ; dans ce cas, il agit comme le propriétaire, il fait une déclaration verbale ; mais le mieux est de faire une déclaration sous forme de rapport sommaire, dans lequel il indique les caractères, la nature de la maladie, son extension et les mesures à prendre. L'autorité pourra ensuite déléguer tout autre vétérinaire, mais déjà ce rapport la fixera, et avant que l'autre expert ait rempli sa mission, elle pourra proposer l'application de certaines mesures de police sanitaire qu'elle jugera convenables. Quand le propriétaire n'a pas fait la déclaration, quand le vétérinaire ne l'a pas faite non plus, ils peuvent être poursuivis devant les tribunaux correctionnels. Cette poursuite n'a lieu que par l'intervention du ministère public ; mais des voisins peuvent dénoncer les délinquants au ministère public et provoquer son action. Pourtant, bien que souvent la déclaration soit négligée, on voit rarement intervenir le ministère public, à tel point que même, de nos jours, des infractions de ce genre ne sont presque jamais poursuivies ; et, quand la poursuite est exercée et l'affaire portée devant un tribunal correctionnel, il est rare de voir appliquer les deux peines, l'amende et la prison ; le plus souvent on applique la plus légère, c'est-à-dire l'amende. Pour appliquer la pénalité indiquée par la loi, il faut que le délinquant ait agi avec connaissance de cause ; ainsi, il ne suffit pas qu'il y ait eu omission de la déclaration, il faut de plus que l'omission ait été intentionnelle.

Visite. — Quand la déclaration a été faite à l'autorité, celle-ci doit aussitôt intervenir et elle le fait de deux manières : elle doit d'abord veiller à ce que les animaux malades soient isolés ou séquestrés, et en outre elle désigne un ou plusieurs vétérinaires pour étudier l'épizootie. Les vétérinaires délégués pour cette mission doivent procéder avec la plus grande célérité ; ils doivent se mettre à l'œuvre aussitôt que possible. Dans leur visite, ils peuvent se faire accompagner par un membre de l'autorité ou par un employé de la police ; cependant cette précaution qu'ils ont le droit de prendre, n'est pas toujours bonne. Quand les experts savent qu'ils doivent avoir affaire à des propriétaires honnêtes et de bonne foi, ils peuvent se dispenser de se faire accompagner par l'autorité ou par la police, dont l'intervention produit un mauvais effet, surtout dans les campagnes, et ne fait qu'aigrir l'esprit des propriétaires. Ils doivent, avant de procéder à la visite des lieux et des malades, se renseigner, non seulement auprès des propriétaires, mais encore auprès des voisins, auprès de l'autorité locale ; ils doivent s'entourer de tous les renseignements qui peuvent les mettre sur la voie du mode d'introduction de la maladie contagieuse dans la localité ; ils doivent procéder à une sorte d'enquête. Dans leur visite ils agiront avec prudence et précaution ; ils visiteront d'abord les lieux et les animaux simplement suspects ; puis ils visiteront les lieux infectés et les animaux malades. La raison de cette manière de procéder se comprend facilement : il importe que le vétérinaire ne soit pas un agent de propagation de la maladie ; or, en procédant autrement qu'il vient d'être indiqué, il pourrait transmettre la maladie des sujets malades aux sujets sains. Il est vrai qu'il pourrait parer à ce danger en se nettoyant, en se lavant et en se désinfectant, comme cela est quelquefois nécessaire ; mais dans bien des cas, le plus prudent et le plus simple est de faire comme il est indiqué. C'est assez dire par là que la visite doit porter non seulement sur les animaux malades et les lieux infectés, mais encore, dans certains cas, sur les lieux et les animaux du voisinage. Ainsi, quand il s'agit de la morve, il faut visiter, non seulement les chevaux déclarés morveux, qui se trouvent dans l'écurie, mais aussi les chevaux sains en apparence, qui se trouvent dans la même habitation, ou qui ont eu des rapports avec les animaux malades. En procédant à sa visite, le vétérinaire délégué doit prendre bien entendu des notes sur le signalement des animaux visités, sur le degré de leur maladie, sur leur état général, leur état d'embonpoint ; il doit prendre en un mot toutes les notes qu'il jugera nécessaires ou utiles pour la rédaction de son rapport. Après la visite, il prescrira immédiatement les mesures provisoires (l'isolement, la séquestration et la désinfection) si elles n'ont pas été prises déjà. Ensuite il s'occupera de la rédaction de son rapport, qui sera conçu et fait d'après les règles énumérées plus haut et il proposera les mesures qu'il jugera nécessaires ou opportunes.

Recensement, marque. — Le recensement consiste à dénombrer les sujets malades et les sujets suspects ; il doit être fait par l'expert. La marque a été prescrite pour éviter certaines fraudes de la part des propriétaires ; elle a été prescrite dans le but de faciliter la recherche des malades et des suspects, pour les cas où le propriétaire les déplacerait, les mènerait hors du lieu où ils doivent être séquestrés. La marque, qui est une précaution d'une certaine importance, consiste à imprimer certaines lettres (M ou S) sur une région, sur la région de la joue gauche ; elle peut être faite, soit avec une matière colorante, soit avec de la cire. soit avec un fer rouge, soit aux ciseaux. Pour l'espèce ovine, on fait la marque à la poix ou à la matière colorante ; pour les grands animaux, on pourrait aussi employer la marque à la matière colorante, mais le mieux serait d'employer la marque au fer rouge. Dans ce dernier cas, il faudrait autant que possible la pratiquer dans une région où il ne s'ensuivrait pas une tare indélébile ; le meilleur serait donc de la faire sur la région podale, sur le sabot des solipèdes et des grands ruminants ; du reste, pour ces grands animaux, la marque n'est pas toujours nécessaire et peut être remplacée par le signalement, surtout pour les solipèdes. Il y a donc rarement lieu d'appliquer la marque au cheval ; un signalement très exact suffit. Lorsque le vétérinaire délégué se trouvera en présence d'un grand nombre d'animaux malades ou suspects appartenant à un même propriétaire, il pourra demander qu'un registre soit tenu, où seront inscrits tous les chevaux ou animaux bovins. avec leur signalement. À côté du signalement de chaque animal, il inscrira les particularités qu'il présente, c'est-à-dire les symptômes, les signes précurseurs, l'état plus ou moins douteux du sujet. Le registre, dressé à la première visite, servira pour toutes les visites ultérieures, car, dans le cas d'épizootie, le vétérinaire est appelé à réitérer de temps en temps son examen ; et, grâce à la tenue de ce registre, il pourra chaque fois se renseigner sur l'état antérieur de ces animaux.

Isolement. — De toutes les mesures de police sanitaire, l'isolement est sans contredit la plus importante. Isolement signifie séparation, par un moyen quelconque, des animaux malades ou suspects d'avec les animaux sains. Cette mesure est très importante, car elle a pour but de s'opposer à la contagion immédiate ou médiate, qui résulte du rapport direct ou indirect des malades avec les sujets sains. L'isolement doit être aussi appliqué aux suspects (il vaut mieux pécher par excès que par défaut de prévoyance). Excepté pour le typhus, il n'y a pourtant pas toujours lieu de se montrer aussi rigoureux, lorsqu'il s'agit d'appliquer l'isolement aux animaux suspects ; ainsi il n'y a pas lieu pour un cheval simplement suspect de morve d'être aussi rigoureux que pour un cheval morveux. On place l'animal suspect dans un coin de l'écurie en laissant entre lui et les autres un certain espace, et on prescrit au propriétaire de ne jamais employer, pour les sujets sains, les ustensiles de pansage ou autres, qui servent au sujet suspect, de ne jamais laisser boire ou manger ceux-là après ou avec celui-ci. L'isolement ou séparation est ainsi basé sur la connaissance de la contagion, c'est-à-dire sur les modes d'après lesquels s'effectue la transmission de la maladie. Pour l'appliquer à propos, il faut donc connaître à fond la contagion et ses modes pour chaque maladie en particulier ; il faut déterminer les circonstances dans lesquelles telle ou telle maladie peut se communiquer (cohabitation, rapports à l'abreuvoir, dans les chemins, dans les pâturages ; intermédiaire de l'air, des objets de pansage, des harnais, des couvertes, des fourrages, des boissons, des ustensiles, des débris cadavé-

riques.etc.).—L'isolement est la mesure la plus anciennement conseillée ; elle est aussi ancienne que
la contagion elle-même. Dès qu'on se fut aperçu
que des maladies se transmettaient d'un individu
à l'autre, on eut l'idée de séparer les malades, pour
les empêcher de transmettre leur affection aux
autres. Aussi trouve-t-on cette mesure déjà conseillée par Végèce pour la morve, par Virgile pour
le charbon et la clavelée, par Columelle, pour certaines maladies des troupeaux, etc. Elle est prescrite par notre législation sanitaire et cette prescription est accompagnée d'une sanction rigoureuse.
L'isolement peut s'effectuer d'une manière très
simple, comme dans l'exemple choisi plus haut ;
on isole l'animal suspect dans un coin de l'habitation, quand on n'a pas à sa disposition un second
local convenable ; on surveille cet animal et on en
demande l'abatage au premier signe de morve.
L'isolement peut encore se pratiquer ainsi quand il
s'agit de certaines autres maladies contagieuses ;
mais souvent il se pratique sous d'autres formes,
variables suivant les caractères et le degré de contagion et de gravité de l'épizootie. Les formes et
les moyens d'opérer l'isolement ou la séparation
des malades ou des suspects sont : *la séquestration ;
le cantonnement ; les quarantaines ; les cordons sanitaires ; l'émigration ; la suspension des foires et marchés ; l'établissement de marchés attenant aux abattoirs ;
la prohibition d'importation des animaux suspects ;
la prohibition de vente des malades et des suspects et
de leur exposition ; la prohibition de leur circulation ;
la pose de signaux à l'entrée des villages, des communes et des fermes infectées; l'obligation d'informer
par des affiches les communes voisines des lieux infectés ; l'obligation pour l'autorité d'adresser des instructions aux populations pour leur recommander de
faire la déclaration et leur inspirer l'idée de faire
exécuter elles-mêmes la séquestration ; enfin la prohibition des abreuvoirs communs, chemins communs, etc.*

Séquestration. — La séquestration proprement dite consiste à séparer les malades et les suspects des sujets sains et à les placer dans un local particulier. Séquestration signifie donc isolement dans un local spécial. Ainsi lorsque chez un propriétaire on constate ou on soupçonne l'existence de la morve sur deux, trois, quatre de ses chevaux, on peut pratiquer l'isolement ou mieux la séquestration des deux manières suivantes : on peut laisser dans l'écurie déjà occupée les malades et les suspects, faire sortir les animaux sains et les placer dans un autre local; on séquestre de la sorte les animaux malades dans le local infecté, et c'est le moyen le plus simple et le plus prudent. On peut aussi faire sortir les malades et les suspects du local infecté pour les placer dans une autre habitation, et dans ce cas il ne faut pas oublier de faire suivre leur sortie d'une désinfection complète de la place qu'ils ont occupée et des objets qu'ils ont pu salir. Il va sans dire que, dans un cas comme dans l'autre, tout en séquestrant les malades et les suspects ensemble dans le même local, il ne faut pas oublier de séparer les premiers des seconds, car le contact entre eux pourrait faire développer la maladie chez ceux qui ne sont encore que suspects. Quand on a pratiqué la séquestration, il faut toujours défendre d'employer pour les animaux sains les objets de pansage, de travail ou autres, qui ont servi aux malades. Tous ces objets devront être désinfectés. La séquestration ainsi exécutée peut s'appliquer à un plus ou moins grand nombre d'animaux ; si le nombre est petit, bien que le propriétaire soit réduit à ne pas les sortir et à les nourrir enfermés, il n'y a pas un grand inconvénient dans son application; mais si le nombre des animaux à séquestrer est grand, s'il s'agit par exemple d'un troupeau atteint de clavelée, vouloir dans ce cas exiger la séquestration de tous les animaux dans un local, avec obligation pour le propriétaire de les y nourrir, équivaudrait quelquefois à en exiger la perte complète. Si donc la séquestration absolue a des avantages, elle est inapplicable quand elle doit porter sur un grand nombre d'animaux, car il faut compter avec l'impossibilité qu'il peut y avoir pour le propriétaire de fournir l'alimentation nécessaire; force est donc de recourir alors à un autre mode d'isolement, au cantonnement.

La séquestration, pratiquée comme il vient d'être indiqué, doit être accompagnée de certaines prescriptions adressées aux propriétaires et aux personnes qui soignent les animaux. Il ne faut pas oublier de faire ressortir le danger qu'il y a parfois pour elles-mêmes de contracter telle ou telle maladie et de la propager, lorsque après avoir pansé un cheval morveux par exemple, elles vont, sans se nettoyer, panser un cheval sain. Lorsqu'il s'agira d'une maladie dangereuse pour l'homme, il faudra toujours indiquer les précautions et les mesures propres à préserver les individus, qui devront approcher ou soigner les animaux. — La séquestration, qui doit être appliquée aux individus suspects comme aux sujets malades, entraîne l'obligation de ne pas sortir, de ne pas déplacer les animaux sur lesquels elle porte; les abreuvoirs, les chemins et les pâturages, les foires et les marchés sont, de ce fait, interdits aux animaux séquestrés. Dans certains cas, cette mesure doit englober tous les animaux d'un propriétaire, tous les animaux d'une localité, etc., et même s'étendre à certains objets, voire même aux personnes.

Cantonnement. — Le cantonnement est un mode d'isolement, qui consiste à assigner aux animaux malades ou suspects un espace limité de pâturage et de parcours; il peut être appliqué dans certains cas, où il serait onéreux et même impossible au propriétaire de fournir à l'alimentation des animaux malades ou suspects s'ils étaient séquestrés dans un local. Il convient plus particulièrement lorsqu'il s'agit de troupeaux de bêtes ovines ou bovines atteintes de maladie contagieuse (clavelée, fièvre aphteuse, gale, péripneumonie). Mais il faut, bien entendu, pour que ce mode d'isolement puisse être employé, que la séquestration soit impossible, que le cantonnement soit avantageux et puisse être exécuté sans dangers. Un espace limité de pâturage et un certain parcours, certains chemins seront assignés aux animaux malades, qui ne devront jamais en sortir, ni s'en écarter. C'est l'autorité, qui, d'après les conseils du vétérinaire, fixe le cantonnement; et ce cantonnement (pâturages et chemins assignés au troupeau infecté) doit être interdit à tout autre troupeau non infecté. Le cantonnement peut être permanent ou mixte; il est dit permanent, quand le troupeau cantonné passe les nuits comme les jours dans le pâturage qui lui a été assigné; il est mixte, quand les troupeaux cantonnés passent les nuits dans leur habitation et les jours sur les pâturages. Le cantonnement permanent est souvent impossible, soit à cause de la saison, soit à cause du dérangement et des pertes qu'il occasionnerait aux propriétaires; aussi prescrit-on de préférence le cantonnement mixte; et alors les animaux malades rentrent tous les soirs, et même pendant la journée, dans les habitations; d'où il peut résulter certains dangers au point de vue sanitaire, la maladie contagieuse pouvant ainsi se propager plus facilement dans le voisinage, surtout si les chemins sont communs à plusieurs troupeaux ou s'ils ne sont pas bien gardés. Mais pour préserver autant que possible les troupeaux voisins, il faudra, avons-nous dit, fixer un chemin particulier au troupeau cantonné et interdire complètement sa fréquentation à tous les troupeaux voisins. C'est l'autorité qui doit toujours fixer les pâturages et les chemins sur l'avis du vétérinaire.

Il faut non seulement désigner un espace limité de pâturage, des chemins et des abreuvoirs, mais il faut faire connaître aux voisins, aux riverains, les dispositions qui ont été prises. Il faut choisir, autant que faire se peut, comme lieux de cantonnement, des lieux isolés, montueux, circonscrits, éloignés des routes et des chemins fréquentés, limités par des bornes naturelles, telles que fossés, haies, rivières, forêts, etc. Il faut, autant que possible, fixer un cantonnement qui puisse alimenter le troupeau pendant tout le temps que doit durer l'isolement ; mais il ne sera pas toujours possible de réaliser cette condition, et dès lors il y aura lieu de se préoccuper plus tard d'accroître ou de changer le cantonnement. Tout en désignant un chemin ou un lieu de passage au troupeau infecté, il faut lui interdire toutes les autres voies de communication. Il faut choisir de préférence le lieu de cantonnement dans les pâturages du propriétaire du troupeau ; mais il pourra arriver que ses terres soient trop morcelées, et alors il y aura lieu de s'assurer si les voisins ne consentiraient pas à faire momentanément, un échange de pâturages, qui permettrait d'établir un cantonnement convenable, ou bien il faudra recourir en dernier lieu au cantonnement sur les terrains dits de vaine pâture ou sur les terrains communaux, s'il en existe. Dans tous les cas, il sera désigné un abreuvoir spécial, et s'il n'en existe pas, on en fera préparer un qui sera approprié au troupeau malade.

Les propriétaires des troupeaux cantonnés devront veiller à ce que les prescriptions de l'autorité soient rigoureusement exécutées ; les chiens employés à la garde du troupeau devront être retenus dans les lieux du cantonnement ; les cadavres des malades qui succomberont seront enfouis ou brûlés. L'autorité devra informer les voisins des dispositions qu'elle aura prises et les mettre en garde ; elle leur adressera des instructions, des circulaires, des affiches, leur indiquera les limites du cantonnement, le chemin et l'abreuvoir désignés aux troupeaux malades ; et en outre elle fera veiller à la bonne exécution de ses prescriptions par la gendarmerie ou par les gardes-champêtres. Le cantonnement durera un temps plus ou moins long ; sa durée sera subordonnée à celle de la maladie elle-même : ainsi il pourra durer plusieurs mois dans les cas de clavelée, si on n'a pas recours à l'inoculation, qui est alors un moyen à conseiller pour hâter la marche de la maladie dans le troupeau et pour accélérer sa disparition. Même après la disparition de la maladie, le cantonnement ne cesse pas jusqu'à ce que l'autorité, éclairée par le vétérinaire délégué, en ait fait signifier la levée aux propriétaires des troupeaux malades.—Il peut arriver que le lieu du cantonnement devienne insuffisant pour nourrir le troupeau avant que la maladie ait disparu ; et dans ce cas il y a lieu, bien entendu, de l'accroître, de l'élargir si cela est possible, soit aux dépens des pâturages du propriétaire du troupeau, soit aux dépens des pâturages d'un propriétaire voisin, qui se prête à un échange, soit aux dépens des terrains de vaine pâture, ou des terrains communaux. Et si cette combinaison est impossible, force sera de fixer ailleurs un autre cantonnement et d'y faire conduire le troupeau malade, en entourant son déplacement de toutes les précautions qu'exige la prudence. Le nouveau cantonnement sera établi aussi près que possible du premier ; le troupeau y sera conduit par un chemin détourné et peu fréquenté, que l'autorité fera connaître et interdira provisoirement aux voisins, si c'est possible.—Dans les pays, où les troupeaux sont tous les ans au retour de l'été envoyés en transhumance, il arrive parfois que le jour du départ on est obligé de déplacer des animaux cantonnés et non encore guéris. Ce qu'il y a de mieux à faire dans ces cas est ce qu'inspire le simple bon sens ; il faut permettre le déplacement des troupeaux malades, mais à la condition que l'autorité de la commune où le troupeau sera conduit en transhumance ait été informée. Les troupeaux malades seront dirigés par les chemins les plus courts et les moins fréquentés vers la plus proche gare ; ils seront embarqués aussitôt et débarqués à la gare la plus voisine du lieu de transhumance, pour, de là, être dirigés, toujours par le chemin le plus court et le moins fréquenté, vers ledit lieu de transhumance, sur lequel le cantonnement sera continué tant qu'il sera jugé nécessaire. Les chemins parcourus seront indiqués aux voisins et interdits, si cela est possible, pendant un certain temps ; les cadavres d'animaux morts en route seront enfouis avec soin ; les wagons de transport seront désinfectés. Le cantonnement, entendu dans le sens large que nous lui accordons, est avantageux aux propriétaires de troupeaux malades; mais il ne laisse pas que de présenter quelques dangers pour les voisins ; aussi nécessite-t-il une grande ponctualité de la part des propriétaires et une grande vigilance de la part de l'autorité.

Quarantaine. — La quarantaine est l'isolement appliqué aux animaux venant des pays où règne une épizootie, ou d'un pays suspect. Elle a donc lieu ordinairement à la frontière ; elle s'applique aux animaux malades, aux animaux suspects et aux débris cadavériques venant des pays infectés. Elle est autorisée par notre législation, et elle peut être, sur l'avis du vétérinaire, appliquée par l'autorité à tous les cas jugés dangereux, même en dehors de ceux où il s'agit de l'importation d'animaux venant de pays infectés. Les animaux, ainsi soumis à la quarantaine à la frontière, sont séquestrés dans un local spécial appelé *lazaret.*

pendant un temps plus ou moins long. suivant la
maladie dont on les soupçonne. Le plus souvent
il n'existe pas de lazaret, et alors la séquestration
a lieu dans un local quelconque ou même en plein
air, sous forme de cantonnement. Les propriétaires sont tenus de s'incliner devant les ordres
de l'autorité; c'est à eux de nourrir et de faire
soigner leurs animaux, et de payer les frais
entraînés par la séquestration. Dans tous les cas,il
doit être exercé une surveillance sévère pour
s'opposer à tout détournement et pour faire
exécuter les prescriptions de l'autorité. Le propriétaire qui ne voudrait pas se soumettre aux
exigences de notre police sanitaire y serait contraint, à moins qu'il ne consentît à reconduire ses
animaux hors de notre frontière. La durée de la
quarantaine sera égale à la période moyenne
d'incubation de la maladie dont on soupçonne
les animaux séquestrés. Si avant l'expiration de
ce délai, ou à la fin de cette période. la maladie
soupçonnée éclatait, les animaux seraient abattus
ou renvoyés hors de notre frontière. Si, à l'expiration de la quarantaine, aucune maladie contagieuse ne s'est déclarée, la séquestration sera
levée par l'autorité et l'importation autorisée. Les
animaux morts ou abattus seront perdus pour le
compte du propriétaire; les cadavres seront
enfouis ou livrés à l'équarrissage. Si, à l'expiration de la quarantaine, l'état des animaux permet
encore la suspicion (morve), il y aura lieu de
refuser l'autorisation de les introduire et de prolonger la quarantaine ou de les renvoyer hors de
la frontière.

Cordons sanitaires. — Il sera quelquefois nécessaire, ou pour le moins utile, d'établir des cordons
sanitaires pour faire exécuter la séquestration. On
appelle cordon sanitaire une ligne formée par des

gardiens, par des soldats, autour d'un lieu, autour d'une localité, à la frontière, et destinée à empêcher la violation de la séquestration ou l'importation d'animaux venant de pays infectés ou suspects. Les cordons sanitaires ne sont guère employés sur notre territoire; ils peuvent être utiles dans les cas de typhus, quand l'épizootie menace de s'étendre et quand on veut la circonscrire dans une localité. On peut les établir sur la frontière, quand il y a lieu de craindre l'importation d'animaux ou d'objets dangereux, susceptibles de communiquer une maladie contagieuse.

Émigration. — L'émigration, comme moyen d'isolement, n'est guère recommandée que pour le charbon. Lorsqu'un troupeau, pâturant dans des lieux bas et marécageux, est atteint du charbon, on peut affirmer presque sûrement qu'il a puisé les germes de la maladie dans les herbes ou dans les eaux, et c'est alors que l'émigration est utile pour soustraire le troupeau à l'influence de la cause sans cesse menaçante. Elle ne doit pas se faire au loin ; elle doit se faire sur des lieux mieux situés, plus élevés, appartenant au propriétaire du troupeau, ou à un propriétaire bénévole, ou sur les terrains communaux ou de vaine pâture. Les cadavres des animaux morts pendant ou après l'émigration devront être enfouis profondément ou mieux soumis à la crémation.

Suspension des foires et des marchés. — C'est là une mesure bien radicale, très rigoureuse, et l'autorité ne devra l'ordonner que dans certains cas, dans les cas de typhus, par exemple. Elle ne devra intéresser que les localités infectées; elle permettra d'obliger plus sûrement les propriétaires à ne pas déplacer les animaux séquestrés. Si la suppression des foires et des marchés n'est à conseiller que pour les cas de typhus, il n'en est pas de même de la prohibition du commerce des animaux malades ou suspects, quelle que soit d'ailleurs la bénignité de la maladie ; il faudra donc défendre la vente et la mise en vente des animaux malades ou suspects. L'autorité pourra établir auprès des abattoirs des marchés, sur lesquels devront être amenés directement les animaux destinés à la consommation, pour de là être dirigés aussitôt vers l'abattoir et y être sacrifiés. Ces marchés seront ouverts aux animaux simplement suspects, et permettront de concilier ainsi tous les intérêts. — Non-seulement l'autorité peut prescrire la mise en quarantaine des animaux introduits en France, mais le gouvernement peut, dans certaines circonstances, interdire l'importation d'animaux venant de tel ou tel pays infecté ou suspect ; et cette interdiction peut être appliquée à certains produits, à certains débris venant des mêmes pays. Le déplacement des animaux simplement suspects pourra être autorisé dans certaines maladies (typhus, péripneumonie), lorsque ces animaux pourront être livrés à la boucherie ; et alors l'autorité devra prendre les mesures nécessaires pour s'assurer qu'ils ne sont pas détournés de leur destination (ces précautions sont fixées par les documents de la police sanitaire, et seront indiquées à propos de chaque cas). Des signaux devront être placés quelquefois devant les habitations ou à l'entrée des localités infectées. Des affiches, des publications, des instructions seront faites par l'autorité et adressées aux populations intéressées. Les pâturages, les abreuvoirs et les chemins communs seront interdits toutes les fois que la nécessité s'en fera sentir.

Inoculation. — L'inoculation est la transmission expérimentale d'une maladie contagieuse, d'un animal malade à un sujet sain. Quand il s'agit d'un troupeau dans lequel la clavelée a fait son apparition, il y a d'abord un certain nombre de malades, et si on ne prenait pas de précautions, la maladie passerait successivement aux autres bêtes ; elle pourrait durer ainsi plusieurs mois, le troupeau serait donc dangereux pendant tout ce temps pour les voisins ; donc, pour abréger la durée de ce danger, on n'aura qu'à inoculer tous les animaux pour les rendre tous simultanément malades, et ainsi l'affection, au lieu de durer quatre ou cinq mois, ne durera qu'un mois ; on abrégera par ce'a même la durée du danger. C'est ce qui a fait décider par le législateur que la clavelisation des troupeaux infectés et l'inoculation des animaux bovins, dans les localités où sévit la péripneumonie, peuvent être prescrites par le préfet.

Cette mesure est basée sur l'immunité qui résulte d'une première atteinte de la maladie, et sur ce principe généralement vrai, que la maladie inoculée est ordinairement moins grave que la maladie contractée naturellement.

On sait que certaines maladies se préservent d'elles-mêmes. C'est ainsi que la clavelée, par exemple, une fois guérie sur un mouton, ne s'y développe pas généralement une seconde fois ; et de plus, il est au moins une maladie qui jouit de la propriété de préserver d'une autre maladie analogue, mais non identique : le cowpox, le horsepox, préserve de la variole et réciproquement ; ces maladies sont antagonistes. La pratique de l'inoculation est donc basée sur ces différents faits, mais il n'est guère que quelques maladies qui peuvent être inoculées avantageusement : ce sont la clavelée, la péripneumonie, la fièvre aphteuse, et, depuis les découvertes de Pasteur, Toussaint, Chauveau, Arloing, Cornevin, le choléra des oiseaux, le charbon bactéridien, le charbon symptomatique.

Quant au procédé à suivre, sa description est plutôt du domaine de la chirurgie: toutefois, disons que l'inoculation d'une maladie contagieuse, quelle qu'elle soit, peut être effectuée de différentes manières. Le plus souvent, on la pratique avec la lancette et par une simple piqûre très superficielle à la peau; on se borne à faire une piqûre sous-épidermique, et autant que possible on évite l'hémorrhagie. C'est là le procédé le plus habituel. On peut aussi la pratiquer en adressant le virus, au moyen d'une seringue à injection, au tissu conjonctif sous-cutané ou dans l'intérieur d'un vaisseau sanguin. Quelquefois on adresse le virus aux voies digestives; ainsi dans le cas de fièvre aphteuse, on badigeonne la muqueuse buccale d'un sujet sain avec la bave d'un sujet malade. Pour la clavelée, on peut aussi faire ingérer la matière virulente. Mais le plus souvent on procède à l'inoculation par piqûre avec la lancette, avec une aiguille ou tout autre instrument piquant. En règle très générale, on choisit une région où la peau est fine, dénuée de poils autant que possible, et enfin une région située de telle façon que les complications ne soient pas trop à redouter. Ainsi pour la clavelée, on choisit la face interne de l'oreille où l'inflammation est peu à craindre, ou bien la face inférieure de la queue, le plat des cuisses, le pourtour des organes génitaux; les deux premiers points sont généralement préférables. C'est surtout pour la péripneumonie contagieuse qu'il y a lieu de choisir une région éloignée des organes internes. Nous verrons plus tard que, quand on inocule le virus péripneumonique sur une région du tronc, soit à la base de l'encolure, soit à la face inférieure de la poitrine, il en résulte quelquefois des accidents inflammatoires ou gangréneux mortels; il en est de même quand on opère à la base de la queue. Mais si l'on choisit l'extrémité caudale, il ne se développe qu'une inflammation locale, éloignée des organes internes, et ne menaçant point leur fonctionnement.

Les effets de l'inoculation sont passagers ou durables. Les premiers consistent dans la production de lésions et le développement d'une maladie, qui est ordinairement localisée et bénigne. L'effet durable est l'immunité qui persiste d'ailleurs un temps variable.

Estimation, indemnité. — Lorsqu'il s'agit d'une maladie contagieuse incurable, l'autorité doit prescrire l'abatage des malades, et la loi n'accorde des indemnités que pour les cas de typhus et de péripneumonie. C'est donc seulement dans ces cas qu'il y a lieu de procéder à l'estimation des animaux qui doivent être abattus. Cette estimation sera faite par deux vétérinaires, dont l'un désigné par le maire et l'autre choisi par le propriétaire ; en cas de désaccord, un troisième vétérinaire peut être appelé à se prononcer. L'obtention de l'indemnité est subordonnée à une foule de conditions, qui témoignent au plus haut degré d'un formalisme outré. (Voir la *Loi sanitaire* et le *Règlement d'administration publique.*)

Abatage. — Lorsque des animaux sont atteints de certaines maladies contagieuses incurables ou d'une transmissibilité redoutable, l'autorité peut et doit en prescrire l'abatage, c'est-à-dire l'occision, l'assommement, le sacrifice, dans le but de faire disparaître ces foyers de contagion. Dans certains cas (typhus, péripneumonie), l'autorité peut même prescrire l'abatage des animaux simplement suspects.

Le but de cette mesure est de faire cesser la contagion, de lui enlever ses foyers, d'empêcher ainsi l'extension de la maladie et de hâter la disparition de l'épizootie. L'abatage peut être prescrit pour un nombre plus ou moins considérable d'animaux, il peut être individuel, partiel, général. Il est individuel, c'est-à-dire limité aux animaux malades dans un bon nombre de cas (morve, charbon, farcin, péripneumonie, rage, etc.); il est partiel quand il est étendu aux animaux contaminés ou suspects, quand il est prescrit pour les animaux peuplant une habitation, une ferme, une localité ; ainsi dans les cas de typhus, l'autorité ne devra pas se borner à prescrire l'abatage des malades, mais elle devra en outre faire sacrifier les animaux contaminés ou suspects, qui ont été en contact avec les malades ou qui se sont trouvés dans leur voisinage. L'abatage partiel est une excellente mesure, qui doit toujours être appliquée au début des épizooties de typhus.

Mais si l'abatage individuel ou partiel est souvent utile, il n'en est pas de même de l'abatage général ou en masse, conseillé quelquefois jadis pour dépeupler une localité, une commune où règne le typhus; c'est qu'en effet une pareille mesure est véritablement désastreuse pour les propriétaires et pour l'Etat ; et de nos jours plus que jamais, elle soulèverait des récriminations et des résistances de la part des propriétaires. L'abatage individuel ou partiel est indiqué toutes les fois qu'il s'agit d'une maladie contagieuse grave, incurable et mortelle ; l'abatage partiel est plus particulièrement indiqué quand il y a à combattre une épizootie de typhus. L'autorité peut le prescrire toutes les fois qu'il est jugé nécessaire ; le vétérinaire doit ici plus que jamais agir avec conscience et prudence, il doit concilier tous les devoirs que lui imposent ses connaissances scientifiques, sa conscience et la mission qu'il a acceptée ; il doit se décider promptement, sans agir jamais à la légère, il doit proposer à l'autorité les mesures qui lui paraissent nécessaires et demander l'abatage toutes les fois qu'il lui semble indispensable. C'est d'après la proposition du vétérinaire que l'autorité prescrit telle ou telle mesure, c'est sur la demande du vétérinaire que les maires ordonnent l'abatage.

L'exécution de l'abatage, de même que celle des autres mesures, doit être assurée et surveillée par l'autorité, qui doit triompher des résistances opposées par les propriétaires. Le vétérinaire et l'autorité doivent se préoccuper de la réglementation et du mode d'exécution de l'occision ; ils doivent choisir le lieu dans lequel aura lieu l'abatage et déterminer le mode suivant lequel les animaux seront amenés dans ce lieu. L'occision aura lieu sur place et les cadavres seront transportés dans le lieu où devra se faire l'enfouissement ; on devra aussi, quand cela sera jugé prudent, faire conduire les animaux vivants et les sacrifier sur les bords de la fosse. Le mode le plus expéditif et le plus simple de sacrifier les animaux voués à la mort est l'assommement, qui permet d'éviter l'effusion du sang. Lorsqu'il y a un clos d'équarrissage, les animaux pourront y être conduits vivants pour y être abattus sous les yeux de l'autorité ou de la police, ou bien ils seront abattus dans le lieu où ils se trouvent et transportés ensuite à l'équarrissage ; j'ajoute que ce dernier parti me paraît préférable tant qu'on ne surveillera pas mieux les clos d'équarrissage qu'on ne le fait actuellement. Les frais occasionnés par l'application de cette mesure (déplacement des animaux, assommement), sont à la charge du propriétaire.

Que l'abatage soit exécuté dans un clos d'équarrissage ou ailleurs, l'autorité devrait y assister ou s'y faire représenter, et il serait bon que le vétérinaire y assistât de son côté et fît l'autopsie quand elle est jugée nécessaire. Dans la pratique on ne se conforme pas souvent à cette règle et c'est là un tort de la part de l'autorité ; quant à l'expert il est rarement nécessaire qu'il soit présent, car on pratique rarement les autopsies: mais pourtant il sera bon que le vétérinaire délégué se conforme aux prescriptions de la loi, et sa présence ainsi que l'autopsie sont d'autant plus nécessaires qu'il plane des doutes sur l'existence de telle ou telle maladie, au diagnostic de laquelle l'autopsie pourra grandement contribuer. Lorsqu'il s'agit d'animaux simplement suspects et pouvant être utilisés pour la boucherie, il y a lieu de permettre leur déplacement ou le transport des viandes et débris, en l'entourant des précautions nécessaires.

Enfouissement. — Lorsque des animaux ont succombé, ou que l'abatage a été exécuté et qu'il n'existe pas de clos d'équarrissage, il y a lieu d'enfouir dans le sol les cadavres et les divers débris. L'enfouissement est une mesure très importante et très ancienne ; c'est la première qui a été édictée par notre législation (arrêt de 1714) ; avant 1714 les cadavres étaient laissés en plein air et devenaient souvent des foyers d'infection. Cette mesure se trouve prescrite depuis 1714 dans tous les documents de la police sanitaire ; elle a pour but de parer aux dangers résultant de la putréfaction et de la contagion par les cadavres ; tous les cadavres doivent être enfouis ou livrés à l'équarrissage.

L'enfouissement est donc indiqué toutes les fois qu'il s'agit de se débarrasser de cadavres et surtout quand ces cadavres sont ceux d'animaux atteints de maladies contagieuses ; il est indiqué quand il n'y a pas possibilité ou avantage à livrer les cadavres à l'équarrissage. Cette mesure doit souvent s'appliquer au cadavre tout entier, y compris la peau et tous les débris ; ainsi le veut la loi sanitaire quand il s'agit de certaines maladies contagieuses. Mais dans la pratique on déroge assez souvent à ces règles sans qu'il en résulte des accidents ; ainsi on utilise les peaux des chevaux morveux, des animaux claveleux ou charbonneux, etc. Néanmoins le vétérinaire ne doit jamais favoriser ces dérogations qui peuvent entraîner des conséquences fâcheuses. Les cadavres doivent être enfouis avec leur peau tailladée pour enlever à toute personne l'envie de les déterrer.

L'autorité peut et doit demander l'avis du vétérinaire ; mais c'est à elle qu'il appartient de prescrire l'enfouissement et d'en surveiller l'exécution. Il importe de choisir un terrain, autre que cours, jardin, sol des habitations ; il faut désigner de préférence un terrain appartenant au propriétaire des animaux, un terrain inculte, retiré, écarté de tout chemin de grande communication et des habitations ; il faut choisir un terrain à sous-sol perméable et éloigné des sources d'eau potable. Les animaux, qui devront être abattus, pourront. avec l'autorisation du maire, être amenés vivants et assommés au bord de la fosse creusée pour les recevoir. Lorsqu'il s'agit de cadavres ou de débris provenant d'animaux morts ou abattus pour cause de maladie contagieuse, le transport en sera fait par ou aux frais du propriétaire ; on emploiera à ce transport les animaux les moins aptes à contracter la maladie régnante. et on se servira de véhicules agencés de façon à laisser échapper le moins possible des débris ou des matières malades le long du parcours ; ces véhicules seront ensuite soigneusement désinfectés. Les fosses pourront être en nombre égal à celui des cadavres, mais cela n'est pas indispensable ; il suffira d'en proportionner la profondeur et l'étendue au nombre des cadavres Elles seront creusées à un mètre et demi, à deux ou trois mètres de profondeur, et une fois que les cadavres y seront placés, il faudra les couvrir d'une couche de chaux vive ou d'acide phénique brut ou de phénate de soude ou de chlorure de chaux ou de cendres ; puis on les recouvrira avec toute la terre déplacée et on disposera même au-dessus de cette terre des pierres, des fagots, des branchages, ou on l'entourera d'une barrière pour empêcher les animaux carnassiers de venir déterrer les cadavres enfouis.

Quelquefois il sera prudent d'infecter la viande en faisan pénétrer dans les cadavres une substance pyrogénée (essence de térébenthine, goudron de houille, acide phénique, etc.) pour mieux désintéresser la cupidité de ceux qui seraient tentés de les déterrer dans le but d'utiliser les chairs. Dans certaines circonstances il pourra être utile de placer sur les fosses un poteau indicateur, pour prévenir les voisins du danger qu'il peut y avoir à laisser venir leurs animaux dans le voisinage ou sur les lieux d'enfouissement.

Équarrissage. — Bien que l'enfouissement soit une excellente mesure de police sanitaire, il ne faudra y recourir qu'autant que cela sera nécessaire. Toutes les fois qu'il sera possible d'utiliser dans un clos d'équarrissage les cadavres, il faudra accorder la préférence à ce mode, qui est même plus sûr et qui permet de retirer un certain bénéfice de tous les débris animaux.

Équarrir signifie dépecer ; équarrissage signifie dépeçage, écorcherie, opérations pratiquées sur les cadavres pour en tirer parti et profit. Les chantiers ou clos d'équarrissage sont donc des établissements où l'on transporte les animaux hors service, les animaux usés ou malades pour y être abattus, et les divers cadavres pour y être dépouillés, dépecés et utilisés de diverses manières. Ces établissements sont très importants au point de vue de l'hygiène publique et de l'industrie ; ils sont surtout indispensables dans les grandes villes : ils permettent d'utiliser, pour l'industrie, le commerce et l'agriculture, des produits, qui pour la plupart seraient perdus et occasionneraient des dangers pour l'hygiène, s'ils étaient mal enfouis ou s'ils n'étaient pas enfouis.

Les clos d'équarrissage sont des établissements insalubres, ils laissent échapper d'abondantes émanations putrides, ils attirent les mouches et les rats : leur voisinage est incommode, désagréable et dangereux ; aussi les relègue-t-on dans les lieux éloignés des villes et dans des lieux déserts si c'est possible. Bien plus, l'autorité a le droit et le devoir de connaître à l'avance les plans de l'industriel qui demande à créer un clos d'équarrissage, de lui imposer certaines dispositions et certaines obligations, d'exiger une bonne tenue et la désinfection, d'exercer ou faire exercer une surveillance perpétuelle et constante.

Les conditions à imposer à l'industriel autorisé sont les suivantes : 1º emplacement fixé hors des villes, à 200 ou 1000 mètres de toute habitation, loin des grandes voies de communication, loin des sources d'eau potable, au voisinage d'un cours d'eau important pour avoir facilement de l'eau en abondance et pour écouler les eaux sales, sur un terrain vague, écarté, désert, boisé, élevé, aéré et à sous-sol perméable ; 2º étendue variable, proportionnée à l'importance de la clientèle de l'équarrissage ; 3º murs élevés entourant le clos et ses dépendances et entouré lui-même d'une plantation d'arbres ; 4º construction des sols en dalles, en ciment ou en chaux hydraulique ; robinets d'eau pour faciliter le lavage des diverses parties de l'atelier ; bassin cimenté pouvant contenir les eaux sales d'une journée et pouvant se vider par le fond au moyen d'un tuyau de fuite souterrain amenant les eaux en avant dans le plein lit de la rivière; chaudières, cheminées, fourneaux conformes aux règlements, et foyers disposés pour brûler toutes les vapeurs et émanations; 5° exploitation surveillée, voitures de transport bien construites, ne laissant échapper aucun liquide, couvertes, zinguées, étamées ou peintes, lavées souvent et inodores; désinfection du clos et des voitures; transports rapides et équarrissage rapide; eaux sales écoulées seulement dans la nuit; sortie des ouvriers avec une tenue propre et décente; registre d'entrées imposé à l'équarrisseur; déclaration à exiger pour tous les cas de maladies contagieuses; visites fréquentes par la police et par un vétérinaire, etc. Malheureusement la plupart de ces conditions ne sont pas réalisées et les autorités font trop peu de cas de l'importance qui s'attache à leur exécution. Un clos d'équarrissage, bien agencé pour une complète exploitation industrielle, comprend des dépendances plus ou moins nombreuses, savoir : un abattoir, des étables, des hangars, des magasins, des bassins, des réservoirs, un clos d'enfouissage et des annexes où l'on travaille les peaux (tanneries, séchoirs, etc.), où l'on prépare des produits industriels ou agricoles (fours, chaudières) avec les divers débris des cadavres.

Les clos d'équarrissage rendraient les plus grands services à l'hygiène publique et à la police sanitaire, s'ils étaient bien tenus et bien surveillés. Pour en obtenir tous les avantages qu'on est en droit d'attendre, il faut exiger la tenue d'un registre des entrées, sur lequel seront consignés tous les renseignements pouvant mettre l'autorité et le vétérinaire sur la voie d'une maladie contagieuse, d'une épizootie qui n'a pas été déclarée. Il faudrait soumettre ces établissements aux inspections journalières de la police et d'un vétérinaire sanitaire; il faudrait y faire conduire ou transporter, avec les précautions nécessaires, les cadavres et les animaux atteints de maladies contagieuses incurables ; il faudrait assister à l'abatage et vérifier si les cadavres ont été enfouis ou dénaturés.

Désinfection. — La désinfection est une mesure de police sanitaire, qui consiste à purifier les objets solides ou liquides et l'atmosphère infectés ou souillés de matières virulentes; elle consiste à détruire la puissance contagieuse des matières qui sont déposés sur les corps solides ou qui sont mélangées aux liquides ou qui se trouvent en suspension dans l'air. Le mot désinfection est ici un peu détourné de son sens ordinaire, il signifie en effet plus qu'une simple substitution d'une odeur agréable à une mauvaise odeur, il signifie purification des objets souillés de contages, il signifie destruction des virus. Le but de la désinfection est donc, en détruisant les contages déposés sur les corps solides, mélangés à l'eau ou en suspension dans l'air, de prévenir ainsi la propagation des maladies contagieuses, que les objets souillés pourraient transmettre aux animaux qui viendraient à avoir leur contact, ou qui les ingéreraient ou qui les inhaleraient. C'est là une mesure très importante; jointe à la séquestration, elle permet de parer à presque tous les dangers résultant des maladies contagieuses. Les mesures de police sanitaire pourraient donc, à la rigueur, être réduites à la séquestration et à la désinfection ; mais pourtant, malgré leur importance majeure, force est bien d'en employer souvent d'autres.

La pratique de la désinfection doit être basée sur les propriétés des contages, sur leur degré de résistance aux causes destructives. Pour l'appli-

quer fructueusement, il faut connaître les propriétés des virus, leurs véhicules, savoir que tel
virus existe dans tel liquide, sur tel solide, dans
l'air ; en un mot il faut étendre la purification à
tous les objets soupçonnés de contenir la matière
virulente. Il faut aussi baser la désinfection sur
les données de l'hygiène, de la pathologie, de la
physique et de la chimie : sur l'hygiène, car les
moyens employés sont parfois tirés des agents
hygiéniques ; sur la pathologie, car il est indispensable de connaître tous les contages en particulier pour appliquer convenablement, suivant les
cas, la purification aux objets souillés : sur la
physique et la chimie, puisque la plupart des
moyens employés sont tirés de la physique et de
la chimie.

Cette mesure est indiquée toutes les fois qu'il
y a eu maladie contagieuse, parasitaire ou virulente ; elle doit être pratiquée en même temps
qu'on prescrit la séquestration, après l'évacuation
des lieux infectés ou suspects, après la guérison
de la maladie (gale, clavelée, etc.) ou après
l'abatage lorsque la maladie a nécessité l'application de cette dernière mesure. En règle générale,
elle doit donc toujours être faite lorsqu'il y a eu
maladie contagieuse.

La désinfection doit porter sur tous les objets
solides, liquides, sur l'atmosphère, qui ont été
souillés de matières virulentes ; ainsi elle portera
sur les locaux, les habitations, sur les charrettes,
les voitures, les wagons de chemins de fer, sur
les objets et les ustensiles de pansage et de travail, sur les harnais, les couvertures, sur tous les
objets souillés, sur les fourrages, les boissons, les
litières, sur le fumier, le purin, sur les cadavres
et les débris cadavériques, sur les animaux vivants, sur les personnes, sur l'air, sur les pâturages, les chemins, les abreuvoirs, etc.—On peut

procéder à la destruction des contages, en agissant par le feu sur les objets infectés ; mais ordinairement on lui préfère un mode moins radical, qui consiste à détruire seulement les matières virulentes dont les objets sont souillés, en employant certains agents physiques ou chimiques. Il faut alors bien entendu que les agents mis à profit soient employés à dose suffisante et pendant un temps suffisamment long pour détruire sûrement les matières virulentes ; sans cette précaution, la désinfection serait un leurre.

L'air peut être utilisé fréquemment comme moyen de désinfection. Ainsi lorsqu'une habitation a été occupée par des animaux malades, qui en ont infecté les murs, les mangeoires, les objets divers, les solides, les liquides, l'atmosphère, on peut employer l'air extérieur, pour aider à la désinfection, en opérant l'aération, la ventilation, le sérénage, en ouvrant largement portes et fenêtres, en établissant des courants d'air. L'air extérieur, se mêlant avec l'air intérieur, disséminera les germes virulents, qui seront entraînés et dilués à l'excès dans l'atmosphère, où ils cesseront d'être dangereux grâce à leur dissémination même. L'air agit aussi en facilitant l'oxydation des matières virulentes et en accélérant leur dessiccation. Or la dessiccation est un moyen de désinfection puissant, car les matières virulentes desséchées rapidement perdent en général leurs propriétés. L'aération et la ventilation purifient donc, non seulement l'atmosphère de l'habitation, mais encore les murs et autres objets souillés, en facilitant l'oxydation des matières virulentes ainsi que leur dessiccation et par suite leur destruction.

Le sérénage, qui consiste dans l'action combinée de l'air et de la rosée sur les objets exposés convenablement, est un moyen commode et qui convient pour la désinfection des fourrages, des

litières, des objets divers, des chemins, des pâturages, etc. On peut donc mettre à profit, pendant
plusieurs journées et plusieurs nuits consécutives
les propriétés désinfectantes de l'air et de la
rosée.

L'agent physique le plus important pour opérer
la désinfection est le calorique, dont l'action peut
être absolument efficace toutes les fois que la
température sera portée à un degré suffisant. Le
froid modéré et même le froid intense ne semblent pas agir toujours défavorablement sur les
matières virulentes et les contages en général ;
bon nombre de contages résistent à de très
basses températures. La chaleur modérée (40° à
50°) ne rend pas non plus de grands services, car
beaucoup de matières virulentes résistent à cette
température. Il n'en est pas de même d'une température plus élevée, de la température de 70°,
80°, 90°, 100°, de l'eau bouillante et de la vapeur
d'eau. La température de l'ébullition détruit en
général les matières virulentes, sauf les corpuscules-germes, qui résistent à 130°. L'eau bouillante est le moyen le plus commode, un des plus
sûrs et le moins coûteux. La vapeur d'eau surchauffée est d'une grande efficacité, elle est très
commode à employer pour désinfecter les solides
et même l'air. Ce moyen sera très bien indiqué,
lorsque, à proximité des habitations ou des objets
souillés, se trouvera une machine à vapeur. On
l'appliquera surtout pour désinfecter les wagons
de chemins de fer, qu'il faudra pourtant faire nettoyer préalablement, car la matière virulente
pourrait exister en couches superposées que la
vapeur d'eau ne pénétrerait pas. En résumé, la
chaleur devra être employée quand il sera possible de soumettre les objets infectés à l'action
de l'eau bouillante, de la vapeur d'eau, à l'ébullition, à la coction ou à la fusion. Ainsi le meilleur

moyen de désinfecter une chair quelconque contenant un contage, est de la soumettre à une ébullition prolongée, à la coction; pour désinfecter les
graisses, on les soumet à la fusion. De cette façon
la purification est complète. Pour les objets ne
craignant pas le feu, on les passera à la flamme ;
le flambage est un puissant moyen de désinfection. Lorsque les objets auront une valeur minime et que les matières virulentes seront très
contagieuses, comme celles du typhus, il faudra
parfois en opérer la combustion. Quand le flambage n'est pas possible (cuirs), on soumettra les
objets souillés à des lavages avec l'eau bouillante
additionnée de substances chimiques ou à une immersion dans une solution désinfectante.

La chimie fournit de nombreux agents désinfectants, dont quelques-uns sont très importants.
Parmi ces agents, nous trouvons d'abord l'eau et
surtout l'eau bouillante et la vapeur d'eau. L'eau
froide est employée souvent, elle agit mécanique-
ment en lavant les objets, en entraînant les matières virulentes dont ils étaient chargés ; elle
peut ainsi contribuer puissamment à la désinfection, surtout si on peut l'écouler et la perdre pro-
fondement dans le sol ; mais il ne faudra jamais
compter trop sur ce moyen, car il ne sera pas
toujours possible d'écouler convenablement les
eaux de lavage, et parce que d'ailleurs des lavages, même répétés avec l'eau froide, peuvent ne
pas entraîner toute la substance virulente, qu'il
faudra donc détruire par un autre moyen, surtout
quand il s'agira de matières virulentes plus ou
moins desséchées et adhérentes aux objets. L'eau
bouillante et la vapeur d'eau ont, ainsi qu'il a été
dit, des effets incontestables ; elles constituent une
des plus précieuses ressources qui soient à la disposition du vétérinaire, et leur puissance désinfectante devra toujours être accrue par l'addition

d'autres agents chimiques, tels que : carbonates alcalins, acide phénique, chlorure de chaux, etc.

L'oxygène à l'état naissant et l'ozone agissent comme oxydants très énergiques et favorisent singulièrement la destruction des virus. Il est très difficile d'avoir l'oxygène à l'état naissant en assez grande abondance ; on peut employer néanmoins certains moyens qui facilitent sa production. Ainsi l'essence de térébenthine, en s'évaporant en vase ouvert, favorise la production de cet agent, et ce moyen peut être utilisé. Dans les quatre coins de l'habitation à désinfecter, on peut placer des vases contenant de l'essence de térébenthine, qui agira comme un désinfectant de l'atmosphère de l'habitation et des objets divers ; en tous cas, c'est là un moyen préventif à utiliser en vue de s'opposer à l'extension d'une maladie dans une habitation.

Le chlore et ses composés, les chlorures et les hypochlorites alcalins ont joui pendant longtemps et jouissent encore d'une grande réputation comme désinfectants en vétérinaire et en médecine humaine. Ces corps sont en effet des agents purificateurs et l'on s'en est servi depuis longtemps déjà pour détruire les matières virulentes, pour empêcher la propagation des épidémies et des épizooties. Lorsqu'on veut employer le chlore pour désinfecter les habitations, certains objets et l'air, on l'obtient en traitant par l'acide sulfurique un mélange de sel marin et de bioxyde de manganèse ou en chauffant un mélange de bioxyde de manganèse et d'acide chlorhydrique, ou en traitant par un acide fort le chlorure de chaux. On calfeutre l'habitation, on ferme portes et fenêtres ; et on dégage le gaz chlore dans l'habitation ainsi préparée et préalablement bien nettoyée et humectée. Le gaz dégagé se mélange à l'air de l'habitation et se met en rapport avec les objets divers. L'opération sera prolongée plusieurs heures et le chlore dégagé en assez grande abondance ; car sans ces conditions il n'agirait pas efficacement. Les fumigations de chlore sont indiquées quand il s'agit de désinfecter des habitations, quand il s'agit de désinfecter certains objets qui y sont enfermés et leur atmosphère ; on peut les employer d'ailleurs pour purifier tous les objets qu'on peut déplacer ; enfin on peut préparer des solutions de chlore et les utiliser dans tous les cas où des lavages (désinfection des objets solides) sont indiqués. Pour désinfecter une habitation avec le chlore, il faudra, avons-nous déjà dit, la faire nettoyer et la faire aérer, puis on exigera des lavages désinfectants, après quoi on fera fermer les portes et les fenêtres et l'on dégagera du gaz pendant cinq ou six heures. L'habitation sera laissée fermée ainsi pendant vingt-quatre heures et on fera opérer en dernier lieu une aération et une ventilation complètes.

Le chlore a-t-il une efficacité réelle ? Annihile-t-il les virus ? A ce sujet les opinions sont partagées depuis assez longtemps. Des médecins et des vétérinaires ont remarqué que dans certaines circonstances ils n'avaient pas, par l'emploi du chlore, empêché la propagation des épidémies et des épizooties. Vicq-d'Azir avait constaté qu'il ne détruit pas le virus typhique ; Grognier, Jessen, Verheyen, Renault ont proclamé aussi son impuissance. Renault étudia l'action de ce gaz sur certaines matières virulentes, et il reconnut que celles de la morve, traitées par le chlore, ne perdaient pas leur propriété virulente, qu'elles donnaient encore la morve au cheval. Il constata en outre que le chlore ne détruisait pas les propriétés des virus claveleux, charbonneux, ni les propriétés contagieuses des matières provenant des oiseaux atteints de choléra. Malgré les expériences de Renault, on a continué à employer le chlore de préférence à tout autre désinfectant, car on n'avait pas découvert un agent antivirulent sûr. Une telle persistance de l'opinion méritait d'être prise en considération. Le gaz chlore et l'eau chlorée ont été de nouveau soumis à l'expérience ; Baxter les a fait agir sur le virus vaccin (cela avait déjà été fait par Bousquet), et les résultats obtenus sont les suivants : le chlore ne détruit pas les propriétés du vaccin et l'eau chlorée non plus ; mais si on emploie ce gaz ou sa dissolution en très grande quantité, on obtient alors une action efficace. Le chlore n'a donc pas la puissance qu'on lui avait attribuée. Une expérience, faite à l'école de Toulouse en 1879 par M. Peuch, semble en contradiction avec les résultats précités ; mais cette contradiction n'est qu'apparente, car, comme Baxter, M. Peuch a fait agir une grande quantité de chlore sur une petite quantité de virus.

En résumé, si le gaz chlore doit être considéré comme un désinfectant, il ne faut jamais oublier qu'il doit être employé à forte dose ; il agit en s'emparant de l'hydrogène et en provoquant des décompositions et des combinaisons nouvelles. Les chlorures et les hypochlorites alcalins sont aussi des désinfectants ; ils peuvent être employés et l'on utilise souvent le chlorure de chaux. Mais de même que pour le chlore il ne faut pas manquer de les employer à assez forte dose, c'est-à-dire en solutions assez concentrées, et surtout en dissolutions dans l'eau bouillante.

Le soufre et certains de ses composés sont d'excellents agents désinfectants. Le soufre est le principal désinfectant des gales ; le traitement d'un animal galeux est en effet une véritable désinfection. Le soufre à l'état de corps simple n'est pas employé pour désinfecter les objets souillés de matières virulentes ou infectieuses ;

mais on emploie quelquefois, et on devrait utiliser le plus souvent possible l'acide sulfureux, qui s'obtient en faisant brûler du soufre à l'air. L'acide sulfureux jouit d'une action antifermentescible incontestable; le vigneron l'emploie pour empêcher la fermentation de son vin ; il tue les germes et empêche les fermentations. Or, les maladies contagieuses nous apparaissent presque toutes comme autant de fermentations (septicémie, charbon, etc.), l'acide sulfureux retrouve donc bien ici son application. Ce gaz peut remplacer très avantageusement le chlore, il est facile à obtenir, très peu coûteux et surtout plus efficace et moins dangereux. On ne saurait trop accorder la préférence à cet agent. Les expériences de Baxter sur le vaccin et l'acide sulfureux ont démontré que ce gaz a une puissance d'action supérieure à celle du chlore. Cet agent a été conseillé en 1877 par M. Lafosse dans le traitement des maladies contagieuses et aussi comme désinfectant. D'après Melhausen et d'après mes expériences, l'acide sulfureux est le meilleur désinfectant gazeux; on peut également l'employer en dissolution. Il est très efficace, il est d'un emploi facile, et il ne coûte pas cher. Il suffit de 35 grammes de soufre par mètre cube d'espace clos pour détruire les microbes dans les locaux soumis pendant quelques heures aux fumigations sulfureuses. On ferme portes et fenêtres, on humecte le sol et les murs afin d'accroître l'absorption de l'acide sulfureux ; on brûle du soufre, et la désinfection est suffisante au bout de huit heures.

D'après les récents travaux faits en France et en Allemagne l'acide sulfureux obtenu par la combustion du soufre mérite d'être conservé comme agent désinfectant; cependant il est des cas où il peut se montrer infidèle. Sa déperdition est prompte dans les locaux où il est dégagé, et elle est facilitée par le défaut d'occlusion des ouvertures, par la force et la direction des vents extérieurs, par l'humidité de l'air, par l'humidité et la porosité des murs et des objets renfermés dans le local. Il a une action désinfectante d'autant plus sûre et d'autant plus rapide que les objets souillés sont humides ; il stérilise beaucoup plus lentement les spores que les microbes à l'état de bâtonnets ; il a une puissance de désinfection considérable sur la bactéridie charbonneuse, tandis qu'il ne stérilise ses spores desséchées qu'après une action prolongée pendant plusieurs jours. Il est donc indiqué dans la pratique de la désinfection de faire précéder les fumigations sulfureuses de fumigations de vapeur d'eau, d'aspersions ou d'arrosages, etc.

L'acide sulfurique est un puissant moyen de désinfection notamment lorsqu'il s'agit du choléra des oiseaux. On peut l'utiliser lorsqu'il s'agit de désinfecter le purin qu'on ne peut pas écouler dans le sol ; il peut aussi être employé en dissolution, sous forme de lavages, pour purifier les objets en bois, en pierre, etc. L'acide chlorhydrique peut remplir les mêmes indications que l'acide sulfurique. L'acide arsénieux et l'acide arsénique pourraient peut-être rendre des services dans la désinfection. D'après mes expériences, l'acide arsénique est un puissant antivirulent ; il est beaucoup plus énergique que l'acide phénique et beaucoup d'autres agents préconisés.

Depuis quelque temps, les deux médecines sont d'accord pour proclamer l'efficacité de l'acide phénique comme agent antiseptique ; et son action antivirulente, acceptée et démontrée déjà depuis quelque temps, l'a été encore par des expériences récentes. Il est le désinfectant le plus ordinairement employé ; on peut se servir également des phénates. Ces agents peuvent être utilisés tels qu'on les trouve (non purifiés) dans le commerce. Ils ne coûtent pas bien cher; ils peuvent être employés en lavages, en bains, en fumigations, pour désinfecter les corps solides, les corps liquides et même l'air; ils conviennent dans tous les cas. Une solution d'acide phénique au centième est suffisante, mais on peut et on doit dépasser ce chiffre, surtout avec le phénate de soude, qui est plus soluble. La désinfection sera donc faite par des lavages à l'eau bouillante tenant en dissolution de l'acide phénique ou du phénate de soude, ou avec des fumigations phéniquées obtenues en chauffant et vaporisant une solution, ou en répandant de l'acide phénique sur une vaste surface pour obtenir une évaporation plus abondante. Il faudra d'abord faire nettoyer et ventiler le local à désinfecter, puis ordonner des lavages répétés avec une solution bouillante d'acide phénique ; on pourra ensuite prescrire de brûler du soufre dans le local, après avoir calfeutré les portes et les fenêtres. D'après les récentes expériences de Koch, l'acide phénique exerce rapidement son action stérilisante sur les bactéridies charbonneuses même à faible dose (1/500 ou 1/800), mais il agit plus lentement sur les spores de la bactéridie qu'il ne stérilise qu'au bout de deux jours de contact, et encore faut-il une solution au 5/100. L'action de ce désinfectant est accrue par la chaleur mais elle s'amoindrit ou se perd lorsqu'il est dissous dans l'alcool ou dans l'huile.

Le goudron de bois, le goudron de houille, l'huile de cade, l'essence de térébenthine peuvent aussi être employés quelquefois ; l'essence de térébenthine surtout peut rendre de réels services, car elle stérilise les bactéridies et les spores.

Le tannin et les matières tanniques sont indiqués quand il s'agit de désinfecter des peaux.

L'ammoniaque, en solution ou en vapeur, est utile et peut être employé, mais on lui substitue ordinairement l'acide phénique.

On emploie souvent certains sels alcalins, le carbonate de potasse, le carbonate de soude, le sulfate de chaux; le carbonate de soude est le plus usité, on l'emploie en dissolution dans l'eau bouillante pour les lavages, on peut substituer à cette solution une lessive de cendres bouillante.

Il sera bon de procéder de la façon suivante pour opérer une désinfection : faire nettoyer et ventiler l'habitation; faire exécuter un premier lavage avec une lessive ou une solution de carbonate de soude bouillante (une grande quantité de virus sera ainsi entraînée ou annihilée); ensuite pratiquer des lavages à l'acide phénique et enfin des fumigations d'acide sulfureux.

Les sels de cuivre et de fer (sulfates) ont été conseillés : le sulfate de cuivre a été employé, en solution concentrée, pour désinfecter les purins et les fumiers, ainsi que le sulfate de fer, qui est moins cher.

Pour les litières et les fourrages, on pourra mettre à profit le sérénage ou l'acide sulfureux.

La chaux et ses différents sels peuvent être utilisés. Lorsqu'il sera possible de le faire, on pourra exiger, pour les objets désinfectés (murs, mangeoires, etc.), un badigeonnage ou le blanchiment avec un lait de chaux.

Dans le temps, on avait fondé de grandes espérances sur le permanganate de potasse, qui, d'après Baxter, est un agent peu actif, qui n'est antivirulent qu'à assez forte dose.

L'eau chlorée, l'eau iodée, et surtout le brome, tant en vapeurs qu'en solution, constituent (Koch) de bons désinfectants. On pourrait recourir aux lavages avec les dissolutions de permanganate de potasse (5/100), de chlorure de zinc (5/100). — D'après Koch le sublimé corrosif est le meilleur de tous les désinfectants, il est efficace même contre les spores charbonneuses au titre de 1/20,000 et de 1/50,000, d'où il suit qu'on peut toujours être assuré d'obtenir une bonne désinfection en faisant des lavages avec une solution à 1/1000 et surtout avec une solution à 1/100.— Il faut employer de préférence certains moyens : l'air, pour obtenir la ventilation, la dessiccation ou le sérénage ; le feu, la chaleur, la coction, la fusion, le flambage, la combustion, l'eau bouillante, la vapeur d'eau, les solutions bouillantes phéniquées ou phénatées, chlorurées, alcalines, les fumigations chlorées, sulfureuses ou phéniquées, la chaux vive, le lait de chaux, les pyrogénés, l'acide phénique, le phénate de soude, l'acide sulfurique, l'essence de térébenthine, l'eau chlorée, bromée ou iodée, le sublimé corrosif, etc.

La désinfection peut être pratiquée d'après divers procédés, qui sont les suivants : aération, ventilation, dessiccation, sérénage, lavages, grattages, badigeonnages, flambages, fumigations. Il faut donc ventiler, exposer les objets à l'action de l'air extérieur, faire nettoyer l'habitation, exiger des grattages si les matières virulentes sont incrustées, faire laver à plusieurs reprises, faire badigeonner avec un lait de chaux, avec l'essence de térébenthine, avec le chlorure de chaux, etc.; passer au feu les pelles, les fourches ; enfin faire des fumigations dans le local pour compléter la désinfection.—Comment faut-il procéder pour désinfecter une habitation dans laquelle ont séjourné des animaux atteints de maladie contagieuse? On peut distinguer un grand nombre de cas suivant la nature des maladies. Ainsi, dans les cas de morve, il n'est pas nécessaire de pratiquer une

d ésinfection aussi étendue et aussi minutieuse que
dans le cas de typhus. L'application de cette mesure varie donc en étendue suivant le degré de
contagiosité de la maladie; mais ici nous envisa-
gerons la pratique de la désinfection comme s'il
s'agissait du cas où il y a le plus à faire. La désinfection doit porter sur le sol, les murs, les
portes, les fenêtres, les plafonds, les crèches, les
mangeoires et les diverses boiseries qui sont dans
l'habitation, sur l'atmosphère, sur les fourrages,
sur les fumiers et en général sur tous les ustensiles, quels qu'en soient l'usage et la destination.
Il ne sera pas toujours nécessaire de désinfecter
tant d'objets ; nous verrons à propos de chaque
maladie ceux qui doivent être désinfectés. Il faudra faire nettoyer l'habitation et tous les objets
susceptibles de l'être, faire sortir les fumiers,
gratter les murs, les crèches, les mangeoires, les
fenêtres, les portes, etc. Après ce nettoyage, on
fera un ou plusieurs lavages à l'eau froide d'abord,
puis à l'eau bouillante, et on emploiera de préférence des dissolutions bouillantes d'une matière
désinfectante, d'acide phénique, de chlorure de
chaux, de carbonate de soude, etc. On fera raboter
les objets en bois, susceptibles d'être rabotés. Il
faudra dans quelques cas, après les lavages, demander le recrépissage des murs, surtout lorsqu'ils
présenteront des fentes où il pourrait rester de la
matière virulente. Dans les cas les plus graves, il
faudra faire nettoyer, avec un soin particulier, le
sol, surtout s'il est en terre ou en bois, et même
lorsqu'il est en dalles ou en cailloux; alors on
pourra demander le repavage complet. On pourra
prescrire aussi le goudronnage, c'est-à-dire le badigeonnage avec le goudron minéral ou végétal, ou
l'huile de cade, des divers objets salis, ou bien
leur blanchiment avec une solution concentrée de
chlorure de chaux ou avec un lait de chaux. Pour

désinfecter l'atmosphère, il faudra ordonner d'abord la ventilation, puis faire fermer les portes et les fenêtres et faire dégager dans le local des vapeurs de chlore, d'acide sulfureux ou d'acide phénique. Certains objets pourront être exposés à l'air extérieur, être soumis à la dessiccation et au séchage, tels sont les fourrages, les litières et les ustensiles divers. Le flambage, quand il sera possible sans détérioration, devra être employé comme un moyen très sûr; et les objets de peu de valeur ou difficiles à désinfecter seront livrés à la combustion. Entre toutes ces indications assez complexes, il y aura un choix à faire pour chaque maladie.

Ce qui a été dit pour les habitations s'applique à beaucoup d'objets, notamment à ceux renfermés dans l'habitation. Mais il est bon de signaler quelques objets sur lesquels la désinfection doit toujours porter : ce sont les harnais, les couvertures et les objets de pansage. Les harnais et les couvertures seront traités de différentes manières, mais toujours de façon à détruire complètement les matières virulentes qu'ils peuvent porter. On devra les soumettre à une température élevée, ce qui sera très facile si on se trouve à proximité d'un four, qu'on chauffera jusqu'à 70° ou 80°, et dans lequel on pourra placer ensuite les objets à désinfecter. Ce procédé est aussi applicable à certains harnais ; quelques-uns même pourront être soumis au flambage. On peut aussi enfouir ces objets dans le sol et recommander au propriétaire de les y laisser un certain temps ; mais ces deux moyens, la chaleur et l'enfouissage, ne sont pas habituellement employés, et le flambage, pour la plupart des harnais et des couvertures, n'est pas praticable. Pour celles-ci, suivant qu'elles sont en laine ou en coton, il faudra recourir à des lavages avec des solutions bouillantes phéniquées ou chlorurées, ou à des solutions bouillantes de sels alcalins; si les harnais et couvertures sont de peu de valeur, il ne faut pas hésiter à les détruire ; cependant la destruction n'est employée qu'exceptionnellement. Lorsqu'il s'agit de harnais en cuir, on peut les soumettre à l'action de l'eau bouillante, et si ce procédé n'était pas praticable, on pourrait, de même que pour les couvertures, employer les fumigations à l'acide sulfureux; pour ce, on les enfermerait pendant quelques heures dans un local où on ferait brûler du soufre. Ajoutons à ces divers moyens la dessiccation ; il suffirait en effet, dans la plupart des cas, de laisser les harnais et les couvertures exposés à l'air, surtout à l'air chaud, pendant quelque temps.

La désinfection des wagons avait été prescrite ces dernières années aux Compagnies de chemins de fer par un arrêté ministériel, elle est aussi prescrite par les nouveaux documents sur la police sanitaire. L'arrêté ministériel prescrivait aux Compagnies de désinfecter les wagons qui servaient au transport des animaux, toutes les fois que les vétérinaires inspecteurs ou les préfets en faisaient la réquisition ; et il leur permettait de percevoir des propriétaires une somme de trois francs pour chaque wagon à désinfecter. Cet arrêté ne donnait pas satisfaction à tous les *desiderata* formulés sur cette question ; en effet, dire que la désinfection sera obligatoire toutes les fois que les vétérinaires inspecteurs ou les préfets en feront la réquisition, équivaut à ne rien dire du tout, car ceux-ci résidant au chef-lieu, ne peuvent savoir si la mesure est nécessaire pour des wagons se trouvant loin de là, et même ils ne sont pas renseignés ordinairement, attendu qu'il n'y a pas de vétérinaires sanitaires dans toutes les localités où sont des gares importantes. Il valait mieux s'en tenir à l'ancienne législation, qui permettait à l'autorité de prendre les mesures nécessaires pour arrêter la propagation des maladies contagieuses, car au nombre de ces mesures était la désinfection, qui doit s'appliquer à tous les objets, quels qu'ils soient, qui ont été souillés, par conséquent aux wagons, véhicules, charrettes, etc. L'arrêté n'était donc pas nécessaire, et aujourd'hui il ne faut pas en tenir compte. La nouvelle législation impose aux Compagnies l'obligation d'appliquer la désinfection à tous les wagons qui ont servi au transport d'animaux, comme cela se pratique à l'étranger, comme cela se pratique en Belgique. — La désinfection des wagons est d'une application facile, surtout dans les grandes gares, où se trouvent tous les moyens nécessaires pour l'exécuter. Voici comment il faut procéder à la désinfection des véhicules : quand il s'agira de wagons, elle ne pourra pas être pratiquée dans toutes les gares, car il en est qui n'ont ni le matériel ni les hommes nécessaires. Il y a donc lieu, quand on juge qu'un wagon est à désinfecter, et qu'on ne peut pratiquer l'opération dans la gare où l'on se trouve, d'y faire apposer une carte portant l'indication : *à désinfecter à telle gare ;* ce wagon devra être fermé jusqu'à la gare indiquée, où il sera désinfecté aussitôt qu'il y aura été amené ; il va sans dire que, dans ce cas, on ne doit pas appliquer la mesure seulement au véhicule, il faut encore l'étendre à tous les objets qui ont servi aux animaux contaminés, tels que : seaux, pelles, moyens d'attache divers, etc. L'obligation de désinfecter incombe à la Compagnie ; c'est l'autorité qui en surveille l'exécution, et au besoin elle la fait diriger par un vétérinaire. Il y a donc lieu de connaître quel doit être dans ce cas le rôle de ce dernier.

Il fera nettoyer le wagon, il fera enlever les fumiers, les fourrages, les litières qui s'y trouvent, et au besoin il les fera enfouir, ou désinfecter ou brûler. Après ce premier nettoyage opéré à l'aide du balai, de la pelle et avec une dissolution de chlorure de chaux, d'acide phénique ou de carbonate de soude, il fera projeter contre le plancher et toutes les parois du wagon des jets de vapeur. qui seront toujours faciles à obtenir dans les gares. Cela ne sera pas toujours suffisant, et dans quelques cas, surtout s'il s'agit de wagons matelassés, comme ceux qui servent pour le transport des chevaux, il sera bon d'exiger des fumigations désinfectantes. De plus, il faudra faire désinfecter. comme il a été dit, tous les ustensiles renfermés dans le wagon, tous les instruments et objets qui ont servi aux animaux. Il faudra enfin appliquer quelquefois cette mesure aux quais et aux ponts d'embarquement et de débarquement. La désinfection des ponts et des quais ne sera pas exigée dans les cas de morve, par exemple : elle le sera dans les cas de typhus, de clavelée et pour quelques autres maladies ; alors on se servira d'eau bouillante, de vapeur d'eau et de solutions bouillantes d'acide phénique et de carbonate de soude. Nous savons que les frais sont à la charge du propriétaire, et que ces frais se montent à trois francs pour chaque wagon désinfecté ; cette somme est trop élevée, celle de un franc ou un franc cinquante serait suffisante. Les véhicules divers, les charrettes, les bâtiments de transport seront désinfectés d'après les mêmes règles et par les mêmes procédés.

M. Sabourdy, pharmacien à Paris, a proposé dernièrement un appareil de désinfection. qui permet de combiner l'emploi de la vapeur d'eau, portée à une température supérieure à 120°, avec un agent antivirulent, tel que l'acide phénique. L'appareil « consiste essentiellement en un générateur à vapeur, auquel est adjoint un récipient destiné à mélanger à la vapeur, en quantité déterminée. » l'agent antivirulent.

Pour la désinfection de l'atmosphère des habitations et des wagons, on emploie toujours les fumigations de chlore, ou plus efficacement celles d'acide sulfureux et d'acide phénique. Il faut empêcher ces fumigations de passer au dehors, en calfeutrant toutes les issues.

A propos des agents de la désinfection, nous avons déjà indiqué à quels objets ils s'appliquent, et nous savons quels sont ceux qui conviennent pour la désinfection des fourrages et litières, etc. Quand les fourrages sont trop infectés, on en demande la combustion ; si on veut les laisser utiliser, on peut les faire consommer à des animaux non susceptibles de contracter la maladie. Ainsi, les fourrages infectés de virus péripneumonique pourront être donnés à des chevaux ; si cela est impossible, on les fera désinfecter en les soumettant au sérénage, à une aération prolongée, à la dessiccation à l'air ; cette dernière pratique est le plus souvent employée. Pour désinfecter une eau souillée dont on désire se servir, on aura recours à l'ébullition ou à l'addition de solutions désinfectantes (acide phénique).

Pour désinfecter les fumiers, on peut procéder de différentes manières : quand il s'agit du fumier d'une écurie où ont séjourné des chevaux morveux, la désinfection est rarement nécessaire ; lorsque on fait nettoyer l'habitation, on fait mettre ces fumiers avec les autres et on les abandonne à la putréfaction ; mais s'il s'agit de maladies dont la matière virulente peut être conservée longtemps, peut être rejetée au dehors avec les excréments, il y a lieu de désinfecter les fumiers, et, suivant qu'ils sont plus ou moins frais, il y a lieu d'agir plus ou moins énergiquement. Pour les fumiers anciens, la désinfection complète n'est pas nécessaire, car ils sont pourris en partie, et la putréfaction a détruit à peu près complètement les matières virulentes: mais il faut désinfecter plus soigneusement les fumiers frais, ce qui se fait, soit en les mélangeant avec de l'acide phénique brut ou avec du chlorure de chaux, soit, lorsqu'il s'agit de fumiers renfermés dans une habitation, en faisant dégager dans celle-ci des vapeurs sulfureuses ou phéniquées, qui les imprègnent ; il faut préférer le premier moyen. Si les fumiers sont peu abondants, il faudra les faire brûler ou les faire enfouir, et, dans ce dernier cas, les laisser dans la terre pendant le temps nécessaire à la destruction des germes ; ensuite on pourra les utiliser. Lorsqu'on pratique l'enfouissage, il faut veiller à ce qu'aucune parcelle ne soit perdue dans les chemins, ne reste exposée à l'air, car, dans les cas de typhus, par exemple, cela offrirait des dangers ; il faut donc, après le transport, faire ramasser tout ce qui est tombé du véhicule. Le purin, qui peut contenir et conserver plus ou moins longtemps certains germes, sera écoulé dans le sol, et si cela n'est pas possible, on y mêlera de l'acide sulfurique, ou une dissolution de sulfate de cuivre ou de sulfate de fer.

La désinfection des cadavres ne se fait pas de plusieurs manières : il n'y a qu'un moyen, c'est l'enfouissement pratiqué suivant toutes les règles prescrites. On pourra aussi livrer les cadavres à l'équarrissage ; ce procédé est même le plus sûr.

Pour les peaux, fraîches ou anciennes, si elles présentent des dangers, si elles peuvent encore contenir des matières virulentes, il faudra en demander la désinfection, qui se fera de plusieurs manières : on pourra les faire exposer à l'air libre et de préférence à l'air chaud, pour obtenir une dessiccation aussi prompte que possible ; on pourra aussi se contenter d'une bonne salaison, s'il s'agit de peaux fraîches; on pourra encore les faire traiter par des substances chimiques, on les fera plonger pendant quelques minutes dans un bain calcaire, dans un bain chloruré ou dans un bain phéniqué; on pourra encore les traiter comme les couvertures et les harnais, c'est-à-dire les placer dans un local calfeutré, et y faire dégager des fumigations de chlore, d'acide sulfureux ou d'acide phénique; mais le meilleur procédé est celui qui consiste à les livrer de suite à la tannerie.

Quand on croit qu'une viande renferme des germes (des trichines, des grêlons [cysticerques] ou des matières virulentes), les moyens de désinfection employés sont la cuisson, la salaison et la fumaison. La cuisson prolongée est le moyen le plus efficace, la fumaison et la salaison ne le sont qu'autant que la viande est en couche mince; et même la cuisson, pour être efficace, devra être prolongée, et les fragments de viande ne seront pas trop épais afin que la température de l'ébullition puisse se répandre dans toutes les parties.

Pour la graisse il n'y a qu'un moyen, c'est la fusion. On pourrait encore soumettre les blocs de graisse, que livrent les bouchers à l'industrie, à des fumigations d'acide phénique ou d'acide sulfureux; mais on préfère la fusion, d'autant plus qu'elle ne détériore pas la marchandise.

Pour les viscères (poumons, foie, rate, intestins) le meilleur moyen de désinfection, celui qu'il faut ordinairement demander, c'est l'enfouissement ou la livraison à l'équarrissage. On procède dans ce cas comme pour les cadavres entiers (et la pratique est applicable aux maladies parasitaires comme aux maladies virulentes); cependant on peut encore appliquer la salaison, ou la coction, ou la dessiccation à l'air libre.

La désinfection appliquée aux os est plus important à connaitre. Notre industrie a tous les ans recours à l'étranger pour se procurer des os ; or il peut arriver que les pays où nous nous approvisionnons soient infectés. Dans les cas de typhus on défend l'importation des débris ; mais il peut arriver que dans d'autres circonstances cette importation soit autorisée, alors il faut parfois demander la désinfection. Du reste si celle-ci était faite avant l'importation en France, on ne pourrait refuser les produits désinfectés. Pour désinfecter les os, on les soumet à l'ébullition ou à une carburation superficielle, ou à la dessiccation, ou à l'immersion dans un bain phéniqué.

Les poils, les crins, les laines, les cornes, les ongles sont soumis à la dessiccation à l'air libre ou à l'ébullition. Pour les cornes, on emploie aussi la carburation superficielle, ou la fumaison, ou la salaison, ou la phénication, c'est-à-dire le traitement par l'acide phénique en vapeurs ou en solution. Pour les poils, les laines et les crins, on emploie aussi la dessiccation en plein air et la chaleur, ou des lavages à l'eau bouillante, ou des fumigations phéniquées ou sulfureuses.

Il peut être nécessaire de soumettre certaines personnes et certains animaux à la désinfection. Il est démontré que des animaux, quoique n'étant pas malades, peuvent transporter dans leur toison ou attachées à leurs poils, à leurs crins, etc., des matières virulentes ; et ces animaux, conduits ailleurs que dans les pays où ils se trouvent, peuvent propager la maladie. Aussi dans ce cas, si on ne veut pas s'opposer à leur déplacement, il faut les faire désinfecter, ce qui est difficile mais non impossible. On peut employer les fumigations d'acide sulfureux et d'acide phénique (qui ne sont pas très dangereuses) dans un local calfeutré où on place les animaux.

Je dirai la même chose pour les personnes : rarement il est nécessaire de désinfecter des animaux vivants et encore plus rarement des personnes ; cependant dans quelques cas il est très prudent de le faire. On soumet les chaussures et les vêtements à la désinfection. Ainsi un vétérinaire, qui, après avoir visité des animaux typhiques, va dans une localité où ne règne pas la maladie, peut. quoique s'étant bien lavé, être dangereux par les germes qui se trouvent dans ses habits et sur ses chaussures imprégnées de fumier ou de purin. On a observé des cas de transmission de la maladie de cette façon. Il suffira, pour éviter tout danger, de passer les chaussures dans une solution bouillante d'acide phénique et les habits seront traités par les fumigations indiquées ci-dessus.

Les abreuvoirs, les chemins et les pâturages peuvent être infectés dans les cas de morve, de claveléc, etc.; alors la désinfection n'exige pas une intervention véritablement active de la part du propriétaire ; il suffit en effet d'interdire pendant quelque temps les abreuvoirs, les chemins et les pâturages, qui se purifieront par l'action de l'air et de la rosée, par le sérénage et la dessiccation.

Dans la pratique de la désinfection il y a des devoirs pour l'autorité, pour le propriétaire et pour le vétérinaire.

C'est le vétérinaire qui doit diriger la désinfection ; par conséquent, il doit faire pratiquer exactement et complètement tout ce qui est relatif à l'exécution de cette mesure ; il doit donc parfaitement connaître tout ce qui a trait à la désinfection. Le propriétaire doit se soumettre aux injonctions de l'autorité et suivre les conseils du vétérinaire. Il doit aussi payer tous les frais, ce qui est un défaut de notre législation ; car les dépenses sont parfois considérables, surtout quand on prescrit

la destruction de divers objets, quand on ordonne
des recrépissages, des repavages, etc. Je crois donc
que le législateur aurait été bien inspiré, s'il avait
fait supporter une partie de la dépense au trésor
public; dans d'autres pays la totalité des frais n'est
pas pour le propriétaire.

La maladie contagieuse étant éteinte et le local
désinfecté, il n'est pas encore temps de l'utiliser
pour recevoir d'autres animaux. La désinfection
peut être suivie d'une séquestration de quelques
jours. La durée de cette séquestration est fixée
par le vétérinaire, qui se base, pour cette détermination, sur la nature de la maladie. La séquestration, après la désinfection, est-elle bien nécessaire ? J'ai de la tendance à croire qu'elle ne l'est
pas; aussi je n'hésiterais pas à permettre l'introduction d'animaux dans un local aussitôt après sa
désinfection. Le mieux est, à mon avis, de bien
surveiller celle-ci et de supprimer celle-là.

INSTRUCTION SUR LA DÉSINFECTION APPLIQUÉE AUX MALADIES DES ANIMAUX DOMESTIQUES.

Les animaux affectés de maladies contagieuses peuvent
laisser dans les lieux qu'ils ont habités, ou seulement
parcourus, des germes virulents, soit que ces germes se
trouvent incorporés aux matières des sécrétions ou des
déjections, soit que, après avoir été disséminés dans
l'atmosphère des habitations avec l'air expiré par les
malades, voire même, dans quelques cas, avec les gaz
qu'ils ont expulsés, ils aient été ensuite déposés avec
les poussières sur les murailles, ou introduits dans
leurs fissures et même dans les pores de leurs matériaux.

Or, ces germes virulents, dont certaines espèces sont
susceptibles de conserver longtemps toute leur activité,
peuvent, lorsque des animaux sont mis en rapport avec
eux, leur transmettre la maladie dont ils procèdent et

rallumer des foyers de contagion qu'on pouvait croire éteints.

Il ne suffit donc pas, pour empêcher des maladies contagieuses de se perpétuer dans les lieux qu'elles ont envahis, d'isoler les malades et de prévenir toute espèce de rapports entre eux et les animaux sains, il faut, en outre, que ceux-ci ne puissent pas être exposés à l'influence infectante des éléments contagieux que les malades ont pu laisser après eux.

De là la nécessité de recourir à la pratique de la désinfection qui consiste à rendre inoffensives, par des moyens appropriés, les matières contagieuses sous quelque forme qu'elles se rencontrent et dans quelque milieu qu'elles se trouvent.

La désinfection doit être appliquée à tout ce qui peut servir de réceptacle aux éléments de la contagion :

1º Aux habitations et à tous les objets qui en proviennent, notamment aux fumiers, aux litières, aux fourrages, voire aux effets d'habillement des personnes préposées aux soins des malades ;

2º Aux rues, aux chemins, aux routes parcourues par des animaux malades ou par les véhicules chargés de leurs cadavres et de leurs fumiers ;

3º Aux pâturages où ces animaux ont séjourné ;

4º Aux cadavres et à leurs débris, ainsi qu'aux fosses d'enfouissement ;

5º Aux wagons des chemins de fer et aux places occupées ou parcourues par les animaux dans les gares d'embarquement et de débarquement ;

6º Aux véhicules qui ont servi au transport des animaux vivants ou morts, et des fumiers provenant des habitations infectées ;

7º Aux navires et aux barques ayant servi au transport des animaux et des fumiers infectés.

I. *Habitations*. — Pour désinfecter une habitation,— écurie, — etable, — bergerie, etc., il faut la nettoyer à fond des matières organiques que les malades ont pu y

laisser avec les produits de leurs sécrétions, de leurs
excrétions et de leur respiration, et recourir à l'emploi
d'agents spéciaux capables de détruire ou d'annuler les
éléments de la contagion partout où ils peuvent avoir été
déposés.

Le nettoyage qui est une mesure commune pour toutes
les maladies contagieuses consiste d'abord dans l'enlèvement des fumiers, des litières et des fourrages laissés
par les malades, ainsi que des toiles d'araignées qui
peuvent servir de support aux germes de la virulence,
et des poussières adhérentes aux murs et au plafond.

Après cela, on doit procéder au lavage à grande eau
du sol, des murs tout au moins à la hauteur où des
matières organiques ont pu être déposées, des mangeoires, des râteliers, stalles, barres de séparation.

On peut se servir, pour opérer le lavage, d'eau froide
ou d'eau chaude, mais non pas indifféremment. Souvent
dans la pratique, surtout lorsqu'il s'agit de la désinfection de locaux d'une grande capacité, on commence le
nettoyage avec de l'eau froide, faute de pouvoir se procurer de l'eau chaude en assez grande quantité, pour
l'étendue des surfaces qu'il faut nettoyer, et l'on ne se
sert de l'eau chaude que comme moyen complémentaire
pour achever de nettoyer les objets, telles que les mangeoires et les râteliers, qui ont été les plus souillés par
les matières virulentes.

Mais toutes les fois qu'on peut disposer, pour opérer
le lavage, d'une quantité suffisante d'eau élevée à la
température de l'ébullition, il faut l'employer de préférence à l'eau froide, parce qu'elle jouit d'une propriété
désinfectante plus active, qu'elle doit à l'influence de la
chaleur. Au degré de l'ébullition, la chaleur éteint, en
effet, la vitalité d'un grand nombre de germes contagieux.

Quand on aura commencé le lavage par l'eau chaude,
on peut l'achever par de grandes projections d'eau
froide pour déblayer le sol de l'habitation de tous les
détritus.

A l'action propre de l'eau froide ou chaude il est indiqué souvent d'ajouter celle de composés chimiques
spéciaux propres à détruire ou à neutraliser l'activité
virulente des germes que ces matières peuvent renfermer, tels que les chlorures de chaux et de soude, le
chlorure de zinc, l'acide phénique, etc., etc.

L'indication des différents agents qui peuvent être
employés pour la désinfection sanitaire est donnée plus
loin dans un paragraphe spécial.

Si l'on peut disposer, pour nettoyer les murs ou les
boiseries et les sols des habitations infectées, d'un jet de
vapeur et surtout de vapeur surchauffée, on en tirera
un grand bénéfice au point de vue sanitaire, car la vapeur a pour effet, non-seulement de ramollir les matières
organiques auxquelles les éléments de la virulence
peuvent être incorporés, mais encore de faire subir à
ces matières une action complète qui est une condition
très efficace de l'extinction de la vitalité de ces éléments.

L'emploi de la vapeur a encore cet avantage qu'en se
diffusant dans toute l'atmosphère de l'habitation, elle
communique aux murailles et aux bois un certain degré
d'humidité qui les rend plus impressionnables à l'action
des gaz désinfectants.

Lorsque, par les lavages à l'eau ou à la vapeur, on a
détrempé les matières organiques déposées sur les surfaces des murs ou des boiseries, il faut faire procéder au
grattage de ces surfaces à une assez grande profondeur
de manière à en détacher les couches les plus superficielles, puis on a recours à un nouveau lavage avec de
l'eau bouillante, tenant en dissolution l'un ou l'autre des
agents chimiques qui conviennent pour la désinfection
sanitaire.

Après ce dernier lavage des murailles et des boiseries,
il y a lieu de faire procéder à un balayage à fond, pour
entraîner hors de l'habitation les détritus organiques
détachés par le grattage.

Si le sol des habitations est pavé, briqueté ou dallé, le lavage à l'eau chaude, tenant en dissolution des désinfectants, peut suffire à son nettoyage sanitaire, quand les joints des matériaux du sol sont en bon état. Mais dans le cas contraire ces joints doivent être refaçonnés.

Il faut les repiquer, en enlever les couches superficielles qui sont les plus pénétrées de matières organiques ; verser ensuite dans les vides creusés par le repiquage une matière désinfectante comme de l'eau fortement phéniquée, par exemple, et enfin combler les vides avec un ciment coaltaré ou avec l'asphalte.

Mais quand le sol des habitations est formé de matériaux poreux, comme les planches, les madriers, la terre battue, le plâtre, etc., etc., il faut, de toute nécessité, le reconstituer à neuf, car l'imbibition des matières organiques s'opère dans ces conditions trop profondément pour que les lavages puissent être efficaces.

Les planches et madriers doivent être détachés et remplacés par des matériaux neufs, après enlèvement des couches terreuses sur lesquelles ils reposaient directement, et il faut substituer à ces couches des couches nouvelles coaltarées.

Le repiquage des sols formés de terre battue, ou de plâtre ou de pierres mal jointes, doit être fait à une assez grande profondeur de manière à pouvoir remplacer les couches supérieures que les matières organiques ont pénétrées, par des matériaux nouveaux auxquels il faut associer soit des goudrons, soit des huiles de houille.

Le feu constitue un désinfectant dont l'énergie est supérieure à celle de tous les autres. En ayant soin de le manier avec prudence, on peut en tirer un très grand parti pour la désinfection sanitaire des habitations et des objets à l'usage des animaux qu'elles renferment.

Le procédé le plus pratique et le moins dangereux d'application du feu à la destruction des matières virulentes sur les surfaces où elles peuvent avoir été déposées, est le procédé du flambage qui consiste à faire lécher ces surfaces par une flamme, comme le font les ouvriers peintres pour détruire les anciennes couches d peinture sur les planches auxquelles elles sont adhérentes. On peut se servir, pour opérer le flambage, soit de torches de résine, soit, de préférence. d'appareils analogues à ceux qu'emploient les peintres pour leur usage. La flamme doit être promenée avec une certaine lenteur sur les surfaces à désinfecter, afin que la chaleur qui en emane soit suffisante, partout où elle passe, pour détruire les matières organiques qu'elle rencontre ; et en vue de bien assurer ce résultat, il faut la ramener successivement plusieurs fois dans les mêmes trajets

Ce procédé convient tout particulièrement pour la désinfection des objets en bois : mangeoires, râteliers, stalles, barres, cloison de séparation, auges, seaux, etc., qui sont le plus exposés, en raison de leur usage, à être souillés et imprégnés par les matières organiques. La chaleur de la flamme, en pénétrant dans le bois, va chercher et détru re ces matières jusqu'au fond de ses pores et répond mieux que tout autre désinfectant, par ce mode d'agir, au but qu'il faut atteindre.

Pour diminu r, autant que possible, les chances d'accidents, il sera prudent de faire sortir des habitations tous les objets portatifs, qui devront être soumis à l'action du flambage, et d'opérer sur eux, en plein air, loin des matières qui pourraient servir d'aliments au feu, comme les litières et les fourrages secs.

Le flambage peut être appliqué aussi aux murailles en pierre ou en plâtre ; mais, dans ce cas, il faut promener la flamme avec plus de lenteur, en raison de la moindre conductibilité de ces matériaux pour la chaleur et des risques moindres que le maniement de la flamme peut entraîner.

Enfin, on peut mettre à contribution la grande énergie du feu pour opérer une désinfection radicale par la destruction des objets qui pourraient servir de réceptacles aux germes de la virulence, ou par l'exposition à son action plus ou moins prolongée des objets en fer, tels que les pelles, les fourches, les étrilles, les mors, les anneaux à l'usage des taureaux, etc , etc

Mais la désinfection peut n'être pas encore complète après l'application des différents procédés dont il vient d'être question. Pour assainir le plus complètement possible les habitations, il est encore nécessaire de poursuivre et d'annuler les éléments de la contagion partout et dans tous les recoins des parties élevées où ils ont pu être portés , comme il arrive , par exemple , lorsque, tenus en suspension dans l'air expiré, ils se disséminent avec lui dans l'atmosphère du local, et sont ensuite déposés sur la poussière des murs, des plafonds et des poutrelles, et de toutes les parties en relief qui peuvent lui servir de support.

Ces éléments contagieux qui, dans un certain nombre de maladies, sont très vivaces, constituent un danger permanent, car il est possible que des courants d'air ou des ébranlements quelconques, imprimés à la poussière à laquelle ils sont associés, les remettent en suspension dans l'atmosphère, et que, réintroduits dans des organismes favorables à leur culture, ils donnent lieu à une manifestation de la maladie dont ils sont les agents.

De là la nécessité de recourir, pour achever la désinfection, à des agents chimiques gazeux, ou susceptibles d'être réduits en vapeur, qui se diffusent dans l'atmosphère et peuvent aller se mettre en rapport avec les éléments contagieux , non-seulement dans les poussières auxquelles ils sont associés à la surface des murailles, mais aussi dans la profondeur des fissures et dans les pores des matériaux perméables où ils ont pu pénétrer.

Les agents gazeux qui sont le plus communément employés pour cet usage, dans la pratique, sont le chlore et l'acide sulfureux.

Comme ces gaz ont plus d'action sur les matières humides que sur les matières sèches, il convient de faire dégager de la vapeur d'eau dans le local que l'on veut soumettre à la désinfection gazeuse. Le procédé le plus simple, pour obtenir cette vaporisation, est d'éteindre dans des seaux d'eau, disposés dans le local, des barres de fer rougies au feu.

Quelques heures après cette fumigation de vapeur d'eau, on sature l'atmosphère du local de gaz désinfectants, soit le chlore, soit le gaz acide sulfureux, en employant, pour obtenir ce résultat, l'un ou l'autre des procédés dont l'indication sera donnée plus loin ; et on laisse l'action des gaz en diffusion se prolonger pendant quatre ou cinq heures, au bout desquelles il y a lieu de renouveler la fumigation gazeuse, la proportion du gaz diffusé intérieurement se réduisant très rapidement par sa diffusion au dehors, malgré la fermeture des portes et des fenêtres.

La règle à suivre, pour chaque maladie, sera tracée dans des paragraphes spéciaux pour chacune d'elles.

Quand le nettoyage de l'habitation est achevé, il convient, au moins pour les maladies dont les éléments virulents sont le plus tenaces, d'assurer le plus possible l'efficacité de la désinfection par un badigeonnage, à la chaux, des murailles et des plafonds, de manière à ne laisser nulle part aucun nid de poussières pouvant servir de réceptacle aux germes volatils de la virulence.

Sur les boiseries, le même lait de chaux peut être appliqué, ou de préférence un enduit de goudron végétal ou minéral, qui a l'avantage, au point de vue hygiénique général, de rendre les bois moins pénétrables aux liquides des sécrétions et des excrétions.

Enfin, il est utile de répandre à la surface du sol, après son lavage et sa réfection, soit du chlorure de chaux en poudre, soit de l'eau phéniquée à la saturation.

Ces agents produisent leurs effets par leur action sur place et par leurs émanations dans l'atmosphère.

Il est des maladies dont la subtilité contagieuse est telle qu'il est prudent, après l'application des mesures désinfectantes dont il vient d'être parlé , de laisser inhabités pendant un certain temps les lieux infectés par ces maladies, et de compléter leur assainissement par la ventilation, obtenue en les laissant traverser par des courants d'air continus.

Dans le cas où l'évacuation trop prolongée des habitations infectées causerait une trop grande gêne, ce sera toujours une sage pratique, toutes les fois qu'on le pourra, de ne les faire habiter, pendant un certain temps, que par des animaux non susceptibles de contracter la maladie infectante ; de substituer, par exemple, des bœufs et des vaches aux chevaux dans les écuries qui ont été infectées par la morve ; et des chevaux aux vaches dans les étables infectées par la péripneumonie.

De certaines circonstances locales peuvent contre-indiquer l'emploi de telle ou telle des mesures dont les règles viennent d'être tracées.

Ainsi, les fumigations gazeuses du chlore et d'acide sulfureux ne doivent pas être employées dans les locaux à désinfecter qui sont en communication directe, ou par des claires-voies, soit avec les habitations des personnes, soit avec les greniers à fourrage qui leur sont super-posés. Ces sortes de fumigations pourraient, en effet, être dangereuses pour les personnes exposées à les respirer, et rendre inutilisables les fourrages qui en seraient pénétrés.

D'autre part, on doit s'abstenir de l'emploi du flambage dans les habitations construites avec des matériaux trop inflammables, comme les cabanes en planches, surtout lorsque leurs plafonds à claire-voie sont chargés de fourrages secs.

C'est aux vétérinaires, délégués du service sanitaire, qu'il appartient d'apprécier les circonstances qui peuvent empêcher de recourir, dans des cas particuliers, à l'emploi de tel ou tel des moyens désinfectants, et de faire exécuter la désinfection par ceux qui peuvent être le mieux appropriés à la nature et aux dispositions des lieux.

Désinfection des fumiers, litières et débris de fourrages provenant des étables infectées. — Le procédé le plus sûr de désinfection des fourrages et des litières, souillés par les matières de sécrétion et d'excrétion des malades, est de les détruire par le feu. Mais ce moyen ne peut être appliqué qu'au début de certaines épizooties, pour assurer la destruction immédiate des germes.

Quand la quantité des matières à livrer aux flammes devient considérable, la pratique de cette mesure rencontre de trop grandes difficultés pour qu'on puisse y recourir facilement.

On peut désinfecter les fumiers par les procédés suivants :

Emploi de la chaux vive, qu'on leur incorpore à l'aide de la fourche et de la pelle, de manière à multiplier les contacts entre la chaux et les matières à désinfecter.

Emploi, pour le même usage et de la même manière, du chlorure de chaux ou de zinc; des sulfates de zinc, de cuivre ou de fer.

Arrosement avec l'acide phénique brut dans la proportion de deux pour cent.

Arrosement avec de l'acide sulfurique dilué dans l'eau dans la proportion de dix pour cent.

Après leur désinfection par l'un ou par l'autre de ces modes, les fumiers doivent être enfouis en terre, quand ils proviennent d'animaux atteints d'une maladie contagieuse dont les germes ont une grande ténacité de vie, comme ceux du charbon; de la péripneumonie contagieuse, de la peste bovine.

Pour les autres maladies, les fumiers désinfectés peuvent être simplement enfouis dans les tas communs où la chaleur des fermentations achèvera la destruction de la virulence par le changement d'état des matières organiques et l'extinction de la vitalité des germes qui y sont incorporés.

On doit traiter de la même manière que les fumiers les litières retirées des places occupées par les malades, les fourrages qu'ils ont laissés dans les râteliers, et les restes d'aliments que contiennent les mangeoires.

Les eaux qui proviennent des lavages intérieurs des habitations et qui sont chargées des détritus organiques, détachés des murailles et du sol, doivent être recueillies dans un puisard creusé exprès pour les recevoir et soumises à une désinfection par l'acide phénique, l'acide sulfurique, les sulfates de fer, de cuivre ou de zinc, etc.

Les matériaux terreux qu'on a détachés du sol des habitations par le repiquage, doivent être désinfectés comme les fumiers et enfouis avec eux.

Si le sol est pavé ou dallé, les pierres doivent être soumises à un lavage avant d'être remises en place.

Enfin les madriers et les planches doivent être brûlés, ou du moins soumis à un flambage, poussé jusqu'à la carbonisation de leur surface, si on veut les utiliser ultérieurement comme bois de chauffage.

Quant aux fourrages emmaganisés dans les greniers, situés au-dessus des habitations infectées, et en communication avec celles-ci par des planches à claire-voie, le meilleur moyen de les désinfecter est *l'aération* ou la *mise-à-l'évent*, qui consiste à les étaler en grande surface, en les remuant de temps en temps avec la fourche ou la pelle, de manière à assurer et à multiplier les rapports de l'air avec toutes les couches.

Les mesures de désinfection ne sont pas uniformément applicables dans tous les cas. Il y a lieu d'en mesurer l'energie à la nature des maladies et de n'appliquer, pour chacune, que celles de ces mesures qui sont rigoureusement commandées par ce qui est connu de son mode de propagation et de la résistance de ses germes.

Les indications à suivre sur ce point vont être tracées dans un paragraphe spécial.

Liste des agents désinfectants chimiques qu'on peut employer à l'assainissement des habitations des ani-

maux. — 1º Les *carbonates de soude ou de potasse* en dissolution dans l'eau, ou l'eau de lessive faite avec des cendres de bois.

Ces sels par leur action dissolvante sur les matières grasses, rendent les lavages plus complets ; mais ils ne conviennent pas pour les maladies dont les éléments contagieux constitués par des microbes, se cultivent dans des milieux alcalins ;

2º La *chaux* épandue vive sur le sol ; elle y détruit les matières organiques.

On l'incorpore, comme il vient d'être dit, aux fumiers et aux matières terreuses détachées du sol des habitations pour les désinfecter.

On l'emploie aussi, jetée dans les fosses sur les cadavres et leurs débris, pour éteindre en eux la vitalité des germes contagieux.

En suspension dans l'eau, elle est employée au badigeonnage des murs et des boiseries pour en compléter la désinfection.

3º *Le permanganate de potasse*, désinfectant très actif dans la proportion de 5 % d'eau. Son prix, relativement élevé, s'oppose à ce que l'on puisse en faire usage sur des surfaces très étendues ; mais on peut mettre très avantageusement à profit son activité, en réservant son application sur les parties ou les dépôts de matières virulentes ont pu être le plus accumulés, comme le fond des mangeoires, les râteliers, les murs faisant face à la tête des malades.

Il peut être utilisé aussi pour le lavage des vêtements et des mains des personnes qui ont procédé aux autopsies des animaux malades et aux maniements de leurs débris.

4º *Les chlorures*. — Les chlorures les plus anciennement employés pour la désinfection sanitaire sont les chlorures de chaux et de soude (hypochlorites de ces bases.)

Le chlorure de chaux s'emploie à l'état solide et à l'état de dissolution et de suspension dans l'eau.

Solide, il est épandu à la surface du sol des habitations où il exerce une action sur place par son contact avec les matières organiques. En outre, le chlore qui s'en dégage se diffuse dans l'atmosphère et contribue, dans une certaine mesure à son assainissement.

On l'incorpore aux fumiers et aux déblais des sols pour opérer la neutralisation des matières virulentes qu'ils renferment.

Associé à l'eau de lavages, il augmente son activité et en complète les effets.

Le *chlorure de zinc* introduit depuis quelques années dans la pratique sanitaire est réputé très efficace pour neutraliser les virus. Dans la proportion de 5 grammes de chlorure sec sur 1,000 grammes d'eau, il constitue une eau de lavage très avantageuse pour le nettoiement des murs et des boiseries.

Sa solution au cinquantième et au centième dans de l'eau bouillante convient pour le lavage des couvertures, des blouses, des étoffes contaminées et des pièces de harnachement.

Le sulfate et le nitro-sulfate de zinc jouissent des mêmes propriétés que le chlorure et peuvent être employés aux mêmes usages.

Il en est de même des sulfates de cuivre et de fer.

Le *bichlorure de mercure* (sublimé) possède une activité désinfectante telle qu'une solution à 1,000, voire même à 5,000, détruit, par un simple lavage, l'activité des germes les plus résistants. On peut donc mettre à contribution cette puissance si énergique, pour opérer la désinfection des parties sur lesquelles les dépôts de matières virulentes ont été le plus accumulés. A une si faible dilution, son maniement ne fait courir aucun danger aux personnes chargées de l'employer. Mais il est prudent que son emploi soit toujours dirigé et surveillé par les vétérinaires délégués du service sanitaire.

5° *Le chlore gazeux.* — On peut faire dégager le chlore dans les habitations par le procédé suivant :

1re formule : Chlorure de sodium . . 750 grammes.
         Peroxyde de manganèse 250   »
         Acide sulfurique . . . 500   »
         Eau 500   »

Mélangez ces substances dans un plat vernissé et faites chauffer sur un fourneau.

2e formule : Chlorure de chaux . • . }
         Acide sulfurique . . . . }   a a

Mélangez avec une spatule en bois, le dégagement s'opère.

On peut substituer l'acide chlorhydrique ou le vinaigre à l'acide sulfurique.

La première formule est supérieure aux deux autres parce que le chlore qu'elle fait obtenir est dégagé en plus grande abondance.

6° *Le gaz acide sulfureux.* — On l'obtient en faisant brûler du soufre en fleur avec du nitrate de potasse sur les charbons ardents d'un fourneau.

7° *L'acide sulfurique.* — En dilution dans l'eau, l'acide sulfurique peut être utilisé avantageusement pour la désinfection des fumiers et des déblais des habitations.

Reconnu actif dans la proportion de deux pour cent, pour éteindre la vitalité de l'élément contagieux du choléra des poules, il peut être appliqué à la désinfection du sol des habitations infectées par d'autres maladies.

8° *L'acide phénique.* — L'acide phénique, désinfectant très actif, s'emploie en dissolution dans l'eau dans la proportion de 2 pour 100, pour compléter et continuer l'action des lavages.

Quand une habitation a été nettoyée et désinfectée à fond, il est utile de continuer l'action désinfectante par l'arrosement quotidien des planches avec de l'eau phéniquée, dont on se sert également pour le nettoyage des ruisseaux et l'entretien de la propreté des murs et des boiseries.

On prévient ainsi le réveil des éléments virulents qui auraient pu échapper à une première désinfection.

L'arrosage des murs, dans toute leur hauteur, avec une pompe projetant de l'eau phéniquée constitue aussi une bonne pratique.

Enfin, on peut employer l'acide phénique sous forme de fumigations soit en le faisant évaporer avec de l'eau bouillante, soit en le projetant sur une pelle de fer rougie au feu.

L'acide phénique brut, incorporé aux fumiers et aux détritus organiques, est un agent très puissant de leur désinfection.

9° *Goudron végétal et minéral ; produits pyrogénés, huiles lourdes de gaz.* — Ces matières peuvent servir avantageusement à la désinfection du sol des habitations par leur association aux matériaux employés à sa réfection, après le repiquage ou le dépavage.

On les utilise aussi comme enduits des boiseries et des parties inférieures des murs, après leur lavage et leur désinfection complète.

10° *Essence de térébenthine.* — Cette essence qui tue la bactéridie charbonneuse et ses spores, peut être considérée comme le désinfectant spécifique du charbon. Il y a donc lieu de recourir à son emploi, comme il sera dit dans le paragraphe relatif aux mesures de désinfection que commande cette maladie.

Tels sont les moyens qui, pour la plupart, s'adaptent le mieux, en raison de leur prix et de la facilité de leur emploi, aux nécessités de la pratique sanitaire vétérinaire.

Il va être indiqué, tout à l'heure, comment leur application, plus ou moins énergique et complexe, doit être conformée à la nature des différentes maladies contagieuses.

II. *Désinfection des rues, des chemins. des routes et des pâturages.* — Dans un certain nombre de cas, les animaux qui sont affectés de maladies contagieuses peuvent répandre et laisser sur les voies qu'ils parcourent des germes de contagion incorporés soit à la bave qui tombe de la bouche des malades (fièvre aphteuse et peste bovine), soit aux mucosités nasales (peste bovine, péripneumonie contagieuse, morve), soit aux produits des sécrétions morbides dont la peau est devenue le siège (farcin, clavelée, fièvre aphteuse), soit aux matières excrémentitielles (peste bovine, charbon).

Si des animaux sains suivent les malades dans les chemins qu'ils ont parcourus, ils peuvent trouver la condition de leur propre infection dans les germes contagieux semés par ceux-ci sur leurs pas. C'est de cette manière que la peste bovine, la fièvre aphteuse, la clavelée et le charbon se disséminent souvent.

Mais ce n'est pas seulement par les animaux vivants que les chemins et les routes peuvent être infectés ; les transports des cadavres et des fumiers provenant des animaux malades constituent encore une condition de dissémination des germes contagieux sur les voies parcourues.

Enfin dans les rues des villages, et au voisinage des fermes infectées, l'infection peut résulter de l'échappement, dans les ruisseaux, des urines chargées de matières excrémentitielles, provenant des habitations où se trouvent des animaux malades.

Pour prévenir la dissémination des contagions par l'intermédiaire des voies publiques, il faut qu'après le passage des animaux malades ou des voitures de transport des cadavres et des fumiers, elles soient balayées des matières excrémentitielles rejetées par les animaux et des débris tombés des voitures, et que ces matières soient portées à la pelle en dehors des voies pavées et enfouies en terre sur les bas côtés.

Le balayage a aussi pour résultat d'étendre les mucosités morbides ou le sang qui a pu s'écouler des voitures et de les soumettre à une action plus rapide et plus efficace de l'air.

Quant aux ruisseaux des villages, ils doivent être lavés et désinfectés, soit avec de l'eau phéniquée, soit avec du chlorure de chaux ou du zinc ou des sulfates.

La désinfection des pâturages s'opère naturellement par les courants aériens qui se font à leur surface : mais on peut faciliter l'action oxydante de l'air sur les matières virulentes qui peuvent être incorporées aux excréments, en épandant ceux-ci en surface, au lieu de les laisser en tas. On peut aussi enfouir chacun de ces tas d'un coup de bêche à la place qu'ils occupent. Mais l'épandage est un moyen plus rapide et plus parfait d'annulation des germes par l'action de l'air. Toutefois, pour certaines maladies, comme la peste bovine, il est préférable de faire ramasser les matières excrémentitielles à la brouette, et de les enfouir dans une seule fosse qu'on maintient isolée par une palissade.

. . . .
. . . .
. . . .

IV. *Désinfection des wagons de chemins de fer, et des gares d'embarquement et de débarquement.* — Les wagons, qui ont servi au transport des animaux, doivent être désinfectés après chaque voyage pour prévenir la dissémination.

La désinfection doit consister dans les mesures suivantes :

1º Enlèvement des fumiers ;

2º Lavage à grande eau, de préférence au moyen d'une pompe, des parois et du plancher ;

3º Râclage des parois et du plancher dont on détache à l'aide d'un crochet approprié, les matières organiques intercalées entre les planches ;

4º Nouveau lavage à grande eau et balayage au balai rude ;

5º Arrosement des surfaces curées et nettoyées avec une solution désinfectante inodore, telle que la solution de chlorure de zinc ou de nitro-sulfate de zinc, afin que les wagons ne soient pas rendus impropres au transport de marchandises alimentaires poreuses, comme les sucres et les farines.

On peut faire usage pour la désinfection des wagons de jets de vapeur surchauffée ; mais ce procédé n'étant pas généralisable dans toutes les gares doit rester facultatif d'autant que le nettoyage, tel qu'il vient d'être indiqué, est suffisant.

Quant au nettoyage des gares, aux lieux d'embarquement et de débarquement, il faut y procéder par l'enlèvement des matières excrémentitielles rejetées par les animaux et le lavage à grande eau complété par le balayage des places qu'ils ont occupées ainsi que de la voie qu'ils ont suivie.

Les fumiers extraits des wagons doivent être rassemblés dans des places assez éloignées des lieux d'embarquement et de débarquement, pour que les animaux ne puissent avoir aucun rapport avec eux.

V. *Désinfection des véhicules, navires ou barques qui ont servi au transport des animaux vivants ou morts et des fumiers provenant des habitations.* — Les procédés de désinfection applicables à ces véhicules sont identiques à ceux qui viennent d'être indiqués pour l wagons. Nettoyage à grande eau, râclage des surfaces, lavages nouveaux et arrosement avec un liquide désinfectant.

VI. *Désinfection des cadavres.* — Elle doit consister dans le lavage, avant le transport, des orifices par lesquels des matières, sang ou excréments, chargées de principes virulents peuvent s'échapper pendant le trajet à parcourir jusqu'aux fosses d'enfouissement. Il peut être prudent, quand il s'agit de maladies très contagieuses, comme la peste bovine, d'obstruer ces orifices soit avec de la terre, soit avec de l'étoupe ou de vieux linge.

En pareil cas, il ne saurait y avoir d'excès dans les précautions.

CHAPITRE III.

PESTE BOVINE.

Le typhus est une affection générale, contagieuse, virulente, très facilement transmissible, toujours épizootique, caractérisée par un ensemble de symptômes et de lésions, qui permettent ordinairement de la reconnaître sans beaucoup de difficultés; il reçoit ordinairement le nom de *peste bovine*: on l'appelle aussi *typhus contagieux, peste ou typhus du gros bétail*.

CARACTÉRES DE LA MALADIE. — L'affection se déclare après une période d'incubation, qui varie de 4 à 21 jours, et dont la durée moyenne est de 6 à 10 jours: elle se décèle presque toujours à son début par une élévation de la température générale du corps. Ce signe a une grande valeur, lorsque le typhus existe déjà dans la localité ou dans la ferme; la température animale s'élève à 39°, 40°, 41° et quelquefois à 42°, 42° 5. Il faudra toujours avoir soin de nettoyer le thermomètre, dont on se sera servi pour évaluer la température, afin de ne pas transmettre la maladie par son intermédiaire. Pourtant cette élévation de température fait quelquefois défaut ; c'est lorsque la maladie affecte la forme adynamique ou lorsqu'elle marche lentement et n'offre pas une grande gravité.

En outre de ce premier symptôme, il y a de la tristesse, de la prostration, de l'abattement; le malade porte la tête basse; la colonne vertébrale est voussée en contre-haut ; la sensibilité générale est exagérée, surtout à la région dorsale; la peau est plus chaude qu'à l'état normal, elle est sèche et quelquefois congestionnée; les poils sont hérissés ; la station est pénible, la locomotion difficile

et la marche chancelante ; la lassitude se montre
rapidement.

L'appétit est diminué, capricieux ou nul: la rumination est moins longue, elle est irrégulière ou
n'a plus lieu. La respiration s'accélère rapidement
par le moindre travail. La circulation s'accélère
aussi, et bientôt les battements cardiaques et arté-
riels deviennent plus faibles qu'à l'état normal. La
lactation est modifiée ; le lait est moins abondant
et plus séreux. Les urines sont plus foncées, plus
chargées. Bientôt, en un, deux, trois, quatre jours
tout au plus, apparaissent des symptômes plus
accentués et plus nombreux. La température s'élève
encore ; mais elle s'abaisse bientôt, soit parce que
l'affection typhique s'amende, ce qui est rare, soit
parce que les sujets minés par elle vont en s'affaiblissant très rapidement; alors la peau devient froide,
surtout aux oreilles et aux extrémités. Les malades
tombent dans un état de somnolence, de stupeur,
de coma; et ces symptômes se montrent ordinairement avec des intermittences, pendant lesquelles
on remarque souvent des exacerbations. La physionomie devient sombre et inquiète ; les yeux sont
sans vigueur, ils sont à demi-recouverts par les
paupières. La conjonctive est hypérémiée, elle présente une coloration rouge-jaunâtre, uniforme ou
marbrée de points plus foncés, de tâches ecchymotiques ; elle est le siège d'une hypersécrétion, qui
se traduit par un larmoiement limpide, auquel succède, d'une manière progressive, une chassie jaunâtre, qui devient peu à peu purulente et verdâtre
et qui irrite vivement la peau sur laquelle elle coule.
Les malades sont souvent couchés et restent longtemps dans cette position. Les oreilles, penchées en
arrière, présentent, de même que les extrémités, des
alternatives de froid et de chaud.

La peau est chaude, congestionnée et sèche ;
quelquefois au contraire elle est recouverte de sueur,

surtout dans certaines régions, au pourtour de la base des oreilles, aux ars, à l'aine, etc; l'épiderme s'exfolie et se détache facilement ; les poils sont piqués; la sensibilité générale est exagérée. Des tremblements ou frissons, d'abord partiels, se montrent dans certaines régions musculaires et deviennent bientôt généraux. La locomotion devient surtout pénible et difficile lorsque la maladie dure déjà depuis quelque temps.

Du côté de l'appareil et de la fonction digestive on observe de nombreux symptômes. L'inappétence devient complète ; la soif disparaît ; la rumination est suspendue ; des bâillements fréquents se produisent. La bouche exhale une odeur fétide ; la muqueuse buccale est gonflée, hypérémiée, chaude; la langue est chargée, congestionnée et rougeâtre, surtout sur ses bords et à sa face inférieure. La salivation est très abondante; la salive, d'abord claire et limpide, devient grisâtre, épaisse, jaunâtre, visqueuse, fétide, floconneuse et quelquefois sanguinolente ; elle s'écoule par les commissures des lèvres, entraînant avec elle des pellicules, des plaques, des grains d'épithélium grisâtres ou jaunâtres. Fréquemment le malade mâchonne et grince des dents. Le mufle se gonfle ; son épiderme se ramollit, se fendille, et se détache par plaques. La muqueuse buccale présente quelquefois, outre son état congestionnel et sa coloration rouge-ictérique très manifeste aux gencives, aux bords et à la face inférieure de la langue, des taches ecchymotiques, des taches pétéchiales plus ou moins cachées par l'épithélium, qui s'est épaissi. Les papilles sont congestionnées. L'épaississement de la couche épithéliale, qui recouvre la muqueuse de la bouche, n'est pas toujours régulier. La muqueuse présente souvent un aspect plus ou moins tourmenté, avec un plus ou moins grand nombre de points plus saillants, au niveau desquels l'épaississement a été plus prononcé. En ces points le derme de la muqueuse a été plus vivement congestionné qu'ailleurs. À cause de cet épaississement, l'épithélium de la bouche se desquame facilement; il se détache même en petites masses des points les plus épaissis, et la salive entraîne le tout. Cette desquamation est donc assez étendue : elle a lieu sur toute la surface de la muqueuse et elle se fait plus particulièrement en certains endroits (sillon labio-gingival, joues. langue, etc.), sous formes de plaques, de pellicules ou de grains ; il en résulte que le derme est mis à nu sur un grand nombre de points et se présente là avec une couleur rougeâtre plus ou moins ictérique. La couleur rougeâtre, que prend parfois la salive, s'explique par cette desquamation épithéliale : le derme étant mis à nu. ses capillaires étant congestionnés. distendus, peuvent se rupturer et produire de petites hémorrhagies, dont le sang se mélange à la salive. Presque toujours les lèvres sont gonflées, et on voit parfois à leur surface extérieure et à leur face interne des vésicules, analogues aux aphtes, formées par l'extravasation d'une matière séreuse en dessous de l'épithélium. C'est là un symptôme qui peut très bien se montrer dans le cours de la peste bovine, sans qu'elle soit compliquée de la fièvre aphteuse. Le ventre est devenu très sensible, douloureux à la pression ; l'animal regarde son flanc, comme dans le cas de coliques ; il piétine des membres postérieurs, qui sont fortement engagés sous le tronc ; il agite fréquemment la queue. et indique ainsi qu'il éprouve des souffrances abdominales. La muqueuse rectale est hypérémiée. gonflée, rougeâtre, infiltrée. Souvent on entend. même à une certaine distance, des gargouillements, des borborygmes, qui indiquent que la maladie s'aggrave et que la constipation, qui existait d'abord au début, va faire place à la diarrhée. Celle-ci est d'abord excrémentitielle ; elle de-

vient ensuite plus fluide, plus liquide ; puis les
matières diarrhéiques sont mélangées de produits
muqueux ou mucoso-purulents, grisâtres ; elles deviennent de plus en plus fétides et de plus en plus
molles, voir même liquides ; fréquemment elles
sont sanguinolentes et la diarrhée se transforme en
une véritable dysenterie. Les matières excrémentitielles sont d'abord rendues fréquemment, mais
avec douleur, ainsi qu'en témoigne l'attitude et le
faciès du malade ; elles sont rejetées à une certaine
distance ; bientôt l'animal, de plus en plus faible,
ne fait plus aucun effort, la diarrhée coule d'elle-
même salissant la queue et les membres postérieurs. Les symptômes fournis par l'appareil digestif sont les plus importants et il est facile de les
observer.

La respiration, qui n'est que peu ou pas modifiée
au début, s'embarrasse peu à peu ; il y a parfois du
cornage. L'air expiré, d'abord plus chaud, se refroidit ensuite et devient fétide. Il s'agit ici d'une
fétidité particulière, qui d'ailleurs se dégage du malade et de tous ses produits morbides et qui constitue un caractère essentiel ; cette fétidité se répand
dans toute l'habitation. La pituitaire épaissie, congestionnée, rougeâtre ou tachetée, est toujours le
siège d'un état catarrhal très prononcé ; le jetage
est d'abord séreux, limpide, puis il devient plus
épais, jaunâtre, grisâtre, rougeâtre ou verdâtre, il
est irritant comme la chassie et laisse des traces
sur les parties qu'il touche. La circulation est plus
ou moins accélérée suivant les cas ; le pouls peut
arriver à battre 120 et 130 pulsations. Celles-ci
sont d'autant plus faibles que le malade est plus
affaibli et plus près de la mort. Le sang est modifié ;
il contient la matière colorante de la bile ; c'est
cette modification du fluide sanguin, qui explique
la coloration rouge-jaunâtre que présentent les
muqueuses et la peau chez les individus à robe

claire. Le réseau capillaire est partout congestionné;
c'est ce qui explique l'hyperhémie et la coloration
des téguments. La peau, la conjonctive, la pituitaire,
la muqueuse buccale, la muqueuse rectale, la muqueuse vaginale sont en effet congestionnées et
rouge-ictériques ou rougeâtres et marbrées de taches plus foncées. Il se produit souvent un gonflement et quelquefois des vésicules à la vulve, aux
lèvres et dans la bouche. La lactation, diminuée au
début de la maladie, devient presque nulle à la période d'état; les mamelles se ramollissent et ne
donnent plus qu'un produit séreux et peu abondant. La sécrétion urinaire est diminuée et les
urines sont encore plus chargées. Il n'est pas rare
que des localisations se produisent sur le système
nerveux, et ces localisations se traduisent chez les
malades par de l'agitation, par des symptômes de
vertige, par des accès de fureur ou par du coma,
de la somnolence ou encore quelquefois par des
symptômes rabiformes.

Suivant la race des animaux, suivant le climat,
suivant les saisons, suivant le régime, suivant les
épizooties et suivant une foule d'autres circonstances, le typhus peut affecter des *formes* variables
et plus ou moins graves. Ainsi il se montre dans
certains pays (steppes) sous une forme bénigne,
abortive, il s'accompagne d'une congestion modérée des téguments, d'un dérangement intestinal
passager et peu marqué. C'est cette forme que l'on
observe ordinairement dans les steppes de la Russie et quelquefois dans certains pays occidentaux
de l'Europe sur des sujets rustiques et très ro-
bustes. Dans nos contrées la peste bovine est toujours plus grave. Dès le début il y a chez les malades de la prostration ou de la surexcitation. Les
téguments et surtout les muqueuses ne présentent
pas toujours cette teinte ictérique, que nous avons
signalée comme un symptôme ordinaire; quelque-

fois leur coloration n'est pas uniforme, elles sont tachées de jaune, de rouge ou de noir. Le jetage devient quelquefois sanguinolent comme la salive ; il peut même y avoir un véritable épistaxis. Il n'est pas rare de voir se produire de l'emphysème pulmonaire et même de l'emphysème sous-cutané. Suivant la prédominance de tels ou tels symptômes, on dit que le typhus affecte la forme nerveuse, vertigineuse ou comateuse ou furieuse, la forme bronchique, la forme pulmonaire, la forme gastrique, la forme entérique ; mais ordinairement ces diverses formes sont combinées et réunies plusieurs ensemble. Dans certaines épizooties, on observe une forme cutanée, une forme varioleuse, exanthémateuse, vésiculeuse, pustuleuse ou phlegmoneuse; il se montre des rougeurs en saillie à la surface de la peau, ou il se produit des vésicules, des pustules même et quelquefois de véritables tumeurs phlegmoneuses. Le typhus, quelle que soit la forme qu'il affecte, peut se compliquer quelquefois de fièvre aphteuse et même de charbon ; il peut coexister avec la péripneumonie; il peut aussi se déclarer sur des animaux phtisiques. Dans ces différents cas il est toujours plus grave. Lorsqu'il atteint les femelles en état de gestation avancée, il provoque presque toujours l'avortement.

La marche de la maladie est variable suivant la forme qu'elle affecte, ordinairement elle est très rapide ; elle se termine presque toujours par la mort au bout de 4, 6, 8 ou 10 jours au plus ; mais généralement on se débarrasse par assommement des sujets reconnus atteints de typhus. Cette affection débilite promptement les animaux, qui tombent dans un état de prostration et de stupeur très marquées; la nutrition est arrêtée, l'amaigrissement est très rapide ; les malades sont entourés d'une atmosphère fétide ; ils éprouvent des paroxysmes, des exacerbations. A la dernière période du mal, la salive, la chassie et le jetage s'épaississent et deviennent sanguinolents ; la diarrhée devient séro-muqueuse, sanguinolente et très fétide. Finalement les individus, à bout de force, restent constamment couchés, la tête appuyée sur le sol ; la respiration devient profonde et ébranle tout le corps ; et enfin les malades succombent après une courte agonie, pendant laquelle on constate parfois des mouvements convulsifs. Le typhus ne se termine pas toujours fatalement par la mort ; dans certains pays (steppes) les malades guérissent en très grand nombre ; dans les pays occidentaux, il peut aussi se produire parfois un certain nombre de guérisons. C'est la forme bénigne ou abortive qui s'accompagne le plus souvent de guérison. Les animaux guéris en apparence doivent être considérés comme suspects pendant une quinzaine de jours, parce que la matière virulente peut se conserver pendant ce laps de temps à la surface de leur corps.

La peste bovine sévit toujours à l'état épizootique dans les pays où elle est introduite ; elle se transmet rapidement des premiers malades aux autres animaux de la même habitation, puis elle se propage et envahit d'autres habitations, d'autres localités, d'autres communes, etc. La maladie tend toujours à se propager ; elle ne disparaît pas seule, ou si elle disparaît d'une localité, c'est faute d'aliments. On croit assez généralement que vers la fin des épizooties la virulence et la gravité de la maladie s'atténuent, que les guérisons peuvent être plus nombreuses. D'ailleurs les épizooties de typhus ne se ressemblent pas toujours d'une manière absolue; elles sont plus ou moins graves, suivant les pays, suivant les saisons, suivant les races animales. Ainsi dans telle épizootie, c'est telle forme qui prédomine : ainsi les épizooties s'étendent plus facilement en été et la maladie est plus grave en hiver; ainsi dans les steppes, la peste bovine, qui est enzootique, n'est pas mortelle ordinairement.

Le typhus est une maladie exceptionnellement grave dans la pluralité des cas ; le plus ordinairement il entraine la mort des malades ; il provoque donc une mortalité très considérable. Il est très contagieux, il se propage très facilement, il ne s'éteint pas seul ; il occasionne des pertes immenses, car le plus ordinairement on n'utilise pas les cadavres. Quand il existe dans les pays voisins, quand on constate d'une façon certaine son importation dans une localité, dans une ferme, son diagnostic n'est pas fort difficile. Mais ordinairement, en l'absence de renseignements précis, les premiers cas sont parfois difficiles à bien reconnaître; les symptômes au début ne sont pas pathognomiques. Si pourtant on a quelque raison de soupçonner l'existence du typhus d'après les renseignements, d'après les présomptions créées par l'existence probable de cas antérieurs ou par l'enquête à laquelle il est bon de se livrer en pareilles circonstances, ou par l'importation connue ou soupçonnée d'animaux malades ou suspects, il faudra se conduire toujours avec prudence et prendre les précautions que comporte l'existence probable de la maladie. D'ailleurs, on ne restera pas longtemps dans l'incertitude. Il faudra dans tous les cas recueillir tous les renseignements qu'on pourra obtenir et procéder à une sorte d'enquête, pour savoir si le typhus règne dans les pays voisins, si des animaux ont été récemment importés dans la localité, etc.; il ne faudra jamais négliger de pratiquer les autopsies, s'il y a déjà eu des cas de mort ou d'abatage, car les lésions du typhus sont très importantes et peuvent contribuer beaucoup à appuyer le diagnostic. Si ces diverses données font défaut, il faudra se borner à l'observation des malades, tout en prenant les précautions nécessaires (séquestration) pour empêcher l'extension de la maladie. Mais le diagnostic deviendra facile, quand les symptômes vagues

du début (fièvre, élévation de température) s'accompagneront de frissons, de tremblements, de congestion
sur les téguments, de larmoiement, de chassie, de
jetage, de salivation, de desquamation épithéliale
sur la muqueuse buccale, de diarrhée, de stupeur et
des autres symptômes qui caractérisent le typhus;
on sera alors à peu près fixé sur la nature de la
maladie, et pour lever toute difficulté et avoir une
certitude absolue, il sera encore utile d'étudier les
lésions.

Les lésions de la peste bovine présentent à
peu près toutes certains caractères généraux ;
elles se montrent partout avec une coloration rougeâtre, rouge-jaunâtre, brunâtre, noirâtre, uniforme
et régulière, ou marbrée, irrégulière et parsemée
de taches plus foncées. Cette coloration est due à
l'hypérémie des tissus et à l'altération du sang,
qui s'accompagnent d'une exsudation plus ou moins
abondante, entraînant avec elle une certaine quantité de la matière colorante et imbibant plus ou
moins les tissus. Quand la coloration n'est pas
uniforme, quand elle est marbrée, c'est parce qu'il
y a eu des points où il s'est produit des stases
sanguines, des ruptures des capillaires, des hémorrhagies. L'hyperémie, qui a lieu sur les muqueuses
est toujours suivie d'une hypersécrétion, qui se
traduit par la production et le rejet de matière
morbide constituant un écoulement séro-sanguinolent ou mucoso-sanguinolent ; une desquamation
épithéliale très active accompagne l'état catarrhal,
c'est là un caractère constant ; elle a lieu régulièrement sur toute la surface malade ou bien elle
est plus manifeste et plus profonde en certains
points. Des ruptures vasculaires se produisent
après la congestion, et outre ces ruptures, il se
forme toujours, dans le tissu conjonctif sous-
muqueux, une infiltration due à l'exosmose du plasma sanguin. Cette infiltration est plus ou moins

prononcée et elle est très manifeste dans certains organes (caillette et intestin grêle) ; elle explique cette turgescence que présentent les muqueuses. L'état des cadavres est variable, suivant que les animaux sont morts naturellement du typhus, ou suivant qu'ils ont été sacrifiés avant que la maladie fut arrivée à son déclin. Les ouvertures naturelles sont salies des produits morbides; le cadavre exhale de tous ses points une odeur caractéristique, très fétide. Les yeux sont plus ou moins enfoncés et plus ou moins noyés dans un amas de chassie purulente. Des accidents éruptifs sont quelquefois visibles à la surface de la peau ; ce sont des exanthèmes, des vésicules, des pustules, des phlegmons. Sous la peau existe de l'œdème, qui est surtout abondant dans les parties dé·lives. Dans le tissu conjonctif sous-cutané, on trouve des gaz, quand le malade avait présenté des symptômes d'emphysème pulmonaire et sous-cutané. La face interne de la peau est toujours plus ou moins imbibée et colorée en rouge-ictérique ; ses vaisseaux laissent suinter un sang noirâtre et incoagulé, quand la maladie est avancée. Le tissu conjonctif souscutané est congestionné, rouge-ictérique et il présente de distance en distance des taches plus foncées, brunâtres, noirâtres, des ecchymoses ; ces altérations existent aussi dans le tissu conjonctif interstitiel des muscles, dans le tissu périnerveux et périvasculaire. Les synoviales articulaires et tendineuses ont une coloration vineuse, brunâtre, uniforme ou tachetée ; elles renferment une sérosité sanguinolente. Les muscles sont quelquefois peu ou point altérés; mais leurs altérations sont profondes chez les animaux qui ont succombé naturellement; ils sont ramollis, leurs fibres sont altérées, certaines d'entre elles sont dégénérées. Dans la substance du muscle on peut rencontrer, comme ailleurs, la coloration rouge-ictérique, des ecchymoses, des taches brunâtres ou noirâtres, des épanchements sanguinolents, surtout dans les interstices musculaires.

Les véritables lésions pathognomoniques sont celles de l'appareil digestif; elles sont nombreuses et se montrent presque sans interruption depuis la bouche jusqu'à l'anus. On rencontre partout un état congestionnel très intense et une coloration uniforme ou tachetée, qui est surtout manifeste dans la caillette, au voisinage du pylore et sur l'intestin grêle. Partout l'infiltration est très abondante. L'état catarrhal et l'état inflammatoire se traduisent par une hypersécrétion de matière mucoso-purulente, accompagnée d'un gonflement et d'une desquamation de l'épithélium. Les lèvres sont toujours plus ou moins gonflées, leur tissu conjonctif est infiltré : elles présentent quelquefois des vésicules ou des pustules ; la langue est hypertrophiée ; la muqueuse buccale est gonflée. La bouche exhale une odeur fétide ; et il existe dans sa cavité, à la surface de sa muqueuse, une salive épaisse, visqueuse, très adhérente, mucoso-purulente, fétide, très riche en éléments figurés, en cellules épithéliales dégénérées, en éléments embryonnaires et en cellules de pus. L'épithélium est gonflé, épaissi, ramolli ; il se détache facilement ; il est desquamé plus ou moins profondément en certaines places plus ou moins nombreuses; il s'est détaché dans quelques régions (sillon labio-gingival, région labiale, face interne des joues, face inférieure de la langue, etc.,) sous forme de pellicules ou de plaques, ou de grains jaunâtres ou grisâtres, qu'on trouve en plus ou moins grand nombre dans la salive. Les points, d'où se détachent des fragments d'épithélium, sont le siège d'une vive congestion. En effet, dans les points où la desquamation a laissé le derme à nu, celui-ci se montre congestionné, brunâtre ou noirâtre; et quelquefois, bien que

rarement, ces points se transforment en plaies
ulcéreuses. Le derme de la muqueuse est le premier altéré, il l'est avant l'épithélium ; il est très
vivement congestionné, et si la coloration rouge
n'est pas facile à voir, cela tient à l'épaisseur de
son revêtement. Dans les points où l'épithélium est
moins épais, le derme se montre coloré en rouge ictérique ou brunâtre, ou noirâtre, ou marbré. Il y a
toujours gonflement et infiltration de la muqueuse
et du tissu conjonctif sous-muqueux. Les follicules
et les glandules de la muqueuse sont hypertrophiés
et congestionnés à leur pourtour ; leur sécrétion
est plus abondante et les follicules peuvent, en s'ouvrant, se transformer en plaies ulcéreuses ou les
simuler. — Ces diverses lésions se montrent aussi
dans le pharynx, dont l'épithélium gonflé se desquame facilement. La muqueuse pharyngienne, congestionnée, est le siège d'un état catarrhal ; elle
est recouverte d'un mucus purulent; le tissu sous-
muqueux est épaissi et infiltré; les glandules sont hypertrophiées. — Ces altérations se rencontrent quelquefois même, quoique à un moindre degré, dans
l'œsophage, dans le rumen, dans le réseau et dans
le feuillet. C'est surtout dans le rumen qu'on les
observe le plus souvent. L'épithélium est épaissi et
se détache ; la muqueuse est congestionnée uniformément ou présente des ecchymoses, des taches, des
arborisations, des hémorrhagies intra-muqueuses ou
sous-muqueuses ; le tissu conjonctif sous-muqueux
est infiltré et épaissi. — Le péritoine est hypérémié,
rougeâtre, parfois tacheté ; il contient une sérosité
jaune-rougeâtre.

Dans la caillette les lésions sont très nombreuses et très variées ; elle renferme une matière muqueuse, visqueuse, grisâtre, jaunâtre,
rougeâtre, fétide. La muqueuse gastrique est le
siège d'un état catarrhal très prononcé, qui existe
à la surface de la membrane et dans ses glandules.

L'épithélium épaissi, gonflé et ramolli, se desquame facilement ; il se détache en masse et laisse à découvert de véritables plaques, qui se transforment quelquefois en plaies ulcéreuses. Ces dénudations épithéliales s'observent surtout au sommet des plis de la muqueuse et au voisinage du pylore. Le derme est évidemment congestionné ; il est rougeâtre, rouge-ictérique ou brunâtre. La coloration est irrégulière ; elle a souvent un aspect marbré, on aperçoit des taches ou des plaques plus foncées et plus ou moins nombreuses, tranchant sur le fond général de la muqueuse. Parfois des hémorrhagies se sont produites sous l'épithélium et le soulèvent, elles peuvent aussi se produire dans la trame du tissu sous-muqueux, où l'infiltration est constante. Ces diverses formes (taches, hémorrhagies) s'observent principalement au voisinage du pylore et aussi sur les plis de la muqueuse. Assez souvent on rencontre des plaques sphacélées dans des points où la congestion de la muqueuse a amené une mortification superficielle ou profonde de cette membrane ; c'est encore au voisinage du pylore qu'on les observe. Ces plaques sont plus ou moins étendues et ordinairement peu nombreuses ; elles sont noirâtres ; quelquefois elles sont déjà en voie d'élimination et se montrent entourées d'un sillon disjonctif ; d'autres fois la séparation est effectuée totalement, et, à la place de cette eschare détachée il reste une plaie, dont le tissu est vivement congestionné. Les sommets des plis de la muqueuse présentent parfois des ulcérations superficielles assez nombreuses. La muqueuse gastrique offre souvent l'aspect d'un crible, surtout à cause de l'altération des glandules, qui sont enflammées, congestionnées, plus saillantes et dont l'orifice est agrandi. Le tissu conjonctif sous-muqueux est très infiltré.

Dans l'intestin grêle on trouve en abondance un contenu mucoso-purulent ou caséeux, grisâtre, jaunâtre ou rougeâtre, qui exhale une odeur fétide et qui est très riche en éléments figurés. Cette matière recouvre toute la muqueuse intestinale ; au niveau des follicules solitaires et des plaques de Peyer elle est plus épaisse, plus caséeuse et plus adhérente. La muqueuse et son appareil glandulaire sont dans un état catarrhal très manifeste. L'épithélium, épaissi, gonflé et ramolli, se desquame facilement et il s'est détaché par places en certains endroits. Le derme est vivement congestionné ; il a une teinte rougeâtre, brunâtre, noirâtre ; sa coloration est irrégulière ; des taches et des points plus foncés se montrent surtout au sommet des plis de la muqueuse ; on rencontre à sa surface et dans son épaisseur des points ou des plaques hémorrhagiques plus ou moins étendues. Une exsudation abondante existe dans tous les points, surtout au niveau des follicules et des plaques de Peyer ; le tissu sous-muqueux est infiltré ; la muqueuse est épaissie. On rencontre quelquefois des plaques mortifiées comme dans la caillette ; et ces plaques sont adhérentes ou en voie d'élimination ; d'autres fois elles ont fait place à de véritables plaies, avec perte de substance. Des plaies ulcéreuses peuvent aussi être la conséquence de l'altération des follicules solitaires ou agminés. Les glandes de l'intestin sont hypertrophiées ; mais ce qui est le plus remarquable dans les lésions de l'intestin grêle, c'est assurément l'altération des follicules solitaires et des glandes de Peyer. Les follicules clos sont le siège d'une inflammation très manifeste, dont les caractères varient suivant la période de la maladie. Ils sont d'abord hypertrophiés, plus saillants, entourés d'une zone rouge ; ils sont le siège d'un mouvement fluxionnaire très intense et d'une prolifération exagérée ; ils

contiennent une plus grande quantité d'éléments
cellulaires, qui sont toujours en voie de dégénéres-
cence granulo-graisseuse. Ils forment alors autant
de petits foyers ou nodules caséeux, qui ne tardent
pas à s'ouvrir, pour évacuer leur contenu dans l'intestin ; les follicules, ainsi ouverts, évacuent plus ou
moins complètement leur contenu dans l'intestin.
Parfois ce produit caséeux adhère encore, en plus
ou moins grande quantité, à la surface qui l'a sécrété ; et l'on constate alors la présence d'un noyau
grisâtre ou jaunâtre au centre de la plaie qui est
résultée de l'ulcération du follicule. D'autres fois
le produit a été complètement chassé et les plaies
sont nettement cupuliformes. Leurs bords sont saillants et indurés ; ils sont toujours entourés d'une
auréole rougeâtre ou brunâtre ou noirâtre. La zone
hypérémique, qui entoure les follicules, est rougeâtre au début, mais elle ne tarde pas à se modifier et à devenir brunâtre ou noirâtre, et c'est
ainsi qu'elle apparaît lorsque la maladie a déjà
duré quelques jours. Les plaques Peyer sont hypertrophiées, recouvertes d'une matière visqueuse grisâtre, qui est produite en grande abondance et qui
peut les cacher presque complètement. Elles sont
entourées d'une zone excentrique de congestion,
rougeâtre d'abord, puis brunâtre ou noirâtre. Les
éléments, qui les constituent, présentent les mêmes
altérations que les éléments analogues disséminés
dans la muqueuse. Les follicules y sont hypertrophiés, entourés d'une zone rougeâtre ou brunâtre ou
noirâtre ; ils donnent à la plaque l'aspect d'un fragment de peau fortement chagriné ; ils sont turgides,
quelquefois ulcérés et peuvent présenter les mêmes
caractères que ceux qui sont disséminés sur la muqueuse. Les villosités sont hypérémiées, et très
souvent leur épithélium est desquamé. Des pigmentations brunâtres ou noirâtres existent au pourtour des follicules solitaires, au pourtour des

follicules agminés et des ulcérations: on les rencontre aussi sur d'autres points de la muqueuse
sous forme de taches, de plaques, de trainées, etc.
Ces pigmentations remplacent peu à peu la coloration rougeâtre du début; elles se montrent déjà
quand la maladie a duré quatre ou cinq jours: elles
sont la conséquence des modifications qui surviennent dans la matière colorante du sang. — Dans les
autres parties de l'intestin (cœcum, colon, rectum),
on observe des altérations qui ressemblent beaucoup à celles de la muqueuse de l'intestin grêle. On
trouve là aussi une matière mucoso-purulente, visqueuse, très adhérente, grisâtre, jaunâtre, rougeâtre
et riche en éléments figurés. L'épithélium est gonflé, ramolli, et en voie de desquamation active ; la
muqueuse est hypérémiée et le tissu sous-muqueux
est infiltré. Dans le cœcum on rencontre parfois en
plusieurs points une matière caséeuse, d'apparence
fibrineuse, exsudée et adhérente à la surface de la
muqueuse, qui se présente sous forme de filaments;
si on la détache, il reste un point dénudé et vivement congestionné à sa place. — Le foie est jaunâtre
ou jaune terreux. — Les ganglions mésentériques
sont hypérémiés, congestionnés, colorés en rouge,
brunâtres, ramollis.

La muqueuse des voies respiratoires est plus ou
moins altérée. La pituitaire est hypérémiée, rouge-
ictérique ; sa teinte est uniforme ou marbrée de
taches plus foncées; elle présente des points ou
des plaques hémorrhagiques ; elle est catarrhale et
recouverte d'un produit mucoso-purulent jaunâtre
ou verdâtre ; elle est épaissie et son tissu sous-muqueux est infiltré ; son épithélium se desquame;
elle présente parfois de véritables plaies avec perte
de substance et recouverte d'un produit pseudo-
membraneux. Dans les muqueuses laryngienne,
trachéale et bronchique, on trouve les mêmes altérations (hypérémie, coloration uniforme ou mar-

brée, état catarrhal, produit mocoso-purulent, etc.).
Le poumon est plus ou moins hypérémié ; son tissu
conjonctif interlobulaire est le siège d'une exsudation plus ou moins abondante. Il y a un œdème
pulmonaire et quelquefois de l'emphysème interlobulaire plus ou moins étendu. Les ganglions bron-
chiques sont tuméfiés, hypérémiés, rougeâtres et
ramollis. Les plèvres ont une teinte rouge-ictérique,
uniforme ou tachetée ; elles renferment de la sérosité
colorée en rouge. Les reins sont quelquefois tuméfiés, hypérémiés, ramollis et friables. La muqueuse
vésicale est injectée et boursouflée. La muqueuse
utéro-vaginale est congestionnée, infiltrée, épaissie,
uniformément rouge ou tachetée, catarrhale. Les
mamelles sont flasques et infiltrées. — Le sang,
d'abord peu altéré, éprouve, dans le cours de la
maladie, d'importantes modifications ; il devient
noirâtre et perd de sa coagulabilité à la fin. Le
péricarde est congestionné, rougeâtre ou tachetée ;
il contient de la sérosité sanguinolente. Le cœur
est jaunâtre, pâle, ramolli ; l'endocarde offre des
taches ecchymotiques, qui existent même dans la
substance du cœur ; l'intérieur des cavités cardiaques
et des vaisseaux est rouge-ictérique. Dans tous les
organes, le réseau capillaire est relâché, turgide,
hypérémié.

Partout où on l'observe, en Occident, le typhus
s'introduit et se propage par contagion ; et dans les
pays de l'Orient, où il se conserve à l'état enzootique, il se perpétue et s'entretient également par
contagion. Son contage a son siège dans les liquides
normaux, dans les produits des sécrétions normales,
dans la lymphe, dans le sang, dans la salive, dans
les urines, dans le lait, dans les larmes ; et il se
trouve surtout en abondance dans les produits de
sécrétion pathologique, dans le jetage, dans la
chassie, dans les matières diarrhéiques, et dysen-
tériques, etc ; tous les produits de l'animal malade

sont virulents ; ainsi le produit des os, des muscles, des organes, les liquides normaux, le sang, la lymphe, le lait, les sérosités, les produits morbides, l'air expiré, les gaz, qui se dégagent du malade ou de ses produits divers, renferment le contage et peuvent propager la maladie. Le virus typhique peut se présenter à l'état de *virus* fixe, soit qu'il se trouve en suspension ou en dissolution dans les liquides, soit qu'il ait été déposé à la surface des corps ou mêlé à des matières solides. Il peut également être en suspension dans l'air ; aussi se forme-t-il très rapidement autour du malade une atmosphère contaminée et contaminante. Mais la majeure partie du virus rejeté au dehors imprègne les corps solides ou se mélange aux liquides ; et dans ces conditions il peut se conserver un certain temps. Un malade est donc dangereux, non seulement par lui-même, mais aussi par les corps solides, liquides, gazeux qu'il infecte autour de lui ; et ces corps infectés, il serait imprudent de les déplacer sans les avoir désinfectés, et de mettre en contact avec eux des animaux sains. — Le virus typhique rejeté à l'extérieur, comme celui des cadavres et des débris cadavériques, peut se conserver quelque temps ; sa vitalité semble persister plus ou moins, suivant les conditions ambiantes ; mais quelque mauvaises que soient ces conditions, il peut se conserver plusieurs jours semble-t-il. L'étude de cette question est très importante ; elle domine l'application de certaines mesures sanitaires. Mais sur ce point les données sont loin d'être concordantes, suivant les uns, le virus des cadavres se conserverait des jours, des mois et même des années ; tandis que suivant les autres, quelque propices que soient les conditions ambiantes, le virus ne pourrait se conserver au-delà de 30 jours. Il semble même que le virus déposé à la surface des corps solides ne peut pas se conserver plus de 4 à 5 jours en été et 15 jours en hiver ; et encore ce délai peut être bien abrégé, si les corps imprégnés de matières virulentes sont exposés à un courant d'air continu, et si elles sont soumises à l'action de la chaleur solaire, ou si le temps est chaud et humide, car alors la putréfaction s'en empare très vite. Dans ces divers cas, la conservation ne dure guère que deux jours parait-il. Le virus typhique non exposé à des courants d'air, celui qui se trouve dans une habitation, où l'air ne se renouvelle pas, peut se conserver plus longtemps, il peut se conserver pendant 6 ou 8 jours d'après certains observateurs. Placé dans un vase quelconque, dans un flacon, il se conserve de 4 à 8 jours ; il se conserve un peu plus longtemps quand le vase ferme hermétiquement et surtout quand on a fait préalablement le vide ; ainsi, il peut se conserver de 12 à 30 jours dans des tubes à vaccin ou entre des lames de verre ; il peut aussi se conserver dans les eaux et dans les purins, pendant un temps qu'il reste à déterminer. Les circonstances, qui favorisent sa conservation, se déduisent facilement de ce qui précède ; l'air confiné, une température modérée ou basse, le défaut d'humidité ou de lumière, etc., sont de ce nombre. Celles qui favorisent sa destruction sont : la chaleur, surtout quand elle est portée à un certain degré ; la dessiccation rapide, l'humidité, surtout lorsqu'elle est combinée avec une température élevée; l'air qui se renouvelle, etc. Il paraît qu'un froid très intense, au-dessous de 0°, peut produire le même effet. Ce qui est le plus à prendre en considération c'est l'efficacité du renouvellement de l'air, de la dessiccation et de la putréfaction pour détruire le virus ; il faudra donc recourir à l'action de ces causes toutes les fois que cela sera possible.

La peste bovine peut se transmettre par contagion immédiate, par contagion médiate et par contagion volatile. La maladie est transmissible

par le contact direct des malades avec les sains;
et d'ailleurs quand un animal sain est placé à côté
d'un animal malade, il est exposé à se contaminer
par les trois modes. Quand le typhus se propage
de proche en proche, quand il devient épizootique.
il se transmet le plus souvent par contagion médiate;
il passe d'une ferme ou d'une localité à une autre
par l'intermédiaire des solides ou des liquides (aliments, boisson), qui sont souillés de matières contagieuses et qui sont flairés ou ingérés par les
animaux; et même dans une habitation c'est encore
souvent de cette manière que le typhus prend de
l'extension. La maladie se transmet aussi, quoique
moins souvent, par l'intermédiaire de l'air; et à ce
sujet il est bon de se demander si l'atmosphère
contagieuse, qui entoure un ou plusieurs malades,
est dangereuse à de grandes distances. Tout en
acceptant pour démontré, et il est en effet démontré, le rôle de l'air comme agent de transmission
de la maladie typhique, il faut reconnaître que la
contagion volatile ne s'effectue jamais à de grandes
distances, à tel point que, dans les localités où
régnait l'affection,on a vu des habitations bien soi-
gnées et bien séquestrées ne présenter aucun cas de
maladie, quoiqu'elles fussent situées à côté d'autres
habitations où la peste bovine faisait de nombreuses
victimes. La distance à laquelle la contagion
volatile est possible n'est donc pas considérable;
elle varie du reste suivant la richesse plus ou moins
grande du foyer infectieux en germes, suivant que
l'atmosphère contagieuse est ou n'est pas exposée
aux vents et aux courants d'air; suivant que la
maladie est plus ou moins grave, plus ou moins
généralisée, et suivant les obstacles qui peuvent
se trouver autour du foyer infectieux. Dans les
circonstances ordinaires, il est rare que la zone
contagieuse soit susceptible de s'étendre à plus de
15, 20, 30, 40 mètres. Les principaux agents, véhi-

cules ou intermédiaires, qui peuvent servir à la propagation de la maladie, sont donc les aliments, les boissons et l'air, et ces véhicules peuvent être souillés de différentes manières. Les aliments sont dangereux quand ils ont été infectés par les malades, par les produits morbides qu'ils excrètent, par l'atmosphère contagieuse qui a laissé déposer les germes qu'elle tenait en suspension. Peuvent être souillés de cette manière : les fourrages et les litières placés à proximité ou au-dessus de l'habitation des malades. Les boissons peuvent aussi être infectées diversement, soit que les malades les aient salies eux-mêmes, soit qu'elles aient reçu des produits excrémentiels, soit que les eaux se trouvent placées de façon que le purin ou toute autre matière liquide provenant des malades ait pu s'y écouler, soit, ce qui arrive souvent, qu'on y ait lavé des viandes typhiques, ou des linges, des chiffons, des corbeilles, etc., qui ont servi à envelopper, à porter ces viandes. Les malades peuvent transmettre l'affection aux jeunes par le lait. On a aussi observé la transmission à la vache par le taureau dans l'acte de la saillie. Les cadavres, les chairs, les peaux, les divers débris cadavériques peuvent, tant qu'ils sont frais, communiquer la maladie, soit que les animaux les flairent et introduisent ainsi des germes dans leurs voies respiratoires, soit que ces produits aient été déposés sur des fourrages et les aient rendus dangereux, soit qu'ils aient été lavés dans les eaux qui seront ingérées ultérieurement comme boissons, soit qu'ils aient été mis en contact avec des linges ou dans des corbeilles, qui seront ensuite flairés par des sujets sains, ou lavés dans des eaux qui seront ingérées. Sont donc dangereux : tous les objets qui ont servi au transport des viandes typhiques ; ces objets sont en effet imprégnés de matière virulente. Il faut en dire autant des couvertures qui ont servi aux malades. Les peaux ne conservent la virulence qu'un certain temps. Il semble qu'elles ne sont guère dangereuses au-delà de 3 ou 4 jours; mais ce temps n'est pas encore bien exactement déterminé. Quoiqu'il en soit des peaux fraîches, il parait certain que les peaux qui ont été exposées à une température élevée, ou qui ont été soumises à la dessiccation, ne sont pas dangereuses; le virus qu'elles renferment est annihilé, et on peut en dire autant des peaux désinfectées, des graisses fondues, etc. Les voitures, les charrettes, les wagons et les ustensiles divers, qui ont servi au transport des animaux ou des cadavres typhiques, sont dangereux, conservent les germes pendant plusieurs jours et peuvent propager la maladie. Des moutons peuvent, même sans contracter le typhus, en transporter les germes déposés dans leur toison ; mais les laines ne conservent assurément pas le virus plus long-temps que les flacons ou les tubes dans lesquels l'air ne pénètre pas, et elles ne semblent guère dangereuses, quand elles sont desséchées, et à *fortiori* quand elles sont desséchées et désinfectées. Les fumiers peuvent servir d'intermédiaire à la propagation de la maladie, ils reçoivent des produits d'excrétion très nombreux et surtout très riches en éléments virulents. Les animaux qui les flairent, ou qui respirent les gaz qu'ils fournissent, peuvent devenir malades ; les animaux et les personnes, qui marchent sur ces fumiers, peuvent se charger de germes et les transporter au loin. Ainsi par exemple un chien, qui sort d'une étable infectée et qui a les pattes, la peau, les poils imprégnés de matière virulente, peut aller souiller des eaux et des fourrages qui, donnés à des animaux sains, leur communiqueront la maladie. Le même fait peut se produire avec l'homme, avec le vétérinaire, avec les personnes qui donnent des soins aux animaux. Si ces personnes ne changent pas de chaussures, ou si elles ne les nettoient pas, elles emportent des germes, et peuvent en souiller les fourrages, les eaux, les pâturages, les chemins, etc., dans les localités où elles passent. C'est en effet surtout par les chaussures que l'homme est dangereux, et c'est surtout par les pattes que le sont les animaux, tels que chiens, chats, poules, etc. Mais ces animaux peuvent aussi transporter les germes dans leurs poils, dans leurs plumes, comme l'homme dans ses vêtements qui s'imprègnent de matières virulentes et peuvent ensuite, s'ils sont flairés par un animal sain, lui communiquer la maladie. Ces cas sont rares, mais leur possibilité fait un devoir de ne négliger aucune des mesures recommandées en cette circonstances. La maladie peut encore se transmettre par les pâturages, par les crèches, par les abreuvoirs. Un seul malade suffit pour infecter un abreuvoir public où plusieurs sujets sains contracteront ensuite la maladie ; de même il suffit que des malades séjournent dans un pâturage et y répandent leur bave, leur chassie, etc., pour propager la maladie pendant 5, 6 et même 12 jours aux sujets sains qui fréquentent ces mêmes lieux. Les prés et les pâturages sont encore rendus dangereux quand on y a répandu des fumiers souillés. Il va sans dire que les cadavres et débris typhiques mal enfouis, enfouis trop superficiellement, constituent un danger. Ils laissent dégager des gaz, qui pourront être funestes pour les animaux du voisinage ; et des animaux carnassiers peuvent déterrer ces débris, qui alors pourront être flairés par les sujets sains. De plus les carnassiers, en dévorant les viandes malades, s'imprègnent les lèvres, les poils et les pattes de germes et vont les porter au loin.

Les voies digestives, sont celles qui reçoivent le plus souvent la matière contagieuse par l'intermédiaire des aliments et des boissons. Ce point, mis en évidence par plusieurs observateurs, est admis

par tout le monde. On a observé de nombreux faits
de propagation à la suite de l'ingestion d'eaux dans
lesquelles on avait lavé des viandes, des débris cadavériques, des objets imprégnés de sang, etc., etc.
Dans toute la pathologie vétérinaire il n'est peut-
être pas de maladie qui soit aussi contagieuse,
aussi sûrement et aussi souvent transmissible
que le typhus; sur cent animaux bovins exposés à la contagion quatre-vingt-quinze peuvent
contracter la maladie. De toutes les espèces, c'est
l'espèce bovine qui y est la plus sujette, c'est elle
qui le présente avec la plus grande intensité et la
plus grande gravité; mais la maladie peut se transmettre à l'espèce ovine et à l'espèce caprine. On a
observé des cas, qui démontrent la possibilité de la
transmission directe du bœuf au mouton et à la
chèvre, du mouton au bœuf. L'homme n'est exposé
à aucun danger, soit qu'il manipule des débris,
soit qu'il mange de la chair d'animaux typhiques,
soit qu'il prenne leur lait. Fréquemment, surtout
dans les villes assiégées, on a consommé la chair
des animaux typhiques d'une façon courante et on
n'a jamais constaté aucun accident. Les conditions
qui favorisent l'extension de l'épizootie, sont : la
guerre, le commerce, qui facilitent son introduction
dans un pays, et qui, lorsque la maladie s'est développée, favorisent encore son extension ; les
foires et les marchés non surveillés; les chemins ;
les abreuvoirs et les pâturages communs; la cohabitation ; les rapports de voisinage ; le transport
avec des wagons non désinfectés, etc.

Police sanitaire. — Dans le cas de typhus, y a-t-il
lieu d'instituer un traitement ? on ne guérit pas
cette affection, dont la terminaison doit être le plus
ordinairement fatale ; cependant elle n'est pas toujours mortelle, même en Occident. Elle peut guérir
seule, sans aucun traitement, par les seuls efforts

de la nature. Néanmoins on doit en général s'abstenir de traiter les animaux atteints de typhus, car en agissant autrement on conserverait des foyers de contagion, sauf dans les cas et aux conditions déterminés par le ministre de l'Agriculture.

La peste bovine sévit toujours à l'état d'épizootie, et lorsqu'elle n'est pas trop étendue, on sacrifie ordinairement les animaux au fur et à mesure qu'ils tombent malades, afin de faire disparaître aussitôt les foyers de contagion; mais si l'épizootie était très étendue, il y aurait lieu dans certains cas, de reculer devant la prescription qui consisterait à demander le sacrifice de tous les malades. D'ailleurs, même dans nos pays, la maladie semble perdre de sa gravité lorsque l'épizootie arrive à sa dernière période.

On ne connaît pas de traitement qui convienne particulièrement à cette affection; on ne connaît pas de moyens curatifs proprement dits. Il conviendra donc, quand on aura recours à un traitement, de faire, comme on dit vulgairement, de la médecine des symptômes; on devra donc combattre l'état catarrhal des muqueuses, la diarrhée, au moyen des toniques et des astringents, les écoulements nasal et buccal, la sécrétion morbide de la conjonctive au moyen des astringents; les accidents de la peau, lorsqu'ils existent, doivent aussi être traités. Ce traitement local ne sera pas suffisant, on devra en instituer un plus général; la maladie débilite fortement les malades, il faut donc soutenir leurs forces au moyen d'un traitement tonique, ferrugineux, analeptique, antiseptique (acide phénique).

La peste bovine est une maladie si grave que son apparition nécessite l'action et le concours de tous les agents et de toutes les autorités à qui la loi confère des pouvoirs relativement aux épizooties. Le chef de l'État devra intervenir pour interdire par décret l'importation des animaux ruminants et des débris susceptibles de communiquer le typhus. Le ministre de l'Agriculture, les préfets, les sous-préfets, les maires sont chargés de diriger l'application de la loi et de prescrire les mesures jugées nécessaires par les vétérinaires sanitaires. L'exécution de ces mesures est dirigée par les vétérinaires et surveillée par la police et la gendarmerie, par les gardes-champêtres, les douaniers et au besoin par la troupe.

La police sanitaire permet de prévenir l'importation de la maladie, quand elle règne dans un pays éloigné ou dans un pays limitrophe, et elle permet de borner, d'abréger et d'anéantir l'épizootie, quand elle a été importée.

Notre service sanitaire doit être organisé de façon que nous puissions exercer une bonne surveillance dans toutes les villes par lesquelles se fait l'importation. Il serait utile que le ministre de l'Agriculture reçût fréquemment de nos agents diplomatiques et consulaires des renseignements touchant l'état sanitaire du bétail des diverses régions dans lesquelles la France s'approvisionne ordinairement ; il serait bon que le ministre fit imprimer toutes les semaines un bulletin sanitaire dans lequel seraient consignés tous les renseignements recueillis à l'étranger et en France, et qui serait adressé régulièrement aux vétérinaires chargés du service sanitaire des frontières. — L'importation doit être mieux surveillée qu'elle ne l'est actuellement ; et pour cela il est nécessaire d'appeler à ce service un plus grand nombre de vétérinaires. Les foires et les marchés doivent être bien surveillés, surtout dans les localités voisines de la frontière et dans celles où arrivent des animaux importés de l'étranger. Il faut continuer à exiger des importateurs un certificat d'origine et de santé pour les animaux ruminants et porcins qu'ils introduisent en France, et il faut surtout se montrer beaucoup plus sévère que dans le passé. — Lorsque les animaux importés semblent suspects par leur provenance et par leur état, on peut les faire soumettre à une quarantaine à la frontière ou leur refuser l'entrée en France; mais il ne faut abuser ni de l'un ni de l'autre de ces deux partis, car il en résulterait une entrave au commerce. d'ailleurs la quarantaine peut être une mesure très onéreuse. Le plus habituellement. si les animaux ne viennent pas directement d'un pays infecté. et s'ils ne paraissent pas suspects, on les laissera passer; mais il y aura lieu d'en accélérer le transport en chemin de fer, de leur assigner une place particulière dans les marchés et au besoin de les faire diriger vers l'abattoir s'ils sont déjà vendus pour la consommation.

Il faut en tous temps surveiller les transports qui se font en chemin de fer. et surtout les lieux et les gares d'arrêt ou d'embarquement et de débarquement; il faut toujours faire désinfecter les wagons, les voitures et les bâtiments qui ont servi à transporter du bétail, ainsi que les remises où séjournent fréquemment des animaux.

Quand la peste bovine règne dans un pays plus ou moins rapproché, il en résulte pour nous un danger plus ou moins grand, contre lequel il y a lieu de prendre des mesures en conséquence. Il faut alors redoubler de vigilance dans l'application des règles précédentes; il faut surveiller avec le plus grand soin la frontière de terre et les ports, surtout les ports de la Manche et du Sud-Est; et même dans certains cas, il pourra être utile que le gouvernement prohibe l'importation des ruminants, des porcins et de certains débris cadavériques provenant des pays infectés; c'est du reste ce qu'il fait en pareils cas. Si le typhus sévit dans un pays tout à fait limitrophe (Belgique, Suisse, Italie, etc.), le gouvernement doit toujours

prohiber l'importation des animaux bovins, ovins
caprins, porcins provenant du pays infecté ou
l'ayant seulement traversé; il doit pareillement
prohiber l'importation des débris frais, tels que
peaux, os, suifs, etc. ou tout au moins n'autoriser
l'importation qu'après désinfection préalable. Il
faudra alors exiger avec plus de soin les certificats d'origine et de santé pour les animaux dont
l'importation restera permise: il faudra refuser
ou faire soumettre à une quarantaine à la frontière tous les animaux qui paraitraient suspects
soit par leur provenance, soit par leur état de
santé; il faudra surveiller les frontières laissées
ouvertes à l'importation; on établira des cordons
sanitaires là où ils seront jugés utiles, sur
une étendue plus ou moins considérable de la
frontière; on appliquera toutes les mesures jugées nécessaires, même l'abatage s'il s'agit d'animaux malades ou contaminés, et en ce cas il ne
sera dû aucune indemnité.

Dans les localités voisines du pays infecté, on
pourra interdire les foires et les marchés, les
ventes, les échanges, les déplacements et la circulation du bétail; on fera le dénombrement des
animaux qui sont susceptibles de contracter le
typhus; la vente pour la boucherie sera autorisée
mais soumise à une certaine surveillance et aux
garanties jugées nécessaires; l'autorité instruira
ses agents ainsi que les populations au moyen de
circulaires et d'affiches; elle prescrira les mesures
reconnues nécessaires; elle renseignera les propriétaires sur le danger qui les menace, et leur en-
joindra de déclarer les mutations et les cas de maladie ou de mort, qui peuvent survenir parmi leurs
animaux.

Mais cependant, malgré toutes ces précautions,
le typhus peut pénétrer en France et sévir dans
une ou plusieurs régions. Alors tous les efforts doi-

vent tendre à en limiter l'extension, à en abréger la durée, et à l'éteindre dans le plus bref délai possible ; ce triple résultat ne peut être obtenu que par l'application des mesures sanitaires qui ont déjà été étudiées.

Les propriétaires, détenteurs, etc., d'animaux atteints ou soupçonnés d'être atteints du typhus, et les vétérinaires doivent faire sans délai la *déclaration* à l'autorité locale.

La déclaration est obligatoire pour les propriétaires et les détenteurs d'animaux malades ou suspects ; elle l'est aussi et avec juste raison pour les vétérinaires sanitaires et même pour tout vétérinaire qui en constatera ou en soupçonnera l'existence. Cette formalité doit être remplie le plus promptement possible, et il faut faire la déclaration, qu'il s'agisse d'animaux malades ou simplement suspects, appartenant soit à l'espèce bovine, soit à l'espèce ovine, soit à l'espèce caprine, soit à l'espèce porcine ; il est bon, quand l'existence du typhus est démontrée ou soupçonnée, qu'on exige la déclaration pour les maladies qui ont quelque analogie avec lui, car il appartient surtout au vétérinaire sanitaire délégué d'éclaircir les doutes qui peuvent régner à ce sujet. Les cas de mort survenue parmi les animaux ruminants, devront aussi en pareille circonstance être déclarés, et les cadavres devront être laissés à la place où ils se trouvent, jusqu'à ce que l'autorité ait pris une décision, soit pour faire pratiquer l'autopsie, soit pour faire exécuter le transport et l'enfouissement après l'avis du vétérinaire délégué.

Outre l'obligation qu'elle crée à l'autorité, la déclaration en entraîne aussi pour le propriétaire, qui doit séquestrer aussitôt les animaux malades, même avant d'en avoir reçu l'ordre, et qui ne doit pas les laisser sortir des locaux, où ils auront été enfermés.

La *visite* des animaux typhiques par un vétérinaire est de la plus grande importance ; elle permet de reconnaitre l'existence de la maladie et d'apprécier quelles mesures doivent être prescrites. Le vétérinaire délégué doit faire tout ce qui est en son pouvoir pour ne pas se tromper. Il doit procéder avec prudence et avec célérité ; sa décision est de la plus grande importance, et dans les cas douteux, il doit conseiller des mesures dictées par les circonstances.

Il a le droit de prescrire en cas d'urgence la séquestration et la désinfection. Il peut se trouver en présence de cas plus ou moins difficiles; parfois il arrivera plus ou moins aisément à diagnostiquer l'affection, mais aussi quelquefois le doute régnera dans son esprit, par exemple dans les cas où il aura sous les yeux des malades présentant des symptômes peu ou point pathognomoniques ou des cadavres plus ou moins altérés; c'est surtout alors qu'il faudra être circonspect et prudent : en attendant que de nouvelles données viennent s'ajouter aux premières, il faudra prescrire les mesures propres à empêcher la contagion.

La visite doit s'étendre non-seulement à tous les malades et à tous les indisposés, mais aussi à tous les animaux ruminants, qui ont eu des rapports directs ou indirects, avec les malades, soit dans les habitations, soit dans les chemins, soit dans les pâturages, soit aux abreuvoirs, etc.; elle doit s'étendre non seulement à toutes les espèces animales capables de contracter le typhus, qui se trouvent dans la ferme infectée, mais elle doit encore être étendue aux mêmes espèces des fermes voisines, quand leur bétail a pu avoir quelques rapports avec celui de la ferme infectée. Pour éviter de faciliter la propagation de la maladie, et afin de ne pas devenir lui-même un agent de transmission, le vétérinaire sanitaire devra adopter l'ordre le plus rationnel dans ses investigations et s'entourer de certaines précautions. Il visitera d'abord les animaux qui ne paraissent pas malades, ceux des fermes voisines de l'habitation infectée ; puis il passera à la ferme infectée et examinera les animaux appartenant aux espèces caprine et ovine pour terminer par la visite des animaux de l'espèce bovine, en laissant pour la fin les individus notoirement malades. Les appareils, qui sont le plus ordinairement atteints, attireront plus spécialement son attention. Il se lavera les mains toutes les fois qu'il aura exploré et touché des malades ou des suspects. En quittant les habitations infectées ou suspectes, il fera nettoyer ou désinfecter ses chaussures, il fera aussi désinfecter ses vêtements qui auraient été souillés de matière virulente ; mais le meilleur et le plus sûr moyen d'éviter tout danger de propagation par les habits consisterait à se munir d'une longue blouse en toile, qu'on mettrait pour passer la visite et qu'on quitterait ensuite pour la faire désinfecter. Le thermomètre, qui aura servi à prendre la température des animaux, sera lavé soigneusement chaque fois, même quand il n'aura été employé que sur des sujets suspects.

Le vétérinaire sanitaire devra en outre recueillir tous les renseignements qu'il pourra obtenir sur le mouvement d'importation et d'exportation relativement aux animaux susceptibles de contracter le typhus, dans le but de remonter à l'origine de l'épizootie et de prévenir son extension au dehors par l'intermédiaire des animaux récemment exportés. Il se renseignera donc auprès des propriétaires, auprès des voisins, auprès de l'autorité et de la police locales, pour arriver à déterminer le mode suivant lequel le typhus s'est introduit ; et, pour prévenir l'extension de la maladie dans les régions voisines, il s'informera des déplacements d'animaux qui auront pu être effectués depuis son apparition, afin qu'en pareil cas l'autorité instruite puisse agir en conséquence pour faire disparaître les nouveaux foyers de contagion ou les empêcher de s'étendre.

L'étude des lésions peut faciliter le diagnostic, et, quand il en sera besoin, il faudra recourir à cette étude ; mais il ne sera pas toujours nécessaire de faire l'autopsie des cadavres d'animaux morts ou abattus, car il ne faut pas oublier que les débris sont dangereux pour tous les sujets qui peuvent subir leur contact ; aussi pourrait-on à mon avis s'abstenir de pratiquer les autopsies quand le diagnostic sera bien établi. Toutefois, quand on fera des autopsies, il faudra prendre certaines précautions ; on les pratiquera soit dans l'établissement de l'équarrisseur, soit au bord de la fosse destinée à recevoir les cadavres, et il faudra avoir soin de faire enfouir jusqu'aux moindres débris.

Après sa visite, le vétérinaire sanitaire peut être en présence d'une des trois alternatives suivantes : 1° ou bien il a reconnu que la maladie est le typhus ; 2° ou bien il le soupçonne seulement ; 3° ou bien il est convaincu de sa non existence. Sa conduite évidemment ne doit pas être la même dans ces différents cas. Dans les deux premières hypothèses, il procèdera au recensement des animaux bovins, ovins, caprins, porcins de la ferme infectée ou soupçonnée de l'être. Le tableau, qu'il dressera, contiendra d'une part le nombre des animaux, malades et de l'autre les suspects, qui seront ainsi classés d'après les symptômes qu'ils auront présentés. Il n'oubliera pas non plus de désigner les fermes voisines, dont les animaux auraient eu des rapports directs ou indirects avec les premiers ; il pourrait marquer les individus typhiques ou suspects, mais cette précaution ne me paraît pas bien nécessaire, car on doit faire exécuter une séquestration très rigoureuse. Il sera bon de fixer la valeur approximative des animaux malades et suspects, afin que l'autorité sache de suite quelle est l'étendue des sacrifices que l'État va s'imposer par l'application de certaines mesures de police sanitaire.

Le vétérinaire délégué devra, dans le plus bref délai possible, adresser à l'autorité son rapport, dans lequel il résumera sa mission, la marche qu'il a suivie, la description de la maladie, les symptômes pathognomoniques qui lui ont permis de porter son diagnostic, l'état actuel de l'épizootie, ses prévisions personnelles sur sa gravité, ainsi que les dangers que courent les fermes voisines. Il ne présentera jamais que sous une forme nette, précise, catégorique, les données dont il sera sûr; il indiquera clairement et très catégoriquement, en les motivant, les mesures dont il juge l'application nécessaire ou utile. Les visites ultérieures auront lieu toutes les fois qu'elles seront reconnues utiles ou nécessaires. Si l'expert conclut à la non existence du typhus, il motivera son diagnostic et n'indiquera bien entendu aucune mesure.

« Lorsque la peste bovine est constatée dans une commune, le préfet prend un arrêté portant déclaration d'infection, soit d'une partie seulement de la commune, dont l'arrêté détermine exactement le périmètre, soit de la commune tout entière, soit même, s'il y a lieu, des communes voisines. L'arrêté est affiché et publié dans les communes où la déclaration d'infection a été prononcée, et dans les communes comprises dans un rayon de 20 kilomètres autour d'elles; des écriteaux portant les mots : *Peste bovine*, sont apposés sur des poteaux plantés à l'entrée des chemins conduisant aux communes infectées et des locaux où la maladie a été constatée. Le préfet qui a pris l'arrêté portant déclaration d'infection doit, dans les vingt-quatre heures, l'envoyer aux préfets des départements limitrophes. Il tient journellement le ministre au courant de la marche de la maladie et des mesures prises pour la combattre. Des bulletins sont publiés au *Journal officiel*. La déclaration d'infection entraîne l'application des dispositions suivantes : 1º mise en quarantaine des locaux, cours, enclos, herbages et pâtures où ont séjourné des animaux malades ou ayant été exposés à la contagion de la peste bovine, impliquant défense d'y introduire des animaux sains de l'ordre des ruminants ; 2º dénombrement et marque des animaux des espèces bovine, ovine et caprine, compris dans tout le territoire infecté ; 3º visite et surveillance par le vétérinaire délégué de tous locaux, cours, enclos, herbages et pâturages où se trouvent des animaux desdites espèces ; 4º défense absolue de faire sortir lesdits animaux hors du territoire déclaré infecté, si ce n'est pour la boucherie, et dans les conditions précisées à l'article suivant ; 5º interdiction de la circulation des animaux des espèces bovine, ovine, caprine et porcine. Toutefois, le transit des animaux desdites espèces, à travers le territoire déclaré infecté, demeurera libre par les voies ferrées, sous la condition que ces animaux resteront enfermés dans les wagons ; 6º obligation de tenir les chiens à l'attache ou en laisse ; les chats et les volailles enfermés ; 7º détermination des routes, chemins et sentiers où les personnes ne pourront circuler qu'en se soumettant aux mesures de désinfection jugées nécessaires par l'administration ; 8º dans l'étendue du territoire déclaré infecté, obligation d'informer le maire de tous cas de maladie quelconque, et de tous changements qui viendraient à se produire dans l'effectif des animaux des espèces bovine, ovine et caprine ; 9° défense, à toute personne étrangère aux fermes, d'entrer dans un local, cour, enclos, herbage ou pâture infectés, sans autorisation du maire de la commune, accordée sur l'avis du vétérinaire délégué ; 10° interdiction aux hommes chargés de la garde des animaux et des soins à leur donner, de tout contact avec d'autres animaux, et, défense pour eux d'entrer dans des lieux renfermant des animaux autres que ceux confiés à leurs soins ; 11° obligation, pour toute personne sortant d'un local infecté, de se soumettre, notamment en ce qui concerne les chaussures, aux mesures de désinfection jugées nécessaires ; 12° défense de faire sortir, du territoire déclaré infecté, des objets ou matières pouvant servir de véhicules à la contagion, tels que : fourrages, pailles, litières, fumiers, harnais, couvertures, laines, peaux, poils, cornes, onglons, os, etc.; 13° défense de déposer les fumiers sur la voie publique, et d'y laisser écouler les parties liquides des déjections; obligation de traiter ces matières conformément aux prescriptions des arrêtés administratifs ; 14° obligation de se munir d'un laissez-passer délivré par le maire, sur l'avis du vétérinaire délégué, pour le transport, dans l'intérieur du territoire infecté, des fourrages et fumiers provenant des fermes où il n'y a pas eu d'animaux malades. Le laissez-passer indique la provenance et la destination de ces objets. — Par exception aux dispositions précédentes et sous réserve de l'autorisation du ministre de l'agriculture ou de son délégué, le maire peut permettre : 1° la sortie hors du territoire déclaré infecté des animaux qui n'ont pas été exposés à la contagion, sous la condition qu'ils seront conduits directement à l'abattoir. Avant leur départ, les animaux sont marqués. Il est délivré un laissez-passer indiquant la provenance et la destination des animaux. Ce laissez-passer est rapporté au maire dans le délai de cinq jours, avec certificat attestant que les animaux ont été abattus. Le certificat d'abatage est délivré par l'agent préposé à la police de l'abattoir, ou par l'autorité locale dans les communes où il n'existe pas d'abattoir; 2° la sortie, dans des conditions qui seront déterminées par le ministre, des viandes provenant de l'abatage des animaux qui ont été seulement exposés à la contagion. Les véhicules doivent être disposés de façon à ne laisser tomber aucune partie ni liquide ni solide; ils sont désinfectés après le transport; les personnes employées au transport, chargement et déchargement, doivent se soumettre aux mesures de désinfection jugées nécessaires pour éviter de propager la contagion. En outre, les maires doivent prescrire toute mesure qu'ils croient utile pour éviter le danger de la contagion; 3° la sortie des peaux, laines, poils, cornes, onglons, os, etc., après constatation de la désinfection par le vétérinaire délégué. —La personne préposée à la conduite des animaux dont la sortie hors d'un territoire déclaré infecté a été autorisée, conformément à l'article précédent, est tenue de représenter, à toute réquisition, le laissez-passer qui a autorisé la circulation; faute par elle de représenter ledit laissez-passer, ou si le délai dans lequel l'abatage devait être exécuté est expiré, il est dressé procès-verbal, et les animaux sont abattus sur-le-champ, par ordre du maire de la localité, sur le territoire de laquelle ils sont saisis.—Si la peste bovine vient à se déclarer dans un troupeau de bêtes ovines ou caprines, les animaux malades sont abattus. Les animaux des mêmes espèces, qui ont été exposés à la contagion, sont divisés par lots, et isolés pendant quinze jours dans des locaux, cours, enclos, herbages ou pâtures éloignés de ceux qui sont habités par des bêtes bovines. A l'expiration de ce délai,

la mesure peut être levée par le maire, sur l'avis du
vétérinaire délégué, si aucun cas de peste ne s'est
déclaré parmi eux. — Les cadavres des animaux
morts de la peste bovine ou abattus comme atteints
de cette maladie, et ceux des animaux abattus
comme suspects, dont les chairs et les débris n'ont
pas été utilisés, sont transportés soit aux ateliers
d'équarrissage, soit aux fosses d'enfouissement,
dans les conditions suivantes : 1o les cadavres sont
désinfectés avant leur chargement sur les voitures
destinées à les transporter ; 2o ces voitures sont
disposées de manière qu'aucune matière solide ou
liquide ne puisse s'en échapper dans le trajet, et
il est interdit de les faire traîner par des bêtes
bovines ; elles sont accompagnées par un gardien
désigné par le maire et porteur d'un laissez-passer ;
3o les voitures ayant servi au transport et les objets
ayant été en contact avec les animaux sont nettoyés et désinfectés ; 4o les conducteurs et autres
personnes employées aux chargement, déchargement et à l'enfouissement des cadavres sont soumis aux mesures de désinfection jugées nécessaires.
— Lorsqu'il y a nécessité de conduire les animaux
vivants à l'endroit où ils doivent être enfouis, ils
sont menés à la corde, sous la surveillance d'un
agent désigné par le maire ; les déjections qu'ils
peuvent abandonner en route sont immédiatement
ramassées pour être jetées dans la fosse avec la
corde ayant servi à les conduire.—Immédiatement
après l'abatage des animaux atteints de la peste
bovine ou ayant été exposés à la contagion, les
locaux, cours, enclos, herbages, pâtures où se
trouvaient ces animaux sont soumis à la désinfection générale. Les pailles, fourrages, litières, fumiers et autres objets pouvant servir de véhicules
à la contagion sont détruits sur place ou désinfectés. — Pendant toute la durée de l'epizootie, les
ateliers d'équarrissage où les cadavres sont con-

duits sont placés sous la surveillance d'un gardien sanitaire. Ce gardien inscrit l'arrivée des cadavres sur un registre, avec l'indication de leur provenance, et en donne un récépissé, que les propriétaires doivent remettre immédiatement au maire de leur commune.—Les foires et marchés, les concours agricoles, les réunions et rassemblements sur la voie publique ou dans les cours d'auberges ayant pour but l'exposition ou la mise en vente des animaux des espèces bovine, ovine et caprine, sont interdits dans le territoire déclaré infecté, et autour dudit territoire, dans un rayon qui est déterminé par arrêté préfectoral. Toutefois, les marchés intérieurs des villes ayant des abattoirs se tiennent comme à l'ordinaire, mais les animaux qui y sont conduits ne peuvent en sortir que pour être abattus dans la ville même, et le certificat de leur abatage est renvoyé, dans le délai de trois jours, à l'agent chargé de la police du marché où ces animaux ont été vendus. Les peaux, poils, laines, cornes, onglons, os, fumiers, etc., ne peuvent être enlevés de l'abattoir avant d'avoir été désinfectés. — La déclaration d'infection ne peut être levée par le préfet que lorsqu'il s'est écoulé trente jours au moins sans qu'il se soit produit un nouveau cas de peste bovine, et après constatation de toutes les prescriptions relatives à la désinfection. »

Dans les cas de typhus, comme dans les divers cas de maladies contagieuses, la mesure sanitaire la plus importante est la *séquestration,* qui est indiquée quand la maladie règne dans une habitation, dans une localité, dans une commune, dans un canton, etc.; elle est même indiquée quand le diagnostic n'est pas établi d'une façon définitive, quand on n'a que des présomptions. Elle est prescrite par l'autorité et par le vétérinaire délégué, mais les propriétaires doivent l'appliquer à leurs animaux en même temps qu'ils font la déclaration. Elle sera exécutée le plus tôt possible ; elle s'appliquera à toutes les espèces animales susceptibles de contracter le typhus, non seulement aux sujets malades, mais aux animaux qui seront soupçonnés d'avoir eu quelques rapports avec eux soit aux pâturages, soit à l'abreuvoir, etc. ; on l'étendra aussi aux fermes voisines, en se basant sur la distance qui les sépare de celle qui est infectée, et sur les relations antérieures que leurs animaux ont pu avoir avec ceux de la première. La séquestration sera appliquée non seulement aux malades et aux suspects, mais même aux habitations, aux divers objets qui auront pu être souillés par les malades, aux animaux qui ne contractent pas le typhus, et à la rigueur même aux personnes, à moins qu'elles ne se soumettent à la désinfection au moment de sortir de la ferme infectée. Quand il s'agit du typhus, la séquestration doit être exécutée avec la plus grande rigueur ; parfois cependant on pourra s'en tenir au cantonnement des animaux ovins et caprins. Cette mesure est très importante ; et quand elle est bien exécutée, elle permet d'arrêter et d'éteindre l'épizootie. Pour n'oublier aucun des divers détails, que comporte l'application de la séquestration en cas de typhus il convient de passer en revue plusieurs hypothèses, qui sont les suivantes : *habitation suspecte* ; *habitation ou ferme infectée* ; *localité infectée* ; *communes ou régions infectées.*

S'agit-il d'une habitation ou d'une ferme dans laquelle se trouvent des animaux qu'on soupçonne du typhus, on séquestrera les individus suspects et autres dans leur habitation, en isolant les sujets non suspects de ceux qui le sont ; on fera veiller par la police à l'exécution de cette mesure ; on fera des visites sanitaires rapprochées, car d'un moment à l'autre la maladie peut prendre des caractères plus pathognomoniques. On dénombrera les animaux bovins, ovins, caprins et porcins de la ferme. On cantonnera les moutons et les chèvres. On interdira la sortie de l'habitation aux grands ruminants, et la sortie hors du lieu de cantonnement des petits ruminants. Les mêmes précautions (cantonnement, visite et surveillance) seront prises dans le voisinage de la ferme suspecte. Les propriétaires seront informés et éclairés sur la situation ; et on leur rappellera leur devoir pour le cas où leurs animaux tomberaient malades. On pourra demander l'abatage des animaux suspects, afin d'extirper aussitôt les foyers de contagion et de vérifier, par l'autopsie, la probabilité du diagnostic. Il sera défendu de déplacer, de transporter hors des locaux séquestrés, les fumiers, les litières, les fourrages, les ustensiles servant aux animaux, etc. La vente des animaux pour la boucherie sera autorisée, mais à condition qu'ils seront abattus sur place et consommés dans la localité. Pourtant les animaux, qui ne présenteront aucun symptôme morbide, et qui n'auront pas eu des rapports avec les suspects, pourront être déplacés et sacrifiés ailleurs, dans le plus bref délai possible ; ils seront accompagnés d'un certificat d'origine, qui devra être présenté à l'autorité du lieu de la destination et renvoyé à celle du lieu de départ.

S'agit-il d'une habitation ou d'une ferme infectée, dans laquelle se trouvent des animaux malades, on prendra toutes les précautions déjà signalées à propos de l'hypothèse précédente, et il y aura lieu de se montrer plus sévère, plus rigoureux encore. La ferme infectée sera séquestrée tout entière et d'une manière absolue ; mais le mieux est de faire abattre tous les animaux bovins et de désinfecter l'habitation, quand l'épizootie en est à son début. La séquestration sera étendue aux fermes les plus voisines, dont les animaux auraient pu avoir des rapports avec ceux de l'habitation infectée. On dénombrera, dans les habitations séquestrées, les malades, les suspects et les animaux sains, mais susceptibles de contracter le typhus ; on isolera les sains d'avec les malades et les suspects ; on cantonnera les moutons et même les grands ruminants des fermes non encore infectées. L'isolement et la séquestration seront donc appliqués aux animaux susceptibles de contracter le typhus ; on appliquera pareille mesure aux animaux inaptes à contracter la peste bovine, aux chiens, aux chats, aux oiseaux de basse-cour, aux solipèdes et même aux personnes qui soignent les malades et les suspects. Ces personnes ne pourront se déplacer sans se soumettre à la désinfection. Les habitations séquestrées seront fermées constamment ; elles seront interdites aux étrangers et aux voisins ; elles ne s'ouvriront que devant le vétérinaire ou devant l'autorité ; on ne laissera introduire ni chiens, ni chats, ni oiseaux du voisinage ; on désignera autant que cela sera possible, un personnel particulier pour soigner les catégories d'animaux séquestrés ; les personnes chargées de cette besogne auront pour leur service des chaussures et des habits de rechange. On maintiendra fermées les portes et les fenêtres ; on placera des désinfectants dans les habitations (acide phénique, essence de térébenthine, etc.). Les pâturages seront interdits absolument aux animaux malades ou suspects. L'exportation des animaux séquestrés sera interdite. Les voisins seront avertis. Il sera défendu de sortir quoi que ce soit des lieux séquestrés, sans en avoir obtenu l'autorisation et sans une désinfection préalable. On fera placer des signaux, des poteaux indicateurs devant les habitations infectées. Une surveillance active sera exercée, pour assurer l'exécution rigoureuse de toutes ces prescriptions. On fixera une zone à surveiller pareillement autour des fermes infectées.

En règle générale on peut considérer comme infectée une localité, dont les fermes sont agglomérées, dès que la peste bovine a fait son apparition dans une habitation : tandis qu'il doit en être tout autrement dans les localités dont les fermes sont éparses et disséminées. Le préfet sur l'avis du vétérinaire sanitaire, fixera par un arrêté la zone d'infection. Dans les cas de typhus cette zone devra toujours s'étendre à une certaine distance au pourtour des lieux infectés. Dans toute localité infectée les habitations, où se trouvent des malades ou des suspects, doivent être traitées comme il a été dit ci-dessus. Dans les fermes non encore infectées on appliquera aussi la séquestration avec les adoucissements que comporteront les lieux et les circonstances. On fera le recensement des animaux bovins, ovins et caprins dans la localité infectée et dans la zone déclarée infectée. On interdira l'exportation d'animaux ruminants et autres. Les chiens, les chats, les oiseaux de basse-cour seront retenus chez leurs propriétaires. On interdira l'exportation des produits animaux bruts, des fumiers, des fourrages, des litières, des ustensiles d'étables. On prescrira aux propriétaires des fermes non encore infectées de sortir tous les jours le fumier hors des habitations. On interdira les achats et les importations d'animaux susceptibles de contracter le typhus, surtout de grands ruminants. Les saillies seront interdites pour les animaux de fermes différentes. On prohibera les abreuvoirs publics, les chemins de grande communication, qui pourront être barrés au besoin, l'accès des habitations séquestrées, le commerce des animaux séquestrés et au besoin les foires et les marchés dans la localité et la zone infectées. L'exécution de ces mesures sera assurée par la police, par la gendarmerie et au besoin par la troupe, par des cordons sanitaires. Les travaux indispensables seront permis ; mais dans les fermes séquestrées on ne pourra y employer que des animaux solipèdes, et encore à condition de prendre les précautions nécessaires pour éviter la propagation de la maladie par l'intermédiaire de ces animaux. Il faudra, dans tous les cas, faire surveiller les cours d'eau, et défendre aux habitants de les souiller de quelque manière que ce soit avec des matières contagifères, afin d'éviter la propagation de l'épizootie dans les localités situées en aval. Les habitants des localités voisines seront avisés, et une certaine surveillance sera exercée.

Dans les villes, la maladie peut être localisée dans un quartier plus ou moins isolé, auquel on applique les mesures relatives aux localités infectées, sans les étendre à la ville tout entière.

Les animaux sains et les animaux suspects peuvent être utilisés pour la boucherie aux conditions ci-dessus indiquées.

Le passage et le transit à travers les localités infectées doivent être permis, mais à la condition que les convois, tant par terre que par voie ferrée ne s'y arrêteront pas. D'ailleurs le transit en chemin de fer offre peu de dangers, vu que les animaux de la localité ne peuvent pas être exportés ; et le passage par voie de terre peut toujours ou presque toujours être évité en faisant prendre aux convois des chemins détournés.

Dans toutes les localités infectées, chaque propriétaire devra déclarer les cas de maladie, les mutations, les cas de mort, etc.

Pour les animaux de l'espèce ovine et de l'espèce caprine, il ne sera pas nécessaire de montrer la même sévérité : il suffira souvent de cantonner les troupeaux, de suspendre ou de réglementer leur circulation, etc.

Quand le typhus, au lieu de se borner à une ou plusieurs localités, a envahi une ou plusieurs communes, un ou plusieurs cantons, un ou plusieurs départements, une ou plusieurs régions, il y a lieu d'appliquer les diverses mesures de séquestration déjà signalées à propos des localités et des habitations infectées. Les foires et les marchés pourront être suspendus quand cela paraîtra nécessaire ; on interdira l'importation d'animaux susceptibles de contracter le typhus et l'exportation des divers animaux provenant des pays infectés ; on fera surveiller les marchés clandestins, les marchands et les commissionnaires ; on interdira le trajet à travers les pays infectés pour les animaux conduits par voie de terre ; mais on pourra permettre le transit des animaux transportés en chemin de fer, à la condition qu'ils passeront rapidement ; on fera exercer une surveillance particulière dans les gares où l'on peut embarquer des animaux ; les chefs de gare seront avisés et devront prêter leur concours à l'autorité.

Les animaux simplement suspects et les animaux sains pourront être utilisés pour la consommation dans les localités de la contrée infectée, mais ils ne devront pas être exportés au dehors, sauf de très rares exceptions. Leur livraison à la boucherie accompagnée des précautions exigées. Les animaux malades et les suspects ne devront pas sortir de leurs étables, et s'ils sont utilisés pour la boucherie, ils le seront dans la localité, tandis qu'on pourra se montrer plus facile pour les animaux sains.

Les pâturages seront interdits d'une manière générale ; mais cette mesure rigoureuse ne pourra pas toujours être exécutée ; et, si les fourrages font défaut, on pourra se contenter du cantonnement mixte, quand la saison le permettra, à condition de ne l'appliquer qu'aux animaux ovins, caprins et aux animaux bovins des habitations non infectées. Il faudra être plus sévère au sujet des abreuvoirs, qui peuvent parfois présenter de graves dangers ; il faudra les interdire d'une manière absolue, car il suffit qu'un troupeau d'animaux sains vienne boire après un troupeau malade, pour contracter la maladie.

Les grands chemins seront également interdits ; on indiquera des chemins spéciaux pour les animaux qui devront être cantonnés. Les animaux errants devront être surveillés avec soin, car ils peuvent facilement passer d'une localité dans une autre, et y porter ainsi avec eux les germes de la peste bovine ; il faudra donc prescrire de les tenir à l'attache ou de les maintenir près des troupeaux qu'ils doivent garder. On permettra l'utilisation des solipèdes pour les travaux et les services publics dans les localités infectées, en prescrivant toutefois certaines précautions ; on pourra même permettre l'utilisation, pour le travail dans les fermes non infectées, des animaux de l'espèce bovine, mais ils ne devront pas sortir de la ferme non infectée ou de la localité non infectée.

Dans les communes et les localités où la peste bovine n'aura pas encore pénétré, il y aura lieu de se montrer moins sévère, soit que les localités se trouvent au voisinage de la région infectée, soit qu'elles se trouvent englobées dans cette région. Aux localités englobées dans des régions infectées, on appliquera toutes les précautions précédentes, mais on pourra se contenter de cantonner les animaux et on en permettra l'utilisation pour le travail. Dans les localités voisines des régions infectées, on fera opérer le dénombrement des animaux, on provoquera la déclaration, on instruira les propriétaires sur les dangers que court leur bétail et sur leurs obligations, on fera exercer une surveillance attentive, etc.

La séquestration, appliquée en cas de typhus ou de suspicion de typhus, durera tant que la maladie persistera ; et, après la disparition du dernier cas, elle devra encore durer pendant un temps équivalent à la plus longue période d'incubation de la maladie soit pendant 21 jours ou 30 jours après la disparition de l'affection ; mais j'estime que l'on peut s'en tenir au délai le plus court, à celui de 21 jours. Je crois aussi que les animaux suspects devront être maintenus séquestrés pendant 21 jours, alors même qu'ils continueraient à être bien portants. La séquestration ne peut être levée que par l'autorité sur l'avis du vétérinaire; et si après l'expiration des 21 jours ou des 30 jours réglementaires, la levée de cette mesure n'était pas prononcée, les propriétaires devraient continuer à l'observer, sauf à réclamer et à faire valoir leurs droits auprès de l'autorité et du vétérinaire sanitaire.

L'*abatage*, en cas de typhus, est souvent indiqué. L'abatage général des animaux d'une localité ou d'une contrée ne doit plus être conseillé ni prescrit, comme il l'a été quelquefois ; ce serait là en effet une mesure irrationnelle, inutile en partie et surtout trop onéreuse. Mais l'abatage, entendu et appliqué d'une manière rationnelle, n'en constitue pas moins une excellente mesure, qui doit occuper une large place dans la police sanitaire du typhus, et qui est toujours indiquée au début des épizooties, quand la peste bovine a fait son apparition dans une ou plusieurs habitations d'une ou plusieurs localités. Quand l'épizootie sera étendue, quand la maladie règnera dans une région, dans plusieurs communes, dans plusieurs cantons, dans plusieurs départements, il ne faudra jamais demander l'abatage général des malades et des suspects ; il faudra se contenter de demander l'abatage général des sujets malades et encore pourra-t-on se contenter d'une bonne séquestration, s'il y a espoir de voir guérir un certain nombre de malades. Certains auteurs conseillent une plus grande rigueur, et prétendent qu'il convient d'appliquer l'abatage dans une localité infectée, non seulement aux animaux malades et aux animaux qui ont cohabité ou ont pu avoir des rapports avec eux, mais encore à tous les animaux bovins de la localité ; d'autres vont même plus loin et veulent que l'abatage soit étendu aux animaux du voisinage, à une distance plus ou moins éloignée. Je ne partage nullement cette manière de voir, et j'estime que, sans occasionner tant de pertes inutiles, on peut empêcher l'extension de l'épizootie et la détruire à son origine. Il suffira toujours, même au début de l'épizootie, de demander l'abatage des animaux malades, des animaux qui ont cohabité et de ceux qui ont pu avoir des rapports avec eux ; mais il ne faudra pas hésiter par exemple à demander l'abatage de tous les animaux bovins d'une habitation infectée. Si malgré cela la maladie apparaissait sur d'autres animaux, dans d'autres étables, il faudrait pareillement demander l'application immédiate de la même mesure dans les nouvelles habitations infectées.

D'ailleurs le législateur de 1881 s'exprime ainsi :

« Les animaux qui en sont atteints et ceux de l'espèce bovine qui auraient été contaminés, alors même qu'ils ne présenteraient aucun signe apparent de maladie, sont abattus par ordre du maire conformément à la proposition du vétérinaire délégué et après évaluation. Il est interdit de suspendre l'exécution desdites mesures pour traiter les animaux malades, sauf les cas et sous les conditions qui seraient spécialement déterminées par le ministre de l'Agriculture sur l'avis du comité consultatif des épizooties.

« Les animaux malades sont abattus sur place, sauf le cas où le transport du cadavre au lieu d'enfouissement sera déclaré par le vétérinaire plus dangereux que celui de l'animal vivant ; le transport en vue de l'abatage peut être autorisé par le maire conformément à l'avis du vétérinaire délégué pour ceux qui ont été seulement contaminés. »

L'abatage devra donc être exécuté sur place, et les cadavres seront ensuite transportés au lieu d'enfouissement. Mais il sera souvent plus dangereux de faire transporter des cadavres sur le lieu d'enfouissement que d'y conduire les animaux vivants. Les véhicules qui seront employés pour ce transport seront infectés, et quel que soit leur degré de perfectionnement, ils pourront laisser échapper, par leurs fissures, des matières virulentes. Aussi, pour mon compte, je conseillerai toujours de conduire les malades sur le lieu d'enfouissement, pour y être abattus et enfouis aussitôt. Ce procédé, j'en conviens, a bien aussi quelques inconvénients ; mais en prenant des précautions convenables, ces inconvénients seront moindres que ceux occasionnés par le transport des cadavres. On pourra, par exemple, conduire les animaux par un chemin particulier, leur faire laver les ouvertures naturelles, en un mot leur faire faire une espèce de toilette avant de les conduire au lieu de l'enfouissement et faire ramasser ou détruire les déjections rendues en route par les malades ; on pourra même interdire ensuite la fréquentation du chemin parcouru. — Le meilleur mode à employer pour l'abatage est l'assommement, qui consiste à faire asséner sur la tête des animaux un violent coup de massue, de manière à défoncer la boîte crânienne. Par ce moyen on évite l'effusion du sang et les dangers qui pourraient en résulter pour les animaux, qui viendraient flairer ou lécher le lieu où il s'est répandu. Réglementairement l'abatage doit avoir lieu devant un représentant de l'autorité ou devant un délégué de la police ou le vétérinaire sanitaire. — L'abatage exécuté et l'enfouissement pratiqué, il en est dressé un procès-verbal. Les autopsies seront pratiquées ou non suivant les cas. — Les frais de transport, d'abatage et d'enfouissement sont à la charge des propriétaires.

On peut, avons-nous dit déjà, consommer de la viande d'animaux suspects et même d'animaux malades, sans qu'il en résulte aucun trouble pour la santé. Pendant certains blocus, surtout pendant celui de Strasbourg (1815) et pendant celui de Paris (1870-71), les assiégés se sont nourris de viande provenant d'animaux typhiques, sans en être incommodés. Mais si dans des circonstances exceptionnelles il est nécessaire de tolérer et de conseiller même l'utilisation des viandes typhiques, il ne faut pas en conclure que cette pratique doive recevoir cours dans toutes les circonstances. Il convient dans certains cas de s'opposer non seulement à l'utilisation des chairs provenant d'animaux malades, mais aussi à l'utilisation et surtout au transport de celles provenant d'animaux suspects.

Quand le typhus n'occupe encore qu'une habitation ou quelques fermes, ou une localité restreinte, certains auteurs conseillent l'abatage des malades et des suspects, l'enfouissement des malades ou leur livraison à l'équarrissage et l'utilisation des suspects. Je ne suis pas de leur avis, et, en pareil cas lorsque l'épizootie sera restreinte, je conseillerai l'abatage des malades et des suspects, et l'enfouissement ou la livraison à l'équarrissage de tous les animaux abattus, afin de m'opposer plus sûrement à l'extension du typhus, car les chairs et les débris des animaux simplement suspects peu-

vent être eux-mêmes dangereux. C'est assez dire
que dans ce cas, il n'y a pas lieu de permettre l'u-
tilisation des débris pour l'industrie, quand il n'y
a pas de clos d'équarrissage, puisque tout devra
être enfoui. Mais il ne doit pas en être toujours
ainsi; et quand l'épizootie occupera déjà une certaine étendue, il y aura lieu d'être moins rigoureux.
On s'opposera toujours à l'utilisation des animaux
malades et de leurs débris, tandis qu'on permettra
l'utilisation des animaux sains ou simplement suspects. Ces animaux devront être, comme toujours,
abattus et livrés à la consommation dans les localités infectées ; on n'en permettra pas en général
l'exportation, et c'est tout au plus si on conseillera
à l'autorité de permettre de transporter la viande
de ces animaux dans les localités voisines, à condition qu'elle sera bien emballée et qu'on désinfectera les moyens de transport.

Lorsque les animaux malades seront morts naturellement, les propriétaires ne devront pas les enfouir,
ni même les changer de place, avant d'avoir prévenu
l'autorité, qui interviendra aussitôt et prescrira l'enfouissement dans un lieu convenable, à une distance
variable, mais qui ne devra pas être moindre de 150
à 200 mètres des habitations et des grandes voies de
communication. L'enfouissement est en outre indiqué quand on abat des animaux malades et quelquefois aussi quand on abat des animaux simplement suspects, ainsi que nous l'avons déjà dit. Les
cadavres seront transportés avec les animaux solipèdes, et à leur défaut à bras d'homme, mais
jamais avec des animaux de l'espèce bovine. On
évitera bien entendu de semer, sur le chemin de
parcours, du fumier ou d'autres produits pouvant
contenir de la matière virulente. Les fosses devront
être assez profondes (1m50 à 2 mètres au moins)
pour que les animaux carnassiers ne puissent pas
déterrer les cadavres ; on tailladera les peaux, on

infectera les chairs avec des substances pyrogénées (acide phénique brut, phénate de soude, goudron, etc.), pour enlever à qui que ce soit l'envie de les déterrer ; on recouvrira les cadavres avec toute la terre extraite de la fosse, après les avoir préalablement couverts d'une couche de chaux vive ou de chlorure de chaux ou de cendres ; on placera sur la fosse des pierres ou des branchages, ou bien on l'entourera d'une haie et on fera planter sur ses bords un poteau portant un écriteau indiquant qu'en ce lieu on a enfoui des cadavres typhiques. Les débris, dont on permettra l'utilisation, devront être désinfectés avant d'être exportés hors du lieu infecté. Les cadavres enfouis ne devront pas être déterrés avant un an. Dans les pays situés sur le littoral de la mer, l'enfouissement peut être avantageusement remplacé par l'immersion des cadavres ; il sera même toujours préférable de jeter les cadavres à la mer, après les avoir éventrés. Lorsque les animaux et les cadavres pourront être livrés à l'équarrissage, il faudra conseiller ce mode de faire : la livraison à l'équarrissage est ordinairement une bonne mesure, qu'on devra conseiller dans tous les endroits où il se trouvera un clos d'équarrissage à proximité. Les animaux livrés à l'équarrisseur seront abattus sans délai, et leurs cadavres, ainsi que les cadavres des animaux qui auront été abattus ailleurs ou qui auront succombé à la maladie, devront être dénaturés et utilisés le plus vite possible. Il sera bon que l'autorité fasse surveiller l'équarrissage, afin qu'on ne puisse pas commettre de fraudes, afin qu'on ne puisse rien soustraire pour une autre destination. Les cadavres seront transportés avec des véhicules spéciaux, et les malades conduits par des chemins détournés au clos d'équarrissage pour y être tués et utilisés. Mais si la distance à parcourir est longue, et surtout si, pour arriver au clos d'équarrissage, il

faut traverser des localités plus ou moins peuplées
d'animaux ruminants et non encore infectées, il
vaudra mieux s'en tenir à l'enfouissement.

La loi de 1866 fixa aux trois quarts de la valeur
des animaux, l'*indemnité* accordée en cas d'abatage
prescrit par l'autorité. Un décret de 1871 régla le
modus faciendi pour l'estimation des animaux désignés pour l'abatage, et la nouvelle loi consacre les
dispositions du décret précité. L'évaluation des
animaux est faite par deux experts désignés, l'un
par le propriétaire et l'autre par le maire ; celui
du maire opère seul, si le propriétaire n'a pas
nommé le sien. Il est dressé un procès-verbal, et
en cas de dissentiment des deux experts, le maire
donne son avis à la suite du procès-verbal, qui est
déposé à la mairie. Ce procès-verbal est transmis
au préfet ; il doit être accompagné de l'ordre d'a-
batage, d'un certificat du maire constatant que
l'abage a eu lieu, d'un autre certificat du maire
constatant que le propriétaire n'a pas contrevenu
aux lois et règlements de police sanitaire, et de la
demande d'indemnité formée par le propriétaire.
En cas d'utilisation, le produit de la vente reste au
propriétaire, et s'il excède un quart de la valeur
de l'animal, l'indemnité à payer par l'État sera réduite de l'excédent. Il est bien entendu que les experts doivent agir avec conscience, mais des abus
nombreux étant à redouter, le montant de l'indemnité sera fixé par le ministre de l'Agriculture.
(Voir les articles 17, 19, 20, 21, de la loi sanitaire, et les articles 65, 66 du règlement d'administration publique.)

La *désinfection* est, après la séquestration, la mesure la plus importante dans la police sanitaire des
maladies contagieuses en général et du typhus en
particulier. Elle est inscrite dans les principaux
documents législatifs, et elle est indiquée après la
disparition de la peste bovine d'une étable, d'une

localité, après que des objets ont été souillés, etc. Elle doit porter sur les habitations et leurs diverses parties, sur tous les objets et tous les ustensiles souillés ou soupçonnés de l'avoir été. Elle doit porter sur les moyens de transport, sur les débris cadavériques, sur les aliments et sur les boissons, sur les fourrages, sur les litières, sur les fumiers et les purins, sur l'atmosphère des habitations infectées, sur les animaux même non susceptibles de contracter le typhus, qui ont pu être souillés de matière contagieuse, et sur les personnes qui pourraient transporter avec elles des germes morbides.

Les agents désinfectants qu'il convient d'employer sont : l'air, l'aération, les courants d'air dans les habitations; le sérénage pour les fourrages, les litières, les ustensiles, etc.; le calorique, la dessiccation, l'eau et les solutions bouillantes, la vapeur d'eau, le feu, le flambage, qu'on utilisera le plus souvent possible; les agents chimiques, tels que l'acide phénique et ses composés, qu'on emploiera en fumigations ou en lavages dans l'eau bouillante; le chlorure de chaux, et la chaux vive, qu'on emploiera en lavages à l'eau bouillante, en badigeonnages ou en récrépissages; les alcalins, le chlore, l'acide sulfureux, l'acide sulfurique, le sublimé corrosif, etc.

Nous connaissons d'une manière générale le mode de procéder à la désinfection, il faudra l'appliquer avec le plus grand soin, quand il s'agira du typhus; et, à l'égard de chaque objet à désinfecter, on procédera comme il a été dit à propos de la désinfection considérée comme mesure générale. Ainsi, quand il s'agira de désinfecter une habitation, on enlèvera le fumier, on le transportera avec les solipèdes, on le brûlera ou on l'enfouira, ou on le traitera par des matières chimiques (chaux, acide sulfurique, chlorure de chaux, acide phénique brut, phénate de soude, etc.); on traitera de même les

purins; on sortira les fourrages et les litières,
qu'on brûlera ou qu'on désinfectera (séchage,
dessiccation) ou qu'on donnera aux solipèdes ; on
sortira tous les objets mobiles et on les détruira ou on les désinfectera par le feu, par les
agents chimiques, etc.; on établira une aération
complète dans l'habitation et on l'assainira ; on désinfectera le sol, les murs, le plafond, les mangeoires, les râteliers ; on emploiera à cet effet des
lavages réitérés à l'eau bouillante avec des solutions alcalines, phéniquées, chlorurées, acidifiées,
des jets de vapeur d'eau, si on peut en avoir ; on
procédera au repavage, au grattage, au repiquage,
au plâtrage, au goudronnage, au badigeonnage à
la chaux, au chlorure de chaux, à l'acide phénique;
on fera des fumigations phéniquées, sulfureuses ;
on brûlera, on flambera les objets en bois et autres.
L'opération de la désinfection sera conduite, réglée et surveillée par un vétérinaire. Une fois la
désinfection terminée, et après que l'habitation
sera restée deux jours calfeutrée avec son atmosphère sulfureuse ou phéniquée, on ouvrira portes
et fenêtres, on la laissera ainsi encore séquestrée
pendant 15 jours ou seulement 12 jours, et on en permettra ensuite le repeuplement avec des animaux de
provenance non suspecte. Ainsi donc, après l'extinction de l'épizootie dans une localité, le repeuplement des étables, bien désinfectées d'abord,
pourra être autorisé 15 jours après, quoique certains auteurs conseillent un délai de 3 à 4 semaines.
Quand les fumiers auront été enfouis, on pourra en
permettre l'utilisation trois mois après. Voici en
quels termes s'exprime l'instruction officielle sur
la désinfection.

« Pour la peste bovine, les mesures de désinfection applicables aux habitations, aux rues, aux
chemins, aux routes et aux pâturages, doivent
être aussi complètes que possible, en raison de la

grande activité de l'élément contagieux et de la grande facilité de sa transmission tout à la fois par les rapports directs ou indirects des animaux entre eux, et par l'intermédiaire des matières virulentes que les malades ont pu laisser dans les lieux où ils ont séjourné.

« Les exemples sont fréquents de foyers de contagion qui se sont rallumés dans des habitations mal désinfectées de la peste bovine et dans les pâturages trop vite repeuplés et qui n'avaient pas eu le temps d'être assainis par l'action de l'air sur les matières excrémentitielles répandues par les malades.

« Il y a d'autant plus d'intérêt à ce que la propagation de la peste bovine, par l'intermédiaire des habitations et des lieux infectés, soit complètement annulée, que cette maladie est exotique et qu'une fois les sources de sa contagion taries, on a la certitude absolue qu'elle ne reparaîtra pas tant qu'elle ne sera pas importée de nouveau des pays où elle est endémique et se perpétue depuis des siècles.

« On ne saurait donc recourir à trop de précautions pour assurer la destruction de ses germes dans les locaux infectés.

« Avant d'enlever les fumiers des étables qu'on se propose d'assainir, il faut procéder à leur désinfection sur place, soit par la chaux vive, soit par leur arrosement avec l'acide phénique, ou avec l'acide sulfurique dilué, ou avec une solution de chlorure ou de sulfate de zinc.

« Cela fait, les fumiers doivent être enlevés et rassemblés dans la cour en un tas isolé du tas principal. Un puisard doit être, au préalable, creusé, pour recevoir les eaux du lavage.

« On fait alors tomber des plafonds et des murs la poussière et les toiles d'araignées ; puis on procède à un nettoyage à fond, de préférence avec les jets de vapeurs surchauffées, que l'on dirige sur toutes

les surfaces, plafonds, murailles et planchers.
A défaut de vapeur, il faut se servir d'eau chaude,
chlorurée, phéniquée ou sulfatée, et si l'on a une
pompe à sa disposition, il faut en faire usage pour
la projeter, comme la vapeur, dans toutes les directions.

« Si l'on ne peut disposer que d'eau froide pour
opérer le premier nettoyage, il faut la rendre aussi
active que possible par l'acide phénique ou les
chlorures de chaux, ou de soude ou de zinc.

« Après le détrempage des murs et des boiseries
par un premier arrosement, il faut les faire gratter
pour en détacher les matières organiques adhérentes, puis on les lave une nouvelle fois en se
servant d'une brosse de chiendent; et enfin, une
fois les surfaces séchées, on complète leur désinfection par le flambage appliqué tout particulièrement sur les parties qui ont pu être le plus imprégnées par les matières des sécrétions.

«Un dernier lavage de ces parties avec une solution de sublimé à 1 sur 1,000, ou une solution de
permanganate de potasse à 5 °/o, donne une garantie de plus de la complète destruction des germes dans les parties ainsi nettoyées.

« C'est surtout sur le sol des étables que les efforts
de la désinfection doivent porter, en raison de
l'état d'extrême virulence des matières excrémentitielles.

« Il faut donc, après l'enlèvement des fumiers,
des excréments et de tous les détritus détachés
des murailles, procéder à un lavage à grande eau
du sol de l'étable, en employant de préférence
l'eau bouillante. Après ce détrempage, le sol doit
être balayé à fond avec un balai usé; et si son
empierrement est en bon état, comme celui qui
résulte de briques, de dalles ou de pavés bien
joints, on peut se contenter de lavages successifs
avec des eaux désinfectantes, dont on complète

l'effet par l'épandage soit de chaux vive, soit de chlorure de chaux.

« Mais si les joints des pierres du sol ne sont pas en bon état d'imperméabilité, il faut qu'ils soient refaits complètement par l'enlèvement des ciments qui les remplissent; puis on arrose le fond des joints ainsi creusés avec de l'acide phénique brut ou de l'acide sulfurique dilué; et on les comble ensuite avec un ciment nouveau, auquel on associe du coaltar, ou du goudron ou de l'huile de houille.

« Quand l'aire des étables est constituée par des madriers, des planches, ou des terres battues, il faut, de toute nécessité, qu'elle soit refaçonnée avec des matériaux nouveaux. Les pièces de bois doivent être enlevées et brûlées ou, tout au moins, fortement carbonisées si on veut les réserver comme bois de chauffage. Les terres doivent être repiquées à une profondeur de 10 à 12 centimètres, et il faut enterrer, à cette profondeur, les couches de la surface qui sont le plus imprégnées de matières organiques. Puis on arrose les couches les plus profondes d'un liquide désinfectant, comme l'acide phénique ou l'acide sulfurique dilué, de manière à y détruire les germes virulents que les infiltrations excrémentitielles ont pu y entraîner. Enfin, on remplace les couches enlevées par des matériaux auxquels on associe, comme pour les ciments des joints, des goudrons ou des matières pyrogénées.

« Les bas des murs, quand ils sont en plâtre, pouvant être imprégnés de matières virulentes, doivent être recrépis à neuf.

« Les déblais provenant du refaçonnement du sol doivent être désinfectés de la même manière que les fumiers et joints à leur tas pour être enfouis avec eux dans une fosse creusée autant que possible dans des terrains qui ne doivent pas être fréquentés par des animaux de l'espèce bovine, ou même par des moutons, quoique ceux-ci soient bien moins que les premiers impressionnables à la contagion.

« La peste bovine étant contagieuse par les voies aériennes, les chances existent, dans les locaux infectés, de la présence de ses germes dans les parties supérieures de l'habitation.

« Il est donc nécessaire après avoir enlevé des murailles et du plafond les poussières et les toiles d'araignées, de compléter la désinfection par des fumigations de chlore ou d'acide sulfureux, renouvelées plusieurs fois.

« Enfin, tous ces nettoyages achevés, il faut faire badigeonner à la chaux les murs et les plafonds et enduire les boiseries d'une couche de goudron.

« Les fourrages emmagasinés dans des greniers situés au-dessus des étables infectées, doivent être soumis à l'aération. Cette simple pratique suffit quand les greniers de l'étable ne communiquent pas ensemble par une claire-voie. Mais s'il en est autrement, on doit séparer de la masse des fourrages les couches profondes qui ont été le plus immédiatement en rapport avec l'atmosphère de l'étable, et si ces couches ne peuvent pas être immédiatement consommées par des chevaux, il faut ou les détruire par le feu ou les enfouir avec les fumiers.

« En dehors des habitations, les ruisseaux d'évacuation des urines, les pavés qui ont pu être souillés par les matières excrémentitielles des malades doivent être désinfectés par des lavages appropriés et refaçonnés si les joints des pavés ont pu permettre des infiltrations profondes.

« Les couches extérieures des tas de fumier, sur lesquels, pendant le cours de la maladie, les excréments et les litières des malades ont pu être déposés, doivent être enlevées et enfouies en terre avec les fumiers et les déblais des étables. Après l'enlèvement de ces couches, les tas devront être remués afin que les matières de la surface deviennent profondes et soient soumises plus directement à l'influence de la fermentation.

« C'est surtout pour la peste bovine qu'il convient d'éviter la dissémination sur les routes des matières contagieuses qui peuvent se détacher des voitures de transport des cadavres et des fumiers. Il faut donc prendre les plus grandes précautions pour le chargement de ces voitures, éviter que les fumiers les débordent ou que les matières provenant des cadavres ne s'en échappent dans le trajet à parcourir; et il est nécessaire de les faire suivre par un homme muni d'une pelle et d'un balai, qui rechargera les détritus tombés et balaiera les matières liquides.

« Les pâturages qui ont été habités par des animaux malades doivent être désinfectés avec le plus grand soin de leurs excréments, qu'il faudra recueillir à la brouette, pour les enfouir, après désinfection, dans une fosse dont les approches doivent être défendues par des palissades, pendant une saison. »

CHAPITRE IV.

PLEUROPNEUMONIE CONTAGIEUSE.

La péripneumonie contagieuse est une maladie générale, décelée par de la fièvre, par des modifications fonctionnelles plus ou moins prononcées, par des symptômes de pneumonie et de pleurésie, caractérisée par des lésions de la plèvre et du poumon, par une exsudation plus ou moins accusée, par sa contagiosité, par sa virulence et son inoculabilité.

Caractères de la maladie. — La pleuropneumonie ne s'accuse pas toujours par les mêmes caractères symptomatologiques et anatomiques; elle se présente le plus souvent sous le type aigu, mais elle peut passer ensuite à l'état subaigu ou même à l'état chronique. Elle est toujours précédée d'une période d'incubation, dont la durée peut varier de 8 à 14 jours et peut même aller, dit-on, jusqu'à 40 jours, 60 jours, 90 jours. Lorsqu'elle débute, elle s'annonce par des symptômes fébriles; les malades sont tristes, abattus; la peau devient plus sèche, les poils se piquent; les membres deviennent raides; les allures sont moins dégagées; la région lombaire est hyperesthésiée; l'appétit diminue plus ou moins, devient capricieux; la rumination ne se fait plus régulièrement, elle est moins fréquente et moins longue; les malades se météorisent de temps en temps. La circulation s'accélère, le pouls devient plus fort et plus fréquent; les muqueuses apparentes, et surtout la conjonctive sont injectées et fortement colorées. Il se produit presque toujours une élévation de température, qui peut varier de 1° à 2° et à 3°. Ce signe permet de soupçonner très légitimement l'existence de la péripneumonie, quand il se montre sur des animaux qui ont été exposés à la contagion. Il ne s'observe pourtant pas chez tous les individus, ou bien il est parfois peu prononcé chez les individus qui doivent avoir une péripneumonie bénigne ou latente. Chez les femelles en état de lactation on constate toujours une diminution notable de la quantité normale du lait. La respiration se modifie, s'accélère, devient moins régulière; une toux légère se déclare. Quelquefois on n'observe pas d'autres symptômes, et les malades se rétablissent alors rapidement; il importe cependant de ne jamais oublier que de pareils malades peuvent propager leur mal. — Ordinairement les symptômes du début vont s'aggravant. La respiration se modifie de plus en plus ; la toux est d'abord sèche, plus ou moins fréquente, toujours profonde et douloureuse ; il se produit parfois un léger jetage séreux; la poitrine devient douloureuse à la pression et à la percussion; l'auscultation ne donne pas encore des renseignements bien précis, cependant elle permet de constater une exagération de la rudesse du murmure respiratoire. Tous ces symptômes permettent de reconnaître le développement d'une maladie des voies respiratoires, et, si l'on a des renseignements sur l'existence antérieure de la péripneumonie dans l'habitation, dans la localité, etc., on se trouve dans la possibilité de porter un diagnostic à peu près certain. Si à ce moment on combat rationnellement la maladie, on peut en enrayer la marche et en hâter la disparition ; mais le plus souvent l'aggravation progresse, et au bout de 3, 4, 5 à 9 ou 10 jours tout au plus, l'affection est arrivée à son apogée, à une période où elle est franchement caractérisée. — Les animaux sont plus tristes, quelquefois ils sont dans un état comateux plus ou moins prononcé ; le pouls devient petit et s'accélère encore ; la peau est sèche, les poils sont hérissés, et on constate quelquefois des œdèmes, des infiltrations dans le tissu conjonctif sous-cutané, surtout dans la région sous-sternale, sous le ventre et même le long du bord inférieur de l'encolure. La conjonctive devient rouge-ictérique; les yeux sont en quelque sorte voilés; ils sont larmoyants ; quelquefois même ce larmoiement se transforme en une chassie jaunâtre, qui ressemble à celle des animaux atteints de typhus. L'appétit diminue de plus en plus ; la rumination cesse. La bouche est chaude et dégage une mauvaise odeur; la salivation est plus abondante qu'à l'état normal. Les malades ont parfois de la difficulté pour respirer et ouvrent la bouche; la langue se montre alors pendante au dehors. La météorisation se produit; il y a de la constipation; les excréments sont odorants et coiffés de matières muqueuses; puis à la constipation succède une diarrhée plus ou moins intense, excrémentitielle, séro-muqueuse et très fétide; ce dernier symptôme est très grave. La circulation se modifie: les battements du cœur sont plus fréquents et de moins en moins forts; les muqueuses apparentes sont infiltrées et se montrent avec une teinte rouge-ictérique. La température élevée persiste; mais, lorsque l'animal est débilité, elle baisse, bien qu'il ne se produise pas d'amélioration, ce qui annonce alors une terminaison fatale. Les malades maigrissent rapidement. La lactation cesse à peu près complètement ou ne fournit qu'un produit séreux; les urines sont rendues en moins grande quantité; les femelles en état de gestation avortent souvent. La respiration devient de plus en plus difficile; les animaux écartent les membres antérieurs pour que la poitrine ne soit pas comprimée. La marche est pénible et difficile. La sensibilité générale est exagérée. La respiration est accélérée; il y a de la dyspnée, et parfois, à la fin de chaque expiration, les malades laissent échapper une plainte; les mouvements respiratoires deviennent irréguliers; la toux s'aggrave, elle est toujours profonde, elle devient plus fréquente, elle est plus ou moins grasse et s'accompagne ou non d'expectoration. Le jetage devient plus manifeste, plus abondant et change de caractères; il devient mucoso-purulent, parfois sanguinolent. La pression et la percussion de la poitrine provoquent de la douleur. Grâce à la percussion et à l'auscultation on peut constater les symptômes d'une pleurésie, d'une pneumonie uni-latérales ou bilatérales, d'une bronchite. Dans les régions supérieures il y a une sonorité exagérée; il y a au contraire matité dans les régions inférieures ou dans d'autres parties. L'auscultation permet de constater une exagération du murmure respiratoire, un râle bronchique, un râle muqueux, un râle crépitant et un souffle tubaire. Souvent il y a broncho-pneumo-pleurite, quelquefois pneumo-pleurite, d'autres fois pneumonie ou pleurite, et parfois simple œdème pulmonaire.— Arrivée à ce degré, la maladie peut se terminer quelquefois par la résolution, par la guérison ; mais le plus habituellement, lorsqu'elle en est venue à ce point, elle progresse et a une grande tendance à se terminer fatalement. Des complications se produisent assez souvent. On observe fréquemment des œdèmes sous le ventre, sous la poitrine, au fanon, le long de la trachée, ainsi qu'au niveau de la gorge, au pourtour du pharynx et du larynx, ce qui peut gêner considérablement la respiration. L'intestin peut être vivement enflammé (entérite). Il se produit dans quelques cas des arthrites, des synovites, des éruptions cutanées, des tumeurs.

La marche de la pleuropneumonie est plus ou moins rapide suivant l'âge des malades, suivant leur tempérament, suivant leur constitution, suivant les conditions hygiéniques au milieu desquelles ils se trouvent. La maladie peut durer 5, 10, 15, 20 et même 25 jours. Ce sont les animaux adultes, les plus vigoureux, les mieux nourris, et ceux qui sont entourés de la meilleure hygiène, qui résistent le plus longtemps. Elle marche plus rapidement en hiver, quand les animaux sont entassés dans des étables calfeutrées, trop petites et malpropres ; elle est toujours plus rapide et plus grave chez les animaux qui sont gras, chez les femelles en état de gestation et chez les animaux qui sont mal nourris ou qui reçoivent des aliments ou des boissons altérées. Du reste on peut observer de nombreuses nuances suivant les sièges et l'étendue des lésions.

Lorsque la péripneumonie se termine par la guérison, la résorption peut être complète ou incomplète. Elle devient complète quand la maladie est peu avancée. Quand elle est arrivée à sa période d'état, il n'en est pas ainsi, puisqu'elle se termine le plus souvent alors par la mort; et, si les animaux guérissent, presque toujours il persiste certaines lésions et certains troubles fonctionnels; les malades ne sont guéris qu'en apparence, ils peuvent encore être dangereux et transmettre la maladie. On dit avoir vu des faits de ce genre se produire au bout du huitième et même du quinzième mois après la guérison apparente. Il y a donc lieu de considérer la péripneumonie comme longue à éteindre dans beaucoup de cas, et en police sanitaire il faut tenir compte de cette notion.

Assez souvent la maladie se termine par la mort; elle peut passer à l'état subaigu ou à l'état chronique; alors les lésions se transforment, et il peut se former un abcès ou des cavernes pulmonaires. Quand la maladie passe à l'état chronique, les animaux restent maigres; leur respiration est modifiée, difficile, irrégulière; la fièvre est continuelle; le pouls est petit, fréquent; les animaux utilisent mal la nourriture qu'on leur donne; quelquefois cependant ils peuvent prendre un certain état de chair, mais le plus souvent ils tombent dans le marasme et la consomption. L'affection peut sous ce type durer six mois, un an et plus, tout en restant contagieuse durant tout ce temps.

Les lésions de l'appareil respiratoire sont les plus importantes et elles ont une grande analogie avec celles que l'on observe dans le cas de pneumonie ou de pleurésie ordinaires. Elles siègent soit à la muqueuse respiratoire, soit et surtout dans le poumon et à la surface des plèvres.— Les lésions de la muqueuse respiratoire se rencontrent sur la pi-

tuitaire, sur la muqueuse laryngienne, sur la muqueuse trachéale et principalement sur la muqueuse
bronchique. Elles consistent en congestion, gonflement de la muqueuse, hypersécrétion donnant une
matière fibrineuse ou muqueuse, qui, dans les petites
bronches se présente parfois sous l'aspect de fausses
membranes, adhère à la surface de la muqueuse et
peut en certains cas obstruer le conduit bronchique.
Les lésions pulmonaires varient, avec l'état aigu et
l'état chronique, par leur étendue, par leurs caractères objectifs, par leur degré, suivant les périodes
de la maladie. On les rencontre à la fois dans le
tissu conjonctif interlobulaire, dans les lobules
pulmonaires ; elles peuvent se montrer dans les
différents points du poumon. Les lésions peuvent
siéger sur l'un ou sur les deux poumons, qui se
montrent plus volumineux, non affaissés, plus
denses, plus compactes, plus faciles à dilacérer,
plus lourds. En pénétrant dans l'intérieur de l'organe on rencontre les lésions les plus importantes,
qui sont plus ou moins étendues, plus ou moins
avancées et plus ou moins disséminées. Une coupe,
faite à travers les points malades, laisse voir un
aspect marbré de différentes couleurs ; sa surface
est formée de zones rougeâtres ou brunâtres ou
noirâtres, séparées les unes des autres par des
mailles épaisses et jaunâtres. Les zones, diversement colorées, ne sont autre chose que des coupes
intéressant les lobules pulmonaires. Les lobules sont
sains quand leur coloration est rouge ordinaire ; ils
sont engoués, hépatisés, carnifiés ou infiltrés de
pus quand leur coloration est brunâtre, noirâtre,
grisâtre. Les parties ainsi colorées sont séparées
les unes des autres par des cloisons assez épaisses,
hypertrophiées, infiltrées et qui se présentent avec
une couleur variable ; quand l'inflammation est
très vive et la congestion intense, elles sont infiltrées d'une sérosité rougeâtre ; dans les points où

l'inflammation est moins vive, le tissu conjonctif est moins infiltré et il se montre avec une coloration jaunâtre. On a comparé l'aspect de la coupe du poumon péripneumonique à celui du fromage d'Italie ou à un damier. Les lobules pulmonaires qui sont peu malades, ont une coloration rougeâtre plus ou moins foncée ; les lobules de couleur noirâtre, plus ou moins altérés, se laissent parfois écraser facilement à la pression du doigt ; en les grattant, leur substance s'enlève et on obtient une bouillie noirâtre, qui renferme le virus en très grande abondance. Dans le tissu interlobulaire il y a eu aussi congestion et exsudation. L'inflammation, qui se développe dans le tissu conjonctif interlobulaire, peut s'étendre, non-seulement aux vaisseaux, mais aussi aux bronches, d'où résultent de la bronchite, de la péribronchite et assez souvent des oblitérations des petites bronches, qui se transforment en tissu inflammatoire. Ces diverses lésions de l'état aigu peuvent être résorbées au moins partiellement si la guérison survient, ou bien leur tissu peut se détruire (gangrène, deliquium, séquestres, foyers purulents) ou s'organiser. Dans ce dernier cas il s'est produit un état chronique, qui, à l'autopsie, présente des caractères particuliers. Il y a alors de la sclérose, de l'hépatisation chronique ; alors se forment encore des abcès, des foyers caséeux, des cavernes. Le tissu conjonctif éprouve des modifications ; il s'organise, il se transforme en un tissu blanc, lardacé, qui se substitue aux mailles infiltrées. L'hépatisation aiguë des lobules pulmonaires peut s'organiser ; le tissu inflammatoire se transforme en tissu adulte, et on voit des parties de poumon, plus ou moins étendues, se transformer ainsi en tissu sclérosé ou en tissu lardacé. Quelquefois on peut saisir des intermédiaires entre l'état aigu et l'état chronique ; il est des points qui sont incomplètement sclérosés, et dont le tissu offre une teinte rouge-grisâtre. Dans les portions malades du poumon, on peut, sur les lobules, suivre les intermédiaires entre la coloration rouge et la coloration blanchâtre, car l'hépatisation n'arrive à s'organiser complètement qu'en se modifiant graduellement; elle devient moins colorée en rouge, et à un moment donné elle est plus ou moins grisâtre; il se forme parfois des abcès ou des séquestres. — Du côté des plèvres, les lésions consistent en fausses membranes, en un épanchement pleurétique, en une modification de la membrane. Elles sont unilatérales ou bilatérales, et plus ou moins prononcées tantôt d'un côté, tantôt de l'autre. L'épanchement est plus ou moins abondant suivant la durée de la maladie et suivant son intensité; il est séreux, jaunâtre, quelquefois limpide; le plus habituellement au début il est sanguinolent, rougeâtre; il peut s'éclaircir à la fin de la maladie; il contient des flocons pseudo-membraneux. Les fausses membranes existent, d'un ou des deux côtés, à la surface des plèvres viscérales et des plèvres pariétales. Elles sont constituées par de la fibrine et renferment aussi des éléments figurés; elles sont jaunâtres au début; plus tard elles se modifient. A leur place, il se produit des végétations, qui, de la séreuse pariétale, s'étendent quelquefois à la plèvre viscérale. Les plèvres sont épaissies, hypérémiées, colorées en rouge, chagrinées; les points les plus colorés sont le siège de l'exsudation la plus abondante. Lorsque la maladie passe de l'état aigu à l'état chronique, la coloration de la séreuse se modifie; elle devient grisâtre.

Le *diagnostic* de la péripneumonie est assez difficile à établir dans beaucoup de cas; on ne peut le porter d'une façon précise qu'autant qu'il s'est déjà produit des faits de transmission. Mais lorsque, sans être absolument convaincu, on a des doutes, il faut agir avec prudence et conseiller, en attendant, l'isolement, la séquestration des animaux malades. On peut confondre cette maladie avec la péripneumonie ordinaire, la pneumonie, la pleurésie et la phtisie, si l'on s'en tient aux symptômes. Il est impossible par exemple de distinguer ce qui appartient à la péripneumonie contagieuse de ce qui appartient à la péripneumonie ordinaire. L'autopsie peut bien fournir des données précieuses; mais néanmoins les lésions ne sont pas spécifiques et on peut les confondre avec celles de la pneumonie ordinaire. Ainsi il n'y a aucun caractère distinctif absolu, soit au point de vue de la symptomatologie, soit au point de vue de l'anatomie pathologique; on ne peut donc pas porter un diagnostic certain sans avoir des renseignements sur le mode d'apparition de la maladie et sur sa propagation, sans qu'il se soit produit au moins un cas de contagion. Pourtant la péripneumonie contagieuse est plus grave ordinairement, elle est suivie de symptômes généraux plus marqués, elle évolue plus rapidement et s'accompagne d'un mouvement exsudatif plus prononcé, elle est due à la contagion, elle se développe sans qu'aucune cause ordinaire soit intervenue; tandis que la péripneumonie simple se montre après l'action d'une cause ordinaire. On a eu confondu la pleuropneumonie avec la phtisie; mais en pareils cas l'autopsie a toujours permis de reconnaître l'erreur.

La péripneumonie contagieuse est toujours due à la contagion; la permanence de la maladie dans certaines localités, dans certaines étables, a fait croire et fait encore croire parfois à son développement spontané, alors que l'épizootie n'avait pas cessé de régner, tout en étant moins grave. D'ailleurs les nombreuses importations, qui ont été depuis longtemps constatées, prouvent péremptoirement que la maladie est le résultat de la contagion.

Du reste, cette opinion absolue est démontrée par de nombreux faits d'observation et d'expérimentation. Indépendamment des faits d'importation, dus aux transactions commerciales, on voit toujours la péripneumonie s'étendre dès qu'elle a fait son apparition dans une étable ; cela a été constaté par de nombreux observateurs ; on a toujours vu un animal suspect ou malade transmettre la maladie à des sujets sains parmi lesquels il était introduit ; et réciproquement, on a vu presque toujours devenir malades des sujets sains qu'on plaçait dans une étable infectée. Quand la péripneumonie fait son apparition dans un pays où elle n'existait pas, c'est qu'elle y a été importée par des animaux venant du dehors. Un seul animal suffit pour infecter une étable tout entière ; le foyer d'infection s'accroît rapidement ; les animaux voisins du malade ne tardent pas à être infectés à la suite d'un contact direct ou indirect ; la maladie peut même se transmettre à une certaine distance par l'intermédiaire de l'air. Elle passe d'une étable à l'autre, se dissémine, gagne les localités voisines. Elle fait parfois des sauts dans la même habitation, dans la même localité ; elle se montre parfois sur les animaux qui ne sont pas les plus rapprochés des malades, et dans les fermes qui ne sont pas voisines de celle qui est infectée.

Des faits assez nombreux d'expérimentation prouvent également la contagion, et notamment ceux provoqués, observés et étudiés par la commission française de 1849, qui, sous l'influence de la cohabitation prolongée, obtint les résultats suivants : sur 46 animaux exposés à la contagion, 15 devinrent très malades et moururent, après avoir présenté tous les symptômes de la péripneumonie, on reconnut aussi à l'autopsie les lésions de cette maladie ; 19 autres devinrent malades, présentèrent les mêmes symptômes, mais se rétablirent, les uns

complètement et les autres incomplètement ; sur 6
qui n'avaient pas présenté les symptômes de la
maladie, on trouva à l'autopsie les lésions de la
péripneumonie. Donc sur 46 animaux mis en expérience, 40 contractèrent la maladie, et 6 seulement furent réfractaires.

Le rapport de la commission déclarait aussi
qu'une première atteinte confère l'immunité aux
sujets qui guérissent.

En 1851, Yvart avait constaté ce fait. A la
même époque, le docteur Willems eut recours à
l'inoculation expérimentale de la péripneumonie
pour conférer l'immunité. Depuis, on a, dans divers
pays, pratiqué de très nombreuses inoculations
avec le même succès.

Le contage péripneumonique se trouve dans les
produits morbides ; il existe sûrement dans le
liquide pulmonaire, dans le liquide exsudé par les
plèvres, et dans le poumon malade en grande
quantité ; on le trouve aussi dans les produits sécrétés par la muqueuse respiratoire, quand il y a
jetage, état catarrhal. Il n'est pas encore bien démontré s'il n'existe pas ailleurs ; il est très vraisemblable qu'il existe aussi dans le sang et dans
certains produits de sécrétion. Il paraîtrait que,
dans certains cas, il peut exister dans la salive ; et
quelques observateurs disent que l'air expiré, quand
il y a état catarrhal de la muqueuse respiratoire,
en contient une certaine quantité en suspension.
Quand il existe des œdèmes sur le corps, à la gorge
par exemple, quand, à la suite de l'inoculation à
la queue ou dans une autre région, il se forme une
infiltration œdémateuse, on a beaucoup de chance
de trouver le virus dans le liquide exsudé. Dans les
cas où la maladie est inoculée, on le trouve toujours dans le liquide de l'infiltration qui entoure le
point inoculé. Certains observateurs assurent que
ni le lait ni les chairs ne sont dangereux ; cepen-

dant il est bon de ne pas accepter d'emblée cette manière de voir, qui a besoin d'être démontrée.

Le virus péripneumonique peut se conserver pendant un certain temps hors de l'organisme, à la surface des solides, dans les fourrages, sur les litières, sur les crèches, sur les mangeoires, dans les boissons, dans l'air. Mais la durée de cette conservation, qui du reste doit être subordonnée aux variations de la température et de l'atmosphère et au degré d'aération, n'est pas encore exactement connue aujourd'hui. Cependant quelques auteurs assurent que le virus péripneumonique peut se conserver pendant plusieurs mois ; il n'y a là rien d'invraisemblable, mais il n'est pas encore permis de se prononcer à ce sujet ; cette question est une de celles qui appellent le plus tôt possible des travaux sérieux.

La contagion immédiate est possible évidemment ; et il est vraisemblable que dans des habitations, où les animaux sont entassés, les malades peuvent, en léchant ou en flairant leurs voisins, leur transmettre très facilement la maladie. Mais dans ces cas, la contagion médiate et la contagion par l'air peuvent aussi avoir leur part, car les sujets sains peuvent aussi recevoir le virus par les aliments, les boissons, les crèches, les mangeoires et l'air que les malades ont souillés. Dans l'état ordinaire des choses, c'est même la contagion médiate et la contagion par l'air qui jouent le plus grand rôle, pour ne pas dire le rôle exclusif. On a affirmé que la péripneumonie ne pouvait pas envahir l'organisme par les voies digestives ; d'où il faudrait conclure que les boissons et les aliments souillés ne peuvent pas faire naître la maladie. Mais c'est là une erreur ; il y a lieu d'admettre tout le contraire d'une façon absolue. Il est certain que c'est très souvent par les aliments et les boissons que la péripneumonie se transmet. Néanmoins il semble

bien démontré aussi qu'elle peut se transmettre par
l'intermédiaire de l'air. Les animaux qui habitent
une ferme voisine d'une autre ferme infectée, ne
peuvent pas évidemment contracter la maladie à
cette distance ; la contagion volatile n'est pas non
plus possible quand des sujets sains se trouvent
rapprochés des malades dans le grand air ; mais,
dans la même habitation, un sujet sain peut contracter la maladie par contagion volatile, et ce qui
le prouve, c'est qu'on a constaté des cas de propagation, lorsque les sujets sains étaient éloignés
des malades ou séparés par des cloisons à claire-
voie. La contagion volatile est donc possible ; elle
ne l'est que dans une atmosphère confinée, lorsque
les malades sont dans le même local que les sujets
sains ; elle semble absolument impossible ou très
rare à l'air libre. De ce qui précède, il ressort que
les agents, les véhicules et les moyens, qui servent
à l'introduction de la matière virulente dans l'organisme, sont en première ligne les aliments, les
boissons, l'air. La contagion peut donc avoir lieu
dans une foule de circonstances. Tous les objets
souillés, quels qu'ils soient, solides ou liquides,
introduits dans les voies digestives, dans les voies
respiratoires ou mis en contact avec la peau d'un
sujet sain, peuvent lui donner la maladie. Celle-ci
sera encore communiquée, lorsque les objets souillés seront lavés dans une eau qui sera ensuite donnée en boissons aux animaux. Il en sera de même,
lorsque des débris cadavériques auront été déposés sur des fourrages ou exposés à l'air que doivent respirer des animaux sains. Il paraît même,
d'après des faits bien observés, que l'homme peut
être un agent de propagation soit par ses mains
(boucher, maquignon), soit par ses vêtements, soit
par ses chaussures, qui peuvent être souillés de
germes, lesquels pourront ensuite être flairés,
léchés par des sujets sains, ou être déposés sur des

fourrages ou dans des boissons qui seront ingérés par les animaux. On a aussi observé des cas où la maladie a été propagée par des animaux non susceptibles de la contracter eux-mêmes, par des chiens qui ont transporté au loin des débris cadavériques, des fragments de poumon remplis de germes, et ont infecté les eaux, les herbages, les fourrages, etc. Parmi les véhicules du virus, il faut donc placer les chairs et les débris cadavériques. Si on s'accorde à reconnaître les dangers qui résultent de l'utilisation et du transport des organes malades, des viscères pectoraux, etc., il n'en est pas de même des viandes. Les uns prétendent qu'elles sont dangereuses, surtout quand elles sont fraîches, et qu'elles peuvent disséminer la maladie ; les autres au contraire disent qu'il n'en est rien, et qu'on peut sans danger livrer à la consommation et au transport les chairs des sujets péripneumoniques, qui ont été sacrifiés et qui ont été jugés utilisables. Quand il s'agira d'appliquer des mesures de police sanitaire, le plus sûr sera d'admettre, comme démontrée, la nocuité possible des viandes, et si on en autorise le transport, on devra l'entourer de quelques précautions.

Peuvent servir de véhicules tous les débris provenant des organes malades, par conséquent les plèvres, les poumons et leurs produits morbides, la muqueuse respiratoire et le jetage même, la pituitaire et la muqueuse laryngienne, la tête en un mot. Il faut aussi ranger dans cette catégorie tous les viscères digestifs ; le foie peut en effet être malade, son tissu conjonctif interlobulaire peut être le siège d'une infiltration analogue à celle du poumon ; pareille infiltration se voit aussi dans le tissu conjonctif périnéal, et les ganglions de l'abdomen sont également malades ; tous ces organes sont dangereux. Combien de temps le sont-ils ? Cela reste encore à déterminer.

La contagion est facilitée par toutes les causes qui favorisent la dissémination de la matière virulente, et par toutes celles qui débilitent les animaux, qui accroissent l'impressibilité des organismes. Les causes favorables à la contagion sont 'es transactions commerciales, les foires, les marchés, la fréquentation des chemins, abreuvoirs et pâturages publics, le transport dans des wagons ou dans des bâtiments qui ne sont pas désinfectés, le défaut de cloison ou le cloisonnement à claire-voie quand on laisse les malades et les sujets sains dans la même habitation en les isolant, etc.. etc.

Les voies par lesquelles le virus pénètre dans l'organisme sont les voies respiratoires, les voies digestives, la voie utérine. La contagion volatile peut avoir lieu, avons-nous dit, dans une atmosphère restreinte ; le virus est alors introduit dans les voies respiratoires. Quant au rôle des voies digestives, il est impossible de le nier ; souvent la péripneumonie se transmet par la contagion médiate, par l'ingestion de boissons ou d'aliments souillés. On a observé des cas assez nombreux de transmission de la péripneumonie de la mère au fœtus.

Il y a lieu de se demander s'il n'est pas possible d'obtenir la maladie par la voie du tissu conjonctif sous-cutané ou par celle du système circulatoire. Que l'inoculation soit faite sous l'épiderme ou sous la peau, dans le tissu conjonctif, elle peut conférer l'immunité sans qu'on voie apparaître les symptômes de la pleuropneumonie. On n'obtient pas non plus la péripneumonie en poussant la matière virulente dans un vaisseau sanguin ; l'injection intraveineuse du virus à la dose de 2 grammes est inoffensive si on évite l'inoculation du tissu cellulaire et elle confère l'immunité tout en ne provoquant pas les lésions de la péripneumonie (Thiernesse et Degive).

Le docteur Willems eut le premier l'idée d'appliquer l'inoculation à titre de moyen préservatif, et de faire pour la péripneumonie ce qu'on faisait pour la clavelée. Il choisit, après diverses tentatives, l'extrémité de la queue comme lieu d'inoculation, et il obtint un engorgement restreint, ordinairement localisé au pourtour du point inoculé ; très rarement, à peine 2 fois sur 100, il obtint des complications plus graves (engorgements étendus et maladie généralisée). La maladie qu'il provoquait ainsi, quoique n'en offrant pas les caractères, était bien la péripneumonie contagieuse. Les animaux inoculés se trouvaient dès lors préservés de la péripneumonie ; par ce moyen on leur conférait donc l'immunité, en leur communiquant une maladie bénigne. On prétend avoir vu des animaux inoculés devenir des foyers d'infection, et transmettre la maladie à des sujets sains ; mais beaucoup de vétérinaires affirment, d'après des faits d'observation, que les animaux inoculés ne contaminent pas les sujets sains avec lesquels ils cohabitent. On cite de nombreux cas dans lesquels des propriétaires n'ont fait inoculer qu'une partie de leurs animaux, sans que pour cela les sujets non inoculés aient contracté la maladie, quoique étant en rapport avec les premiers. Si donc les animaux inoculés sont dangereux, ils le sont réellement fort peu.

A la suite de nombreuses observations et de nombreuses expériences, on admet généralement aujourd'hui la valeur de l'inoculation comme moyen de conférer l'immunité, en transmettant une péripneumonie bénigne et comme mesure de police sanitaire.

Dans ces derniers temps, M. Pasteur, qui a été chargé de rechercher un mode d'inoculation propre à éviter les accidents consécutifs à l'opération et les dangers de contagion, est arrivé à des résultats satisfaisants ; il est arrivé à se procurer du virus pur en le puisant dans le fanon du veau inoculé à cette région. Il a pu conserver pendant plus de six semaines ce virus dans des tubes, et il a réussi à l'atténuer. Mais jusqu'à plus amples détails, le lieu où l'inoculation doit être pratiquée, est toujours l'extrémité de la queue.

Comment pratique-t-on l'inoculation ? Le manuel en est très simple : on se sert de la lancette ou d'un instrument piquant quelconque, ou bien on pratique une incision à l'extrémité de la queue, qu'on fait ensuite baigner dans le produit morbide, etc.

Quand on a le choix, il faut prendre la matière la plus pure, celle qui infiltre le tissu conjonctif interlobulaire du poumon ou le tissu conjonctif d'une autre région ; il faut recueillir cette matière avec précaution, soit sur des inoculés, soit sur des malades, soit sur des cadavres frais. Il faut autant que possible employer un produit clair, limpide, débarrassé de tout détritus organique ; il faut inoculer superficiellement, sans produire de grands délabrements. Après l'opération, il y a lieu de surveiller les animaux inoculés, car l'inoculation, quelque simple qu'elle paraisse, peut avoir de graves conséquences. Ainsi il peut arriver (à peu près 2 ou 3 fois sur 100) qu'elle provoque un engorgement, qui se propage, qui remonte jusqu'au tissu conjonctif du bassin, et qui peut se généraliser dans tout l'organisme. Il faut donc surveiller les animaux pour prévenir et combattre, quand il y a lieu, cette complication. Le plus souvent il ne se produit qu'un engorgement local, qui n'a rien de bien grave, et qui peut tout au plus occasionner une mutilation, provoquer la chute de l'extrémité de la queue. Quand l'engorgement s'étend, il y a lieu de recourir à un traitement énergique ; et ce qui convient le mieux dans ces cas, c'est de sectionner la partie malade, et de cautériser la surface de section ; on pourrait se contenter d'inciser longitudinalement la partie engorgée, et de la cautériser, ou d'y appliquer de la pommade stibiée (composé d'axonge et d'émétique en parties égales). Les effets de l'inoculation sont plus ou moins rapides ; ils se montrent ordinairement entre le 4e et le 21e jours. Certains vétérinaires ont soutenu que l'inoculation, pratiquée sur les animaux contaminés ou même malades, atténuait la gravité de la maladie ; mais d'autres soutiennent qu'en pareil cas elle est absolument inefficace ; il semble qu'elle accélère l'éclosion de la maladie chez les individus déjà contaminés.

Quant à la durée de l'immunité, il est très difficile de se prononcer d'une manière absolue sur cette question ; des auteurs prétendent que l'immunité, conférée ou acquise, a une durée moins longue chez les jeunes que chez les adultes ; elle est complète ordinairement et elle dure plus ou moins longtemps.

Police sanitaire. — Dans certains cas les animaux atteints de péripneumonie devront être traités en même temps qu'ils seront l'objet de l'application de mesures sanitaires.

Le traitement institué doit répondre aux indications suivantes : atténuer la maladie, la rendre moins grave, diriger sa marche afin de l'amener vers une terminaison heureuse, prévenir les complications, et, si elles surviennent, les combattre par le traitement qui convient à chacune d'elles.

L'hygiène doit occuper une large place dans le traitement de la péripneumonie ; il faut autant que possible améliorer les conditions ambiantes, les logements, l'alimentation, les boissons, diminuer les fatigues, le travail, etc. Le traitement thérapeutique doit être approprié pour combattre les diverses formes ; il doit varier suivant que la maladie est à la période de début, ou à la période d'état, ou à la période de déclin, et aussi quand les malades arrivent à la convalescence. Il doit être à la fois local (externe) et général (interne). Les révulsifs sont bien indiqués au début. ainsi que pendant la période d'augment et même pendant la période d'état. Il faut employer surtout la moutarde en lotions sinapisées ou en applications ; ce moyen est excellent, surtout au début de l'affection. On peut employer la pommade stibiée, composée de parties égales d'axonge et d'émétique ; on l'applique au-dessous de la poitrine ou sur les côtés du thorax ; elle peut être aussi employée pour combattre les engorgements survenus à la suite de l'inoculation. Cruzel dit s'en être toujours bien trouvé. Pour l'appliquer, il faut avoir soin de se servir d'une spatule ; il y aurait des inconvénients à se servir de la main. Lorsque la maladie est déjà avancée. on peut recourir à l'onguent vésicatoire, mais on ne doit pas abuser de ce moyen, car il y a à craindre l'absorption de la cantharidine. qui provoque des effets fâcheux sur l'appareil génito-urinaire. On a conseillé aussi les sétons et les trochisques. et l'on peut obtenir de bons résultats par les sétons animés avec de la pommade stibiée. qui donnent des effets assez prompts. Je ne conseille pas de recourir à la saignée, bien que la maladie s'accompagne de fièvre et de lésions inflammatoires, car elle débilite promptement les malades ; c'est tout au plus s'il y a lieu de pratiquer cette opération lorsqu'on est en présence d'animaux pléthoriques, chez lesquels la péripneumonie débute. Cruzel a observé que les animaux auxquels on pratiquait la saignée guérissaient moins vite que les autres. Mathieu des Vosges avait préconisé un vinaigre sternutatoire formé des substances suivantes : vinaigre, 1 litre ; camphre, 8 grammes ; alun, sulfate de zinc, poivre, essence de térébenthine, 2 grammes de chaque ; il l'employait en injections dans les cavités nasales ; par ce moyen il provoquait l'ébrouement et le rejet des produits qui encombraient les voies respiratoires.— La médication interne doit varier aussi suivant la période de la maladie. Au début, pour amoindrir l'état fébrile, il faut recourir à l'usage des émollients, des rafraichissants, des laxatifs, des purgatifs légers et des diurétiques qu'on emploie sous forme de tisanes, sous forme de boissons ; il faut prescrire aussi des fumigations et des électuaires adoucissants. Parmi les diurétiques, on devra préférer les mucilagineux, le nitrate de potasse, la tisane de pariétaire ; il faut toujours éviter d'irriter les reins ou d'accroître leur irritation s'ils sont déjà malades. On a conseillé d'employer aussi l'émétique et le calomel, qui, à mon avis, doivent être délaissés comme trop débilitants ; il vaut mieux leur préférer le sulfate de soude, la crème de tartre, le chlorate de potasse. Le kermès a été préconisé et conseillé, mais il faudra toujours lui préférer le protosulfure d'antimoine ou le sulfate de fer, qui est un bon tonique ; il ne faut pourtant pas croire, comme on l'a dit souvent, que cette dernière substance soit le médicament spécifique de la péripneumonie. On a parfois conseillé l'acide phosphorique et les antiputrides, tels que le camphre, le quinquina, l'eau de Rabel, l'essence de térébenthine, l'acide phénique, le phénate de soude, l'acide sulfureux ; tous ces médicaments sont surtout bien indiqués lorsqu'on craint la complication de septicémie. Les agents les plus efficaces, ceux qui semblent donner les résultats les plus favorables, sont l'acide sulfureux et l'acide arsénieux. Les toniques doivent toujours être employés pendant la convalescence. Ces divers agents permettent, lorsqu'ils sont bien appliqués, d'obtenir d'excellents résultats, mais il ne faut pas croire cependant qu'on obtiendra toujours la guérison complète de la maladie.

La péripneumonie contagieuse exige l'application des principales mesures sanitaires qui ont été étudiées d'une manière générale.

L'importation et l'exportation d'animaux péripneumoniques sont prohibées. Toutes les fois que les inspecteurs sanitaires des frontières ou autres constateront ou soupçonneront l'existence de la péripneumonie sur des animaux importés ou exposés en foire, ils devront leur faire appliquer les mesures prescrites dans la loi sanitaire. Les animaux importés reconnus malades seront abattus sans indemnité et les suspects seront repoussés après avoir été marqués ou bien ils seront sacrifiés en vue de la boucherie ou dirigés immédiatement vers l'abattoir où ils doivent être sacrifiés, et ils seront surveillés, afin qu'on ne puisse pas les soustraire à leur destination. Le commerce de l'espèce bovine peut être prohibé avec les pays voisins, lorsque la péripneumonie y règne : l'Angleterre et l'Allemagne avaient interdit dernièrement l'importation d'animaux bovins venant de la Hollande, où régnait cette maladie. Dans tous les cas, lorsque la pleuropneumonie sévit dans un pays, il y a toujours lieu d'exercer une bonne surveillance de tous les instants à la frontière, pour prévenir l'importation d'animaux malades. Il faudrait aussi (c'est le devoir de l'autorité), lorsque la maladie règne dans les pays voisins, informer les propriétaires des dangers qu'ils peuvent courir, en achetant des animaux de telle provenance, et les engager à isoler (c'est là une excellente précaution), pendant une quinzaine de jours, les sujets nouvellement achetés des autres animaux de la ferme, avec lesquels ils sont destinés à vivre.

Comme pour toutes les autres maladies contagieuses, les propriétaires, détenteurs, les vétérinaires, etc., doivent faire une déclaration à l'autorité pour les animaux malades et les animaux suspects ; et en même temps les animaux, qui font l'objet de la déclaration, doivent être isolés et séquestrés. L'autorité informée déléguera aussitôt un vétérinaire sanitaire pour visiter les malades et reconnaître la maladie. Pour établir son diagnostic aussi sûrement que possible, le vétérinaire prendra, auprès de l'autorité locale, auprès des voisins et auprès des propriétaires, tous les renseignements possibles. il se rendra compte du mode d'apparition de la maladie et surtout des cas de transmission ; si cela ne suffit pas, il s'éclairera en pratiquant l'autopsie des animaux morts. Il prendra le signalement des malades, il fera le recensement des bêtes bovines et des bêtes caprines ; il prescrira la séquestration et la désinfection jugée nécessaire, il demandera la marque des malades et des suspects, s'il le juge à propos ; dans son rapport adressé à l'autorité, il donnera la valeur approximative des sujets visités et indiquera les mesures qui ont été appliquées et celles qu'il y a lieu de prendre.

« Lorsque la péripneumonie contagieuse est constatée dans une commune, le préfet, par un arrêté, déclare infectés le local, la cour, l'enclos, l'herbage, le pâturage, dans lesquels a séjourné l'animal malade, et détermine le périmètre dans lequel l'arrêté sera applicable, d'après le rapport du vétérinaire délégué. Cet arrêté est publié et affiché dans la commune et dans les communes voisines ; des écriteaux portant les mots : *Péripneumonie contagieuse* sont apposés sur des poteaux plantés à l'entrée des chemins conduisant à la ferme et sur les portes des locaux où la maladie a été constatée.

« L'infection constatée donne lieu à l'application des mesures suivantes : 1° Mise en quarantaine des locaux, cours, enclos, herbages et pâtures déclarés infectés, impliquant défense d'y introduire des bêtes bovines saines, et séquestration des animaux suspects ; 2° abatage des animaux malades et quelquefois même des suspects ; 3° inoculation des animaux bovins dans les localités infectées ; 4° immédiatement après l'abatage des animaux malades, évacuation complète et désinfection des locaux où a existé la maladie ; isolement et séquestration dans un autre local ou une autre pâture des animaux qui ont été exposés à la contagion ; marque de ces animaux ; 5° dénombrement de tous les autres animaux de l'espèce bovine qui se trouvent dans les locaux, cours, enclos, herbages et pâtures compris dans la déclaration d'infection : 6° visite et surveillance, par le vétérinaire délégué, des locaux, cours, enclos, herbages et pâtures de la ferme ou de l'établissement où la maladie a été constatée ; 7° interdiction de vendre les animaux qui ont été exposés à la contagion ; 8° interdiction aux hommes chargés de la garde des animaux et des soins à leur donner, de tout contact avec d'autres animaux de l'espèce bovine, et défense pour eux d'entrer dans des lieux renfermant des animaux de cette espèce ; 9° obligation pour toute personne sortant d'un local infecté de se soumettre, notamment en ce qui concerne les chaussures, aux mesures de désinfection jugées nécessaires ; 10° défense de faire sortir des locaux, cours, enclos, herbages et pâtures infectés, des objets ou matières pouvant servir de véhicules à la contagion, tels que : fourrages, pailles, litières, fumiers, harnais, couvertures, laines, peaux, poils, cornes, onglons, os, etc.; 11° défense de déposer les fumiers sur la voie publique et d'y laisser écouler les parties liquides des déjections; obligation de traiter ces matières conformément aux prescriptions des arrêtés administratifs.

« Cependant, le préfet peut, sur l'avis du vétérinaire délégué, qui indiquera les précautions à prendre : 1º autoriser la circulation, dans le territoire de la commune où se trouve le périmètre déclaré infecté, des animaux de travail qui ont été exposés à la contagion, quand ceux-ci sont jugés indispensables pour la culture du sol et les transports ; 2º la même autorisation peut être accordée pour la conduite, dans un pâturage désigné, des animaux qui ont été exposés à la contagion ; 3º le préfet peut également autoriser la vente pour la boucherie, et le transport, pour cette destination, des animaux qui ont été exposés à la contagion. Dans le cas de vente pour la boucherie, il est délivré un laissez-passer qui est rapporté au maire, dans le délai de cinq jours, avec un certificat attestant que les animaux ont été abattus. Ce certificat est délivré par l'agent préposé à la police de l'abattoir, ou par l'autorité locale dans les communes où il n'existe pas d'abattoir. La personne préposée à la conduite des animaux, dont la sortie ou la vente a été autorisée, doit représenter à toute réquisition le laissez-passer. Faute par elle de représenter ledit laissez-passer, ou si le délai dans lequel les animaux devaient être abattus est expiré, il est dressé procès-verbal, et les animaux sont mis en fourrière par l'ordre du maire de la localité sur le territoire de laquelle ils sont saisis. Si ces animaux sont reconnus atteints de la péripneumonie, ils sont abattus sur place par ordre du préfet. S'ils ont été dans la même étable ou dans le même troupeau ou en contact avec des animaux atteints de péripneumonie contagieuse, le ministre de l'agriculture en prescrit, s'il y a lieu, l'abatage sans qu'il en résulte un droit à indemnité, conformément aux articles 9 et 22 de la loi sur la police sanitaire des animaux. Après examen, par un vétérinaire, de l'animal abattu, le propriétaire peut être autorisé à en disposer.

« Lors que la péripneumonie prend un caractère envahissant, un arrêté du préfet enjoint à tous les propriétaires, détenteurs ou gardiens d'animaux de l'espèce bovine, de déclarer à la mairie tout cas de maladie quelconque qui viendrait à se manifester sur ces animaux. Le même arrêté interdit la tenue des foires et marchés, les concours agricoles, les réunions et rassemblements sur la voie publique ou dans les cours d'auberge, ayant pour but l'exposition ou la mise en vente des animaux de l'espèce bovine. Toutefois, les marchés intérieurs des villes ayant des abattoirs se tiennent comme à l'ordinaire. Mais les animaux qui y sont conduits et qui, à leur sortie, ne sont pas menés à l'abattoir, ne peuvent circuler qu'avec un laissez-passer indiquant leur destination et qui sera remis au maire de la commune où ils doivent séjourner. Ce maire est prévenu directement par le service du marché, de façon à placer les animaux qui en proviennent sous l'application des mesures édictées par la loi et par le règlement pour les animaux suspects. Le transport des animaux sera effectué conformément aux instructions données par le vétérinaire sanitaire du marché. La chair des animaux abattus pour cause de péripneumonie ne peut être livrée à la consommation publique qu'en vertu d'une autorisation du maire, sur l'avis conforme du vétérinaire délégué. Les poumons sont détruits ou enfouis ; l'utilisation des peaux demeure permise après désinfection. Après l'évacuation des animaux survivants, et l'achèvement complet des travaux de désinfection, le repeuplement des locaux peut avoir lieu avec des animaux inoculés depuis vingt et un jours au moins. La déclaration d'infection ne peut être levée par le préfet que lorsqu'il s'est écoulé un délai de trois mois au moins sans qu'il se soit produit un nouveau cas de péripneumonie, et après constatation de l'accomplissement de toutes les prescriptions relatives à l'inoculation et à la désinfection. Elle peut être levée après la désinfection, si tous les animaux qui se trouvaient dans les locaux, cours, enclos, herbages et pâtures déclarés infectés ont été abattus. (*Règlement d'administration publique.*) »

Les étables et locaux infectés seront aussitôt séquestrés ; les malades en attendant l'abatage seront isolés des animaux encore sains ; on établira des compartiments dans les habitations pour séparer les sains des malades, si on n'a pas plusieurs locaux à sa disposition. La vente et l'exposition en vente seront interdites pour les animaux malades et même pour les animaux suspects, c'est-à-dire pour ceux qui auront cohabité avec les malades. Cependant pour ces derniers on fera une exception, lorsqu'il s'agira de les diriger immédiatement à l'abattoir. On peut même, dans certains cas autoriser la vente des malades pour la boucherie. Peuvent être autorisés non seulement la vente des suspects pour la boucherie, mais encore leur déplacement, leur transport dans le lieu où ils doivent être abattus, et il est accordé cinq jours pour en faire le sacrifice ; mais ce délai est trop long et doit être réduit autant que possible dans la pratique. Le déplacement des animaux suspects de péripneumonie doit être soumis à la même surveillance et aux mêmes garanties que le transport des animaux suspects de typhus ; ces animaux devront être accompagnés d'un certificat d'origine, qui sera présenté à toute réquisition durant le transport, et l'abatage sera constaté par l'autorité ou la police du lieu de destination. Les malades, dont on permettra l'utilisation pour la boucherie, ne devront jamais être déplacés ; ils seront sacrifiés sur place ; on les divisera en quartiers, qui pourront ensuite être débités dans la localité ou dans les environs 12 ou 24 heures après l'occision; on fera enfouir ou détruire ou livrer à l'équarrissage les viscères pectoraux et abdominaux, avec les séreuses et les ganglions ainsi que la tête et tout ce qui offrirait des lésions; on fera désinfecter la peau, après quoi elle pourra être livrée à l'industrie.

La séquestration, appliquée aux étables infectées, devra être rigoureusement exécutée. Il sera défendu d'y introduire de nouveaux animaux appartenant aux espèces qui peuvent contracter la maladie. Cette interdiction sera levée quand la maladie aura disparu et au besoin, si les conditions de l'exploitation l'exigeaient, on pourrait autoriser le propriétaire à introduire de nouveaux animaux, qui seraient isolés et surveillés ou inoculés, et soumis aux mêmes mesures que les suspects. Les animaux séquestrés ne devront pas sortir de leurs habitations; les chemins, les abreuvoirs et les pâturages communs leur seront absolument interdits. Pour les animaux simplement suspects, qui ne deviendraient pas malades, la séquestration, le cantonnement, la prohibition de vente et d'exportation ne devront être levés qu'au bout de trois mois. Néanmoins, pendant certaines saisons, si la séquestration ainsi entendue offre des inconvénients, si le propriétaire ne peut pas nourrir son bétail à l'étable, il y a lieu de se contenter, pour les animaux simplement suspects et même pour les malades, dans les cas où l'affection n'est pas grave, du cantonnement mixte, bien organisé et bien surveillé.

D'après la loi sanitaire (art 9), le préfet doit ordonner l'abatage des animaux reconnus malades, et l'inoculation des bêtes bovines de la localité infectée; de plus, le ministre peut, le cas échéant, ordonner l'abatage des animaux qui ont été exposés à la contagion. L'inoculation a des avantages sérieux; elle se pratique comme il a été dit ci-dessus; quant à l'abatage, il peut permettre d'arrêter l'épizootie et de faire disparaître les foyers d'infection; il est particulièrement indiqué au début des épizooties, quand la maladie a été importée par un animal venant d'un pays infecté, quand elle n'existe que sur un, deux, trois animaux. Mais comme la loi (art. 17) accorde une indemnité aux propriétaires pour les animaux morts des suites de l'inoculation, et pour ceux qui ont été abattus comme malades ou suspects, il y a lieu de se montrer quelque peu circonspect dans l'application de ces deux mesures.

« D'autres affections, n'ayant aucun caractère contagieux, peuvent être confondues avec elle (péripneumonie), et il importe au plus haut degré dans l'intérêt du Trésor public, qu'aucune précipitation ne soit apportée dans l'émission des ordres d'abatage.

« Le Maire, aussitôt qu'il a été averti, fait procéder à la visite des animaux par le vétérinaire chargé du service des épizooties pour la circonscription, ou, à défaut de vétérinaire des épizooties, par celui qui pourra être le plus tôt rendu sur les lieux, et il informe immédiatement le Préfet si le rapport du vétérinaire conclut à l'existence de la péripneumonie contagieuse. Une contre-visite est faite par le vétérinaire spécialement délégué par le Préfet pour constater les cas de péripneumonie contagieuse et, si le diagnostic de ce vétérinaire confirme celui de son confrère, le Préfet donne, dans le délai de deux jours, l'ordre d'abatage et d'inoculation prévu par l'article 9 de la loi.

« L'abatage s'applique à tous les animaux malades et l'inoculation à tous ceux qui, ayant été en contact ou ayant cohabité dans la même étable ou dans la même pâture avec les animaux malades, se trouvent compris dans la déclaration d'infection. Toutefois, les propriétaires qui voudront livrer leurs animaux à la boucherie au lieu de les laisser inoculer pourront y être autorisés par le maire; les animaux seront marqués des lettres S. P. tracées aux ciseaux sur la joue gauche.

« De plus, le transport ne pourra s'effectuer qu'avec un laissez-passer délivré par le maire et indiquant le nombre des animaux, leur signalement et leur destination; ce laissez-passer devra être rapporté au maire dans un délai de cinq jours, avec attestation que l'abatage a été effectué. L'attestation d'abatage sera donné par l'agent préposé à la police de l'abattoir où les animaux auront été conduits, ou bien par le maire de la commune où l'abatage aura été effectué, s'il n'existe pas d'abattoir dans cette commune.

« Le sacrifice des animaux livrés à la boucherie étant purement volontaire, il ne peut être alloué dans ce cas aucune indemnité. L'abatage d'animaux simplement contaminés ne donne droit à l'indemnité prévue par la loi pour ce cas particulier que lorsque l'abatage a lieu par ordre; et, aux termes de l'article 9 de la loi, c'est le Ministre seul qui a qualité pour prescrire cette mesure. L'abatage et l'inoculation sont précédés de l'estimation individuelle de chaque tête de bétail devant être abattue ou inoculée; il est procédé à cette estimation par le vétérinaire délégué par le Préfet et par un expert désigné par le propriétaire. A défaut d'expert désigné par le propriétaire, le vétérinaire délégué opère seul. Procès-verbal de l'estimation est immédiatement dressé et déposé à la mairie; il est ensuite contresigné par le Maire, qui le communique au juge de paix du canton; celui-ci le contresigne également et donne son avis sur l'expertise; le procès-verbal est ensuite transmis à la Préfecture, à laquelle il doit parvenir dans les cinq jours de sa date. L'abatage est effectué sous la surveillance du maire ou de son délégué, soit au clos d'équarrissage, soit sur place, soit au bord de la

fosse. Il est pratiqué de préférence par assommement.

« Après l'exécution de l'ordre d'abatage, les animaux abattus sont ouverts et procès-verbal de l'autopsie est dressé. L'étable ou la pâture qu'ils occupaient est évacuée et la désinfection doit suivre
immédiatement. Les animaux inoculés restent séquestrés pendant un délai de trois mois. Pendant
tout ce temps la vente en est interdite, à moins
que le propriétaire ne veuille s'en dessaisir pour les
livrer à la boucherie. La séquestration n'implique
pas toutefois pour ces animaux l'interdiction absolue de sortir de l'étable; ils peuvent être utilisés aux
travaux des champs, si le Maire le permet et sous
les précautions qu'il détermine sur l'avis du vétérinaire du service des épizooties pour la circonscription. Si, pendant ce délai de trois mois, les animaux inoculés viennent à présenter des symptômes
de malaise qui ne soient pas uniquement le résultat
de l'inoculation, le propriétaire doit en informer
immédiatement le Maire de la commune, afin que
celui-ci puisse provoquer la visite du vétérinaire
des épizooties. L'inoculation n'a pour effet de préserver les bêtes bovines de la péripneumonie contagieuse qu'autant que l'animal n'en avait pas déjà
le germe avant l'opération. La péripneumonie contagieuse peut donc se déclarer parfois chez des
animaux inoculés, et l'abatage de ces animaux doit
alors être ordonné par l'autorité préfectorale, après
accomplissement des formalités légales. En cas de
mort d'un animal inoculé, il doit être procédé à
l'autopsie par le vétérinaire des épizooties, qui
constate dans un procès-verbal qu'il remet au
Maire pour le transmettre à la Préfecture que ledit
animal est mort des suites de l'inoculation, ou
qu'il a succombé à la péripneumonie. La demande
d'indemnité doit être formée, à peine de déchéance,
dans le délai de trois mois à dater du jour de l'aba-

tage ou de la mort de l'animal qui a succombé aux suites de l'inoculation. Elle doit être formée par l'intéressé et adressée au Ministre de l'Agriculture par l'intermédiaire du Préfet du département ; elle doit être écrite sur papier timbré. Elle doit être accompagnée des pièces suivantes : 1° une copie, certifiée conforme par le Maire, de l'ordre d'abatage ou d'inoculation ; 2° un certificat du Maire attestant que l'ordre d'abatage a reçu son exécution, ou, dans le cas de mort par suite de l'inoculation de la péripneumonie, un certificat du vétérinaire attestant que l'inoculation est réellement la cause de la mort ; ce dernier certificat doit être visé par le Maire ; 3° une copie certifiée de la déclaration faite à la mairie par le propriétaire de l'apparition de la maladie dans ses étables ; 4° un certificat du Maire constatant que le propriétaire s'est conformé à toutes les autres prescriptions de la loi ; 5° une déclaration signée par le propriétaire, faisant connaître pour chaque animal abattu, le produit qu'il a tiré de la vente des chairs et des débris laissés à sa disposition ; 6° un certificat du Maire de la commune attestant que les animaux abattus étaient en France depuis trois mois au moins. A ces diverses pièces seront joints par le Préfet, avant l'envoi du dossier au Ministre de l'Agriculture : 1° le procés-verbal d'estimation des animaux dressé comme il est dit plus haut ; 2° le procés-verbal d'autopsie pour chaque animal abattu ou mort. »

L'enfouissement devra être appliqué quelquefois après l'abatage. On devra toujours faire enfouir suivant les règles, ou livrer à l'équarrissage les cadavres provenant d'animaux morts de la péripneumonie. Les cadavres seront charriés avec les animaux solipèdes ; on évitera de répandre les produits morbides et on fera désinfecter les véhicules employés.

La chair des animaux péripneumoniques, n'étant pas dangereuse pour l'homme, pourra toujours, en prenant les précautions sus-indiquées, être consommée, hormis le cas de maigreur excessive, de septicémie, de mort à la suite de la maladie.

Le lait des malades n'est pas dangereux pour l'homme ; il peut donc être utilisé ainsi que les produits (beurre, fromage) qu'il sert à préparer.

Lorsqu'on aura déplacé des animaux malades ou suspects, lorsque la maladie aura disparu d'une ferme, soit par suite de la guérison, soit par suite du sacrifice des malades, il faudra faire procéder à une bonne désinfection. Devront être désinfectés, les habitations, les fumiers, les objets divers qui ont pu être souillés, les fourrages, les litières, les véhicules de transport, les wagons, l'atmosphère des habitations, les peaux, etc. On aura donc recours au récurage, à l'aération, au lavage avec l'eau bouillante et avec les dissolutions bouillantes d'acide phénique, ou de sels alcalins, ou de chlorure de chaux, aux fumigations phéniquées et mieux aux fumigations sulfureuses, au sérénage (litières et fourrages, etc.), au flambage, à la ventilation, etc. Les fumiers seront traités par des matières chimiques, ou enfouis pendant deux mois, ou simplement exposés à l'air et à la putréfaction. Les fourrages et les litières souillées ne devront pas être déplacés, ils seront détruits (feu), ou mieux utilisés pour les animaux solipèdes ou exposés au sérénage.

« La péripneumonie contagieuse étant transmissible, comme la peste bovine, par les rapports directs des animaux entre eux, et par les voies aériennes, les mesures de désinfection qui lui sont applicables sont analogues à celles que la peste des bœufs nécessite. Comme pour celle-ci, il faut recourir aux mesures les plus efficaces de lavage des murs, des boiseries et des planchers des habitations, en même temps qu'aux fumigations de chlore ou de gaz sulfureux, pour s'attaquer aux éléments de la contagion dans tous les réceptacles où l'air expiré par les malades peut les avoir portés.

« Quant aux fumiers et aux déblais des étables, il suffit de les désinfecter et de les enfouir dans les tas communs, pour y éteindre les éléments de la virulence.

« Les litières, les fourrages, les restes des aliments sur lesquels les malades ont laissé tomber leur bave et les matières de leur jetage sont plus dangereux que les fumiers, parce qu'ils sont directement imprégnés de matières virulentes. Aussi faut-il les soumettre plus énergiquement que ceux-ci à l'action des désinfectants. La destruction par le feu de ces litières et de ces fourrages est le moyen le plus efficace de supprimer cette source possible de contagion ; mais on peut y réussir par l'emploi de l'acide phénique, de la chaux vive ou de l'acide sulfurique dilué.

« La dissémination de la péripneumonie sur les routes par les matières tombant des voitures de transport des cadavres et des fumiers, est loin d'être autant à craindre que pour la peste bovine.

« Aussi n'y a-t-il pas lieu de recourir à des mesures aussi rigoureuses d'assainissement des routes.

« Quant aux pâturages, on peut se contenter, pour les désinfecter, d'étaler les tas de matières excrémentitielles partout où ils ont été déposés, et d'attendre les effets de l'aération sur les éléments de la contagion qu'ils peuvent contenir. »

Les animaux guéris de la maladie ou de l'inoculation devront être maintenus séquestrés ou cantonnés pendant un certain temps, et, en outre, il continuera à être interdit aux propriétaires de mêler avec ces animaux d'autres sujets importés ; il est exigé une séquestration ou un cantonnement de trois mois après la guérison. C'est trop et c'est trop peu, c'est onéreux pour le propriétaire, et ce n'est pas assez pour effacer tout danger. Aussi vaudrait-il beaucoup mieux conseiller et pouvoir prescrire aux propriétaires de livrer à la boucherie de pareils animaux.

Après la désinfection, les habitations peuvent être repeuplées si tous les animaux ont été abattus; et s'il reste des animaux qui ont pu être contaminés, la déclaration d'infection ne peut être levée par le préfet que trois mois après le dernier cas de péripneumonie et après la désinfection.

CHAPITRE V.

CLAVELÉE

La clavelée, est une maladie générale, contagieuse, inoculable, décelée par une éruption pustuleuse plus ou moins abondante, qui se produit à la surface de la peau et quelquefois sur les muqueuses. Cette maladie, quoique parfois grave, guérit le plus souvent et confère l'immunité, contre une seconde atteinte, aux animaux qui se rétablissent. La clavelée est une maladie d'espèce, elle est propre aux moutons. Elle se montre ordinairement à l'état d'enzootie et d'épizootie. On a relaté dans le temps, et on observe de nos jours de nombreuses et fréquentes épizooties de picotte. La maladie règne en permanence dans certains pays, en Algérie par exemple, où elle est ordinairement tout à fait bénigne, en Allemagne, en Hongrie, en Italie, en Espagne, et dans certaines régions de la France, dans les régions du nord et du sud-est, depuis que les unes s'approvisionnent en Allemagne et les autres en Algérie. Grâce à l'extension et à la célérité des relations commerciales, cette maladie est de nos jours fréquemment importée, dans des régions indemnes, par des animaux venant d'Allemagne, d'Autriche, d'Italie, d'Algérie, d'Espagne, etc.

Caractères de la maladie. — L'éruption cutanée peut se montrer dans diverses régions du corps ; elle se produit à la suface du derme et consiste d'abord en une inflammation congestive, qui est ensuite accompagnée d'exudation, de vésiculation ou de pustulation ; puis l'éruption se déforme, se détruit peu à peu. *La période initiale* ou *période éruptive* est caractérisée par l'apparition d'un point, d'une tache rouge, d'une ecchymose à la surface du derme, visible à travers l'épiderme qui la recouvre. Au début la rougeur disparait par la compression digitale et reparait ensuite ; plus tard elle persiste malgré la pression exercée sur elle. L'ecchymose claveleuse est plus ou moins étendue ; sa dimension varie depuis celle d'une lentille jusqu'à celle d'une pièce de cinquante centimes: elle peut même devenir beaucoup plus considérable quand il y a fusion de plusieurs ecchymoses développées les unes à côté des autres et évoluant simultanément. La tache, est dans ce cas. plus ou moins irrégulière dans son contour, tandis que les ecchymoses simples sont assez régulièrement arrondies. L'ecchymose initiale devient peu à peu plus grande, plus rouge et convexe ; elle devient de plus en plus saillante ; elle s'arrondit, elle devient dure, résistante ; elle donne la sensation d'une nodosité intéressant l'épaisseur de la peau ; elle constitue bientôt une élevure hémisphérique ; toutes ces modifications se produisent en trois ou quatre jours. L'élevure arrivée à cet état, est encore rougeâtre, vineuse, bleuâtre dans toute son étendue. sans dépression ni proéminence au centre. Quatre ou cinq jours après l'apparition de l'ecchymose, l'éruption se transforme en pustule ou en vésicule. Le plus ordinairement elle se transforme en pustule : elle se creuse d'une ou de plusieurs loges dans lesquelles se collecte le produit virulent. Mais assez souvent, le mouvement exsudatif étant très intense et très abondant, il en résulte l'accumulation d'une grande quantité de lymphe sous l'épiderme, qui est soulevé en masse ; il se forme alors une véritable ampoule, une véritable phlyctène plus ou moins étendue et uniloculaire.

La pustule claveleuse, une fois formée, est discoïde, arrondie ou aplatie ; elle s'affaisse peu à peu et semble s'étendre : elle perd peu à peu sa coloration primitive : elle devient grisâtre, blanchâtre : elle est aréolée ; elle contient un produit séreux, clair, limpide, parfois jaunâtre. Son volume varie depuis celui d'une petite lentille jusqu'à celui d'un haricot et même au delà, car il peut arriver que des pustules développées les unes à côté des autres, finissent par se confondre en une seule masse plus ou moins irrégulière. La pustule simple est régulière dans sa forme ; elle est aplatie à sa surface, et son pourtour est circulaire. La pustule claveleuse est recouverte par une pellicule grisâtre épidermique, imbibée de sérosité qui la gonfle et qui parfois suinte au dehors à travers cette membrane protectrice. Sous cette pellicule est accumulé le claveau, dans les loges multiples de la pustule. Si on enlève l'épiderme qui la recouvre, on obtient un suintement de claveau plus ou moins abondant. Au début ce produit est parfois strié de sang ou sanguinolent ; mais bientôt il devient limpide et clair ; il est incolore ou jaunâtre, jaune-paille ou un peu roussâtre. Le fond de la pustule, ainsi mis à découvert, apparaît rouge, pointillé en cul-de-dé ; il offre des vacuoles plus ou moins nombreuses. La pustule ouverte se recouvre promptement d'une couche protectrice, qui se forme aux dépens du produit qu'elle sécrête, et son évolution se poursuit ensuite. C'est le moment où la période de sécrétion commence qu'il faut choisir pour recueillir le claveau. Au bout de deux, trois, quatre jours, la pustule se modifie, s'affaisse, se déprime, devient plus sèche ; le claveau se trouble, s'épaissit, devient moins abondant, blanchâtre, grisâtre, puriforme, sans cesser pourtant d'être virulent ; la croûte elle-même renferme le virus. Pendant l'été, la pustule claveleuse parcourt plus rapidement ses périodes. Du reste, elle ne présente pas toujours les caractères que nous venons de lui reconnaitre ; elle reste parfois noirâtre ou violacée, ne sécrète pas de claveau ou ne donne à l'incision, qu'un produit sanieux ; elle intéresse alors plus profondément le derme et s'accompagne quelquefois de gangrène locale. La vésicule, qui se forme parfois au lieu et place de l'ecchymose évolue plus rapidement que la pustule et présente des caractères différents. Elle est plate, grisâtre ou jaunâtre, parfois transparente, fluctuante à la pression ; elle contient du claveau séreux ; elle est formée d'une seule loge : mais, si on enlève l'épiderme, on constate que son fond est aréolé comme celui de la pustule. La vésicule claveleuse n'est donc qu'une pustule déformée, dont les loges se sont confondues, par suite de la destruction de leurs cloisons. Quoi qu'il en soit, cette forme de l'éruption claveleuse se détruit plus rapidement que la pustule proprement dite. Si on l'ouvre, la plaie qui en résulte se couvre d'une croûte et se cicatrise vite. Si on lui laisse suivre son cours, elle s'ouvre et son contenu s'échappe par une fissure qui se produit à travers l'épiderme, puis la cicatrisation a lieu promptement. Et si elle ne s'ouvre pas, son contenu est résorbé en partie ou transude à travers l'épiderme ramolli, puis la cicatrisation a lieu tout aussi rapidement. L'épiderme s'affaisse, se réapplique sur le derme, mais ne lui adhère pas ; un nouvel épiderme se forme et chasse l'ancien. La cicatrice résultant de ce travail ne laisse aucune trace dans l'avenir, tandis qu'il n'en est pas de même de celle qui se produit après l'évolution d'une pustule proprement dite. Celle-ci dure d'ailleurs plus longtemps; sa cicatrisation et sa desquamation sont plus longues à se produire.

La pustule se déforme, s'aplatit en même temps que son contenu s'épaissit; elle cesse de sécréter; la partie liquide de son produit est résorbée ou exsudée à travers l'épiderme. Quelquefois la péllicule épidermique se déchire et la matière sécrétée sort, se concrète, se dessèche à l'air et forme une croûte, en dessous de laquelle la cicatrisation se produit ensuite, et finalement la croûte se détache. Le plus ordinairement l'épiderme reste, se dessèche, s'affaisse, se convertit en croûte grisâtre, brunâtre. Cette croûte, d'abord superficielle, va s'épaississant; elle est sèche à l'extérieur et encore humide en dessous, les particules figurées du claveau, qui n'ont pu être résorbées ni exsudées, font corps avec elle et souvent même la partie superficielle du derme finit par entrer dans sa composition. Suivant que la croûte intéresse ou n'intéresse pas le derme, on observe des différences dans l'accomplissement de la cicatrisation. Quand la croûte n'intéresse pas le derme, elle est ordinairement peu épaisse, elle se dessèche rapidement et en même temps la cicatrisation s'opère en dessous d'elle; en sorte que, quand elle se détache sous forme de poussière ou d'écailles, ce qui arrive huit ou douze jours après que la sécrétion a cessé, on voit à sa place une cicatrice rougeâtre ou vineuse, qui ne tarde pas à se confondre avec les parties voisines. Lorsqu'au contraire la croûte comprend une partie du derme, elle est plus épaisse, elle irrite le tissu sous-jacent, elle provoque et entretient la suppuration; elle est détachée, éliminée, entraînée par le pus et elle laisse à sa place une plaie plus au moins profonde, suppurante, qui se cicatrise ensuite plus ou moins rapidement, quelquefois promptement, lorsque la perte de substance est peu considérable, d'autrefois plus lentement, quand la perte de substance est plus étendue. Il y a donc, dans ces cas, une période de dessiccation, pendant laquelle la croûte se forme, une période de suppuration, une période d'élimination, une période de cicatrisation. Ce travail peut durer de quinze à vingt jours, et la cicatrice, toujours marquée et presque indélébile, est plus ou moins apparente ; elle est rayonnée, rétractile ; elle devient blanchâtre et reste glabre. Il arrive parfois que la croûte intéresse profondément le derme, qu'elle l'entraine et laisse une plaie livide, qui se cicatrise lentement. La cicatrisation est quelquefois retardée par suite de l'irritation traumatique des plaies. En résumé, l'évolution complète d'une pustule claveleuse peut exiger un temps variable ; elle peut durer dix-huit, vingt et même trente jours ou au-delà.— L'éruption peut se montrer aussi sur certaines muqueuses, sur la conjonctive, sur la pituitaire, sur la buccale, etc. Elle offre une période congestive, une période sécrétoire, pendant laquelle elle se présente avec les caractères des vésicules et une période finale. Les vésicules des muqueuses, une fois formées, se détruisent rapidement, s'ouvrent promptement et guérissent vite ordinairement. Pourtant il n'est pas rare que l'éruption des muqueuses, de même du reste que celle de la peau, s'accompagne d'une inflammation plus ou moins vive du derme, circonstance qui est toujours aggravante.

La clavelée, évoluant sur un individu, se caractérise par des symptômes locaux et s'accompagne de symptômes généraux plus ou moins prononcés, variables en intensité et en gravité, suivant des conditions et des circonstances nombreuses plus ou moins faciles à apprécier. Les conditions hygiéniques et les saisons exercent une grande influence sur la marche et la gravité de la maladie. L'affection est ordinairement d'autant moins grave que les conditions hygiéniques sont meilleures, que les habitations sont mieux tenues, bien aérées, etc. Elle est habituellement moins grave en automne et au printemps, qu'en été et en hiver. Le froid peut occasionner des répercussions, des métastases sur les organes internes. En été, l'éruption a lieu plus rapidement, mais elle peut s'accompagner de complications, de dermite, de gangrène cutanée, d'inflammation disjonctive, de septicémie. — Entre la contamination et l'apparition des premiers symptômes, il s'écoule toujours un certain délai ; c'est la période d'incubation, dont la durée peut varier entre 4, 8, 12, 15 jours, suivant les individus, suivant les saisons et suivant le mode de contamination. La période d'incubation est, toutes choses égales d'ailleurs, plus courte chez les animaux jeunes, chez les animaux bien portants ; elle est plus courte pendant l'été, après l'inoculation. Elle est au contraire plus longue chez les animaux vieux, débilités ; elle est plus longue pendant l'hiver, etc. — La maladie s'annonce par des symptômes généraux, lorsqu'elle est le résultat d'une contagion effectuée par les voies digestives ou les voies respiratoires. Elle s'annonce au contraire par les premiers symptômes locaux de l'éruption, quand elle a été inoculée ; alors on ne constate pas tout d'abord des symptômes fébriles, mais bien de l'hyperhémie et de l'extumescence aux points d'inoculation. Quand le virus a été introduit dans les voies digestives ou dans les voies respiratoires, comme cela a lieu presque toujours

dans la pratique, il y a avant l'apparition de
l'éruption, une *période prodromique*, qui dure un,
deux, trois, quatre, cinq jours. et qui est caractérisée par des symptômes fébriles vagues, n'ayant
une signification diagnostique, qu'autant qu'on les
observe sur des sujets contaminés. Pendant cette
période, on constate de la tristesse, de l'abattement, de l'inappétence, une surélévation de la température générale et surtout de la température cutanée, une accélération de la respiration et de la
circulation, une hyperesthésie cutanée le long de
la colonne vertébrale, la raideur des membres, etc.
Ces symptômes sont plus ou moins prononcés ;
ils vont en s'accentuant de plus en plus : ils sont
surtout manifestes sur les animaux pléthoriques ;
parfois ils sont peu intenses et passent presque
inaperçus ; quand ils sont très accusés, ils annon-
cent ordinairement une affection grave. — Bientôt
les symptômes généraux sont suivis de l'apparition des symptômes locaux, qui caractérisent la
période d'éruption proprement dite. La peau et les
muqueuses conjonctive, buccale, pituitaire, s'hy-
pérhémient ; mais le plus souvent ce sont de simples taches ecchymotiques, qui se montrent sur
les téguments. Ces taches se montrent un peu
partout, principalement aux endroits où la peau
est fine, au dessous du ventre, aux plats des
cuisses, etc. Elles sont plus ou moins nombreuses
plus ou moins étendues, discrètes et disséminées
ou confluentes. Elles ne se montrent pas toutes en
même temps ; il s'en produit pendant deux, trois,
quatre jours de nouvelles qui évoluent toutes de
la même façon. Une fois formées, elles s'agran-
dissent rapidement, elles deviennent plus foncées
plus saillantes, plus convexes et se transforment
très vite en élevures, qui continuent à évoluer
dans l'ordre de leur apparition, qui sont discoïdes
plus ou moins régulières, légèrement convexes,

uniformément rouges, qui au bout de deux, trois, quatre jours après leur apparition s'arrondissent, deviennent plus dures, plus résistantes et moins douloureuses ; leur coloration se modifie ensuite progressivement et annonce bientôt la période sé- crétoire, que chaque pustule atteint suivant son ordre d'apparition. Parfois la peau est plus ou moins tuméfiée, surtout dans les parties déclives de la tête, du tronc et aux membres ; elle est in- filtrée et quelquefois enflammée. L'éruption peut envahir même les muqueuse profondes ; on constate alors des symptômes de gastro-entérite, de bron- chite. Pendant la période éruptive, qui dure de quatre à six jours, les symptômes fébriles vont en s'atténuant, mais aussi quelquefois la fièvre se ral- lume à la fin de cette période.—Les pustules, au fur et à mesure qu'elles passent de la période d'érup- tion à la période de sécrétion, changent de carac- tères ; la peau est de moins en moins tendue à leur pourtour ; elles deviennent grisâtres ou blanchâtres ; elles s'affaissent à leur circonférence ; elles ne s'om- biliquent jamais. Le claveau est formé sous l'épi- derme ; il est clair, limpide, jaunâtre ou incolore ; il est sécrété pendant trois, quatre, cinq, six jours ; puis, peu à peu, les pustules cessent de sécréter et se dessèchent dans l'ordre de leur apparition. Quel- quefois l'épiderme se déchire et la matière sécrétée se transforme en croûte protectrice, qui se desquame ensuite après que le travail de cicatrisation s'est opéré en dessous d'elle. Quand l'épiderme reste, il se ride. La pustule s'affaisse et se convertit en une croûte jaunâtre, grisâtre, ou brunâtre, qui se dé- tache ordinairement sans suppuration, après que le travail cicatriciel est accompli. Il arrive parfois que la croûte tombe à la suite d'une inflammation dis- jonctive qu'elle a provoquée, et dans ce cas la cica- trice, qui se produit plus tard, est toujours très apparente et indélébile.—Il se produit quelquefois,

dans le cours de la clavelée, une éruption secon-
daire, au moment où l'éruption principale est formée et en voie de se transformer; mais les élevures, qui se forment alors, ne sécrètent pas et se
terminent ordinairement par résolution.—La clavelée dure habituellement de vingt à trente jours sur
un individu; mais la guérison peut être retardée,
soit parce que la saison est froide, soit parce que
les pustules n'évoluent pas simultanément.

Dans plusieurs circonstances, et sous l'influence
de causes générales, agissant sur les individus
malades, ou sous l'influence de conditions individuelles, la clavelée peut affecter une plus grande
gravité, elle peut se caractériser par des symptômes et par une marche un peu différente de celle
que nous lui avons déjà reconnue; elle devient maligne, elle est irrégulière dans son évolution. Elle
s'annonce quelquefois par une fièvre très intense,
accompagnée de symptômes très accusés. La période prodromique dure parfois quatre, six, huit
jours. On constate de la tristesse, de l'abattement,
de la prostration; la sensibilité de la peau est exagérée; bientôt le tégument se congestionne; la laine
s'arrache facilement; la faiblesse va croissant. La
respiration est pressée, difficile; l'haleine devient
fétide; les animaux toussent et sont essoufflés; il
y a des symptômes de coryza, de bronchite et quelquefois de pneumonie. On observe un jetage plus
ou moins abondant, épais, jaunâtre, grisâtre, strié
de sang, fétide qui se concrète sur la lèvre et à l'entrée des naseaux; la pituitaire est hypérhémiée,
gonflée; il y a gêne de la respiration, qui devient
bruyante et sifflante; il y a parfois menace d'asphyxie. Les yeux deviennent larmoyants, chassieux;
il y a de la conjonctivite. La bouche est sèche et
fétide; les malades cessent de manger et de rumi-
ner; il y a d'abord de la constipation, ensuite de la
diarrhée. La peau et les muqueuses apparentes sont

rougeâtres, livides. Les parties déclives, les membres, la tête, les paupières, les lèvres, les oreilles etc., sont infiltrées, engorgées, tuméfiées. L'éruption avorte quelquefois, les boutons se forment en petit nombre, ou disparaissent par métastase, et la maladie se termine promptement par la mort; quand elle se produit dans ces conditions, elle est confluente et irrégulière dans sa marche. On voit apparaître, sur la partie où la peau est fine, et puis partout, des taches plus foncées, qui se transforment en tumeurs ou en plaques bosselées. Ces tumeurs sont ordinairement larges, aplaties, peu proéminentes, quelquefois peu étendues et plus saillantes; elles sont violacées, livides, lie de vin, noirâtres; elles ne se transforment pas en pustules. Elles restent dures, indolentes, noires ou violacées; elles donnent, quand on les incise, une matière sanieuse, noirâtre: et si on les dépouille de leur épiderme, on obtient une plaie de mauvaise nature, saigneuse, noirâtre. Quelquefois elles sécrètent une matière purulente, jaunâtre ou grisâtre, épaisse et fétide, et se couvrent ensuite d'une croûte épaisse, qui reste adhérente et qui entraîne, en se détachant, des portions de peau, d'où résulte une plaie livide et suppurante, qui se cicatrise lentement. D'autres fois les plaques éruptives sont frappées de gangrène, elles deviennent froides, insensibles et provoquent une inflammation éliminatrice. Mais le plus souvent, lorque la maladie se caractérise de la sorte, les malades succombent avant que l'éruption ait accompli son évolution; d'autant plus que souvent l'éruption se produit en même temps sur les organes internes, sur la muqueuse digestive, sur la muqueuse respiratoire, sur le poumon, d'où résultent des complications très graves. Quand la clavelée est maligne, il arrive parfois que la mort se produit avant même que l'éruption se soit montrée d'autres fois la terminaison fatale est la con-

séquence de l'asphyxie, lorsque les voies respiratoires sont malades. C'est principalement dans la
clavelée maligne, qu'on peut voir survenir diverses
complications, dont quelques-unes pourtant peuvent
se montrer même dans la clavelée régulière. Dans
le cours de la clavelée maligne, le système ganglionnaire est manifestement altéré; les ganglions
sont partout engorgés. Les malades maigrissent
très rapidement et tombent dans le marasme. La
cicatrisation est parfois entravée par le frottement;
les plaies deviennent alors livides, saignantes, ron-
geantes; leurs bords s'épaississent et s'indurent;
le tissu conjonctif sous-cutané s'infiltre à leur
pourtour; la cicatrisation se fait ensuite lentement
et quelquefois même les plaies se compliquent de
carie osseuse, de carie cartilagineuse, de nécrose,
de la chute d'onglons, d'arthrites suppuratives, de
tumeurs phlegmoneuses ou ganglionnaires, qui
sont résorbées, qui suppurent ou se gangrènent.
Il y a quelquefois de la kératite, de l'ophthalmie,
et la perte de l'œil peut en être la conséquence. La
muqueuse buccale est parfois enflammée, tuméfiée;
et il en est souvent de même de la pituitaire. La
muqueuse digestive peut être le siège d'une éruption et d'une inflammation plus ou moins vive.
Quelquefois, bien que très rarement, il se produit
des complications du côté des centres nerveux.
La maladie, quand elle n'entraîne pas la mort,
peut laisser parfois après elle des traces plus ou
moins persistantes, ou même des accidents indélé-
biles. Elle laisse assez souvent, chez certains malades, un état de maigreur plus ou moins accusé,
des ophthalmies purulentes, la cécité, des claudications, des ankyloses, des cicatrices difformes,
des mutilations des onglons, des rayons intérieurs,
des oreilles, etc.

Le plus ordinairement la clavelée se termine par
la guérison; mais, suivant les pays, suivant les

saisons, suivant les individus, etc., elle peut entraîner une mortalité variable de cinq, dix, quinze, vingt, trente pour cent et même au delà. La mort qui est la conséquence de la clavelée, peut être due à diverses causes, à l'intensité de la maladie elle-même ou à des complications, à l'asphyxie, à la délitescence, à la métastase, à la gangrène, à la septicémie, à l'infection purulente, au marasme.

À la suite d'un refroidissement ou d'une perturbation organique provoquée par une indigestion, par une maladie interne, par la fatigue, etc., l'éruption peut être arrêtée et résorbée ; il se produit alors un surcroît de fièvre ; et des congestions mortelles peuvent se former sur les organes internes, sur les organes de la respiration ou de la digestion.

Les divers auteurs s'accordent à reconnaître que la clavelée, qui se déclare dans un troupeau, procède par bouffées, par lunées. On dit qu'elle attaque d'abord quelques bêtes, un cinquième, un quart, un tiers du troupeau (première bouffée) et qu'elle est moins grave que dans la suite ; puis elle se transmet de ces premiers malades à une bonne partie (la moitié ou plus) des animaux non encore attaqués (seconde lunée) et elle est plus grave que pendant la première bouffée ; enfin les malades de la seconde phase transmettent l'affection aux moutons qui ont été épargnés jusque là, c'est la troisième lunée, pendant laquelle la maladie redevient moins grave comme au début. Chaque lunée durant une trentaine de jours ou même un peu plus, on comprend dès lors que la clavelée persiste dans un même troupeau pendant trois, quatre ou cinq mois. Les choses ne se passent jamais avec une telle régularité. La clavelée, qui s'introduit dans un troupeau, peut se montrer d'abord sur un nombre très variable d'individus, tantôt sur quelques-uns seulement et tantôt sur un grand nombre. Elle

peut se déclarer simultanément ou successivement
sur les premiers individus qu'elle attaque. Puis,
quand elle est arrivée chez eux à sa période de sécrétion et de desquamation, elle peut se transmettre à un nombre plus ou moins considérable
d'individus encore indemnes, soit qu'elle se montre
sur plusieurs à la fois, soit qu'elle les attaque
successivement. Il en est de même lorsque ces derniers sécrètent du claveau; ils transmettent la maladie à ceux qui ne l'ont pas encore contractée; et
ainsi de suite, jusqu'à ce que tout le troupeau,
sauf de très rares exceptions, ait payé son tribut.
Un seul animal malade suffit pour introduire la
clavelée dans un troupeau. Une fois introduite,
cette affection dure plus ou moins longtemps,
quatre mois, cinq mois, six mois et quelquefois
plus d'un an. On peut, dans tous les cas, hâter sa
disparition, en rendant malades en même temps
tous les animaux qui composent le troupeau infecté, au moyen de la clavelisation, qui est bien
indiquée en pareille circonstance. Et alors un troupeau infecté peut être complétement débarrassé au
bout de trente, quarante, quarante-cinq jours. Les
animaux guéris ne contractent pas de nouveau la
maladie.

Sur les cadavres des animaux qui ont succombé
à la clavelée, on trouve la peau plus ou moins altérée; les pustules se modifient, s'affaissent; la
peau devient bleuâtre; on y aperçoit des taches diverses, les unes pâles correspondant à des cicatrices,
les autres rougeâtres ou violacées, proéminentes,
représentant de véritables pustules avortées; on y
voit aussi des plaies, des plaques gangréneuses
livides; la laine s'arrache facilement. Du reste les
altérations que l'on remarque sur les cadavres sont
variables, suivant que la mort est arrivée à une
période plus ou moins avancée de la maladie, et
suivant qu'elle est ou non le résultat d'une com-

plication. Lorsque la mort survient au commencement de l'affection, on ne constate presque rien à la surface de la peau, si ce n'est une coloration rougeâtre ou violacée ; les lésions siègent alors surtout dans les organes internes. Mais il n'en est pas ainsi, lorsque l'éruption a suivi son cours naturel : on trouve alors, à la surface de la peau, les lésions produites par l'éruption.

Les yeux, les naseaux, la bouche, etc., sont parfois souillés de matière morbide mucoso-purulente ou sanieuse. La face, les lèvres, les ailes du nez, les paupières, etc., sont tuméfiées, infiltrées, couvertes de pustules, de plaies, de croûtes, etc.; on rencontre aussi dans d'autres points les mêmes altérations.

La face interne de la peau est congestionnée, infiltrée, ecchymosée ; il en est de même du tissu conjonctif sous-cutané, qui est infiltré de sérosité rougeâtre, jaunâtre, gélatiniforme. Les mêmes altérations se montrent dans le tissu conjonctif intermusculaire et même dans les muscles. Les chairs sont saigneuses, les vaisseaux sont gorgés d'un sang noirâtre, les muscles sont moins tenaces, parfois mollasses, pâles, infiltrés, faciles à dilacérer. Dans les parties déclives, sous le ventre, à l'aine, etc., on trouve souvent des œdèmes.

Dans l'appareil respiratoire, la rougeur, la congestion et l'éruption, accompagnées d'inflammation, peuvent exister sur la pituitaire, sur les muqueuses laryngienne, trachéale et bronchique. A leur surface, on peut rencontrer un état catarrhal plus ou moins prononcé, des taches ecchymotiques, des vésicules en voie de formation, des vésicules formées et encore intactes, des vésicules altérées et des plaies résultant de la destruction d'un certain nombre de vésicules. Parfois l'état congestionnel de la muqueuse respiratoire est général ; et, dans ces cas, il en résulte une tuméfaction plus ou moins prononcée, un épaississement qui a quelquefois contribué à la mort, en rendant la respiration difficile. Les plèvres sont quelquefois congestionnées, ecchymosées, enflammées ; elles présentent parfois des taches blanchâtres, elles sont le siège d'un mouvement exsudatif et contiennent alors un épanchement. Il arrive souvent que le poumon est congestionné quelquefois hépatisé ; il présente des taches rouges, des taches grisâtres à sa surface et dans son épaisseur. Ces taches, qui ont le volume d'un pois, d'un haricot, représentent des pustules ; ce sont des foyers d'inflammation pulmonaire, qui se transforment en matière purulente, et dont le produit est virulent. En outre de ces lésions, qui sont claveleuses, on peut observer dans le poumon les caractères de l'asphyxie, les lésions de l'infection purulente ou de l'infection septique, lorsque ces complications sont venues se surajouter à la clavelée. L'appareil digestif présente souvent des lésions claveleuses. Sur la muqueuse buccale et sur la muqueuse pharyngienne, on constate de la congestion, de l'inflammation, du boursouflement ; et en outre on y rencontre des taches ecchymotiques, des vésicules en voie de formation, des vésicules formées, des plaies, des dénudations épithéliales résultant de la destruction des vésicules ; la muqueuse est recouverte d'un produit muqueux et sanieux ordinairement. Dans la caillette et dans l'intestin grêle, on observe souvent les mêmes lésions que sur la muqueuse buccale et sur la muqueuse respiratoire. La muqueuse gastro-intestinale est hyperhémiée, enflammée, catarrhale ; elle présente des taches ecchymotiques, des vésicules, des dénudations épithéliales, des plaies, un état inflammatoire et une turgescence de son système glandulaire ; elle est recouverte d'une matière muqueuse parfois striée de sang. Les ganglions mésentériques et autres sont hypertrophiés, congestionnés, noirâtres, ramollis et s'écrasent facilement. Le mésentère est parfois violemment congestionné; et il peut en être de même des tuniques intestinales. Le péritoine peut aussi être hypérhémié, ecchymosé. Le foie, la rate et les reins présentent quelquefois, à leur surface, des taches ecchymotiques ou des taches blanchâtres, qui ressemblent à celles du poumon, et qui sont des points d'inflammation nodulaire; ce sont là encore des lésions claveleuses.

La clavelée est toujours le résultat de l'introduction, dans un organisme sain, d'un germe, d'un virus spécial, qui, en repullulant, provoque les symptômes et les lésions que nous connaissons. Toutes les fois qu'elle apparaît dans une localité, elle y a été importée; toutes les fois qu'elle s'étend, c'est parce qu'elle se transmet des troupeaux malades aux troupeaux sains. Certaines causes adjuvantes facilitent la contagion, et ce sont d'une manière générale toutes celles qui ont pour résultat de créer des rapports directs ou indirects des troupeaux sains avec les troupeaux malades.

Le contage claveleux se trouve surtout·dans le produit de l'éruption pustuleuse, c'est là qu'il faut le prendre, quand on veut le recueillir et s'en servir pour pratiquer des inoculations. Le sang des animaux claveleux est virulent, au moins quand la maladie est généralisée; il faut donc considérer comme dangereux, au point de vue de la transmission de l'affection, non seulement les malades, les toisons, les peaux, mais même les chairs; ainsi un chien, qui, après avoir mangé de la chair claveleuse, va se désaltérer dans un abreuvoir, peut en souiller l'eau et, si un troupeau vient y boire après lui, il pourra y contracter la clavelée.

On peut déjà puiser le virus dans la tache ecchymotique qui précède la pustule; plus tard il sera plus abondant, lorsque celle-ci sera formée; et il persistera lorsqu'elle se modifiera, lorsqu'elle se desséchera, lorsque son produit s'épaissira et se transformera en croûtes. On sait en effet que les croûtes claveleuses contiennent le virus. Le contage claveleux, recueilli entre des lames de verre ou dans des tubes capillaires, et les croûtes claveleuses peuvent conserver leur virulence pendant des mois, pendant plus d'un an même, si on les place dans un lieu convenable, à l'abri de l'humidité, de la lumière, de l'électricité, de la chaleur, du froid etc., etc. Le claveau, renfermé dans des tubes, est détruit, ainsi que nos expériences le prouvent, par une température de 75° et par un froid de —8°. Il est probable que le claveau desséché est plus résistant; mais néanmoins, si les croûtes claveleuses peuvent conserver la virulence quand elles ne sont pas exposées à l'humidité, elles la perdent quand elles sont soumises à l'influence de l'humidité, car alors elles se putréfient.

L'inoculation du virus claveleux produit ordinairement une maladie localisée aux points inoculés; mais on peut obtenir une éruption généralisée, en adressant le contage aux voies digestives, aux voies respiratoires. Dans l'un comme dans l'autre cas, l'immunité est conférée aux individus. Connaissant le mode d'évolution de la maladie, suivant la porte d'entrée du virus, et sachant que la clavelée se montre presque toujours généralisée, il est permis de conclure que, dans la pratique, la maladie est transmise par l'intermédiaire des voies digestives ou des voies respiratoires. La clavelée n'atteint qu'une fois le même individu; les récidives sont très rares; l'immunité conférée est donc assez longue. La maladie, ainsi que nous le verrons, peut se transmettre par la voie utérine; et les agneaux, qui ont contracté de la sorte la clavelée, sont réfractaires, ils ont acquis l'immunité

La clavelée peut se transmettre par contagion immédiate, par contagion médiate, par contagion volatile. Elle peut sûrement se transmettre par contagion immédiate, par le contact direct d'un animal malade avec des animaux sains ; c'est ainsi que, dans un troupeau infecté, des sujets malades peuvent contaminer les autres. Ce mode de transmission est facilité par l'habitude qu'ont les animaux de se presser les uns contre les autres. La maladie se propage le plus ordinairement par contagion médiate ou par contagion volatile. Les germes de la maladie sont rejetés dans le monde extérieur et introduits ensuite dans d'autres organismes par des intermédiaires solides, liquides ou gazeux. Le claveau est déposé sur des corps solides (parois des habitations, râteliers, fourrages, litières etc.), qui transmettront la clavelée à des animaux sains qui viendront les flairer, les lécher ou les ingérer. Il peut être aussi rejeté dans les eaux des abreuvoirs et infecter les animaux sains qui viendront s'y désaltérer. Il est enfin quelquefois en suspension dans l'air, soit qu'il provienne des voies respiratoires, soit qu'il provienne des croûtes ; et il peut dès lors être introduit dans les voies respiratoires des animaux sains. Il est bien démontré que les voies respiratoires et les voies digestives se prêtent à l'absorption du virus claveleux ; et, comme le contage claveleux est susceptible de se conserver longtemps, il peut arriver qu'il se dessèche à la surface des objets solides, à la surface des fourrages, et que plusieurs mois après y avoir été déposé, il soit susceptible de faire naître la maladie s'il est ingéré. Le contage se conserve quelque temps dans les eaux ; mais au bout de deux ou trois jours il s'y détruit. Et du reste toutes les causes d'humidité, les brouillards, les pluies, la rosée etc., favorisent la destruction du virus. Les eaux peuvent être souillées de différentes manières, par les malades qui viennent s'y désaltérer, par les chiens qui viennent y boire après avoir mangé des débris claveleux, par le lavage des vêtements ou autres objets souillés de matières claveleuses, etc.; et, quelle que soit la manière dont elles ont été souillées, elles peuvent infecter les animaux sains qui viendront en boire. Les fourrages, les litières, l'herbe des pâturages peuvent aussi être souillés de différentes manières, par l'excrétion des produits morbides, et dans tous les cas leur ingestion est dangereuse, qu'ils aient été souillés par du jetage ou par des croûtes, etc.

La contagion volatile joue également un rôle important. Les malades infectent l'air qui les environne, d'autant plus souvent et d'autant plus copieusement que la clavelée est chez eux plus généralisée; et cet air peut dès lors devenir un agent assez actif de propagation, s'il est respiré par des animaux sains. On comprend aisément que les malades infectent l'air, car ils produisent en abondance le claveau à la surface de la peau et souvent à la surface de la muqueuse digestive et de la muqueuse respiratoire. L'air est donc infecté par la pulvérisation des croûtes ou des produits desséchés (jetage), et par les germes qui sont détachés des voies respiratoires par les mouvements d'expiration. Cet air ainsi souillé peut conserver les germes dans leur intégrité et les transporter plus ou moins loin. On ne sait pas exactement combien de temps les germes restent en suspension dans l'atmosphère; on ignore si un air infecté reste infectant pendant longtemps. Si on suppose l'air tranquille d'une habitation, il est très probable que les germes, obéissant aux lois de la pesanteur, se déposent rapidement. Mais il n'en est pas ainsi quand l'air infecté est agité, quand il règne des courants d'air, quand il fait du vent; les germes

sont alors déplacés et transportés plus ou moins loin;
ils restent plus longtemps dans l'air et ils peuvent
aller faire naître la maladie dans les troupeaux du
voisinage. C'est ainsi que l'on explique certains cas
de transmission de la clavelée à des troupeaux, qui
n'avaient eu d'ailleurs aucun contact direct ou indirect avec des animaux malades et qui se trouvaient
au voisinage d'un troupeau infecté à cent, deux
cents mètres, même au delà. Mais quand l'atmosphère infecté est tranquille, quand il n'y a ni vent
ni courant d'air, la maladie n'est guère propagée
par son intermédiaire : c'est tout au plus si elle
peut se propager alors à une dizaine de mètres du
troupeau malade. L'atmosphère infectieuse peut
s'étendre sous l'influence de la chaleur qui dilate
l'air; elle est ramenée à son volume primitif par
le refroidissement de la nuit; elle est purifiée par
la rosée, par le brouillard, par la pluie.— Tout ce
qui est souillé de virus peut transmettre la clavelée.
Ainsi, peuvent être des agents de propagation, non
seulement les animaux malades, mais encore leurs
cadavres, leurs débris, leurs chairs, leurs toisons,
les fourrages, les litières, les eaux qu'ils ont infectées, les pâturages, les abreuvoirs qu'ils ont fréquentés, tout les objets qu'ils ont souillés, ou sur
lesquels le virus s'est déposé, tous les corps qui
sont imprégnés de claveau, les chiens employés
à la garde des troupeaux malades, les chiens qui
ont dévoré de la chair d'animaux claveleux, et qui
vont ensuite souiller l'eau où ils se désaltèrent, les
personnes elles-mêmes, les bergers qui soignent,
qui gardent les malades, les bouchers qui ont
touché, qui ont tué et travaillé des malades, etc.
D'ailleurs les vêtements du berger et du boucher
peuvent aussi s'imprégner du virus et devenir ensuite des agents de propagation.

Les conditions et les circonstances qui favorisent
la contagion, qui facilitent l'extension de la maladie,

sont nombreuses ; ce sont non seulement le contact des troupeaux malades avec les troupeaux sains mais encore toutes les circonstances qui permettent à des animaux sains d'introduire du virus dans leur organisme, ce sont : la cohabitation des animaux malades avec les animaux sains ; le voisinage d'un troupeau sain et d'un troupeau malade ; le voisinage d'une bergerie, d'un parc ou d'un cantonnement infecté ; le séjour ou le passage d'un troupeau sain dans une bergerie, dans un parc, dans un pâturage, dans un cantonnement infectés par un troupeau claveleux ; le passage d'un troupeau sain sur les chemins parcourus par un troupeau malade ; la fréquentation des abreuvoirs, aiguades etc., fréquentés également par des animaux malades ; l'exposition en foire ou en marché, quand il s'y trouve des animaux malades ou récemment guéris, et dont la toison peut encore conserver le virus ; le transport dans des voitures, dans des wagons, dans des bâtiments non désinfectés, incomplètement désinfectés, où le virus claveleux, déposé par des malades, peut se conserver longtemps ; la libre circulation des troupeaux récemment guéris, dont les individus peuvent conserver le virus plus ou moins longtemps dans leur toison, tant qu'ils n'auront pas été tondus et lavés ou désinfectés ; un troupeau claveleux peut en effet rester dangereux quatre, cinq, six mois après sa guérison, s'il n'est pas tondu ou désinfecté.

Police sanitaire. — Il faudra veiller à la bonne tenue des habitations, qui devront être propres, convenablement aérées et maintenues à une température modérée. On évitera donc, surtout en été, d'entasser un trop grand nombre d'animaux dans la même bergerie ; on renouvellera, de temps en temps, l'air des habitations ; on donnera aux malades une alimentation saine, de bonne qualité, de facile digestion, plus ou moins abondante et reconstituante, suivant l'état des animaux ; on pourra même y joindre des agents toniques et reconstituants (ferrugineux, sulfure d'antimoine), des condiments (sel marin, sulfate de soude, crème de tartre, etc.), qu'on mettra en dissolution dans les boissons, et qu'on mélangera avec les aliments.

Lorsqu'une épizootie de clavelée fait son apparition dans une localité, elle est parfois due à l'importation d'animaux étrangers venant de l'Allemagne, de l'Italie, de l'Espagne, de l'Algérie, etc. ; d'autres fois elle est due à la propagation de la maladie, qui était d'abord restreinte à une ou plusieurs localités. Il faut donc prévenir les importations et empêcher l'extension de la clavelée ; c'est à ce double but que doit tendre la police sanitaire. Le gouvernement et les autorités ont le droit et le devoir de faire exercer une surveillance assidue à la frontière ; il faut faire visiter tous les animaux importés en France, tous les troupeaux, quelle que soit leur provenance ; il faut exiger des importateurs la présentation de certificats d'origine et de santé. Il faut surtout visiter, avec le plus grand soin, les troupeaux qui viennent des pays suspects ou infectés. Il faut appliquer à la frontière, de la manière la plus rigoureuse, des mesures sanitaires toutes les fois qu'il s'agira d'un troupeau malade ou suspect. Le ministre de l'agriculture et le chef de l'État peuvent interdire momentanément l'introduction des animaux de l'espèce ovine par les bureaux de douane voisins des régions limitrophes où règne la clavelée.

En Algérie, où la clavelée est fréquente, on ne constate pour ainsi dire aucune mortalité ; la maladie est tellement bénigne, qu'elle passe même inaperçue. Mais quand elle est importée et propagée en France, elle est plus grave sur les moutons

du pays. Les moutons algériens, comme ceux des
autres pays, doivent donc être soumis aux mêmes
mesures, à la même surveillance, lorsqu'ils sont
importés en France.

Les troupeaux, introduits en France par les
bureaux de douane et par les ports, sont visités
par les vétérinaires sanitaires, qui demandent leur
séquestration et leur mise en quarantaine, s'ils le
jugent à propos. La clavelée constatée sur des
troupeaux à la frontière de terre ou à l'arrivée par
mer entraine l'abatage des malades, la mise en
quarantaine, avec clavelisation des suspects ou
leur envoi immédiat à la boucherie, ou leur refou-
lement quand ils sont introduits par la frontière de
terre ; on admet librement ceux qui présentent les cicatrices caractéristiques de la clavelisation. Mais la
visite à la frontière, quoique bien faite, n'est pas
toujours une garantie suffisante pour les acheteurs,
qui deviendront propriétaires des troupeaux. Elle
n'est pas une garantie suffisante de bonne préservation, car des troupeaux, reconnus sains, peuvent
être infectés, et la clavelée fera plus tard son
apparition, alors que les propriétaires ne s'en
douteront nullement ; c'est ce qui arrive malheureusement assez souvent. Et d'ailleurs, avant d'entrer en France, les importateurs ont soin d'éliminer
les individus malades ou en voie de le devenir ; en
sorte que des troupeaux sûrement infectés sont fréquemment admis, grâce à cette manœuvre déloyale ;
ensuite ils vont propager la clavelée. Les acquéreurs,
comptant sur l'efficacité de la visite passée à la
frontière, n'hésitent pas à mélanger les animaux
récemment introduits avec les autres ; de cette
manière, la maladie se propage dans une ferme
d'abord, et ensuite dans une localité. En sorte que,
lorsqu'il s'agit des troupeaux importés en France,
venant des pays voisins et arrivant par la voie de
terre, l'inspection est absolument illusoire ; grâce

au triage préalable, les troupeaux infectés entrent comme les autres. Il serait donc à désirer que les animaux introduits fussent dirigés immédiatement vers les abattoirs, où ils doivent être sacrifiés, s'il s'agit de moutons destinés à la boucherie ; et s'il s'agit d'animaux destinés à l'élevage, il serait bon que tout propriétaire, devenu acquéreur d'un troupeau venant d'un pays infecté, le maintint en quarantaine sur ses pâturages pendant une quinzaine de jours ; après ce délai, le troupeau, reconnu sain, cesserait d'être l'objet de toute surveillance et de toute mesure préventive. Les importateurs algériens sont moins favorisés que les importateurs étrangers, parce que les troupeaux, quoique expurgés à leur départ d'Afrique, peuvent présenter de nouveaux malades à leur arrivée dans les ports de débarquement, où ils sont visités par les vétérinaires, sans pouvoir être préalablement soumis au triage. Malgré ces précautions, les troupeaux algériens ont importé assez souvent la clavelée ; cette importation a eu lieu surtout par les animaux qui s'étaient infectés dans les bâtiments de transport, pendant la traversée, et qui, à leur arrivée à Marseille ou à Cette, ne présentaient encore aucun symptôme de l'affection.

Voici en détail comment il est procédé pour les troupeaux africains importés en France. Non-seulement on leur applique, à leur arrivée, les prescriptions des règlements et de la loi sanitaire, mais, en outre, à leur départ d'Afrique, on les soumet à une inspection sanitaire. Les moutons reconnus claveleux, et les troupeaux dont ils font partie, doivent être séquestrés, et la séquestration ne doit être levée que trente jours après le dernier cas de clavelée, ou après l'inoculation constatée.

En inspectant ainsi les troupeaux expédiés d'Afrique, et en leur appliquant, à leur débarquement à Marseille ou à Cette, les dispositions de la loi et des règlements sanitaires, on peut arriver à ce résultat singulier : qu'un troupeau, déclaré sain en Afrique, soit reconnu claveleux à son débarquement et séquestré comme tel. Et d'un autre côté, il peut se faire que le troupeau, s'étant infecté dans la traversée, ne soit pas encore malade à son arrivée, et aille ensuite propager la clavelée là où il sera conduit.

Mais puisque la clavelée est si bénigne en Algérie, la clavelisation doit y être fortement conseillée et prescrite au besoin. Les troupeaux envoyés en France devraient être accompagnés d'un certificat de clavelisation ; ils devraient être visités avant leur embarquement, et les animaux qui ne présenteraient pas les traces de la clavelisation, seraient seuls examinés, séparés en un lot spécial et surveillés à leur arrivée en France.

Tant qu'on n'en arrivera pas à l'adoption de ce procédé, il y aura à craindre l'importation de la clavelée ; et il faudra veiller, mieux que par le passé, à ce que les bâtiments de transport et les ustensiles à l'usage des troupeaux embarqués soient mieux désinfectés ; il faudra, en outre, éclairer les acquéreurs des troupeaux Algériens et les engager à les tenir isolés pendant quelques jours après leur arrivée en France. Mais le plus sûr est d'adopter et de faire adopter en Algérie la clavelisation ; tous les animaux venant d'Afrique devraient avoir acquis l'immunité, et ils ne devraient être embarqués que trente jours après l'opération ; on pourrait même les faire laver ou désinfecter au moment de les embarquer, si on craignait qu'ils fussent encore porteurs du virus.

Les mesures qui conviennent pour empêcher l'extension de la clavelée et pour amener sa disparition dans une localité, dans une contrée, étaient jadis et sont encore les suivantes : la déclaration de l'existence de la maladie ; la séparation et l'isol ment des malades dans des habitations ou des cantonnements spéciaux ; la défense de déplacer les animaux des lieux infectés pour les conduire dans des lieux non infectés ; la défense de vendre les moutons des lieux infectés, d'exposer en vente les animaux malades ; la défense aux bouchers de les acheter, de les tuer et de les débiter ; la visite sanitaire des troupeaux des lieux suspects qui doivent être conduits en foire ou en marché ; la visite sanitaire de ceux qui sont exposés en vente ; la défense de mêler les animaux venant des pays suspects avec ceux des autres troupeaux pendant une huitaine de jours. L'enfouissement des cadavres entiers ; la défense de jeter les cadavres dans les rivières, de les déterrer, etc. ; la nouvelle loi donne au préfet le droit d'ordonner, après l'avis du Comité consultatif des épizooties, la clavelisation des troupeaux infectés.

« Lorsque la clavelée est constatée dans une commune, le préfet prend un arrêté portant déclaration d'infection des locaux, cours, enclos, herbages et pâtures dans lesquels se trouvent les animaux malades. Cet arrêté est notifié aux maires de la commune et des communes limitrophes. Il est publié et affiché. La déclaration d'infection entraîne l'application des dispositions suivantes : 1° mise en quarantaine des locaux, cours, enclos, herbages et pâturages déclarés infectés, impliquant défense d'y introduire des moutons et des chèvres en état de santé ; dénombrement et marque des bêtes ovines et caprines qui s'y trouvent ; marque de celles qui ne sont pas soumises immédiatement à la clavelisation. Par exception, s'il est nécessaire de conduire les animaux au pâturage, la route qu'ils doivent suivre est déterminée par un arrêté du maire ; cette route est marquée par des poteaux indicateurs, ainsi que les limites du pâturage dans lequel les animaux doivent être can-

tonnés ; 2° avertissement de l'existence de la clavelée par un écriteau placé à l'entrée principale de la
ferme et sur les locaux infectés ; 3° détermination
des routes, chemins et sentiers fermés à la circulation des bêtes ovines et caprines ; 4° visite et surveillance, par le vétérinaire sanitaire, des locaux,
cours, enclos, herbages et pâtures de la ferme où
la maladie a été constatée ; 5° interdiction de vendre
des animaux malades. Si les animaux guéris ont
été séparés du reste du troupeau, les effets de
l'interdiction qui pèse sur eux cessent vingt jours
après leur guérison ; 6° interdiction de vendre, si
ce n'est pour la boucherie, les animaux qui ont été
exposés à la contagion. Dans le cas de vente pour
la boucherie, il est délivré un laissez-passer qui
est rapporté au maire, dans le délai de cinq jours,
avec un certificat attestant que les animaux ont
été abattus. Ce certificat est délivré par l'agent
préposé à la police de l'abattoir, ou par l'autorité
locale dans les communes où il n'existe pas d'abattoir ; 7° les peaux provenant des animaux claveleux,
morts ou abattus, peuvent être livrées au commerce
sous la condition d'avoir été lavées et séchées.

« Après la clavelisation du troupeau infecté et
l'achèvement complet des travaux de désinfection
des locaux où ont séjourné les animaux malades,
le repeuplement peut avoir lieu avec des animaux
clavelisés depuis trente jours au moins. Toutes
les mesures qui précèdent sont applicables aux
troupeaux pour lesquels la clavelisation a été
autorisée, conformément au paragraphe 2 de l'article 11 de la loi sur la police sanitaire des animaux. Lorsque la clavelée prend un caractère
envahissant, un arrêté du préfet interdit, pendant
toute la durée de la maladie, de conduire les moutons et chèvres aux foires et marchés qui se tiennent dans la localité infectée. Cette interdiction ne
s'applique pas aux marchés intérieurs des villes

ayant des abattoirs. Mais les animaux qui y sont conduits et qui, à leur sortie, ne sont pas menés à l'abattoir ne peuvent circuler qu'avec un laissez-passer indiquant leur destination, et qui sera remis au maire de la commune où ils doivent séjourner. Ce maire est prévenu directement par le service du marché, de façon à placer les animaux qui en proviennent sous l'application des mesures édictées par la loi et le présent règlement pour les animaux suspects. Le transport des animaux sera effectué conformément aux instructions données par le vétérinaire sanitaire du marché. La déclaration d'infection ne peut être levée par le préfet que lorsqu'il s'est écoulé un délai de trente jours au moins sans qu'il se soit produit un nouveau cas de clavelée, et après l'accomplissement de toutes les prescriptions relatives à la désinfection. Elle peut être levée immédiatement après la désinfection, si tous les animaux qui se trouvaient dans les locaux, cours, enclos, herbages et pâtures déclarés infectés ont été abattus. En cas de clavelisation, la déclaration d'infection est levée trente jours au moins après l'inoculation constatée. »

La déclaration de l'existence de la maladie devra donc être faite à l'autorité chaque fois qu'elle fera son apparition dans un troupeau. Les propriétaires des troupeaux ne peuvent pas les faire claveliser sans l'autorisation du préfet et les animaux inoculés étant dangereux doivent faire l'objet des mêmes mesures que les troupeaux claveleux. La déclaration est exigée pour la clavelée au même titre que pour les autres maladies contagieuses et sous peine de la même sanction. Il importe beaucoup en effet que l'autorité soit informée, afin qu'elle puisse prescrire les mesures sanitaires préservatrices nécessaires et afin qu'elle puisse faire procéder à une enquête sur le point de départ de l'affection.—Les vétérinaires, investis de la confiance de l'autorité et délégués pour visiter les troupeaux déclarés ou dénoncés ou soupçonnés, ont une mission délicate à remplir, parce qu'ils doivent parfois visiter un nombre considérable d'animaux, parce qu'ils doivent non-seulement étudier l'épizootie et tâcher d'en découvrir le point de départ, mais encore proposer les mesures sanitaires reconnues nécessaires et déterminer ordinairement le lieu du cantonnement. Le diagnostic de la clavelée n'est pas difficile à établir. Il est facile au vétérinaire de reconnaître la maladie, d'en vérifier l'étendue et la gravité, d'apprécier les dangers que courent les troupeaux du voisinage et d'adresser sur tout cela un rapport à l'autorité. Mais la difficulté commence quand il s'agit de conseiller l'application de telle ou telle mesure, parce que souvent telle mesure reconnue nécessaire est inapplicable pratiquement : c'est ainsi qu'on hésite souvent à demander la séquestration des troupeaux, surtout quand il s'agit d'un grand nombre d'animaux, surtout quand les ressources des propriétaires sont insuffisantes pour subvenir à leur entretien dans les habitations ; c'est encore ainsi que le cantonnement est parfois d'une application presque impossible. Quoi qu'il en soit, le vétérinaire sanitaire, après avoir constaté l'existence de la clavelée, doit procéder à une enquête pour remonter à l'origine de la maladie, ce qui, dans la majorité des cas, n'est pas difficile ; il doit s'assurer que tous les animaux du troupeau sont marqués, et s'ils ne le sont pas, il doit les faire marquer et surveiller, ou faire surveiller par le garde champêtre l'opération, afin qu'on ne puisse distraire aucune bête du troupeau infecté. Personne mieux que le vétérinaire n'est à même de choisir le lieu où devra se faire le cantonnement et de le désigner à l'autorité. Ses opérations terminées, l'expert doit adresser son rapport à l'autorité, qui l'a délégué ; il doit lui faire connaître le résultat de sa mission ; il doit lui indiquer catégoriquement tout ce qu'il y a à faire dans la circonstance ; il doit prévoir ce qui pourrait être nécessité par des complications ; il doit préciser toutes les mesures qu'il convient d'appliquer aux malades et aux suspects ; il doit se prononcer sur la question des débris et des cadavres ainsi que sur l'opportunité de la clavelisation ; il doit prescrire ou demander la désinfection des locaux et objets souillés et en indiquer le *modus faciendi*.

Il faut avant tout s'opposer désormais à l'extension de la clavelée ; il faut empêcher que les troupeaux malades n'aillent infecter les troupeaux encore sains ; et, les modes de contagion étant connus, il faut empêcher le contact direct ou indirect des animaux malades des troupeaux infectés avec les troupeaux encore indemnes ; il faut prévenir aussi le danger qui pourrait résulter du voisinage, bien que la transmission volatile ne s'effectue guère qu'à une faible distance. Il faut donc faire isoler, séquestrer, ou cantonner les troupeaux infectés ; et il faut en outre prévenir les voisins et les engager à préserver leurs troupeaux de la contagion. Quand il s'agit de troupeaux claveleux, il faut le plus ordinairement se contenter de l'isolement, sous forme de cantonnement, qui doit, autant que possible, être pratiqué comme il sera indiqué plus loin.

Mais, dans quelques circonstances exceptionnelles, on pourra recourir à la séquestration pure et simple. Quand les propriétaires auront des locaux convenables et des ressources suffisantes en fourrages, quand les troupeaux seront peu nombreux, quand les propriétaires se prêteront volontiers à ce mode d'isolement, quand la maladie sévira pendant l'hiver et dans des régions couvertes de neige, on pourra, on devra même parfois de-

mander la séquestration des troupeaux dans leurs
habitations. Et dans ce cas, comme du reste dans
les cas où l'on applique le cantonnement, il faudra
conseiller vivement la clavelisation des bêtes encore indemnes, afin d'abréger la durée de l'épizootie et d'atténuer la gravité de la maladie. On
pourra encore, en pareil cas, faire séparer et
mettre dans des habitations différentes, si cela est
possible, d'un côté les bêtes malades, et de l'autre
les bêtes encore indemnes. Les premières seront
laissées dans le local infecté ; les autres seront
placées dans un nouveau local, et, dès que l'une
d'elles sera reconnue malade, elle sera éliminée et
placée avec les premières. Les troupeaux ainsi
séquestrés ne seront rendus à la liberté, qu'après
la guérison complète des malades et des inoculés ;
auparavant ils seront désinfectés ou lavés. Si les
malades ont été séparés d'avec les sains, et si ces
derniers n'ont pas présenté des symptômes de clavelée quinze jours ou trois semaines après leur
séparation, ils pourront être rendus immédiatement à la liberté. Lorsque la clavelée apparaît
dans un troupeau nombreux, et qu'elle ne se
montre d'abord que sur un très petit nombre d'individus, il sera bon, tout en faisant séquestrer ou
cantonner le troupeau, de séparer les malades, en
sorte que, si des nouveaux cas n'apparaissent pas
dans le troupeau, la séquestration ou le cantonnement pourra être levé au bout d'une quinzaine
de jours, ou trois semaines.

Lorsque le cantonnement devra être prescrit, et
c'est le plus souvent qu'il faudra y recourir, on
devra l'appliquer autant que possible d'après les
principes que nous connaissons déjà. On assi-
gnera au troupeau infecté un espace limité de
parcours et de pâturage ; on lui appliquera le
cantonnement mixte le plus souvent pour ne pas
dire toujours ; on choisira autant que possible le

lieu de cantonnement dans les terrains du propriétaire, comme il a été dit plus haut; on fixera au troupeau malade un chemin particulier et un abreuvoir spécial; on informera les voisins des dispositions qui ont été prises, et on les mettra en garde contre l'extension possible de la clavelée à leurs troupeaux. Les lieux de cantonnement et les chemins désignés aux troupeaux infectés seront interdits aux autres troupeaux; et, s'il n'y a pas possibilité de spécialiser un chemin pour les animaux malades, il faudra en informer les propriétaires voisins, afin qu'au moins leurs troupeaux ne se rencontrent pas avec le troupeau infecté. Les chiens employés à la garde des troupeaux devront être retenus dans le lieu de cantonnement. Si des animaux succombent, leurs cadavres seront enfouis ou brûlés en totalité. L'autorité fera surveiller l'exécution du cantonnement par la gendarmerie ou les gardes champêtres. Dans la pratique, il est souvent difficile ou même impossible de choisir un lieu de cantonnement qui réalise toutes les conditions que nous avons énumérées précédemment. Les terrains du propriétaire peuvent être plus ou moins morcelés et traversés par des chemins; ce n'est qu'exceptionnellement qu'on trouvera un lieu isolé, bien limité, etc. On est souvent obligé de se contenter d'un quasi cantonnement. On cantonne le troupeau infecté sur les pâturages de son propriétaire on peut au besoin lui interdire les parcelles où il y aurait du danger à conduire les malades; on désigne les chemins que le troupeau peut parcourir; on lui interdit autant que possible, les chemins les plus fréquentés; on informe par l'intermédiaire du garde champêtre, les propriétaires voisins de toutes les dispositions qui ont été prises. Quand il y a lieu de changer le cantonnement, soit pour cause d'insuffisance de pâturage,

soit pour cause transhumance, on procède comme
il a été dit plus haut. Lorsqu'il sera nécessaire de
changer le cantonnement on choisira de préférence les pâturages les plus voisins ; on y fera conduire le troupeau infecté par un chemin peu fréquenté, que l'on fera connaître aux voisins et que
l'autorité devra interdire aux autres troupeaux,
si cela est possible ; dans tous les cas les voisins
doivent être informés. —Quand un troupeau est
infecté de la clavelée et cantonné, il faut toujours
se préoccuper d'abréger la durée de l'épizootie et
d'accélérer la disparition de la maladie, il faut
adopter l'une ou l'autre des deux lignes de conduite suivantes. On peut diviser le lieu de cantor-
nement en deux parties ; dans l'une on place les
animaux malades et dans l'autre on laisse les
bêtes simplement suspectes. Celles-ci sont visi-
tées tous les jours par le propriétaire ou le berger, qui fait un triage et qui fait passer, aussitôt
qu'il les reconnaît, les nouveaux malades avec les
premiers ; grâce à ce triage, on peut toujours préserver de la maladie une partie plus ou moins considérable du troupeau infecté. Que si on ne peut
ou si on ne veut employer ce moyen, il faut alors
recourir à la clavelisation, et cette manière de
faire est souvent la plus pratique, il faut la conseiller vivement ; en rendant malades à la fois tous
les animaux du troupeau, on abrège considérablement la durée de l'épizootie, et on fait cesser plus
tôt l'application des mesures de police sanitaire.
La clavelisation doit donc être demandée quand la
maladie s'est déclarée dans un troupeau et quand
on ne peut pas séparer les malades ; il faut, après
la décision du préfet, claveliser immédiatement
tous les animaux du troupeau, qui ne présentent
encore aucun symptôme de clavelée.

La séquestration et le cantonnement des troupeaux claveleux ne seront levés que par l'autorité

sur l'avis du vétérinaire sanitaire ; leur durée sera variable suivant les cas. Ces mesures ne devront être levées qu'autant qu'il se sera écoulé trente jours sans apparition d'un nouveau cas de maladie. Quand il s'agit d'une portion de troupeau infectée, qui a été isolée et dans laquelle on a fait le triage des malades, on peut lever la séquestration ou le cantonnement trente jours après l'élimination du dernier malade, si pendant ce temps il ne s'est montré aucun cas nouveau. Quand il s'agit d'un troupeau clavelisé, on peut lever la séquestration ou le cantonnement quarante jours après la clavelisation ou même plus tôt, au bout de trente à trente-cinq jours. Quand il s'agit d'un troupeau claveleux proprement dit, la levée du cantonnement ou de la séquestration ne doit avoir lieu qu'après la guérison complète des derniers malades. Le lieu de cantonnement restera interdit pendant une quinzaine de jours aux autres troupeaux ; il sera bon de le laisser ainsi se désinfecter par le sérénage et par les pluies. Les troupeaux guéris devront aussi être désinfectés (tonte, lavages, parcage, sérénage), avant d'être déplacés, vendus ou mélés avec d'autres, car ils peuvent être dangereux.

Hormis les cas d'importation, on ne doit pas demander l'abatage des animaux claveleux ; les propriétaires pourront, s'ils le jugent à propos, sacrifier ceux qui sont fatalement voués à la mort. Dans tous les cas, les cadavres des bêtes mortes ou sacrifiées ainsi *in extremis* doivent être livrés entiers à l'équarrissage, ou enfouis ou brûlés. L'enfouissement doit être pratiqué d'après les règles ordinaires, et la peau ne doit pas être enlevée. On peut au besoin infecter les chairs et taillander les peaux.

La vente et l'exposition en vente des animaux malades ou suspects sera interdite ; ces animaux ne pourront, sous aucun prétexte et sans l'ordre de l'autorité, sortir des lieux où ils auront été séquestrés ou cantonnés. On peut cependant autoriser l'utilisation, pour la boucherie, des suspects et même de ceux qui sont légèrement malades. Les premiers peuvent être déplacés avec un laissez-passer de l'autorité et conduits aux marchés des abattoirs ou au lieu où ils doivent être sacrifiés ; les autres sont sacrifiés sur place, leur peau est désinfectée et leurs chairs transportées ensuite pour être débitées, après leur refroidissement et avec les précautions nécessaires pour prévenir la propagation de la maladie. On peut même laisser transporter à l'abattoir les animaux légèrement claveleux (barbarins), qui doivent être sacrifiés ; le transport se fait alors avec un véhicule (charrette), qu'on désinfecte ensuite. Les moutons suspects ou malades, conduits à l'abattoir, doivent être sacrifiés le plus promptement possible.

Les animaux voisins des troupeaux infectés peuvent être bien entendu livrés à la boucherie ; mais ils ne doivent être exportés ou mis en vente que sous certaines conditions. Ainsi les animaux venant des localités infectées devraient être accompagnés d'un certificat d'origine délivré par le maire et d'un certificat de santé délivré par le vétérinaire ; et en outre ils devraient être maintenus en observation et isolés, dans la nouvelle localité où ils sont conduits, pendant une quinzaine de jours.

Il n'est pas nécessaire d'interdire les foires et les marchés dans les localités infectées ; il suffit d'interdire la vente et l'exposition en vente des animaux provenant des troupeaux infectés ; il suffit de réglementer les foires et les marchés. Tous les animaux exposés en foire ou en marché devront être marqués ; les animaux malades et ceux provenant des troupeaux infectés n'y seront pas reçus ;

il sera bon que les troupeaux exposés en vente soient visités par un vétérinaire.

Quand la clavelée aura disparu d'une habitation, d'une ferme, quand des objets auront été souillés par des animaux malades, il faudra faire pratiquer la désinfection. Le troupeau dans lequel la maladie a régné reste dangereux après la guérison, et il serait imprudent de ne prendre aucune précaution pour empêcher la transmission de la clavelée. Il sera bon de soumettre les animaux à une désinfection, si l'on veut lever le cantonnement et si l'on veut autoriser le propriétaire à déplacer, à exposer en vente, à vendre ses moutons. Il faut toujours faire désinfecter avec soin les wagons et les bâtiments de transport, qui ont servi pour des troupeaux infectés; il faut désinfecter l'habitation et les objets divers souillés par les malades; il faut désinfecter les fumiers, les fourrages, les litières, les eaux, les pâturages, les chemins, les débris cadavériques (peaux) qu'on utilise, les laines, les bergers, les bouchers, etc. Les agents, qui conviennent le mieux pour pratiquer la désinfection, sont : l'eau bouillante, la vapeur d'eau, les lessives bouillantes, l'acide phénique, les solutions bouillantes d'acide phénique, les vapeurs d'acide phénique, le chlore et surtout l'acide sulfureux, etc. On désinfecte les troupeaux guéris, en faisant tondre ou laver les animaux qui ont été malades, ou en les faisant passer dans une atmosphère chargée d'acide sulfureux après avoir légèrement humecté leur toison.

Les wagons et les bâtiments de transport doivent être nettoyés convenablement et lavés avec une lessive bouillante et à la brosse sur les parois et sur le sol; ils doivent être lavés ensuite ou badigeonnés avec une solution bouillante d'acide phénique. Si on a un générateur de vapeur, on fera bien de lancer des jets de vapeur surchauffés sur les parois et les ustensiles ou les objets divers qui se trouvent dans le wagon, dans le bâtiment. A défaut des moyens précédents, on pourra se contenter d'un bon nettoyage fait avec la brosse et une lessive bouillante, puis on humectera les parois et les objets souillés, on calfeutrera toutes les ouvertures et on brûlera du soufre dans les proportions indiquées précédemment. Les habitations et les objets souillés par les malades, tels que râteliers, auges, etc., seront désinfectés comme les wagons, comme les bâtiments de transport. Les fumiers seront mis en tas et abandonnés pendant quelque temps (au moins une vingtaine de jours) à la putréfaction ; on pourra, le cas échéant, les laisser utiliser s'ils doivent être enfouis dans le sol ; on pourra aussi en faire arroser la surface avec une solution d'acide phénique brut ou d'acide sulfurique. Les fourrages et les litières seront employés pour les animaux bovins et solipèdes ; ou bien ils seront désinfectés par le sérénage, de même que les pâturages et les chemins ; l'action de l'air et de la rosée, continuée pendant quelques jours (une quinzaine de jours) peut amener la destruction du virus. Les peaux claveleuses seront desséchées rapidement, ou passées dans un bain phéniqué, ou exposées à un dégagement d'acide sulfureux. Les laines seront lavées ou desséchées ou exposées à l'action de l'acide sulfureux ; les vêtements des bergers et des bouchers, leurs chaussures pourront, le cas échéant, être désinfectés avec l'acide sulfureux.

« La clavelée du mouton est susceptible de se transmettre à distance et par contact direct, comme la peste bovine et la péripneumonie ; elle comporte donc des mesures de désinfection semblables. Toutefois, il faut considérer que c'est surtout dans les parties basses des bergeries que se trouvent concentrés les éléments de la contagion, car ils procèdent principalement des pustules cutanées, et ils peuvent avoir été déposés sur les murs et sur les boiseries, soit avec les humeurs de ces pustules à la période de leur sécrétion, soit avec les poussières de leurs croûtes à la période de dessiccation.

« C'est donc dans ces parties basses que l'action de la désinfection doit porter avec le plus d'énergie.

« Elle doit consister, après l'enlèvement des fumiers, des toiles d'araignées et des poussières adhérentes aux murs et au plafond, dans le nettoyage à fond par l'emploi de l'eau chaude ou de la vapeur, de préférence à l'eau froide, des murs et du sol.

« Celui-ci doit être refaçonné par le repiquage à une certaine profondeur, et par le remplacement, à l'aide de matériaux nouveaux, associés à des matières désinfectantes, des couches les plus extérieures. Les crèches doivent être nettoyées, en dehors de la bergerie, par un lavage désinfectant à l'eau bouillante et ensuite par le flambage.

« Il faut faire recrépir la partie inférieure des murs où les moutons ont pu se frotter, surtout à la fin de la maladie, lorsque la cicatrisation des pustules donne lieu à des démangeaisons.

« Enfin la désinfection gazeuse par le chlore ou le gaz sulfureux est aussi commandée par la présence possible dans les parties supérieures de la bergerie, de germes qui ont pu être mis en suspension dans l'atmosphère avec les poussières des croûtes des pustules, et transportés sur les reliefs des murailles.

« La désinfection par le badigeonnage à la chaux des murs et des plafonds et l'épandage sur le sol de chlorure de chaux complètent l'opération.

« Il faut s'abstenir de l'emploi de l'enduit de gou-

dron sur les crèches et les boiseries, de peur
des altérations que les toisons pourraient en
éprouver.

« Les toisons des moutons pouvant servir de réceptacle aux germes, soit sur les animaux guéris,
soit sur ceux qui ont seulement cohabité avec eux,
il faut, si la saison le permet, les désinfecter par
un bain, dans un cours d'eau, en ayant soin d'ajouter à l'action du bain celle d'un savonnage à la
brosse ou à la main.

« A défaut d'un cours d'eau, on peut recourir, pour
baigner les moutons, à l'emploi des cuves dont on
fait usage pour l'application des bains contre la
gale.

« Si la désinfection des toisons par les bains
n'est pas praticable, on a toujours la ressource de
l'aération, dans les cours ou dans les parcs où les
troupeaux doivent demeurer confinés pendant quelques jours, à la fin de la période de séquestration,
pour que la vitalité des germes contagieux que les
toisons peuvent contenir aient le temps de s'éteindre
sous l'action de l'air.

« Les vêtements dont le berger était couvert
pendant la durée de la maladie du troupeau, doivent aussi être désinfectés par des lessivages appropriés, car des germes peuvent rester dans les
matières organiques desséchées dont ses vêtements
se trouvent maculés, et la clavelée pourrait être
transmise, par leur intermédiaire, à des animaux
sains, vierges de toute affection antérieure.

« Les fumiers extraits des bergeries et les déblais qui résultent du repiquage du sol, doivent
être désinfectés par la chaux vive et l'acide phénique ; puis il suffira de les enfouir dans le tas commun pour que la fermentation achève de les rendre
inoffensifs.

« Quant aux routes et aux pâturages, l'action de
l'air suffit pour en opérer une désinfection complète.

La clavelisation offre de sérieux avantages ; elle est ordinairement suivie d'une maladie bénigne, localisée aux points d'inoculation ; et cette maladie bénigne confère l'immunité aux animaux clavelisés, elle les préserve de la clavelée. Si les suites de la clavelisation étaient toujours bénignes, il y aurait là un moyen préservatif qui devrait toujours être conseillé et que la législation devrait étendre encore dans son application ; mais il n'en est pas toujours ainsi, il arrive parfois que les animaux clavelisés présentent une maladie grave et l'opération peut être suivie de pertes assez considérables dans certains pays. Néanmoins on peut dire d'une manière générale que la clavelisation n'est pas dangereuse dans les pays tempérés et pendant les saisons tempérées (printemps, automne).

On peut, au point de vue sanitaire, distinguer trois sortes de clavelisation : une clavelisation de nécessité, une clavelisation de précaution et une clavelisation de préservation. On appelle clavelisation de nécessité celle qui est pratiquée sur un troupeau déjà infecté ; on appelle clavelisation de précaution celle qui serait pratiquée sur les troupeaux voisins des troupeaux infectés ; enfin on appelle clavelisation de préservation celle qui serait pratiquée, et qui a été conseillée dans le midi de la France et en Algérie, pour tous les troupeaux en général. La clavelisation dite de nécessité est la seule qui puisse être imposée aux propriétaires par l'autorité. Voyons dans quel cas cette opération peut être utile et doit être conseillée. Quand la clavelée a envahi un troupeau, il faut immédiatement séparer les animaux malades et vérifier les jours subséquents l'état des animaux simplement suspects, afin d'éliminer les nouveaux malades au fur et à mesure qu'ils se présenteront ; de la sorte on peut toujours préserver la plus grande partie du troupeau. Mais si cette manière de procéder, qui serait la meilleure, est impraticable, il faudra toujours, quelle que soit la saison et quel que soit le climat, conseiller la clavelisation des moutons qui ne sont pas encore malades, tant de ceux qui ne sont pas encore contaminés, mais qui peuvent se contaminer d'un jour à l'autre, que de ceux qui sont déjà infectés et qu'on ne peut distinguer encore. En pareilles circonstances, la clavelisation a des avantages incontestables ; elle abrège la durée de l'épizootie et de la séquestration ; elle confère une maladie moins grave à des animaux voués presque fatalement à une clavelée beaucoup plus grave. Quand, dans une localité, les troupeaux infectés sont bien séquestrés, bien cantonnés, il ne faut jamais conseiller la clavelisation pour les troupeaux voisins, tant qu'on sera assuré de les préserver efficacement. Si les pâturages sont morcelés, si le cantonnement absolu est impossible, on pourra, notamment dans le midi de la France et surtout en Algérie, autoriser et conseiller même la clavelisation des troupeaux exposés à la contagion, à condition que ces troupeaux soient ensuite traités comme claveleux et soumis au cantonnement. Dans le midi de la France, cette clavelisation de précaution peut avoir une certaine importance et des avantages incontestables, attendu qu'elle est ordinairement bénigne et que, pratiquée au printemps, elle permet aux propriétaires de voir leurs troupeaux débarrassés de la clavelée, lorsque le moment de la transhumance arrive.

La clavelisation des troupeaux d'une région, d'un pays, dans le but de les préserver de la clavelée pour l'avenir, ne doit pas être conseillée, sauf dans certains pays, sauf dans le midi de la France et en Algérie, où la clavelée est fréquente mais bénigne, et l'inoculation de tous les troupeaux serait une excellente précaution. Si tous les troupeaux algériens étaient clavelisés, si on n'acceptait aux ports d'embarquement, pour être transportés en France, que les moutons portant la trace de la clavelisation, si on ne permettait l'exportation qu'après la guérison absolue des clavelisés, on arriverait facilement à ne plus introduire la clavelée en France avec les moutons africains. Dans le midi de la France, la clavelisation de préservation peut quelquefois être autorisée, mais elle ne doit jamais être conseillée quand elle ne pare pas à un danger certain. Ainsi elle pourrait être conseillée quand la maladie règne dans les localités voisines, quand il se fait des échanges entre les diverses localités infectées et non infectées, etc. Quand on conseille la clavelisation, il ne faut jamais perdre de vue qu'elle peut entraîner certaines pertes en France et que les troupeaux clavelisés peuvent propager la maladie.

Lorsqu'on pratique la clavelisation, on choisit le claveau ; on le prend autant que possible sur un individu atteint de clavelée bénigne; on le puise dans les pustules les mieux formées ; on évite de le recueillir sur des individus atteints de clavelée maligne. Il est à peu près indifférent de claveliser avec du claveau provenant d'un animal qui a contracté la maladie naturellement, ou avec du claveau provenant d'un animal clavelisé expérimentalement. Le virus claveleux ne semble pas s'atténuer par des cultures successives ; on l'a trouvé doué de la même activité après deux cent quatre-vingt-dix-sept cultures ou inoculations successives. Et d'ailleurs, si l'on ne peut pas puiser le claveau sur un animal atteint de clavelée bénigne, il ne faut pas pour cela renoncer à l'opération ; on peut puiser le virus sur un mouton atteint de clavelée maligne; on peut même ino-

culer le sang des plaques ecchymotiques, le sang
des papules, le sang du voisinage de la pustule.
La maladie, qui évolue sur un individu, emprunte
sa gravité plutôt aux dispositions de cet individu
et aux conditions hygiéniques qui l'entourent,
qu'à la qualité et à la provenance du virus. Le
claveau, de même que le vaccin, peut être recueilli
dans des tubes ou entre des lames, et conservé
d'après les mêmes principes; on peut aussi conserver des croûtes desséchées, qui serviront plus
tard à pratiquer des inoculations, après qu'on les
aura ramollies dans l'eau. Quand le moment est
venu de se servir du claveau conservé dans des
tubes ou entre des lames, on procède absolument
comme quand il s'agit du vaccin. Quand on pratique la clavelisation de nécessité, on ne saurait
choisir le moment de l'opération : il faut y recourir dès que le besoin s'en fait sentir : on puise
le claveau sur l'un des malades et on clavelise
tous les suspects, quelle que soit la saison, quelle
que soit la température, etc. Quand on pratique
la clavelisation de précaution, on peut, sinon
choisir la saison, au moins opérer pendant une
journée favorable; on peut se servir de claveau
conservé ou puiser le virus sur un des malades
emprunté au propriétaire voisin pour la circonstance. Quand il s'agit de la clavelisation de préservation, on peut choisir la journée et même
jusqu'à un certain point la saison ; il vaut mieux,
toutes choses égales d'ailleurs, opérer pendant
une saison douce, pendant le printemps ou pendant l'automne. On se sert alors de claveau conservé, à moins qu'on puisse se procurer un animal
malade pour la circonstance. Le procédé qu'il
convient de suivre dans la pratique de la clavelisation est bien simple, c'est le même que pour la
vaccination. On peut se servir d'un bistouri, d'une
lancette, d'un instrument piquant ou incisant

quelconque; on fait une piqûre sous-épidermique ou une fente à travers l'épiderme et la partie superficielle du derme, et on y insère le claveau. On peut se contenter de faire deux ou trois inoculations. Il est bon, quand on pratique l'inoculation, de choisir le lieu le plus convenable. On a conseillé de claveliser à la face inférieure du ventre, au plat de la cuisse, à la face inférieure et à la base de la queue; il faut abandonner ces lieux d'élection, où la clavelisation peut quelquefois être dangereuse. Il vaut mieux claveliser à l'extrémité des oreilles ou à l'extrémité de la queue, après avoir rasé les poils ou la laine, si cela est nécessaire. L'inoculation, pratiquée dans ces régions, entraîne souvent de petits accidents locaux; mais ces accidents sont sans gravité; il en résulte parfois une perforation du cartilage auriculaire, une mutilation de l'extrémité de l'oreille ou de l'extrémité de la queue.

J'ai cherché un moyen de claveliser les moutons, de manière à leur conférer l'immunité sans leur donner une maladie grave et sans les rendre dangereux pour les autres; j'ai cherché à prévenir la transmission de la maladie par les animaux clavelisés. J'ai cautérisé ou extirpé les pustules formées à la suite de l'inoculation, et voici les résultats qui se dégagent de mes expériences : l'extrémité de l'oreille ou l'extrémité de la queue, mais surtout l'extrémité de l'oreille, doit toujours être choisie comme lieu d'élection pour pratiquer la clavelisation; une fois l'inoculation pratiquée, par une ou deux piqûres, à l'extrémité d'une ou des deux oreilles, on attend le développement complet des pustules, ce qui a lieu du dixième au quinzième jour; puis on ampute la partie de l'oreille qui les supporte, et on cautérise légèrement avec l'eau forte la plaie, ou bien on la laisse en l'état. De la sorte on confère aux animaux clavelisés une mala-

die bénigne, et on prévient tout danger de propagation par les bêtes inoculées. M. Peuch vient
d'expérimenter un procédé de clavelisation par
injection hypodermique de virus dilué, et l'on pourra
peut-être un jour conférer l'immunité en se servant de claveau atténué par une dilution convenable (1 partie de claveau pour 50, 60, 80, 100,
120 parties d'eau distillée), qu'on adressera au
tissu sous-cutané en faible quantité (1/4 ou 1 8
d'une division de la seringue à injections charbonneuses).

CHAPITRE VI.

FIÈVRE APHTEUSE.

La fièvre aphteuse est une maladie contagieuse,
enzootique ou épizootique, phlycténoïde, qui s'accompagne d'un mouvement fébrile plus ou moins
intense, et qui se décèle par une éruption vésiculeuse, dont le siège est presque toujours la
muqueuse buccale, et très souvent la région mammaire et la région podale (espace interdigité).

Caractères de la maladie. — La fièvre aphteuse
se montre plus particulièrement sur les grands
ruminants, mais on peut l'observer sur le porc, sur
le mouton, sur la chèvre ; elle est transmissible au
cheval, au chien et à l'homme.

La maladie, évoluant sur un individu, se décèle
par des symptômes généraux ou fébriles, et par
des symptômes locaux ou éruptions multiples, qui
se montrent sur les lèvres, sur la muqueuse buccale,
dans l'espace interdigité, sur les mamelles, sur la
pituitaire et quelquefois sur les muqueuses internes.
Les premiers symptômes n'apparaissent chez l'individu affecté que 2, 3, 4, 5, 6, 8 jours après la
contamination. La période d'incubation, dont la
durée est variable, est plus courte en été qu'en

hiver; elle est également plus courte chez les jeunes, etc. Avant l'apparition des symptômes locaux éruptifs, on constate une modification dans l'état général du sujet; il se produit ordinairement un état fébrile plus ou moins accentué, qui se caractérise par de la tristesse, de l'inappétence, des frissons, par la diminution du lait, par une élévation de la température, par une accélération de la circulation, par l'état congestionnel, la tuméfaction et l'hyperesthésie des parties, qui doivent devenir le siège de l'éruption. La bouche est sèche et chaude; la muqueuse buccale devient rouge et douloureuse; la salive devient plus abondante et filante; on entend parfois des grincements de dents; et fréquemment à cette période le malade fait entendre un bruit de succion caractéristique, qui annonce l'éruption buccale. Le mufle et les ailes du nez sont chauds et secs; la pituitaire est chaude, rouge et sèche d'abord; la conjonctive est parfois congestionnée. Quand l'éruption doit envahir la région podale, on constate presque toujours de la lassitude; l'animal piétine souvent, il reste plus longtemps couché, et quand il se déplace, il semble marcher sur des épines; les mouvements sont gênés, il y a parfois une boiterie très évidente d'un ou de plusieurs membres. Chez les vaches, l'éruption se montrant souvent sur les mamelles, on constate la rougeur, la chaleur, la tuméfaction et l'hyperesthésie de la région; les animaux se laissent traire difficilement. Cette période fébrile, qui annonce l'invasion de la maladie, dure tout au plus un jour ou deux; puis elle se modifie et fait place à la période d'éruption proprement dite. La fièvre diminue et l'éruption apparait sur les lèvres, sur le mufle, sur la muqueuse buccale, sur la peau de l'espace interdigité, sur la mamelle, et quelquefois dans d'autres régions, par exemple sur la conjonctive, sur la pituitaire,

dans des régions où la peau est fine, et parfois sur
les muqueuses internes. Partout où doivent se former des ampoules, on constate d'abord de la
congestion, une extumescence, une élévation de la
température locale et un accroissement de la sensibilité, une véritable douleur. La muqueuse buccale
est douloureuse, congestionnée; elle présente des
taches ecchymotiques, qui sont ordinairement difficiles à apercevoir, surtout à la face supérieure de
la langue, à cause de l'épaisseur considérable de
l'épithélium, et qui sont bientôt suivies d'autant
d'élevures plus ou moins nombreuses, isolées, disséminées ou confluentes, visibles sur toutes les parties
de la muqueuse buccale, et s'accompagnant d'une
stomatite plus ou moins prononcée, d'où résultent
la salivation et la dysphagie. Parfois il se produit
une véritable glossite; la langue se tuméfie et peut
acquérir un volume considérable, surtout vers sa
base, au point d'amener une gêne de la respiration
et de faire craindre l'asphyxie. En général cependant, la stomatite est peu intense et se termine
promptement par la guérison. L'exanthème se
transforme rapidement; les vésicules apparaissent
partout où s'étaient formées des ecchymoses, à la
face interne et sur le bord des lèvres, à la face
inférieure et à la face supérieure de la langue, aux
gencives, etc.: elles sont plus ou moins nombreuses,
elles gênent la mastication; elles sont analogues
aux ampoules qui se produisent sur la peau à la
suite d'une brûlure ou du frottement; elles sont
recouvertes par l'épithélium et contiennent un
liquide séreux, limpide ou jaunâtre: elles sont
plus ou moins volumineuses, plus ou moins étendues et plus ou moins régulières dans leur forme.
Les unes sont petites comme un pois; d'autres
sont plus volumineuses et moins régulières dans
leur forme; toutes sont proéminentes; les plus
volumineuses sont aplaties. Elles sont recouvertes

d'une pellicule blanchâtre ou grisâtre. Elles se réunissent parfois plusieurs ensemble, et il en résulte des ampoules irrégulières, oblongues, à bords ondulés, etc. A la langue, les vésicules conservent la couleur de la muqueuse, et ne sont reconnaissables que par la saillie qu'elles forment. La pellicule épithéliale, qui recouvre les phlyctè es, est facile à enlever ; on évacue ainsi la sérosité produite par l'éruption, et au-dessous le derme semble intact ; il est seulement hypérémié. Si on ouvre les phlyctènes, leur contenu s'échappe, et ensuite leur épithélium tombe par lambeaux. Les manifestations de la cocotte peuvent se rencontrer sur un, deux, trois, ou les quatre pieds. — Dans la région podale, les symptômes du début ne disparaissent pas ; la gêne des mouvements est plus manifeste, la boiterie est plus accusée. La peau de l'espace interdigité est tuméfiée et rougeâtre ; elle devient le siège d'un suintement et se couvre de phlyctènes. Celles-ci se forment à la partie antérieure de l'espace interdigité ; elles s'étendent en arrière et il s'en produit sur tout le bourrelet. L'épiderme, macérant dans le produit exsudé, blanchit et se détache. La partie malade continue à sécréter, et bientôt son produit se modifie, devient purulent et fétide. Parfois l'ongle se décolle au niveau de la partie malade. Les vésicules de la région podale sont difficiles à voir, parce qu'elles sont rarement bien développées et parce qu'elles se détruisent rapidement.—Quand l'éruption se produit à la mamelle, elle est précédée de la congestion de l'organe. Les phlyctènes sont ordinairement petites et peu nombreuses sur cette région ; on les voit plutôt sur les trayons que sur les mamelles ; elles sont blanchâtres ou jaunâtres, arrondies quand elles sont isolées, irrégulières quand elles sont confluentes ; elles sont souvent entourées d'une auréole rouge-pâle ; souvent une entoure et bouche l'orifice du trayon, qui est gonflé, luisant et douloureux. L'éruption aphteuse peut se montrer à la fois dans les trois régions que nous venons d'énumérer : elle peut aussi se montrer dans d'autres points, où son évolution est d'ailleurs analogue à celle que nous venons de décrire. La période éruptive proprement dite peut durer quatre, cinq ou six jours, mais elle peut se prolonger davantage quand l'éruption se fait successivement dans les diverses régions. Quand la maladie fait éruption sur les trois régions à la fois, il arrive ordinairement que l'une d'elles est plus fortement endommagée que les autres ; ainsi, quand l'éruption buccale est très intense, les régions podales sont moins malades ainsi que la région mammaire, et réciproquement. Les prodromes s'atténuent ordinairement lorsque l'éruption s'est formée, mais il n'en est pas ainsi quand la région podale et la région mammaire sont fortement attaquées. — En tous cas, les vésicules une fois formées, ne tardent pas à se détruire. Celles de la bouche se détruisent promptement, le lendemain ou le surlendemain de leur formation ; elles se rupturent ; leur contenu se mélange avec la salive ; leur destruction est annoncée par un mâchonnement et par une salivation plus abondante. La salive devient filante; quelquefois elle est sanguinolente et mêlée de plaques épithéliales, résultant de la chute des pellicules qui recouvraient les phlyctènes rupturées. On constate alors un mouvement presque continuel de la langue. L'épiderme de la muqueuse buccale se détache facilement en différents points, surtout au niveau des phlyctènes. En dessous, on trouve des plaques dénudées, rougeâtres, saignantes parfois, superficielles et à bords réguliers ou irréguliers. Tant que la bouche est dans cet état, surtout lorsque l'éruption a été confluente, il y a de la dysphagie; parfois les plaies superficielles, résultant de la destruction des aphtes, se réunissent et on trouve alors de larges places dénudées. Dans l'espace interdigité, les vésicules se détruisent assez rapidement, et les plaies, qu'elles laissent après elles, deviennent ordinairement suppurantes et donnent une matière purulente, qui répand une odeur ammoniacale très prononcée. Quand l'éruption podale est grave et quand les soins font défaut, les plaies deviennent ulcéreuses et des complications ne tardent pas à se montrer. Mais si l'éruption est peu étendue et si les malades sont tenus proprement, il peut se faire que les plaies, résultant de l'ulcération des phlyctènes, suivent à peu près la même marche que partout ailleurs. Dans les autres régions, les vésicules se rupturent moins promptement, au bout du second ou du troisième jour après leur formation. Les plaies qui en résultent ont un aspect lisse ou granulé ; elles sont rougeâtres et se recouvrent vite d'une matière jaunâtre, qui se concrète en croûte. Quelquefois les vésicules extérieures disparaissent par résorption de leur contenu, leur épiderme se dessèche et tombe ensuite par pellicules ; cela se passe ainsi sur les trayons, lorsqu'aucune cause d'irritation ne vient troubler cette marche. — La cicatrisation se produit ordinairement du huitième au dixième jour à compter de l'éruption. Un nouvel épithélium ou un nouvel épiderme se forme très rapidement, quand aucune cause irritante n'entrave la cicatrisation. Dans la bouche, la cicatrisation se produit sans qu'il se soit formé de croûtes à la surface des plaies. Dans les régions où il s'est formé des croûtes, le nouvel épiderme se produit en dessous, et la croûte se desquame. Dans la région podale et ailleurs, quand les plaies sont irritées, la cicatrisation est retardée, les plaies deviennent suppurantes et se cicatrisent plus tard par seconde intention, en laissant une trace appréciable. — Quelquefois il se produit des complications qui aggravent et allongent la durée de l'affection. Mais lorsque les complications font défaut, lorsqu'on a su les éviter, on voit la maladie guérir dans l'espace de huit, dix, quinze jours, suivant la gravité des éruptions et suivant les régions qui sont le plus fortement atteintes ; ainsi l'éruption buccale guérit ordinairement plus promptement que l'éruption podale et que l'éruption mammaire même. Même lorsqu'aucune complication ne se produit, il arrive souvent que les malades maigrissent et perdent plus ou moins leur lait. Les complications qui peuvent se produire dans le cours de la cocotte. sont la conséquence de l'extension des lésions, ou sont occasionnées par certaines causes, telles que le défaut d'hygiène, les refroidissements, les fortes chaleurs, etc. Quelquefois il se produit à la surface de la peau des plaques analogues à celles de l'échauboulure, qui se rencontrent surtout chez les animaux exposés à un refroidissement passager ou à une pluie froide ; ces plaques disparaissent ensuite par résorption graduelle et quelquefois par délitescence, cas où il peut se produire une congestion plus ou moins grave sur les organes internes. Chez certains animaux, on peut voir se former une éruption vésiculeuse dans les régions où la peau est fine ; cela se voit chez le porc, par exemple. Il n'est pas rare de voir apparaître des engorgements œdémateux dans les membres. Parfois il s'établit une inflammation dans les cornes et il se produit un gonflement de la tête, qui devient lourde. On peut constater dans certains cas la présence d'une éruption vésiculeuse à la vulve, au périnée, dans le vagin, à l'anus. Il arrive aussi que la conjonctive devient malade ; elle se congestionne ; il y a du larmoiement ; des vésicules se forment et évoluent. Le larmoiement se transforme en chassie parfois puriforme. Des vésicules peuvent se développer sur la cornée, qui s'enflamme et devient opaque.

Il n'est pas rare que des éruptions se développent sur les muqueuses profondes, sur la pituitaire, sur la muqueuse pharyngienne, sur la muqueuse œsophagienne et sur la muqueuse gastro-intestinale. Ainsi on peut observer les symptômes du coryza, la congestion de la pituitaire, du jetage, et une éruption vésiculeuse sur la muqueuse. Lorsque l'éruption se produit sur les muqueuses pharyngienne et œsophagienne, il en résulte un hyperesthésie des régions correspondantes et une grande difficulté dans l'acte de la déglutition, d'où l'inappétence et l'arrêt de la mastication. L'éruption aphteuse peut se produire sur les estomacs et principalement sur la caillette et l'intestin. Cette complication, se montre principalement sur les jeunes animaux qui sont dans de mauvaises conditions hygiéniques, qui sont logés à l'étroit ; elle est accusée par un état catarrhal, par une diarrhée abondante, excrémentitielle, séreuse, quelquefois sanguinolente, par une fièvre intense, un abattement profond et un amaigrissement rapide ; cette complication est toujours très grave et peut entraîner la mort en peu de temps. — Il se produit fréquemment d'autres complications dans les régions où l'éruption se localise ; ainsi il peut s'en produire du côté de la bouche où la cicatrisation peut être retardée par l'irritation, que déterminent les aliments, où la langue se tuméfie quelquefois, où il se développe parfois une stomatite violente avec gonflement de la muqueuse, inflammation des ganglions, tuméfaction de la tête, etc ; ainsi il peut en survenir, dans la région podale où le défaut de soins et le défaut de propreté peuvent occasionner de graves désordres, tels que décollements, claudications, plaies suppurantes, carie osseuse, nécrose, arthrite, engorgement des membres, inflammation des tendons, inflammation du système lymphatique, lymphangite, chute de l'ongle, etc.; ainsi encore, lorsque la mamelle est fortement intéressée, le lait est plus ou moins altéré, parfois rougeâtre ou couleur café-au-lait ou jaunâtre, et à la suite de manœuvres trop brusques, à la suite de coups de tête donnés par le veau, etc., on voit quelquefois la mamelle s'enflammer. — Suivant les saisons, suivant les conditions hygiéniques, suivant l'âge des malades, suivant la localisation des symptômes et des lésions, l'affection est plus ou moins grave. Elle est plus grave en été et en hiver; elle est plus grave quand il y a encombrement; elle est plus grave chez les animaux jeunes; elle est surtout grave quand elle devient catarrhale, quand elle entraîne des lésions capables de gêner la respiration, quand il se produit des délabrements étendus du côté des pieds ou de la mamelle. Elle occasionne parfois une mortalité assez considérable, et, quand elle se montre bénigne, elle entraîne néanmoins certaines pertes résultant de l'amaigrissement des animaux, de la diminution de la lactation, du repos imposé aux malades, etc., etc.

Parce qu'on n'a pas toujours vu la maladie se transmettre par la cohabition ou par le contact des animaux malades avec les animaux sains, parce que des inoculations, faites avec le produit des aphthes, sont parfois restées infructueuses, on en a conclu que la cocotte n'était ni contagieuse, ni inoculable. La vérité est que la fièvre aphteuse est une maladie contagieuse et inoculable, ainsi que cela résulte de l'observation clinique et de l'expérimentation. De nombreux faits attestent la contagion de la cocotte; on a fréquemment observé et relaté des faits de transmission; on a vu toujours et on voit encore la maladie s'introduire et se propager par contagion; on la voit apparaître et se propager dans une ferme, dans une localité, dans un pays à la suite de l'importation d'un malade, à la suite des rapports des malades avec les sains. On a vu la maladie se déclarer sur des animaux qui avaient ingéré des fourrages souillés par la bave des malades ; on a vu la fièvre aphteuse passer d'une espèce à l'autre et parfois se transmettre à l'homme.

Si le ou les premiers malades ne sont pas séquestrés, ils ne tardent pas à communiquer la maladie aux autres animaux qui sont en rapport avec eux. L'affection se propage aux animaux de la même espèce et passe ensuite aux autres espèces susceptibles de la contracter ; puis elle se propage aux animaux du voisinage, et peut être transportée au loin si des animaux malades ou infectés sont exportés. On voit donc parfois la cocotte régner à l'état d'enzootie et même d'épizootie dans une étendue plus ou moins considérable. Dans le cours de la même épizootie, on ne la voit pas se montrer deux fois sur le même individu. Grâce à l'insouciance des autorités et à l'ignorance des propriétaires, la fièvre aphteuse peut s'étendre considérablement et régner en permanence dans certaines localités, si on ne fait pas appliquer les mesures sanitaires convenables. — Si des expérimentateurs n'ont pas réussi à inoculer la maladie, d'autres assez nombreux, ont pleinement réussi à la transmettre, en inoculant le virus avec la lancette ou en badigeonnant la muqueuse buccale d'un animal sain avec la bave d'un animal malade ou avec le produit des phlyctènes. Un, deux, trois jours après l'opération, ils ont vu se former une éruption aphteuse, dont le produit a pu à son tour être inoculé fructueusement à d'autres animaux. On a aussi fait naître la maladie en faisant ingérer à des animaux sains des fourrages souillés de la bave des malades.

Le contage de la cocotte existe dans toutes les lésions phlycténoïdes qui se montrent dans le cours de la maladie, dans les vésicules de la peau, dans celles de la région podale, dans celles de la région mammaire, dans celles des muqueuses apparentes, dans celles de la muqueuse buccale, des muqueuses profondes, de la pituitaire, de la muqueuse laryngo-trachéale, de la muqueuse gastro-intestinale. Les produits de la sécrétion normale de ces diverses muqueuses, le jetage, la bave, la chassie, etc., sont aussi virulents, car le contenu des phlyctènes se mélange avec eux. On comprend donc que les malades sèment autour d'eux le virus et en imprègnent tous les corps sur lesquels tombent leur jetage, leur bave, leur chassie, la sécrétion morbide de la région podale, etc. Le lait des malades qui n'est pas virulent par lui-même, tant qu'il n'est pas mélangé avec des produits morbides, peut le devenir et le devient lorsque l'éruption aphteuse est située de façon que son produit peut se mélanger avec lui pendant la mulsion : c'est ce qui arrive quand des aphtes se sont formés à l'entrée des canaux galactophores ; le lait des malades peut alors transmettre l'affection aux personnes et aux bêtes qui l'ingèrent cru. On ne sait pas d'une manière précise si le sang et les chairs sont virulents, mais il y a tout lieu de les considérer comme tels, en attendant que l'expérimentation ait définitivement prononcé à ce sujet. Les matières excrémentitielles doivent aussi être considérées comme virulentes, surtout lorsqu'il s'est développé une éruption dans les voies digestives et peut-être aussi parce que la bave déglutie conserve ses propriétés virulentes en traversant ces voies. — Le virus aphteux ne se conserve pas longtemps quand il est soumis à l'influence de l'humidité, d'une température élevée, d'une dessiccation rapide ; mais, dans les conditions ordinaires, il peut se conserver pendant quinze jours et au delà sur les râteliers et les mangeoires, sur les murs, sur les fourrages. etc ; il se conserve aussi un certain temps dans le fumier et dans les eaux. — La fièvre aphteuse se transmet facilement par contagion immédiate : elle peut être propagée par le contact des animaux malades avec les animaux sains dans les habitations, dans les chemins, aux abreuvoirs, aux pâturages, sur les foires et les marchés ; il suffit que les animaux sains flairent les malades ou que ceux-ci lèchent ceux-là ; dans ces cas, le virus s'introduit par la peau ou par les muqueuses digestive ou respiratoire. La femelle, en état de gestation, peut transmettre l'affection à son produit ; le veau qui tète une vache malade peut se contaminer par le moyen du lait ; enfin on a vu des personnes contracter la cocotte en trayant des bêtes malades. Dans ces divers cas la transmission se fait sans intermédiaires ; c'est le malade lui-même qui cède directement ses produits morbides aux individus qui se contaminent. On a vu quelquefois des animaux récemment guéris transmettre la maladie, parce qu'ils étaient encore porteurs de produits morbides. qui s'étaient desséchés et étaient restés adhérents aux régions où ils avaient été sécrétés. La contagion médiate a lieu par l'intermédiaire de véhicules solides ou liquides souillés de matières virulentes; elle peut se faire par l'intermédiaire des habitations souillées, des murs, des mangeoires, des crèches, des râteliers, des auges, des seaux, des abreuvoirs, des fourrages, des litières, des fumiers, des moyens de transport, des wagons, des bâtiments, des pâturages, des cours et des chemins, des issues provenant d'animaux malades; par l'intermédiaire des personnes, pâtres, bouviers ou bouchers, qui peuvent transporter du virus avec leurs mains, avec leurs habits, avec leurs chaussures; par l'intermédiaire de certains animaux, qui peuvent transporter le contage, sans contracter eux-mêmes la maladie; par l'intermédiaire des objets de pansage ou de travail, qui ont servi aux malades ; par l'intermédiaire du lait cru, provenant d'animaux malades, etc., etc. Elle peut avoir lieu, en résumé, par l'intermédiaire de tout objet solide ou de tout liquide imprégné ou mélangé de virus. Le plus souvent, le contage est introduit dans les voies digestives et absorbé par elles ; mais il peut aussi s'introduire par la peau, par les plaies, etc. Ainsi on a vu la maladie naître à la suite de l'ingestion de fourrages ou de boissons souillés, à la suite du piétinement des litières ou de fumiers imprégnés de virus, à la suite de l'ingestion d'issues provenant d'animaux malades, à la suite du passage sur des chemins, dans des cours, dans des habitations, dans des wagons non désinfectés, etc. Les germes de la fièvre aphteuse peuvent se trouver parfois en suspension dans l'air, soit qu'ils proviennent directement des accidents cutanés, soit que le malade les rejette avec l'air expiré, soit que des produits virulents, déposés à la surface des corps solides et desséchés, viennent à être pulvérisés et entraînés en partie dans l'air sous forme de poussière. Dans ces cas, le virus reste plus ou moins longtemps en suspension dans l'air et peut être introduit dans les voies respiratoires des animaux sains. La contagion ne s'effectue pas à une grande distance quand l'air est tranquille ; mais, s'il fait du vent, si l'air est déplacé, les germes peuvent être portés plus ou moins loin. Le virus qui est en suspension dans l'air, s'introduit ordinairement par les voies respiratoires et il peut aussi bien se déposer sur la peau, sur les plaies, sur les fourrages, dans les boissons et pénétrer de la sorte par la peau ou par les voies digestives. L'air chargé de virus de quelque nature qu'ils soient, est purifié par l'humidité, par la rosée, par les brouillards, par les pluies, qui entraînent les germes, les déposent à la surface des corps ou dans les eaux et en facilitent la destruction.

La fièvre aphteuse s'observe surtout chez les animaux de l'espèce bovine. Elle se montre aussi chez les animaux de l'espèce ovine, de l'espèce caprine et de l'espèce porcine. On l'a observée quelquefois chez les solipèdes, à la suite de l'ingestion de fourrages souillés, chez les chiens, chez les oiseaux de basse-cour et chez l'homme à la suite de l'ingestion de lait provenant de vaches malades.

Une première atteinte confère aux animaux guéris l'immunité qui semble ici de courte durée. On a vu, en effet, assez souvent la maladie apparaître sur le même individu une seconde fois et même une troisième fois dans le cours de la même année, avec un délai de quelques jours seulement après chaque guérison.

Quand on inocule le virus aphteux à la lancette, sur une région quelconque du corps, on ne prévient pas l'éruption aux lieux d'élection (Strebel) ; cependant on a conseillé l'inoculation préventive, bien que l'immunité conférée ne dure que quelques semaines.

Police sanitaire. — Les malades doivent être traités et faire l'objet de mesures sanitaires. Il faut favoriser l'évolution de la maladie, atténuer sa gravité, hâter sa disparition, prévenir les complications et les combattre rationnellement lorsqu'elles se sont produites. Il faut fournir aux malades un régime approprié à leur état et les entourer d'une bonne hygiène. On leur procurera des aliments de facile préhension, de facile mastication et de facile digestion ; on ne les mettra pas à la diète, puisque la maladie les fait maigrir, hormis les cas très graves où les animaux s'y mettent d'eux-mêmes. On leur donnera des farineux, des barbotages, des betteraves, des carottes, des racines cuites au besoin, des fourrages verts. On pourra même les conduire aux pâturages, si les chemins ne sont pas trop difficiles, car de la sorte les malades trouveront à la fois un régime approprié à leur état et un air pur; mais il faudra avoir soin de ne pas les exposer à des refroidissements ni aux pluies. Il sera bon d'arroser leur nourriture avec de l'eau salée ou vinaigrée, pour faciliter la cicatrisation des plaies de la bouche. Quand les malades présenteront une fièvre intense, on pourra leur administrer des laxatifs légers, tels que le sulfate de soude, la crème de tartre; il faudra en outre maintenir de bonnes conditions hygiéniques, il faudra tenir les étables propres et aérées.

Il faut tenir les extrémités malades dans le plus parfait état de propreté; il faut éviter les décollements, en combattant l'inflammation au moyen des astringents; il faut recourir parfois à certaines opérations et panser les plaies ou autres accidents qui peuvent survenir. Il faut combattre l'inflammation par des bains fréquents d'eau froide, par des bains ou des applications astringentes (solution saturnée, solution de sulfate de fer, cataplasme de suie, de miel, etc.). Il faut faciliter la cicatrisation des aphtes par l'emploi d'une solution alunée, d'une solution iodée ou de la teinture d'iode, par l'emploi de solutions phéniquées. Il faut enlever la corne décollée et panser les parties découvertes soit avec l'onguent égyptiac, soit avec un pyrogéné, avec le goudron, avec l'huile de cade, avec la térébenthine. Il faut traiter les diverses complications qui se produisent, en s'inspirant des données de la pathologie chirurgicale. Il faut quelquefois amincir ou extirper une partie de l'ongle, ruginer l'os, traiter les caries, les arthrites, etc.

Il faut traire les malades avec précaution; il faut séparer les veaux des mères malades; il faut prescrire des applications émollientes et des fumigations émollientes ou résolutives (eau tiède), infusions de fleurs de sureau, etc. Quand la mamelle est en voie de se tuméfier et de s'enflammer, on peut recommander aussi des onctions avec la pommade mercurielle, avec l'onguent populéum, avec la pommade camphrée. S'il y a mammite, on appliquera le traitement qui convient à cette maladie : on ouvrira les abcès, on facilitera la résolution (pommade mercurielle, teinture d'iode) de l'inflammation et la cicatrisation (acide phénique, cicatrisants) des plaies.

Il faut enfin prévenir et combattre les complications qui peuvent se montrer du côté de la bouche ; il faut calmer la douleur, déterger les plaies, faciliter leur cicatrisation et la résolution de l'inflammation ; on emploie des gargarismes avec des solutions diverses, avec de l'eau acidulée, avec de l'eau vinaigrée, avec une solution d'acide chlorhydrique, avec une infusion de sureau, avec une solution de borax, de chlorate de potasse, d'alun, d'acide phénique, etc. ; on injecte la préparation dans la bouche avec une seringue ou mieux on badigeonne les parties malades avec un tampon trempé dans la solution employée. Quand les ulcères sont atones et envahissants, on peut les toucher avec de l'eau de Rabel, avec le nitrate d'argent, avec la teinture d'iode, avec une solution plus forte d'acide phénique. On a encore conseillé, en gargarismes, la décoction de feuilles de ronces, l'infusion de quassia amara, etc. Le même traitement est applicable aux aphtes des autres parties, à ceux des lèvres, à ceux des yeux, etc. Si des complications internes surviennent, il faut leur appliquer le traitement qu'elles réclament ; s'il y a complication catarrhale (gastro-entérite), on la traitera par l'emploi des émollients donnés en boissons ou en lavements, par l'emploi des opiacés, des toniques astringents, (gentiane, ferrugineux,

écorce de saule), par l'emploi de l'acide phénique ;
on pourra aussi, quand cela paraîtra nécessaire,
provoquer une révulsion à la peau.

Au point de vue de la police sanitaire, il y a
deux indications à remplir : 1º prévenir l'importation de la maladie ; 2º lorsqu'elle existe dans une
localité, restreindre ses ravages et arrêter son
extension.

L'autorité peut, quand la fièvre aphteuse sévit
dans un pays étranger voisin de la France, interdire les communications avec ce pays et faire re-
censer ou même marquer les animaux des localités
exposées à la contagion.

Il faut exercer une surveillance active à la frontière et repousser tous les animaux malades ou
suspects de cocotte, après les avoir marqués. Quand
l'arrivage a lieu par mer, les animaux doivent être
envoyés immédiatement à la boucherie ; et la quarantaine sera appliquée aux reproducteurs et aux
vaches laitières ; elle pourra l'être aussi aux animaux introduits par mer.

Tous les animaux d'un troupeau, dans lequel ont
été reconnus des malades, seront mis en quarantaine, et il faudra séparer les malades des suspects.
On observera ces derniers pendant au moins quinze
jours, et ceux qu'on reconnaîtra atteints seront
aussitôt placés avec les premiers malades ; quant
aux autres, on les laissera passer après le quinzième jour. Les malades resteront séquestrés jusqu'à leur guérison, c'est-à-dire pendant au moins
quinze jours. Les animaux introduits par mer, et
destinés à la boucherie, seront immédiatement
dirigés vers l'abattoir, soit qu'il s'agisse de suspects, soit qu'il s'agisse de malades dont l'état ne
paraîtra pas devoir empêcher l'utilisation. Leur
transport devra se faire rapidement ; ils devront
être conduits le plus directement et le plus promp-

tement possible à l'abattoir, accompagnés d'un certificat du vétérinaire et d'un laissez-passer de l'autorité de la frontière ; leur arrivée, leur conduite à l'abatoir et leur sacrifice seront surveillés. Si des animaux succombent, on les fera enfouir ou livrer à l'équarrissage ; les wagons infectés et le local qui aura servi à la quarantaine seront désinfectés.— En raison de la promiscuité dans laquelle sont placés les animaux exposés en vente, les foires et les marchés publics sont des circonstances de transmission de la maladie, qui, passant des animaux malades aux animaux sains, pourra se répandre ensuite dans les différentes localités où ces derniers seront conduits. Il y a là un danger qu'il faut écarter ; il faut empêcher l'exposition en **vente des malades** ; il faut faire inspecter avec soin par des vétérinaires les foires et les marchés dans les pays où la fièvre aphteuse règne habituellement. La cocotte peut être aussi introduite et propagée par les moyens de transport ; ainsi un wagon infecté à Marseille, à Lyon, etc., et amené à Paris sans être purifié pourra infecter les sujets sains qu'il recevra. La maladie peut donc ainsi se propager à de très grandes distances. Il y a lieu par conséquent de se montrer plus rigoureux et d'exiger des compagnies de chemins de fer la désinfection régulière des wagons. Comme pour la clavelée, quand les propriétaires s'approvisionnent dans des pays infectés ou suspects, il y a lieu de leur conseiller d'observer pendant cinq ou six jours les nouveaux sujets avant de les placer avec les anciens animaux de la ferme.

Quand la maladie a fait son apparition dans une localité, il convient de prendre certaines précautions et de prescrire certaines mesures sanitaires pour en prévenir la propagation et pour en amener l'extinction.

«Lorsque la fièvre aphteuse est constatée dans une commune, le préfet prend un arrêté portant déclaration d'infection des locaux, cours, enclos, herbages et pâtures dans lesquels se trouvent les animaux malades, et déterminant le périmètre dans lequel l'arrêté sera applicable. Cet arrêté est notifié aux maires de la commune et des communes limitrophes. Il est publié et affiché. La déclaration d'infection entraîne l'application des dispositions suivantes : 1º mise en quarantaine des locaux, cours, enclos, herbages et pâtures déclarés infectés, impliquant défense d'y introduire des animaux sains des espèces bovine, ovine, caprine et porcine; dénombrement et marque de ceux qui s'y trouvent. Par exception, s'il est nécessaire de conduire les animaux malades ou suspects au pâturage, la route qu'ils doivent suivre est déterminée par un arrêté du maire; cette route est marquée par des poteaux indicateurs, ainsi que les limites du pâturage dans lequel les animaux de travail qui ont été exposés à la contagion peuvent être utilisés sous les conditions déterminées par le maire, après avis du vétérinaire sanitaire de la circonscription. Il est délivré par le maire un laissez-passer indiquant les limites dans lesquelles la circulation desdits animaux est autorisée; 2º avertissement de l'existence de la fièvre aphteuse par un écriteau placé à l'entrée principale de la ferme et des locaux, cours, enclos, herbages et pâtures infectés; 3º visite et surveillance, par le vétérinaire sanitaire, des locaux, cours, enclos, herbages et pâtures de la ferme ou de l'établissement où la maladie a été constatée; 4º détermination des routes, chemins et sentiers fermés à la circulation des animaux susceptibles de contracter la fièvre aphteuse; 5º défense de faire sortir des locaux infectés des objets ou matières pouvant servir de véhicules à la contagion, tels que pailles, fourrages, litières, fumiers, couvertures, harnais, etc.; 6º interdiction de déposer les fumiers sur la voie publique et d'y laisser écouler les parties liquides des déjections; obligation de traiter ces matières conformément aux prescriptions des arrêtés administratifs ; 7° interdiction de laisser pénétrer dans les locaux infectés les bouchers, marchands de bestiaux, et toute personne non préposée aux soins à donner aux animaux ; 8° obligation pour toute personne sortant d'un local infecté de se soumettre, notamment en ce qui concerne les chaussures, aux mesures de désinfection jugées nécessaires ; 9° interdiction de vendre les animaux malades, si ce n'est pour la boucherie, auquel cas ils doivent être conduits directement à l'abattoir, par des voies indiquées à l'avance. La même interdiction s'applique, pendant un délai de quinze jours, à ceux qui ont été exposés à la contagion. Dans le cas de vente pour la boucherie, il est délivré un laissez-passer qui est rapporté au maire, dans le délai de cinq jours, avec un certificat attestant que les animaux ont été abattus. Ce certificat est délivré par l'agent préposé à la police de l'abattoir, ou par l'autorité locale dans les communes où il n'existe pas d'abattoir. Les animaux transportés en vue de la boucherie doivent avoir les pieds tamponnés; ils ne peuvent être transportés qu'en voiture ou par chemin de fer. Lorsque la fièvre aphteuse prend un caractère envahissant, un arrêté du préfet interdit la tenue des foires ou marchés, les réunions ou rassemblements sur la voie publique ou dans les cours d'auberge, ayant pour but l'exposition ou la mise en vente des animaux des espèces bovine, ovine, caprine ou porcine. Toutefois, il est fait exception pour les marchés intérieurs des villes ayant des abattoirs. La déclaration d'infection ne peut être levée par le préfet que lorsqu'il s'est écoulé quinze jours sans qu'il se soit produit un nouveau cas de fièvre aphteuse, et après constatation, par le vétérinaire délégué, de l'accomplissement de toutes les prescriptions relatives à la désinfection. »

Dans tous les cas, la première obligation que la loi impose aux propriétaires d'animaux suspects ou atteints de fièvre aphteuse, c'est la déclaration. L'autorité ainsi informée, désignera immédiatement un vétérinaire, qui sera chargé d'étudier l'épizootie. Ce vétérinaire se transportera aussitôt dans la ferme, dans la localité infectée : il procédera avec beaucoup de soin à la visite des animaux suspects et des animaux malades. Il s'éclairera autant qu'il le pourra auprès des propriétaires intéressés, prescrira la séquestration et la désinfection s'il le juge utile, puis, dans un rapport adressé à l'autorité, il rendra compte de sa mission, en insistant tout particulièrement sur l'indication des mesures sanitaires qui lui paraîtront propres à combattre l'épizootie. Le vétérinaire délégué se guidera, bien entendu, d'après la gravité et l'extension de la maladie et d'après les conditions locales ; il ne devra jamais se montrer bien sévère ; il conseillera simplement l'isolement, la séquestration et la désinfection ; il se prononcera sur la question de l'utilisation du lait.

Il sera nécessaire de séparer les animaux malades des sujets encore sains, car ces derniers peuvent fort bien échapper à l'épizootie. Si plus tard la maladie se déclare sur des sujets regardés jusqu'alors comme sains, on devra immédiatement les éliminer et les mettre avec les malades. Les animaux ainsi isolés seront maintenus séquestrés ; et les personnes chargées de les soigner, éviteront de transmettre l'affection à ceux qui sont simplement suspects. Ces derniers pourront au besoin ne pas être séquestrés, et dans tous les cas la séquestration ne devrait leur être appliquée que six ou sept jours. Si la séquestration et l'isolement ne pouvent pas être appliqués dans l'habitation même, si le propriétaire n'a pas à sa disposition les locaux suffisants, on se contentera d'un simple cantonnement et on conduira, lorsque la saison le permettra, les animaux suspects et même les malades au pâturage. Cette manière d'agir est excellente et peut, grâce à certaines précautions, parer aux dangers de l'extension. En conséquence on désignera pour les animaux malades des pâturages spéciaux, en ayant soin de concilier autant que possible les intérêts des propriétaires avec l'intérêt général et avec les nécessités de la loi. En outre, les troupeaux infectés devront être conduits à ces pâturages par des chemins particuliers, dont on interdira la circulation aux animaux sains, si toutefois la chose est possible. En usant du cantonnement, on pourra aussi isoler, dans les pâturages, les animaux encore sains des sujets malades. Les abreuvoirs communs, les pâturages communs et autant que posisble les chemins communs seront interdits aux malades. La séquestration et le cantonnement ne doivent pas durer longtemps ; on les lèvera quinze jours après la guérison du dernier cas. Les malades et les suspects ne pourront pas être sortis des lieux où ils auront été séquestrés ou cantonnés; leur exposition en vente et leur exportation seront donc formellement interdites. Cette interdiction de la mise en vente, de même que les autres précautions, s'appliquera aux animaux ovins, caprins, porcins malades ou suspects comme aux bovins. On pourra cependant autoriser la vente des suspects et même des malades pour la boucherie ; mais dans ce cas les animaux devront être conduits à l'abattoir entourés de certaines précautions et d'une bonne surveillance ; ils seront sacrifiés immédiatement. Il sera parfois plus prudent de sacrifier les malades sur place et de livrer ensuite leurs chairs à la consommation. — Faut-il

interdire aux propriétaires d'introduire dans leurs
habitations des animaux susceptibles de contracter
la cocotte, tant que dure l'épizootie? L'affirmative
n'est pas ma manière de voir ; les propriétaires
doivent être laissés libres d'introduire de nouveaux
animaux, à condition qu'ils les isoleront, qu'ils ne
les exposeront pas à la contagion, qu'ils ne les
mettront pas avec les malades. — Afin que les prescriptions de l'autorité soient plus fidèlement exécutées, afin que les animaux malades ou suspects ne
puissent pas être soustraits à l'application des
mesures prescrites, on fera le recensement dans
les fermes infectées et on fera au besoin exercer
une certaine surveillance. Les foires et les marchés tenus dans le voisinage ou dans les lieux
infectés, devront être surveillés avec quelque soin.
En résumé, les mesures sanitaires applicables à la
cocotte sont peu nombreuses, et au besoin il
pourra suffire, dans certains cas, de s'en tenir
à l'interdiction de la vente et à l'interdiction des
pâturages et des abreuvoirs communs.

La maladie aphteuse étant généralement bénigne et très exceptionnellement mortelle, même
dans les cas où elle s'accompagne de fièvre intense
et de catarrhe intestinal, le vétérinaire sanitaire ne
devra jamais demander l'abatage des animaux qui
en seront atteints. Si cependant, à la suite d'une
complication, la mort survenait, on ne devrait pas
permettre l'utilisation de la viande des animaux
qui auraient succombé ; les cadavres seraient livrés
à l'équarrissage ou enfouis, après avoir été préalablement dépouillés, car dans tous les cas la livraison de la peau au commerce devra être permise.

Lorsque les animaux du voisinage seront exposés à être contaminés, il sera bon que l'autorité
prévienne du danger les propriétaires intéressés,
par des avis, par des instructions, par des affiches.

Une question, qui a une assez grande importance et sur laquelle le vétérinaire doit se prononcer, c'est celle qui a trait à l'utilisation du lait. Doit-on permettre la consommation du lait provenant de bêtes atteintes de fièvre aphteuse? Cette question a été vivement débattue ; elle a été résolue dans des sens différents par les auteurs, qui présentent tous à l'appui de leur manière de voir des faits d'observation plus ou moins nombreux et plus ou moins exactement observés. Pour mon compte, je crois qu'on peut généralement permettre l'usage du lait provenant d'animaux atteints de fièvre aphteuse. Si les lésions de la mamelle étaient trop marquées, si on constatait dans les conduits ou dans les sinus galactophores l'existence de vésicules, il faudrait obliger les propriétaires à le faire bouillir avant de le livrer à la consommation, ou recommander aux populations qui l'utiliseraient de le soumettre à l'ébullition avant d'en faire usage ; c'est là une précaution essentielle qu'il importe d'ailleurs de ne jamais négliger dans les cas douteux, quand la mamelle est malade.

Lorsque la fièvre aphteuse a disparu d'une localité, d'une habitation, il y a lieu ordinairement de procéder à une désinfection sérieuse ; car, ainsi que nous l'avons vu, le virus peut se conserver assez longtemps, une quinzaine de jours environ, à la surface des râteliers, des mangeoires, etc. Tous les objets souillés doivent être désinfectés ; les fumiers doivent être mis en tas hors de l'habitation et abandonnés à la fermentation ; les étables doivent être nettoyées, lavées avec une solution bouillante de carbonate de potasse ou d'acide phénique ; on peut dégager des vapeurs sulfureuses dans leur intérieur.

« Les mesures de désinfection pour la fièvre aphteuse, maladie qui n'est pas transmissible par les voies aériennes, doivent consister, après l'enlèvement des fumiers et des restes de fourrage qu'on enfouit au tas commun, dans le nettoyage à l'eau bouillante des murs et des objets qui ont été souillés par la bave des malades et la sérosité qui suinte des vésicules de leurs pieds. Le nettoyage doit être fait à fond sur les murs faisant face aux malades, les mangeoires, les auges, les râteliers, les barres, les cloisons de séparation. Il faut arroser le sol avec de l'eau bouillante phéniquée, le balayer à fond et épandre ensuite à la surface une couche de chaux vive ou de chlorure de chaux.

« Le repiquage n'est pas commandé par la nature du virus, qui a peu de ténacité. Inutile aussi de recourir à la désinfection gazeuse, la maladie n'étant pas infectieuse.

« Il suffit pour désinfecter les routes, de les balayer après le passage des animaux malades.

« Enfin les pâturages se désinfectent d'eux-mêmes en quelques jours par l'action de l'air. Les matières excrémentitielles, n'étant pas virulentes, ne nécessitent pas l'application de mesures spéciales. »

La fièvre aphteuse étant une affection inoculable et l'inoculation communiquant aux animaux une maladie très bénigne, qui leur confère néanmoins assez souvent une immunité passagère, il y a lieu de conseiller cette pratique (quand on ne peut pas isoler les sujets sains des animaux malades), dans le but d'abréger la durée de l'épizootie. Il est bien entendu que l'inoculation ne doit être conseillée que pour les animaux de la ferme infectée qui sont exposés à la contagion ; on la pratique en badigeonnant la muqueuse buccale des animaux sains avec la bave des malades.

CHAPITRE VII.

MORVE ET FARCIN.

La morve et le farcin ne sont que deux formes de la même affection, qui se décèle par des engorgements, des tumeurs, des ulcères, du jetage, etc.. et se caractérise par la formation d'une production tuberculiforme dans le tissu de la peau, dans le tissu conjonctif sous-cutané, dans le système ganglionnaire, dans le poumon, sur la muqueuse respiratoire, etc. Cette affection est très grave, elle est contagieuse et fatalement mortelle, elle attaque tous les animaux solipèdes.

CARACTÈRES DE L'AFFECTION FARCINO-MORVEUSE. — Il faut distinguer la forme morveuse et la forme farcineuse, et les étudier sous leur type chronique et sous leur type aigu.

A. — *Symptômes de la morve chronique.* — Elle est caractérisée par des symptômes locaux et par des symptômes généraux. qui, les uns comme les autres, sont très variables et plus ou moins marqués.

Les symptômes locaux se remarquent dans deux sièges principaux, sur la pituitaire et sur le système ganglionnaire (ganglions de l'auge). La pituitaire offre deux symptômes principaux, le *jetage* et des *lésions spéciales*. Quant aux ganglions de l'auge, ils offrent une tuméfaction plus ou moins bien caractérisée, le *glandage* proprement dit.

Le *jetage* est l'écoulement d'une certaine quantité de matière morbide, qui s'échappe par une ou par les deux ouvertures nasales. Il est en effet unilatéral ou bilatéral; assez souvent il est unilatéral dans la morve chronique. Sa quantité est très variable, suivant qu'on observe les malades pendant le repos ou pendant le travail, ou lorsqu'ils sont fatigués ; toutes choses étant égales d'ailleurs, il est plus abondant pendant le travail que pendant le repos, et il l'est surtout quand les animaux sont surmenés, fatigués ; on peut aussi le rendre plus ou moins abondant, en inclinant plus ou moins la tête. Il est ordinairement continu, persistant ; mais parfois il se montre avec des caractères de rémittence et même d'intermittence, tantôt il diminue pendant quelque temps pour redevenir ensuite plus abondant, et tantôt il cesse pour recommencer ensuite ; quelquefois sa quantité est tellement minime, qu'il est presque imperceptible, inappréciable. Il peut même faire complétement défaut : il s'agit dans ce cas de la morve sèche. La couleur du jetage morveux est très variable ; ce produit est jaunâtre, jaune verdâtre, verdâtre : ce sont là les colorations les plus habituelles. D'autres fois le jetage est véritablement aqueux, limpide, presque séreux ; parfois il est grumeleux, et ce dernier caractère n'est pas rare pendant l'évolution de la maladie, on l'observe de temps en temps ; on trouve alors dans le produit nasal de petits grumeaux mucoso-purulents. La matière de l'écoulement est parfois grisâtre, presque puriforme ; il n'est pas rare de la voir un peu rouillée, sanguinolente même et striée de sang ; quelquefois le sang y est abondant, c'est qu'alors il y a eu épistaxis. Le produit qui s'écoule des naseaux est ordinairement inodore ; mais il peut devenir odorant et fétide, quand il séjourne dans les sinus ou dans les cornets, ou quand l'ulcération, ayant pris de l'extension, s'est accompagnée de la carie du cartilage ou de l'os. Ordinairement le jetage morveux n'est pas homogène, il est mal lié ; il présente des grumeaux ; il est albuminoïde, oléiforme, très-visqueux, comme poisseux ; par conséquent il adhère

très facilement et assez intimement au pourtour de
la narine, aux lèvres ; il est même irritant, et il
peut corroder les parties sur lesquelles il s'écoule,
s'attache ou se concrète.

Le jetage a une certaine importance au point
de vue du diagnostic de la morve, mais sa valeur
est beaucoup moindre que celle des deux autres
symptômes, surtout moindre que celle des tubercules ou des ulcères ; et même dans certains cas,
il n'offre pas, à proprement parler, de caractères
qui permettent de le différencier de celui qu'on
observe dans les maladies inflammatoires ordinaires. Il n'est véritablement important, qu'autant
qu'il se présente avec les caractères suivants : *uni-
latéralité, couleur jaunâtre ou jaune verdâtre, viscosité, adhérence aux surfaces qu'il touche.*

Il est ordinairement facile de constater une injection plus ou moins prononcée du système vei-
neux de la pituitaire. Cette muqueuse est quelquefois purpurine ; le plus souvent elle est pâle,
plombée, plus froide qu'à l'état normal, boursoufflée, tuméfiée, infiltrée, mollasse, œdémateuse, plus humide ; ses follicules sont hypertrophiés et plus saillants, d'où résulte un aspect rugueux assez manifeste de la surface de la muqueuse, surtout au-dessous de l'aile interne du
nez ; le même aspect rugueux se voit aussi quelquefois sur l'appendice antérieur du grand cornet.

Les lésions de la pituitaire ont toutes pour point
de départ une néoplasie tuberculiforme ; elles
sont toujours identiques au fond et dérivent de
tubercules morveux développés plus ou moins
profondément au-dessous de l'épithélium, dans le
derme de la muqueuse, ou même dans le tissu
conjonctif sous-muqueux. Au début, ce sont de
simples élevures qu'on peut rencontrer en différents points de la muqueuse pituitaire, mais qu'on
observe principalement à la surface de la cloison

nasale, ou bien encore sur les cornets. On peut
encore observer à la surface de la pituitaire, principalement sur la cloison nasale, de véritables
cordes, qui ne sont autre chose que des lymphangites, des inflammations des vaisseaux lymphatiques, qui sont peu saillantes, et qui ordinairement ne sont reconnues que lorsqu'on passe le
doigt sur la muqueuse et qu'on exerce une certaine pression. Enfin, on trouve aussi parfois sur
la même muqueuse des plaques infiltrées et mollasses, des plaques d'œdème. Les tubercules, étant
situés plus ou moins profondément dans l'épaisseur de la muqueuse, sont plus ou moins faciles
à apercevoir. Ceux qui sont situés dans les couches
inférieures du derme ou dans le tissu conjonctif
sous-muqueux ne deviennent visibles qu'après leur
complet développement, et même ils sont parfois
si peu saillants que, pour les reconnaître, il est
nécessaire de promener le doigt sur la muqueuse,
en exerçant une certaine pression ; alors on sent
très bien les petites nodosités qu'ils forment. Ceux
qui se développent sous l'épithélium ou dans les
couches superficielles du derme muqueux deviennent appréciables avant d'arriver à leur complet
développement; en effet, ces accidents sont généralement précédés d'une tache rouge qui apparaît
d'emblée sur la muqueuse. Peu à peu, au sein de
cette ecchymose, on voit se montrer une petite élevure qui, d'abord peu saillante, s'accroît rapidement, devient blanchâtre ou grisâtre, et reste plus
ou moins longtemps entourée à sa base d'une zone
rouge, trace de la congestion qui a précédé son
apparition. En même temps qu'elle acquiert son
complet développement, elle devient dure et identique au point de vue de la sensation qu'on éprouve
en passant le doigt sur elle, au tubercule développé profondément. Il peut arriver que certains
tubercules, très superficiellement situés, soient

rapidement suivis d'ulcération; mais en général les nodosités de la pituitaire parcourent différentes périodes. Ce sont d'abord de simples néoplasies inflammatoires ; puis elles passent à la période de crudité et successivement de l'induration au ramollissement, du ramollissement à l'ulcération. Les tubercules sont ordinairement arrondis, assez réguliers dans leur forme, peu volumineux, gros tout au plus comme un grain de seigle ; ils peuvent être plus ou moins nombreux, discrets ou confluents, plus ou moins rapprochés les uns des autres. Quand il y en a un certain nombre sur la pituitaire, ils ont apparu successivement, de sorte que, chacun évoluant séparément, on peut en trouver un certain nombre à chacune des diverses périodes que nous avons reconnues. Le ramollissement est difficile à constater; la fluctuation est peu apparente. Cependant, quand il s'agit de tubercules superficiels, on les voit changer de forme, devenir plus pointus, acuminés ; et si à ce moment on les ouvre, on obtient un produit trouble, visqueux, un produit qui, en d'autres termes, présente en petit les caractères du jetage du cheval morveux. Quand il s'agit de tubercules profonds, l'ulcération arrive plus lentement. Les chancres, qui résultent de l'ouverture naturelle des tubercules morveux, sont plus ou moins profonds. Leur volume est ordinairement très petit; ils sont cupuliformes; ils n'ont aucune tendance à se terminer par la cicatrisation ; ils progressent, ils rongent les tissus, ils s'étendent en profondeur et en surface. Mais ici, il est facile de constater une différence entre les ulcères superficiels et les ulcères profonds ; les premiers marchent plus rapidement que les seconds. Autour des plaies ulcéreuses, surtout autour de celles qui sont superficielles, on peut constater l'existence d'une zone périphérique rougeâtre ; cette zone n'est pas visible autour des ulcères profonds, et même à la longue elle tend à disparaître aussi dans les autres.

Les chancres morveux ont des bords plus ou moins saillants, taillés à pic ou plus ou moins inclinés ; ces bords sont ordinairement indurés ; sous le doigt ils présentent la consistance d'une matière cartilagineuse; ils sont jaunâtres, réguliers ou irréguliers dans leurs contours ; par la pression on en fait sourdre une ou plusieurs gouttelettes purulentes ou sanieuses. Leur fond est grisâtre ou jaunâtre, plus ou moins pâle ordinairement, parsemé quelquefois de petites pointillations d'un rouge sanguin ; il saigne facilement quand on le touche, quand on promène le doigt à sa surface ; il est formé par de fines granulations bourgeonnantes, qui n'ont aucune tendance à l'organisation. Les ulcères sécrètent un liquide visqueux, trouble, quelquefois rouillé ou strié de sang. Il peut arriver, sous l'influence de l'air qui entre et qui sort, que ce produit se condense, forme des croûtes et adhère à la surface des plaies ; il n'est pas rare en effet de voir sur certains chancres des croûtes molles, jaunâtres, ordinairement peu adhérentes, car il y a toujours une sécrétion au-dessous d'elles ; quelquefois la croûte est marbrée, c'est-à-dire qu'elle présente des taches rouges ou noirâtres ce qui indique que le produit qui l'a formée était rouillé, sanguinolent, strié. Les chancres, creusant en profondeur et en étendue, peuvent, lorsque plusieurs sont rapprochés les uns des autres, se confondre, d'où résulte une plaie plus ou moins vaste, ordinairement irrégulière dans sa configuration et sa profondeur, plus creuse en certains points, au niveau des ulcères les plus anciens ou de ceux résultant des tubercules les plus profonds. Peu à peu l'ulcération, qui s'étend toujours, peut traverser la muqueuse tout entière, intéresser le tissu conjonctif sous-muqueux et attaquer même le cartilage. Parfois certaines nodosités, surtout celles qui sont profondes, ne se ramollissent pas ; d'autres se ramollissent et ne s'ulcèrent pas. Ces cas sont pourtant rares. On peut voir aussi des ulcères qui ne creusent pas ou qui creusent lentement, qui restent plus ou moins longtemps superficiels, avec des bords plus ou moins irréguliers, on peut enfin voir des plaies fournir des bourgeons exubérants ; ces bourgeons sont mollasses, ils saignent très facilement quand on les touche, ils sont grisâtres, pointillés et se recouvrent souvent d'une croûte jaunâtre, molle. Comme les tubercules, les ulcères peuvent être situés à diverses hauteurs dans les cavités nasales, dans les régions explorables ou dans des régions inexplorables ; ils sont discrets, confluents, ils se forment successivement, etc. Il se produit quelquefois une inflammation diffuse de la pituitaire, qui est suivie de desquamation et d'érosion superficielle sous forme de traînées plus ou moins étendues, d'où résulte un aspect grignoté. Les plaques infiltrées ont quelquefois l'étendue d'une pièce de cinquante centimes ; elles sont régulières ou irrégulières, plates, légèrement saillantes, molles au toucher, grisâtres ou jaunâtres. On a été porté à considérer l'existence d'une ou de plusieurs cicatrices rayonnées et en saillie comme un symptôme de morve. Mais il ne faut pas ajouter à ce symptôme une trop grande confiance ; si, comme cela semble exact, des plaies morveuses peuvent se cicatriser, il n'en est pas moins vrai que les cicatrices peuvent se voir en dehors de la morve. Même en admettant que le chancre morveux puisse se terminer par la cicatrisation, ce qui du reste est exceptionnel, il faut donc se garder d'accorder trop d'importance à la présence d'une cicatrice sur la pituitaire. Les symptômes locaux de la pituitaire sont les plus importants, et parmi eux les tubercules et les chancres sont les plus pathognomoniques. Il n'y aurait qu'un seul chancre, qu'on pourrait diagnostiquer la morve. Mais il faut pareillement prendre en grande considération l'existence d'une ou de plusieurs plaques ; il faut aussi tenir compte de l'état de la pituitaire et des modifications qu'elle a éprouvées dans ses follicules.

Par *glandage*, on désigne la tuméfaction d'un ou de plusieurs ganglions sous-glossiens. Les caractères de la glande varient avec les différentes périodes de son évolution. On peut en effet lui reconnaître quatre périodes successives, mais l'une d'elles est incontestablement la plus importante au point de vue du diagnostic, c'est la seconde, c'est la période de crudité. L'adénite est d'abord caractérisée par de la tumeur, par une consistance à peu près uniforme dans ses différentes parties, par de la chaleur et de la douleur. Au début, le ganglion enflammé est encore roulant, quoique empâté : il n'est pas adhérent, on peut le déplacer. Il est entouré d'une masse de tissu enflammé et infiltré ; aussi ne peut-il être déplacé avec la même facilité qu'à l'état normal, mais il n'adhère pas encore, à proprement parler, aux tissus voisins. Il est entouré d'un empâtement plus ou moins étendu, d'un œdème chaud, douloureux, ayant les caractères de tout œdème qui entoure un phlegmon ordinaire. C'est aussi à ce moment que le ganglion malade peut acquérir son plus grand développement. Il ne l'acquiert que progressivement ; mais, quand l'inflammation dont il est le siège est arrivée à son apogée, il présente alors son plus grand volume. Il se produit ensuite, quand l'inflammation est à son apogée, une résorption graduelle du liquide qui infiltre les tissus malades ; il y a résorption de l'œdème périganglionnaire ; en outre, il y a organisation et densification du tissu conjonctif périganglionnaire et du tissu conjonctif inflammatoire du ganglion lui-même. Arrivé à la période de crudité, le ganglion a diminué de volume ; la tuméfaction est moins forte ; il y a adénite indurée, adénite chronique. Le volume des ganglions indurés est variable ; il est compris entre celui d'une noix et celui d'un œuf de poule, et peut le dépasser. Leur forme devient plus régulière, mieux délimitée qu'au début ; quelquefois elle est arrondie, sphéroïdale ; le plus souvent cependant, les glandes de morve sont irrégulières dans leur forme, aplaties et allongées dans le sens de la longueur de la tête. Du reste, elles se présentent souvent inégalement épaisses dans leur longueur; elles sont ordinairement lobulées, bosselées ; elles sont dures, résistantes, comme cartilagineuses ; elles sont devenues à peu près indolentes; on peut les toucher, les presser, essayer de les déplacer presque sans provoquer de la douleur ; mais le plus souvent on ne peut les déplacer. Elles sont peu mobiles ou même tout à fait immobiles ; elles sont plus ou moins hautes dans l'auge, jamais au voisinage du menton ; elles sont presque toujours plus ou moins adhérentes aux tissus profonds, à l'os, à la peau même, et cette adhérence s'explique très bien ; elle est le résultat de l'organisation et de la densification du tissu inflammatoire qui entourait le ganglion. Les glandes peuvent se modifier quand la morve passe de l'état chronique à l'état aigu ; elles peuvent récupérer, au moins en partie, les symptômes inflammatoires qu'elles présentaient à leur période initiale. Les glandes morveuses, arrivées à leur période de crudité, se ramollissent quelquefois, quand il y a eu préalablement formation d'un ou de plusieurs foyers caséeux ; il y a alors un ou plusieurs foyers de ramollissement. En général, ces foyers sont peu nombreux et surtout peu étendus, ils le sont tellement peu, qu'il est difficile de constater le ramollissement par la pression. Quand la glande se ramollit, elle n'éprouve la fonte qu'au niveau de points très

circonscrits, très limités ; la portion non ramollie
persiste non seulement quand on n'ouvre pas la
glande, mais même quand on l'ouvre et qu'on fait
évacuer le produit résultant du ramollissement.
Bien que certaines glandes morveuses soient susceptibles de se ramollir, il est très rare, quand on
ne les ouvre pas, que le ramollissement soit suivi
de l'ulcération ; on peut même poser en principe
que jamais une glande morveuse ne s'ulcère, bien
qu'elle soit ramollie en certains points. Il y a à
cela de très rares exceptions, et dans ces cas ex-
ceptionnels, la plaie qui résulte de l'ulcération ne
tend pas à se cicatriser. La glande morveuse peut
présenter des traces de traitement ; on a quelquefois essayé de la faire fondre, de la faire disparaître au moyen de certains fondants très énergiques,
ou bien on peut l'avoir extirpée ou ouverte. Dans
l'un comme dans l'autre cas, on trouve des traces
qui permettent d'en soupçonner l'existence antérieure. D'ailleurs, les topiques les plus énergiques
ne peuvent pas faire fondre complètement la glande
morveuse ; ils peuvent tout au plus la faire diminuer de volume, et comme ces médicaments sont
très énergiques, ils laissent sur la peau des traces
de leur action, telles que dépilation, desquamation,
plaie superficielle ; s'il y a eu extirpation ou ouverture, il reste soit une plaie, soit une cicatrice, quand
un temps suffisamment long s'est écoulé depuis
l'opération. Le glandage n'est pas le symptôme le
plus important au point de vue du diagnostic de
la morve ; mais à ce point de vue, il vient après les
tubercules et les chancres, et il a toujours une
plus grande valeur que le jetage. Pourtant on s'accorde à dire que, dans la pratique, il ne faut lui
attribuer toute sa valeur diagnostique qu'autant
que la glande se présente avec les caractères de
la crudité, qui sont : la tuméfaction, l'induration,
les bosselures, l'adhérence, l'indolence, le ramollis-

sement et l'ulcération (qui sont rares, surtout l'ulcération), la production d'une matière huileuse et la persistance de la partie indurée.

Tels sont les caractères de la morve classique; mais il n'est pas rare que l'affection se décèle parfois par d'autres symptômes; et, quand ceux que nous connaissons sont seuls au début, la maladie, en évoluant, s'accompagne bientôt d'autres phénomènes. Les lésions, primitivement localisées, ont une tendance fatale à s'accroître, à se généraliser; et bientôt ce n'est plus seulement la pituitaire et les glandes de l'auge, mais c'est encore la muqueuse des sinus, du larynx, de la trachée qui deviennent malades. Des lésions se produisent aussi du côté des synoviales articulaires et tendineuses, dans le tissu conjonctif sous-cutané, sur la peau, dans les divers ganglions, dans les testicules, dans les enveloppes testiculaires, dans les mamelles, sur le vagin, sur l'utérus, etc., etc. A certains moments donc, d'autres symptômes importants viennent se ranger autour de ceux que nous connaissons déjà. Quand la maladie remonte à une certaine époque, il se produit quelquefois un boursouflement de la partie supérieure du chanfrein au niveau des sinus; ce caractère est unilatéral ou bilatéral; il annonce une collection dans les sinus. A ce niveau, on perçoit un son mat à la percussion, et parfois le boursouflement permet d'expliquer l'abondance momentanée du jetage, surtout quand on incline fortement la tête du malade. Ce symptôme a-t-il une grande valeur? Il n'est pas spécial à la morve, on le voit dans les cas de coryza chronique; cependant, quand il coexiste avec certains symptômes, avec le glandage par exemple, il peut suffire pour diagnostiquer parfois, ou tout au moins pour faire soupçonner la morve, surtout si d'autres caractères existent en même temps. J'en dirai autant de

l'épistaxis, qu'on observe quelquefois dans le cours
de la maladie. On entend parfois du gargouillement laryngien ou trachéal, du sifflement, du
cornage ; tout cela indique bien entendu que la
muqueuse laryngo-trachéale est malade et présente
les lésions de la morve, qu'il y a de l'épaississement et par conséquent de la gène à l'entrée de
l'air, qu'il s'est produit un état catarrhal, d'où
résulte le gargouillement. La morve, qui est primitivement localisée aux premières parties de la
muqueuse respiratoire, ne tarde pas à s'étendre ;
des lésions peuvent se développer dans tout l'appareil respiratoire. Alors il n'est pas rare de constater des symptômes pulmonaires, tels que : irré-
gularité de la respiration, symptômes de pousse,
toux pectorale, profonde, plus ou moins avortée,
plus ou moins difficile, plus ou moins douloureuse,
quelquefois accompagnée de l'expectoration d'une
matière mucoso-purulente grumeleuse ou même
striée de sang. L'auscultation révèle quelquefois
l'existence de râles muqueux, sibilant, de symptômes de pneumonie, de pleurésie, d'hydrothorax.
Ces maladies peuvent en effet, quoique très rarement, compliquer la morve, mais surtout la
morve aiguë. Assez souvent, dans le cours de
la maladie, il se produit des arthrites, des synovites, qui apparaissent d'une manière soudaine,
sans cause appréciable. D'abord elles sont douloureuses et plus tard elles le sont moins ; mais elles
ont une grande tendance à devenir purulentes, et
alors la douleur réapparaît. Elles peuvent quelquefois disparaître comme elles sont venues, mais
ensuite elles peuvent faire une nouvelle apparition
dans les mêmes régions ou dans d'autres régions.
En l'absence d'arthrites ou de synovites, qui pourraient les expliquer, on observe parfois des claudications, qui sont tantôt continues, tantôt et le
plus souvent intermittentes et qu'aucune cause

n'explique. Ces claudications semblent dues à des douleurs musculaires ou à des arthropathies, à des douleurs qui siègent dans les articulations. Du reste, comme les arthrites et les synovites, ces claudications sont quelquefois ambulatoires, elles peuvent passer d'un membre à un autre. Quand la maladie est assez avancée, il survient presque fatalement des engorgements farcineux aux membres. Ces engorgements sont quelquefois passagers, mais le plus souvent ils sont continus et persistants. On observe aussi les autres accidents farcineux, tels que : tumeurs, boutons, cordes. On voit parfois, sur les régions exposées aux frottements, des tumeurs analogues aux tumeurs sous-cutanées du farcin : ce sont des tumeurs kystiques, dont le contenu s'est modifié sous l'influence de la maladie. Il peut se produire aussi quelquefois des abcès dans diverses parties du corps, principalement dans les interstices musculaires. Presque toujours il se développe à la longue des adénites plus ou moins généralisées. L'appareil testiculaire, le fourreau, les enveloppes des testicules, la séreuse, le testicule, l'épididyme, le cordon, peuvent devenir le siège d'une inflammation ; il en est de même de la mamelle. On peut aussi quelquefois voir un écoulement mucoso-purulent par le vagin. Ces différents symptômes, en se combinant, peuvent donner lieu à des associations très variées ; on peut en effet observer un nombre considérable de groupements divers, d'où résultent pour ainsi dire autant de variétés de morve.

Il se montre parfois une sorte de morve non caractérisée extérieurement par des symptômes locaux : c'est la *morve latente*. Elle peut s'accompagner de certains symptômes généraux, mais les symptômes locaux font défaut. A côté des cas de morve absolument latente, il en est d'autres qui sont très mal caractérisés, soit qu'il y ait seulement

un jetage non spécifique ou une glande non bosselée, non adhérente, etc. Dans ces cas, il est bien
difficile de reconnaître l'existence de la maladie.
On pourrait assimiler ces variétés à la morve
latente proprement dite; et ce sont bien là des cas
de morve incomplètement caractérisée, qui restent
méconnus plus ou moins longtemps. La morve
latente peut être soupçonnée et même parfois
reconnue, grâce à l'existence de certains symptômes généraux; mais le plus souvent, ces signes
étant peu marqués et non spécifiques, on ne s'avise
guère d'examiner à fond, au point de vue de la
morve, un cheval qui ne paraît pas malade. Il faut
qu'une circonstance exceptionnelle vienne attirer
l'attention de l'observateur; il faut que l'animal
suspect ait cohabité avec d'autres animaux malades
et qui ont été reconnus morveux, ou bien il faut
que d'autres animaux, placés à côté de ce même
animal, soient devenus malades eux-mêmes. Ce
n'est que dans ces deux circonstances qu'on a l'idée
d'étudier l'animal au point de vue des symptômes
généraux, quand les symptômes locaux font
défaut.

Les symptômes généraux du type chronique sont
communs au farcin et à la morve; ils sont peu
importants, peu prononcés au début de l'affection.
L'état général reste bon plus ou moins longtemps,
suivant les cas; et la morve chronique, comme le
farcin chronique, peut durer longtemps sans
entraîner des modifications fonctionnelles bien
appréciables. On signale comme symptômes prodromiques ou consécutifs les modifications suivantes:
malaise plus ou moins appréciable, souvent nul;
fièvre symptomatique plus ou moins prononcée,
souvent nulle; tristesse, somnolence; tremblements
musculaires; énergie moindre, nonchalance au
travail, faiblesse; sueur et anhélation faciles à
provoquer; robe terne et moirée de taches sombres,

poil terne et hérissé, crasse de la peau plus gluante ; quelquefois efflorescences blanchâtres sur le scrotum ; œil terne, regard moins vif, décubitus plus fréquent et plus prolongé ; claudications à cause inconnue, dues à des arthralgies ou à des douleurs musculaires ; amaigrissement sans changement de régime, dépérissement plus ou moins apparent ; appétit capricieux ; dégoût pour les aliments durs à triturer ; quelquefois polyurie et urines incolores ; respiration accélérée, un peu irrégulière, toux pectorale, petite et sèche, soubresaut à l'expiration, sensibilité à la percussion, râles sibilant et muqueux, murmure respiratoire affaibli ; pouls petit, vif, serré ; muqueuses apparentes moins colorées, etc.

B. — *Symptômes du farcin chronique.* — Le farcin n'est autre chose que la morve cutanée, caractérisée par le développement de tumeurs et la formation d'ulcères à la peau. Le farcin chronique, qui se montre surtout chez les chevaux mous et lymphatiques, est la moins grave des formes de la morve, celle qui, toutes choses égales d'ailleurs, évolue le plus lentement. Mais néamoins l'affection est toujours dangereuse, toujours transmissible, ordinairement mortelle.

Les symptômes locaux sont les plus remarquables et les plus importants. Ils consistent en tumeurs qui ont une tendance assez générale à se terminer par l'ulcération, et qui varient par leur forme, par leur volume, par le siège qu'elles occupent et par leur évolution. On peut reconnaître quatre types distincts, qui sont : les *boutons*, les *cordes*, les *tumeurs*, les *engorgements*. Ces divers accidents ne se montrent presque jamais tous ensemble, surtout au début de la maladie ; mais dans la suite, ils peuvent se réunir en plus ou moins grand nombre sur le même malade. Ils apparaissent et évoluent successivement, chacun en particulier se comportant comme s'il était seul.

Les *boutons farcineux* sont des tubercules. dont le volume varie depuis celui d'un gros pois à celui d'un œuf de poule. Ils constituent la manifestation la plus fréquente du farcin; il est cependant rare de les voir rester longtemps seuls sur le même malade, presque toujours ils sont accompagnés d'autres accidents, tels que cordes, engorgements, etc. Leurs caractères varient avec les périodes qu'ils parcourent dans leur évolution. Ils apparaissent sans cause provocatrice appréciable. Leur formation est rapide; ils arrivent vite à leur complet développement; ils se montrent et évoluent simultanément ou successivement et en plus ou moins grand nombre chez le même individu. Le plus souvent ils apparaissent successivement. Ils se développent dans le tissu conjonctif sous-cutanée ou dans le derme cutané, ou encore dans les deux à la fois, c'est-à-dire qu'ils peuvent intéresser à la fois le tissu conjonctif sous-cutané et le derme. Dans tous les cas, les boutons développés dans le tissu conjonctif sous-cutané intéressent peu à peu la peau, la rongent et finissent par en déterminer l'ulcération. Quant aux boutons développés dans le derme, ils peuvent arriver à s'ouvrir au dehors sans avoir intéressé le tissu conjonctif sous-cutané. On peut rencontrer des boutons farcineux dans différentes régions du corps; on les trouve surtout dans les endroits où la peau est fine, souple, où le tissu conjonctif sous-cutané est lâche et abondant, où les vaisseaux lymphatiques sont nombreux. Ainsi, on peut en observer sur la face, sur les côtés de l'encolure, à l'aine, à l'épaule, à la face interne des membres, sur les faces latérales de la poitrine et de l'abdomen, sous le ventre, au flanc, etc. Ils ont une forme assez régulière; tout d'abord ce sont de simples bosselures assez mal délimitées, qui se confondent insensiblement avec les tissus voisins; mais bientôt ils s'arrondissent, prennent une forme plus régulière, deviennent lenticulaires, sphéroïdaux, olivaires; plus tard ils deviennent pointus, acuminés et fluctuants. Les plus petits sont ceux qui se forment dans le derme; ils ne sont quelquefois pas plus gros qu'un pois ou un haricot, et ils présentent souvent la forme lenticulaire. Le bouton farcineux offre à son début tous les caractères de l'inflammation; il apparaît sous forme d'une tuméfaction plus ou moins évidente, chaude, douloureuse, dont les diverses parties, quoique fermes et résistantes à la pression du doigt, se laissent pourtant également déprimer. Il est souvent simple, constitué par un seul foyer inflammatoire; mais il n'est pas rare de le trouver formé de deux ou de plusieurs foyers agglomérés et plus ou moins rapprochés; et dans ce dernier cas, la tuméfaction qui en résulte est plus volumineuse, moins régulière, bosselée; on a un bouton multiple ou composé. Le bouton farcineux, caractérisé d'abord comme nous venons de le voir, se modifie rapidement; sa forme devient plus régulière; il est de moins en moins chaud et de moins en moins douloureux; il se densifie au niveau de la zone ou des zones distinctes, qui forment le centre des foyers primitifs, tandis que la partie périphérique reste molle, œdémateuse.

La pression permet alors de constater dans le bouton, suivant qu'il est simple ou composé, un ou plusieurs noyaux résistants, durs, entourés complètement d'une partie infiltrée, molle, œdémateuse, qui diminue ensuite progressivement, tandis que la partie dure s'étend et devient à peu près indolente et froide. Bientôt il se produit un nouveau phénomène : le bouton devient le siège d'un travail intérieur plus ou moins hâtif, souvent tardif, lent et progressif, qui débute au centre et amène la fonte ou le ramollissement progressif du bouton. Ce travail, analogue à celui qui a lieu dans les abcès chroniques, détermine la formation d'une collection purulente, qui va peu à peu s'accroissant aux dépens de l'induration, et qui devient de plus en plus manifeste à l'extérieur. Le ramollissement s'annonce par une fluctuation et une dépressibilité de plus en plus manifestes au centre du bouton. Peu à peu celui-ci perd sa forme arrondie, au fur et à mesure que le ramollissement gagne du terrain et se rapproche de plus en plus de l'extérieur. Le derme est rongé peu à peu ; la peau offre extérieurement en cette place une saillie plus ou moins acuminée ; les poils y sont hérissés et finissent par tomber, quand la portion du derme, qui renferme leurs bulbes, est désorganisée: la peau s'amincit de plus en plus : la fluctuation devient de plus en plus sensible; la partie dépilée offre une teinte violacée, apparente sur les robes claires; elle est froide ; bientôt la peau ne résiste plus et s'ouvre pour donner issue au contenu. Le contenu des boutons farcineux ramollis est un produit liquide, filant, visqueux, oléiforme (huile de farcin), jaunâtre, lie de vin, strié de sang ; c'est là un symptôme très important au point de vue du diagnostic, à cause de la viscosité et de la coloration jaunâtre ou lie de vin. Quand il s'agit de boutons composés qui se ramollissent, on peut constater d'abord plusieurs centres fluctuants et dépressibles; peu à peu ces centres se confondent, s'ouvrent les uns dans les autres, et ne forment à la fin qu'une poche plus ou moins anfractueuse qui, une fois ouverte, se montre constituée de plusieurs cupules rapprochées ou plus ou moins confondues. — Les plaies farcineuses deviennent ulcéreuses; elles sont simples ou composées, suivant qu'elles dérivent de boutons simples ou de boutons com-

posés ; elles sont plus ou moins étendues et ont
une forme plus ou moins régulière. Leur ouverture
est d'abord plus petite que ne l'était le contour des
boutons, elle est plus ou moins régulièrement
cupuliforme. Leurs bords sont plus ou moins
fermes, circulaires, plus ou moins réguliers, taillés
à pic ou en talus ; ils sont constitués par un tissu
infiltré et donnent à la pression de l'huile de farcin ;
ils sont quelquefois saillants, surélevés ; leur coloration est jaunâtre, grisâtre ou plombée. Le fond
des ulcères intéresse plus ou moins profondément
le derme ou l'outrepasse ; il est jaunâtre, grisâtre,
plombé, pointillé de rouge ; il a un aspect granuleux, il est parsemé de granulations ou bourgeons
jaunâtres, rougeâtres, plombés, mollasses, peu
saillants, saignant facilement et se détruisant constamment. Les chancres farcineux restent parfois
plus ou moins stationnaires ; ordinairement ils
progressent, il s'étendent en surface et en profondeur ; ils rongent et ils creusent ; ils sont le siège
d'une gangrène moléculaire progressive et ininter-
rompue ; ils fournissent constamment de l'huile de
farcin. Le produit sécrété par les ulcères est de
mauvaise nature, comme le contenu de la collection :
c'est un liquide albumineux, visqueux, filant,
huileux, jaunâtre, avec peu ou pas d'odeur quand
les plaies sont isolées, et à odeur *sui generis* de
safran, quand les plaies sont nombreuses et confluentes. Il se concrète sous l'influence de l'action
de l'air, il forme des croûtes qui restent adhérentes
aux chancres qu'elles recouvrent et dont elles se
détachent facilement ; en s'écoulant hors des plaies,
il salit les poils et la peau et y adhère sous forme
de croûtes jaunâtres. Souvent des érosions ou de
nouveaux chancres se forment autour de ceux qui
ont eu pour origine des boutons ; elles sont déterminées par l'action irritante du produit excrété et
se réunissent aux plaies primitives, d'où résultent

des plaies farcineuses plus ou moins étendues.
Quand les ulcères farcineux sont confluents, ils
arrivent peu à peu à se confondre. Les plaies,
résultant de la fusion de plusieurs chancres ou de
l'adjonction de nouvelles plaies, offrent un aspect
et une forme tourmentés et irréguliers; elles sont
plus profondes, en certains points, superficielles
dans d'autres. Il arrive parfois que les bourgeons,
qui tapissent le fond des chancres, végètent, s'accroissent, deviennent exubérants au point de
dépasser même le niveau de la peau, se maintien-
nent juxtaposés sans se souder, sécrètent et forment
une éminence fistuleuse (farcin en cul de poule), de
laquelle s'échappe le produit sécrété. Quelquefois
la matière sécrétée par les plaies décolle les bords,
fuse sous la peau et forme des clapiers plus ou
moins volumineux.— Les boutons farcineux, qui se
développent dans le derme, ont une évolution ordinairement plus rapide que les autres, car ils sont
moins profonds ; souvent ils sont alors confluents.
Les chancres, qui en résultent, se réunissent peu à
peu et ne forment bientôt qu'une vaste plaie ulcéreuse toujours croissante. — Quelquefois la crudité
persiste dans certains boutons; et d'autres éprouvent le ramollissement sans en arriver à l'ulcération,
mais ce sont là des exceptions.— Chez le même
malade on peut voir des boutons en plus ou moins
grand nombre, dans le derme, dans le tissu conjonctif sous-cutané ou intéressant à la fois le tissu
sous-cutané et le derme. Ils sont localisés à une
région ou disséminés dans plusieurs régions; ils
sont plus ou moins rapprochés, ils sont confluents
ou discrets. Dans l'un comme dans l'autre cas, ces
accidents ne se montrent pas tous ensemble, ils
apparaissent successivement; aussi trouve-t-on sur
le même animal des boutons à des degrés divers
d'évolution : les uns sont à la première période ;
d'autres sont à l'état de crudité; d'autres sont à la

période de ramollissement; et d'autres enfin sont déjà ulcérés. Ordinairement les boutons ne restent pas longtemps seuls; ils sont accompagnés de cordes, de tumeurs, d'engorgements.

Les *cordes* sont des tumeurs allongées résultant de l'inflammation des vaisseaux lymphatiques; elles évoluent comme les boutons, parcourent les mêmes périodes et se terminent par l'ulcération. Elles sont ainsi appelées, parce qu'elles simulent plus ou moins exactement une mèche ou une corde passée sous la peau. Elles sont constituées par un vaisseau lymphatique enflammé renfermant de la lymphe coagulée. L'inflammation ne se borne pas au vaisseau lymphatique; elle s'étend à son pourtour et gagne le tissu conjonctif ambiant. Comme les boutons, les cordes présentent, dans leur évolution successive, les symptômes de l'inflammation, de la crudité, du ramollissement, de l'ulcération. Ces accidents ne sont pas rares; ils sont cependant moins fréquents que les boutons. Il est rare que le farcin s'annonce au début par des cordes; mais lorsqu'il y a des boutons ou des engorgements, presque toujours elles les accompagnent ou ne tardent pas à apparaître. De même que les boutons, les cordes n'apparaissent pas toutes ensemble, elles se montrent les unes après les autres et débutent par une inflammation locale, qui va en progressant très rapidement. On les observe surtout dans les régions riches en vaisseaux lymphatiques; ordinairement elles se montrent le long du trajet des veines superficielles de la face, de l'encolure (jugulaire), du poitrail (céphalique), des membres (radiale, saphène), du tronc (veine de l'éperon), des organes génitaux, etc. Elles sont cylindriques, droites ou sinueuses; placées dans le tissu conjonctif sous-cutané, elles sont plus ou moins saillantes et en relief, plus ou moins volumineuses, à diamètre plus ou moins grand, variant depuis la grosseur d'une plume à écrire, jusqu'à celle du bras d'un enfant, ordinairement grosses comme le doigt. Leur forme et leur volume varient du reste avec les périodes; elles sont régulières et cylindriques quand elles arrivent à la période de crudité; dans leur première période, elles sont plus volumineuses et plus irrégulières dans leur forme, elles sont entourées d'une gangue infiltrée, et les tissus voisins sont tuméfiés. Peu à peu leur volume diminue par suite de la résorption des produits infiltrés. Les cordes farcineuses partent d'un point excentrique et se dirigent vers les ganglions les plus proches; elles procèdent ordinairement d'un bouton farcineux, d'une tumeur, d'une plaie, d'un engorgement, quelquefois elles semblent émerger de la profondeur des tissus. Les ganglions auxquels elles aboutissent ne tardent pas à devenir malades à leur tour.—Quand elles font leur apparition, elles offrent les symptômes de l'inflammation; elles sont chaudes, douloureuses, elles deviennent volumineuses et sont mal délimitées; elles sont entourées d'une zone œdémateuse, infiltrée et plus ou moins étendue; elles forment une masse pâteuse, au centre de laquelle on sent pourtant avec le doigt un noyau plus dur et plus résistant; elles sont encore uniformes dans les divers points de leur trajet. Bientôt surviennent la résorption progressive de l'œdème, la diminution et la disparition de la chaleur et de la douleur, l'organisation et la densification du tissu enflammé; la corde devient moins volumineuse, mieux délimitée, plus distincte, plus régulière, plus uniformément dure et cylindrique. Le ganglion vers lequel elle se rend est engorgé; il cesse d'être empâté et devient dur comme la corde. Quelques cordes restent régulières; mais en général elles se transforment en chapelets; elles deviennent moniliformes; il apparaît sur leur trajet, de distance en distance, des renflements sphéroïdes, gros comme des noisettes ou des noix, inégalement distants les uns des autres, plus ou moins nombreux, durs, indolents. Ces nœuds évoluent comme autant de boutons farcineux ; ils passent de la période de crudité à la période de ramollissement, et de celle-ci à la période d'ulcération ; ils apparaissent et évoluent successivement dans la même corde . ils deviennent le siège d'un travail intérieur, qui les transforme en foyers purulents. Tout se passe comme dans les boutons : même évolution ; même marche ; mêmes caractères ; même contenu ; même mode d'ulcération. Quelquefois un seul renflement parcourt les phases de son évolution et est ensuite suivi par d'autres ; ordinairement plusieurs évoluent plus ou moins simultanément ; d'autres nodosités apparaissent sur la même corde et évoluent à leur tour. Par conséquent, sur le même malade, on peut voir des renflements déjà ulcérés, des nodosités qui ne sont encore que ramollies, et d'autres enfin qui ne sont qu'à la période de crudité ; celles-ci sont les plus récentes. — Les plaies résultant de l'ulcération des cordes, présentent à peu près les mêmes caractères que celles résultant des boutons farcineux. Elles n'ont aucune tendance à se cicatriser ; elles rongent sans cesse ; elles s'accroissent en étendue et en profondeur ; elles sécrètent toujours ; leurs bords sont déchiquetés, mollasses, flottants, puis se flétrissent et mettent à nu le fond, quelquefois ces bords vivent et persistent quelque temps, s'agglutinent même, mais bientôt ils tombent ou sont rongés et régularisés peu à peu. Ici le produit sécrété est ordinairement plus abondant que dans les simples boutons. Sur la même corde il se forme bientôt plusieurs ulcères, qui remplacent les nodosités. Ces plaies sont plus ou moins avancées, inégalement profondes, inégalement étendues, elles sont séparées par des parties où la peau est restée intacte. La matière sécrétée se concrète quelquefois sous forme de croûtes jaunâtres à la surface des ulcères et à leur pourtour. Sous l'influence de l'irritation qu'elles déterminent, des érosions peuvent se produire, et bientôt ulcères et érosions, ayant une tendance fatale à s'accroître, se réunissent de proche en proche, et il en résulte un ruisseau purulent, offrant çà et là encore quelques ponts de peau intacte, qui ne tarderont pas à être détruits. Ce ruisseau est inégalement profond et inégalement large, plus creux et plus vaste au niveau des points où siégeaient les nodosités; ses bords sont plus ou moins irréguliers; son fond présente les mêmes caractères que celui des simples chancres; la sécrétion morbide est alors très abondante. Parfois, mais très exceptionnellement, les plaies farcineuses bourgeonnent et se cicatrisent; ordinairement elles progressent, et, en se réunissant, elles forment de vastes ulcères, analogues à ceux résultant de la réunion de plusieurs boutons confluents ulcérés. On observe quelquefois des cordes qui restent régulières et ne deviennent pas moniliformes; elles se montrent surtout au plat de la cuisse, et on peut les rencontrer ailleurs; elles sont parfois réfractaires au ramollissement ou ne donnent que des ulcérations isolées, petites et lentement croissantes. Sur le même malade les cordes sont en nombre variable; elles apparaissent successivement et chacune d'elles évolue à part d'une manière successive dans ses diverses parties

Les *tumeurs farcineuses* sont des accidents plus ou moins analogues aux boutons, mais qui en diffèrent par leur plus grand volume, par leur évolution et aussi parfois par leur siège. Il y en a de plusieurs sortes; on distingue des tumeurs ganglionnaires, des tumeurs sous-cutanées, des tumeurs de l'appareil testiculaire, des tumeurs de la mamelle et des tumeurs articulaires.—Les *tumeurs ganglionnaires* sont le résultat de l'inflammation d'un ou de plusieurs ganglions lymphatiques; elles apparaissent lorsque d'autres symptômes locaux, boutons ou cordes, se sont déjà montrés à la surface de la peau ; elles sont assez fréquentes, elles se produisent toutes les fois qu'il y a une corde. Elles peuvent se montrer dans les régions inguinale, pré-pectorale, pharyngienne, etc., et toujours après que des boutons et des cordes se sont formés. On ne leur reconnaît pas toujours les mêmes périodes qu'aux deux symptômes déjà étudiés ; il y a d'abord inflammation aiguë proprement dite, qui se modifie bientôt ; survient ensuite un état de crudité, caractérisé par la dureté et l'indolence ; et parfois à la période de crudité succède celle du ramollissement, qui peut lui-même être suivi de l'ulcération ; mais ces deux périodes font souvent défaut, surtout la dernière. L'inflammation est caractérisée par la tuméfaction, l'empâtement, la chaleur, la douleur. Le ganglion qui devient malade a au début une consistance moyenne ; il existe toujours à son pourtour une zone dans laquelle on reconnaît les caractères de l'œdème actif. Peu à peu, la tuméfaction du ganglion diminue ; la masse enflammée perd de son volume, car l'infiltration périganglionnaire se résorbe et le restant du ganglion se densifie ; en d'autres termes, l'inflammation a une tendance vers l'organisation, c'est pourquoi le ganglion devient dur et perd de sa sensibilité. À un certain moment, la tumeur ganglionnaire est dure, bosselée, irrégulière et adhérente au tissu qui l'entoure, car le tissu périganglionnaire s'est sclérosé. Cette tumeur reste ordinairement dans l'état de crudité ; elle a peu de tendance à se ramollir. Quelquefois, dans un ganglion bosselé, il peut se former un ou plusieurs foyers de ramollissement ; mais, dans ce cas, la fonte est lente et n'est que partielle ; parfois même il est difficile de la constater par l'exploration digitale. Il est encore plus rare que le ramollissement s'accompagne d'ulcération; et, si un ou plusieurs foyers se forment dans un ganglion malade, il est très exceptionnel de voir le ramollissement amener l'abcédation. Chez le même sujet on peut rencontrer des ganglions malades à différentes périodes, soit à la période d'inflammation, soit à celle de crudité, soit à celle de ramollissement, soit à celle d'ulcération. — Les *tumeurs sous-cutanées*, qui apparaissent pendant l'évolution du farcin, sont des accidents inflammatoires du tissu conjonctif sous-cutané. Elles diffèrent des boutons : par leur volume, qui peut varier depuis celui d'un œuf jusqu'à celui du poing; par leur siège, elles sont comprises dans le tissu sous-cutané et n'intéressent pas la peau; par leur évolution, elles se ramollissent plus vite et ne s'ulcèrent pas. Elles ne sont pas très fréquentes, et quand elles se montrent, il est rare d'en voir en grand nombre sur le même malade; le plus ordinairement, on en trouve une ou deux. Elles se forment de préférence dans les régions où la peau est épaisse, sur le tronc, principalement sur les côtés de la poitrine, sur les faces latérales de l'encolure, sur la croupe, etc.; elles se montrent généralement d'emblée, et en peu de temps elles ont acquis un volume considérable. D'abord elles se présentent avec les caractères de l'inflammation proprement dite; elles sont peu ou pas dolentes, peu chaudes et plus ou moins résistantes; mais il est bien rare qu'on puisse saisir leur début; presque toujours, quand on les aperçoit, on les trouve ramollies. Dans ces tumeurs farcineuses sous-cutanées, le ramollissement survient en effet au début; il s'opère très vite et envahit toute la masse. Ces tumeurs se montrent alors sous forme de bosses plus ou moins régulières sous-cutanées et tout à fait fluctuantes. Ce ramollissement laisse la peau absolument intacte; à la surface des tumeurs, on ne constate pas les altérations signalées à propos des boutons, et on a beau les observer pendant plusieurs jours, elles ne s'ulcèrent pas ordinairement. Il peut se faire que les tumeurs sous-cutanées ne se ramollissent pas, qu'elles passent de la période d'inflammation à la période de crudité; elles peuvent rester dures et indolentes plus ou moins longtemps, mais ce n'est qu'exceptionnellement.

Lorsque le farcin ou la morve évolue sur des chevaux entiers, fréquemment un engorgement inflammatoire se développe dans les bourses, dans la séreuse testiculaire, dans le testicule, dans l'épididyme, dans le cordon testiculaire, dans le fourreau; et quand cet accident apparaît, sa signification est claire, bien que les autres symptômes locaux soient mal caractérisés. De même que tous les autres accidents, ces tumeurs se produisent rapidement, sans cause apparente; elles atteignent très promptement leur développement complet. On observe toujours en pareil cas certains symptômes rationnels : il y a de la gêne dans la marche; la station est anormale; lorsque les animaux se déplacent, ils écartent les membres. Les symptômes locaux sont ceux d'une inflammation, qui s'accompagne d'une période de crudité et quelquefois d'une période de ramollissement; mais ici, comme dans les tumeurs ganglionnaires, l'ulcération arrive rarement. L'inflammation, d'abord localisée, ne tarde pas à se généraliser au fourreau, aux bourses, à la séreuse, au testicule, à l'épididyme, au cordon testiculaire. Cette tuméfaction présente les caractères suivants : elle est chaude, douloureuse; il y a une infiltration œdémateuse considérable de la région scrotale et du fourreau, et l'on constate une consistance molle, annonçant l'infiltration du tissu; on sent à travers cette exsudation le testicule lui-même, qui est dur, tuméfié, douloureux à l'exploration et difficile à déplacer à cause de l'inflammation de la séreuse testiculaire, car il se produit des adhérences entre elle et le testicule; l'épididyme et le cordon sont tuméfiés, douloureux. Peu à peu la partie molle est résorbée et diminue de volume; alors il est plus facile de vérifier l'état du testicule, qui se montre tuméfié, plus consistant, plus dur. Il est rare que le ramollissement soit la conséquence de cette altération; au niveau de l'épididyme il se forme pourtant parfois un foyer de ramollissement, que la pression décèle, mais il n'est jamais suivi d'ulcération. Chez la femelle, une pareille tuméfaction se produit quelquefois au niveau des mamelles, et l'on rencontre alors une tumeur chaude, douloureuse, entourée d'une zone œdémateuse, qui passe à la période de crudité et devient plus ou moins indolente.

Les synoviales articulaires et tendineuses peuvent s'enflammer, et il se produit parfois des arthrites, des synovites, qui d'abord ont tous les caractères de l'acuité, mais qui tendent à devenir chroniques.

Les *engorgements farcineux* sont des tuméfactions plus considérables que celles que nous venons d'étudier; ils se montrent assez souvent pendant l'évolution du farcin, soit au commencement, soit plus tard; ils diffèrent des accidents qui précèdent par leur forme, par leur volume et par leurs caractères. Ils présentent d'abord les caractères de l'inflammation, ensuite ceux de l'œdème passif; ils peuvent éprouver le ramollissement et l'ulcération. On les observe dans le tissu cellulaire sous-cutané, dans certaines régions des parties déclives du tronc, sous la poitrine, sous l'abdomen; mais le plus habituellement, c'est aux membres qu'on les rencontre, et plus spécialement aux membres postérieurs. Ils siègent au niveau d'une ou de plusieurs articulations (genou, jarret, boulet), et ils ne tardent pas à s'étendre dans toutes les directions. Au début, la peau est tendue et chaude; la pression est douloureuse ; il y a les caractères de l'inflammation aiguë (chaleur, douleur, empâtement) ; il en résulte une gêne plus ou moins grande dans la marche et une modification de l'aspect du membre. L'inflammation passe peu à peu à l'état chronique, et alors on observe les symptômes de l'œdème passif proprement dit : un engorgement froid, pâteux, indolent, qui, quoique plus volumineux, ne gêne pas autant la marche. Son volume peut diminuer plus ou moins sous l'influence de l'exercice, mais il s'accroît de nouveau au repos. Avec ces engorgements, il se présente toujours d'autres symptômes. Ainsi, il n'est pas rare de voir émerger de l'engorgement d'un membre une ou plusieurs cordes farcineuses, se dirigeant vers les ganglions les plus voisins, qui se tuméfient ; il n'est pas rare non plus de voir se former des boutons et des cordes même sur l'engorgement farcineux proprement dit. Ces boutons apparaissent successivement dans le derme, dans le tissu conjonctif sous-cutané ; il en est de même des cordes. Ces divers accidents, non constants, évoluent comme il a été dit ci-dessus, et, à un moment donné, l'engorgement farcineux est criblé de plaies ulcéreuses qui, en s'accroissant, en se confondant, finissent par occuper de vastes espaces. L'engorgement peut en outre se ramollir dans certains points, au niveau desquels on observe d'abord une certaine tension et un excès de sensibilité, qui sont bientôt suivies du ramollissement dans une étendue plus ou moins grande ; ici, de même que pour les tumeurs farcineuses, rarement l'ulcération survient. — Les symptômes locaux du farcin ne s'observent pas tous au début ; on ne les rencontre pas non plus tous chez tous les malades ; tantôt on trouve soit des boutons, soit des boutons et des cordes, soit des boutons, des cordes et des tumeurs, soit tous les quatre à la fois. Quand ils se montrent tous ou plusieurs, ils apparaissent successivement, jamais tous à la fois. Les divers symptômes locaux, qui existent sur un malade, peuvent se montrer à diverses périodes de leur évolution; ils vont ordinairement en s'accentuant, en s'aggravant. La marche du farcin est plus ou moins rapide, suivant que les symptômes locaux sont plus ou moins nombreux; et, quand la maladie est ancienne, il se produit d'autres symptômes locaux. Le farcin peut se compliquer d'apparition, à la surface de la pituitaire, de tubercules qui se transforment en ulcères. Le farcin en évoluant peut se compliquer de morve; il peut y avoir en effet d'abord expression de farcin et ensuite expression de morve se greffant sur le farcin.

En recherchant la valeur diagnostique des divers symptômes locaux, on voit qu'elle n'est pas la même pour chacun d'eux. Si l'on observe seulement une ou deux tumeurs, on est embarrassé pour savoir s'il s'agit du farcin, car elles ne sont pas diagnostiques par elles-mêmes. L'engorgement farcineux au début ne permet pas non plus de conclure à l'existence du farcin; et l'on peut dire que, des quatre symptômes, la tumeur et l'engorgement au début ont le moins de valeur au point de vue du diagnostic. Lorsque plusieurs accidents se combinent, ils acquièrent une tout autre importance. Si la tumeur et l'engorgement ne suffisent pas pour diagnostiquer sûrement le farcin, il n'en est pas de même du bouton et de la corde : c'est la corde qui est le symptôme le plus pathognomonique, surtout quand elle est bien moniliforme, quand elle présente des nœuds de distance en distance. D'autres maladies peuvent se présenter avec ce caractère, une simple lymphangite par exemple; mais nous verrons plus loin le moyen de faire la différenciation. Donc, au point de vue du diagnostic, on peut classer ainsi les symptômes locaux par ordre d'importance : *cordes, boutons, engorgements, tumeurs.*

C. — *Symptômes de la morve et du farcin aigus.* — Ces deux types ressemblent beaucoup aux types chroniques correspondants. Ce qui caractérise la morve et le farcin aigus, c'est l'évolution très rapide des symptômes locaux. Contrairement à ce qui se passe pour les types chroniques, il y a dans ces cas des symptômes généraux, des symptômes fébriles très prononcés. Les symptômes locaux, qui sont à peu près de même ordre et de même nature que dans les types chroniques, s'accompagnent de plus d'inflammation et évoluent plus rapidement.— La morve aiguë apparaît brusquement lorsqu'elle est primitive. Quand elle est consécutive à la morve chronique, elle apparaît peu à peu ou presque aussitôt que la cause perturbatrice a agi. Les symptômes généraux sont très intenses, très manifestes, même avant l'apparition des symptômes locaux, ce sont les suivants : abattement, prostration, tristesse ; lassitude, démarche difficile ; poils hérissés ; frissons d'abord locaux, puis généraux, tremblements musculaires, parfois intermittents, et qu'on voit principalement sur les muscles de la cuisse et de l'olécrâne ; appétit très diminué ou même nul, soif conservée, quelquefois exagérée, diarrhée ou plus souvent constipation et excréments coiffés ; température surélevée ; pouls plus vite, petit, mou, quelquefois dur et toujours effacé plus ou moins ; battements du cœur forts, retentissants ; yeux enfoncés, larmoyants. Les larmes sont ensuite remplacées par de la chassie qui devient peu à peu purulente. La conjonctive et la pituitaire sont congestionnées, hypérhémiées, d'un rouge ictérique, afranées, quelsquefois cyanosées, et présentent parfois des pété-

chies. La respiration s'accélère, devient tumul-
tueuse, dyspnéique; les flancs sont tremblottants;
l'expiration est entrecoupée; on voit quelquefois
survenir de la suffocation; il y a une toux profonde, du sifflement et du cornage, qui s'expliquent par l'altération et le boursouflement des
muqueuses laryngienne et trachéale. Du côté de
la poitrine, il y a aussi des symptômes de pneumonie. — Les symptômes locaux sont ceux que
nous avons déjà étudiés, mais avec des caractères un peu différents : ce sont des symptômes
de morve et des symptômes de morve et de
farcin à la fois. — Le *jetage* apparait promptement; il est plus souvent bilatéral que dans le type
chronique; il peut cependant être parfois unilatéral;
il est d'abord peu abondant, séreux, limpide, citrin;
puis jaunâtre, verdâtre, rouillé, plus abondant, visqueux, adhérent, puriforme, safrané, sanieux, strié,
sanguinolent; il adhère fortement au pourtour
des narines; il n'est pas rare qu'il entraine avec lui
des eschares, des tissus mortifiés, des croûtes formées à la surface des ulcères déjà développés sur
la pituitaire et qu'il devienne fétide; il est sécrété
par les lésions et par toute la surface de la muqueuse malade. La pituitaire est épaissie, infiltrée,
congestionnée, rougeâtre, d'un rouge noirâtre,
violacé, livide, safrané; les ailes du nez sont souvent enflammées, gonflées, tuméfiées, infiltrées,
douloureuses, chaudes. A la surface de la pituitaire, des éruptions se forment rapidement le premier, le deuxième ou au plus tard le troisième
jour; ou voit apparaître, sur le fond violacé ou
rougâtre de la muqueuse, des *taches* plus foncées,
qui bientôt deviennent saillantes, forment des *élevures*, des *tubercules*. Ces *élevures*, plus ou moins
superficielles, se différencient bientôt des taches
au milieu desquelles elles se sont formées; elles
deviennent jaunâtres, grisâtres, et restent entourées à leur base d'une zone rougeâtre ou violacée.

Leur volume, qui n'est jamais considérable, l'est cependant plus que dans la morve chronique; elles ont quelquefois le volume d'un gros pois. Elles sont plus ou moins nombreuses, discrètes ou confluentes; elles apparaissent successivement ou plusieurs à la fois. On peut en voir sur les divers points de la pituitaire. Elles ont une forme régulière, arrondie. Leur consistance est ordinairement moindre que dans la morve chronique. Leur évolution est plus rapide; le ramollissement arrive très promptement et l'ulcération aussi, et il n'y a plus une aussi grande différence à ce sujet entre les tubercules profonds et les tubercules superficiels. Le produit de l'ulcération est une matière visqueuse, séro-purulente ou sanguinolente, qui quelquefois se concrète et forme à la surface des plaies des croûtes, qui sont entraînées avec le jetage au moment de l'ébrouement.

Les *chancres*, qui résultent de l'ulcération, sont cupuliformes, ils sont plus ou moins étendus, plus ou moins profonds; ils se différencient de ceux de la morve chronique par leurs caractères et par une marche plus rapide. Les bords de ces ulcères sont rouges, surélevés, saillants, infiltrés d'une sérosité sanguinolente, moins durs que ceux des ulcères de la morve chronique; leurs contours sont réguliers ou irréguliers, déchiquetés, dentelés; ils sont taillés à pic ou plus ou moins inclinés. Leur fond est rougeâtre et il saigne facilement; quelquefois il est grisâtre ou jaunâtre, mais toujours pointillé de rouge; il a un aspect chagriné, granuleux, bourgeonneux. L'ulcération marche rapidement; elle s'étend en surface et en profondeur; les tissus sous-jacents à la muqueuse peuvent être intéressés très rapidement. Plusieurs ulcères, en se réunissant, forment une plaie plus ou moins étendue, qui finit par envahir quelquefois toute la cloison nasale. Cette plaie, résultat de la réunion de plusieurs ulcères, est irrégulière dans sa forme et dans sa profondeur, ce qui tient au degré d'ancienneté et au degré d'évolution des ulcères qui se sont réunis. Dans tous les cas, les ulcères ont de la tendance à s'accroître, et même ainsi étendus, ils sont encore entourés d'une zone de congestion, qui ne les quitte presque jamais, c'est-à-dire, que l'ulcération s'accompagne d'une vive inflammation presque toujours persistante.— Dans la morve aiguë, comme dans la morve chronique, on trouve quelquefois des *plaques grisâtres, infiltrées* ; et ces plaques, plus souvent que dans la morve chronique, peuvent se ramollir et s'ulcérer, donner des plaies qui sont d'emblée assez étendues.—On observe aussi très souvent dans la morve aiguë des *plaques de mortification*, à la suite de la congestion intense de la pituitaire et de l'oblitération des vaisseaux ; il en résulte des eschares noirâtres, violacées, qui sont bientôt éliminées : les plaies qu'elles laissent sont irrégulières, anfractueuses, ulcéreuses. A la surface des plaies et des ulcères de la pituitaire s'écoule un produit de sécrétion assez abondant, qui se concrète assez souvent et forme des croûtes, qui sont peu adhérentes, jaunâtres, marbrées de rouge ou de noir, et qui, jointes à l'épaississement de la muqueuse, occasionnent un enchifrènement très manifeste. Il est facile d'amener le détachement et l'expulsion de ces croûtes, en provoquant la toux. En règle générale, toutes les fois qu'on rencontre dans le jetage des croûtes présentant les caractères de celles que je viens d'indiquer, il y a fort à présumer qu'on a affaire à un cheval morveux. — La tuméfaction des naseaux gagne les lèvres, la face, l'auge. Il n'est pas rare de voir de véritables cordes se diriger vers l'espace intra-maxillaire, et se compliquer de nodosités, de boutons, qui s'ulcèrent très rapidement.—Les ganglions de l'auge sont également malades ; il y a *glandage*, mais ses caractères sont moins pathognomoniques que dans la morve chronique. Le glandage est unilatéral ou bilatéral, les ganglions sont hypertrophiés, tuméfiés, chauds, douloureux ; ils sont entourés d'un œdème périphérique très étendu ; ils sont molasses; ils persistent avec ces caractères, à moins que la morve passe de l'état aigu à l'état chronique, cas où on peut les voir se modifier et arriver à la période de crudité. Dans la morve aiguë, les ganglions enflammés peuvent éprouver le ramollissement et l'ulcération, et donner un produit sanieux, safrané, visqueux, huileux.—Les symptômes du farcin aigu (*boutons, cordes, tumeurs, engorgements*) sont les mêmes que ceux du farcin chronique, avec cette différence qu'ils apparaissent d'une façon soudaine, que les lésions sont plus nombreuses, plus confluentes, qu'elles se montrent à la fois dans plusieurs régions, qu'elles sont toujours accompagnées d'une inflammation considérable et qu'elles parcourent leurs diverses phases très rapidement.—Les *boutons farcineux* se montrent le plus généralement sur la face, sur les lèvres, sur les joues, sur l'encolure, au niveau des fesses, aux épaules, aux membres ; ils sont en nombre considérable, ils sont discrets parfois, mais le plus habituellement ils deviennent confluents; ils apparaissent promptement sur diverses régions ; ils sont chauds, douloureux et entourés d'œdèmes, d'infiltrations diffuses considérables. Ils se ramollissent rapidement; on ne constate pas de période de crudité proprement dite ; l'ulcération suit de près le ramollissement. Le produit, que donnent ces lésions, est beaucoup plus abondant que dans les boutons du farcin chronique ; il est visqueux, mal lié, couleur lie de vin ; il offre l'aspect d'une huile safranée, ou il est noirâtre, sanieux, sanguinolent; il se concrète sur les plaies ou à leur pourtour et forme des croûtes jaunâtres, marbrées de taches sanguinolentes. Les plaies résultant de l'évolution des boutons sont cupuliformes; leurs bords sont gonflés, saillants, taillés à pic ou en biseau; leur fond est grenu et rougeâtre; elles sécrètent en très grande abondance; elles prennent une extension rapide; elles se réunissent et forment de vastes ulcères plus ou moins irréguliers, qui tendent toujours à s'accroître. Dans ces vastes plaies, on observe la formation de bourgeons charnus, mollasses, friables, de couleur violacée, parfois exubérants et saignant facilement. Leurs bords deviennent festonnés, déchiquetés, et à un moment donné ils se renversent. — Des *cordes*, qui sont le résultat de l'inflammation des lymphatiques, qui sont des lymphangites, apparaissent, de même que les boutons, très rapidement; elles se montrent dans les mêmes régions que pendant le farcin chronique; elles partent d'une autre lésion, d'une plaie et se dirigent vers les ganglions les plus rapprochés. Ceux-ci s'enflamment à leur tour et prennent les caractères de la glande de morve aiguë. Les cordes n'ont plus, dans le farcin aigu, le même aspect que dans le type chronique; elles sont moins régulières, plus douloureuses, plus volumineuses, plus chaudes et moins consistantes; elles sont entourées d'une infiltration périphérique considérable; elles sont suivies de ramollissement et d'ulcération, qui se produisent très promptement dès que des nodosités se sont formées sur leur trajet; à partir de ce moment, tout se passe comme dans les boutons, dans les nodosités. — Les ganglions s'enflamment, et les caractères qu'ils présentent sont exactement les mêmes que ceux que nous avons reconnus à la glande morveuse dans le cas de morve aiguë; il y a inflammation, tuméfaction, chaleur, douleur, empâtement, œdème périphérique; puis surviennent le ramollissement, l'abcédation et l'ulcération. Souvent on observe l'inflammation des organes génitaux ; le fourreau, les enveloppes testiculaires, la gaine testiculaire, le testicule, l'épididyme, le cordon s'enflamment, sont tuméfiées ; et tout se passe comme dans la morve chronique, seulement l'inflammation est plus considérable, marche plus vite et ne tend pas à passer à l'état de crudité. Chez les femelles, on peut observer la même inflammation aiguë du côté des mamelles. — Des *engorgements* apparaissent sur les membres, avant ou après les autres symptômes locaux, et ils évoluent rapidement. L'inflammation est active et s'accompagne de tuméfaction, de chaleur, de douleur ; elle s'étend très rapidement. Bientôt des cordes émergent de ces engorgements ; et des boutons ainsi que des cordes apparaissent dans les engorgements eux-mêmes. Enfin le ramollissement et l'ulcération surviennent, d'où résultent des plaies plus ou moins étendues. Parfois il se produit des arthrites aiguës, des synovites aiguës, des phlegmons et des abcès intermusculaires.

D. — *Lésions de la morve et du farcin. Etiologie.* — Les lésions de la morve sont nombreuses, on peut en rencontrer dans les divers appareils, dans les divers tissus, dans la plupart des organes ; elles sont de nature inflammatoire, et elles se présentent le plus souvent sous un aspect tuberculiforme. Elles sont surtout fréquentes et nombreuses dans certains sièges de prédilection, dans les organes de l'appareil respiratoire, dans le système ganglionnaire et lymphatique et sur la peau. Au fond, elles sont à peu près les mêmes, qu'il s'agisse du type aigu ou du type chronique, de la morve aiguë ou de la morve chronique ; les différences que l'on observe sont relatives à leur degré de congestion et d'inflammation dont elles s'accompagnent.

La principale lésion morveuse est une inflammation nodulaire, tuberculiforme, dont les caractères varient suivant qu'on l'étudie à une période plus ou moins avancée de son évolution; on peut en effet lui reconnaître plusieurs degrés. On peut distinguer trois variétés de tubercules morveux : des tubercules pulmonaires; des tubercules développés dans les muqueuses et des tubercules développés dans la peau; ils sont isolés, simples ou conglomérés.

Les *tubercules pulmonaires* parcourent trois périodes dans leur évolution. A leur origine, ils sont constitués par de la congestion, des hémorrhagies et des foyers d'inflammation. Ils se décèlent à l'œil nu par une tache ecchymotique plus ou moins foncée, plus ou moins restreinte. Il n'est pas toujours aisé de voir les caractères de cette première période, car il est des cas nombreux où la congestion est peu intense et les hémorrhagies peu nombreuses et peu étendues; mais elles existent toujours, même dans les tubercules qui se développpent pendant la morve la plus chronique. Des modifications surviennent rapidement; la partie inflammatoire s'étend, en même temps qu'elle se transforme à son centre en une matière caséeuse. Bientôt les tubercules se montrent plus saillants, plus volumineux, plus réguliers dans leur forme, plus consistants; ils deviennent arrondis, gros comme un grain de mil ou un grain de blé, un haricot, et même comme un œuf de poule, surtout quand ils sont conglomérés. Ils sont imperméables à l'air; ils apparaissent jaunâtres à leur centre, qui est entouré d'une portion grisâtre ou gris rouillé; ils sont entourés d'une zone rougeâtre, ou noirâtre, ou violacée, plus ou moins étendue, plus ou moins appréciable. En les incisant dans leur milieu, on voit sur la coupe une partie centrale, jaunâtre, sèche, friable, caséeuse, festonnée à son pourtour, et entourée d'une zone grisâtre, brillante, orangée par places à sa périphérie : celle-ci se confond insensiblement avec la zone périphérique, qui est hémorrhagique, rougeâtre, noirâtre, plus foncée par places. Quand on incise des tubercules composés, on constate les mêmes caractères répétés un plus ou moins grand nombre de fois, chaque nodule partiel évoluant pour son propre compte, comme s'il était seul. La zone excentrique est formée d'hémorrhagies récentes. En dehors de cette partie le poumon devient perméable ; il est hypérhémié à une certaine distance ; il offre çà et là de petites hémorrhagies miliaires ; les veines sont dilatées par places, quelquefois elles sont oblitérées par des caillots. Le nodule morveux s'entoure d'hémorrhagies, qui se caséifient en allant du centre à la périphérie du bouton ; il s'accroît par des exsudations sanguines et des hémorrhagies à sa périphérie ; il se caséifie progressivement à son centre, sans passer à la suppuration. Le centre caséeux s'accroît et la zone moyenne se caséifie à son tour. Plus tard, le ramollissement se produit et le tubercule peut s'ouvrir dans une branche ; quelquefois il se transforme en un véritable abcès. D'autres fois il se raccornit et finit par s'entourer d'une coque kystique ; parfois, mais très rarement, il se calcifie. Il n'est pas rare que des tubercules pulmonaires ne se caséifient pas et forment du tissu conjonctif, d'abord jaune, puis s'organisant et devenant analogue à celui des cicatrices. Autour de ces points, qui ont l'apparence des cicatrices, le poumon est modifié ; les alvéoles s'applatissent ; les travées inter-alvéolaires s'épaississent et se transforment en tissu fibreux — On peut donc trouver dans un poumon morveux des taches ecchymotiques, des tubercules adultes, des tubercules ramollis, des tubercules enkystés, des tubercules ulcérés, des points sclérosés, etc. — Les muqueuses respiratoires, qui deviennent le siège de lésions morveuses, présentent

une inflammation diffuse et des inflammations nodulaires. Les nodules débutent, comme ceux du
poumon, par de la congestion, par de l'exsudation fibrineuse, par des hémorrhagies et par une
inflammation ; ils se caséifient ensuite, puis ils se
ramollissent, et enfin ils s'ulcèrent. Ils sont isolés
ou agglomérés ; à leur pourtour la muqueuse est
épaissie, congestionnée et plus dure ; ils deviennent
jaunâtres quand ils se caséifient; ils sont gros comme
une tête d'épingle ; leur section est irrégulière dans
son pourtour, elle présente des ramifications jaunâtres, allant en sens divers, et s'anastomosant
avec celles des nodules voisins ; des nappes hémorrhagiques sont entremêlées avec ces ramifications, et montrent à leur centre des artérioles et
des veinules dilatées. Des nodules peuvent se
former dans le tissu sous-muqueux. Au niveau des
tubercules, les vaisseaux sont dilatés ; çà et là,
dans et autour de l'îlot, on voit des hémorrhagies;
les vaisseaux s'oblitèrent; bientôt le centre est
caséeux, puis se ramollit et finalement l'ulcération
se produit. Les plaies résultant de l'ulcération
sont atones.—De même que sur les muqueuses, on
observe sur la peau les lésions de la dermite diffuse et des dermites nodulaires, tuberculiformes.
Les inflammations nodulaires de la peau s'annon-
cent par de la congestion, de l'exsudation fibrineuse, des hémorrhagies punctiformes, et par
une inflammation diffuse, intéressant le derme
ou le tissu conjonctif sous-cutané, ou les deux
à la fois. Puis, dans cette inflammation diffuse,
apparaissent des nodules, arrondis ou lobés;
les vaisseaux sont très dilatés ; les nodules croissent, deviennent confluents et se caséifient. Alors
on voit des îlots jaunâtres multilobés, faciles à
dissocier, entourés d'une zone translucide. Le tissu
du derme est devenu homogène et transparent, à
cause de l'inflammation diffuse; il est friable ; les

artérioles sont enflammées. Les nodules se ramollissent à leur centre, croissent par la caséification progressive de la zone moyenne et par l'adjonction de nodules nouveaux. La zone inflammatoire s'étendant, se rapprochant peu à peu de la surface cutanée, l'ulcération se produit comme dans les abcès. Les chancres, résultant de ce travail, sont anfractueux et évoluent comme ceux de la pituitaire.

Dans la morve, on trouve des lésions un peu partout, dans la peau, dans le tissu conjonctif sous-cutané, dans les organes de l'appareil locomoteur, dans le système lymphatique et ganglionnaire, dans l'appareil respiratoire, dans l'appareil circulatoire, dans l'appareil digestif, dans l'appareil génito-urinaire, et même dans le système nerveux. — A la peau et dans le tissu conjonctif, on trouve des boutons, des ulcères, des tumeurs et des engorgements. — Dans le système lymphatique sous-cutané, on trouve des lymphangites, des cordes ; et dans les ganglions superficiels, on observe des adénites, des tuméfactions inflammatoires. — Les boutons farcineux débutent par une inflammation accompagnée de congestion et d'hémorrhagie ; aussi présentent-ils tous les caractères de l'inflammation pendant leur première période. Ils sont formés de deux zones, dont l'une centrale, offrant du tissu inflammatoire, et l'autre périphérique congestionnée, hémorrhagique, infiltrée. Si l'on incise des boutons arrivés à la période de crudité, on les trouve formés par trois zones concentriques présentant des caractères bien différents. La zone centrale est caséeuse, jaunâtre, homogène, intravasculaire, arrondie ou plus ou moins irrégulière dans son contour ; elle est formée par une matière caséeuse. Autour de cette zone jaunâtre, on voit une zone médiane grisâtre, lardacée, humide, inflammatoire, assez consistante, formée de tissu conjonctif infiltré, enflammé et offrant un certain nombre de points hémorrhagiques anciens, dans lesquels le sang s'est modifié, s'est détruit. C'est cette zone qui constitue le fond et les bords des ulcères, quand les boutons se sont ramollis et ulcérés. En dehors de cette couche médiane, se trouve la zone périphérique, qui offre tous les caractères de l'inflammation débutante, qui est rougeâtre, vasculaire, congestionnée, enflammée, et qui présente des foyers hémorrhagiques récents, dans lesquels le sang se voit encore en nature. L'inflammation s'étend au-delà des boutons; il y a souvent une véritable dermite diffuse ; on voit de distance en distance des noyaux inflammatoires plus ou moins étendus ; et bien souvent, sur l'animal vivant, on peut constater un épaississement plus ou moins prononcé de certaines régions de la peau, au niveau desquelles on voit ensuite les lésions de la dermite. Le contenu des boutons ramollis est jaunâtre, oléiforme ; autour de la matière ramollie existe une poche dure, dont le tissu est infiltré. Après l'ulcération, il reste quelquefois une partie du noyau primitif. Les chancres ont une coloration jaunâtre ou plombée ; le tissu qui les circonscrit est dense, dur, résistant, lardacé, etc. Certains boutons, restés durs, sont exclusivement fibroïdes, mais ordinairement ils sont caséeux.—Les engorgements farcino-morveux, qu'on observe dans certaines régions, sont caractérisés au début par de la congestion, par des hémorrhagies et surtout par une infiltration considérable dans le tissu conjonctif sous-cutané. Une fois formé, l'engorgement devient peu à peu chronique, il passe à l'état d'œdème passif. On peut rencontrer, à son voisinage ou dans son étendue, des cordes, des boutons, des foyers de ramollissement, des abcès, des plaies ulcéreuses. Il n'est pas rare de le trouver en partie dur, consistant, organisé, lardacé ; au niveau de l'œdème, il y a en même temps dermite et infiltration de la peau. — Les cordes, de même que les autres lésions, peuvent se montrer à diverses périodes de leur évolution. A leur première période, on constate l'inflammation du vaisseau lymphatique, l'altération de la lymphe, et de la congestion, ainsi que de l'infiltration au pourtour du vaisseau malade. La lymphe est trouble, jaunâtre, grisâtre, coagulée par places ou dans une étendue considérable et adhérente aux parois du vaisseau, qui sont altérées, dépolies, épaissies, infiltrées; la cavité du vaisseau est interceptée en entier ou seulement çà et là par des caillots adhérents; la surface interne du vaisseau est altérée. Le tissu périvasculaire est infiltré pas une sérosité jaunâtre, quelquefois gélatiniforme. Il se produit des dilatations au niveau des valvules; et ces dilatations constituent les nodosités qui doivent ensuite se ramollir et s'ulcérer. La coupe d'une corde, définitivement formée, montre trois zones : une centrale, caséeuse, jaunâtre, formée par la lymphe coagulée ; une moyenne, dure, grisâtre, formée par les parois du vaisseau, enflammées ou infiltrées ; et une périphérique plus vasculaire et infiltrée. Les nodosités se ramollissent et s'ulcèrent ensuite comme les boutons; les plaies qui en résultent sont caractérisées comme celles qui dérivent des boutons. — L'inflammation des ganglions lymphatiques est consécutive à celle des vaisseaux lymphatiques qu'ils reçoivent. Lorsque les ganglions deviennent malades, ils éprouvent une congestion plus ou moins intense suivant la marche de la maladie. A la période initiale de son altération, le ganglion est hypertrophié, rouge, congestionné, infiltré, ramolli : et, dans l'intérieur de sa substance, on trouve des points plus ou moins foncés, qui sont constitués par des hémorrhagies et qui sont accompagnés d'inflammation. C'est ainsi que la glande passe à sa deuxième période, car les éléments inflammatoires qu'elle contient se transforment en une masse caséeuse ; et en ouvrant le ganglion on aperçoit des points jaunâtres entourés d'une coloration plus foncée : ce sont là des caractères à peu près constants. Mais il n'y a pas que le ganglion qui soit malade ; le tissu qui l'entoure devient le siège d'une infiltration plus ou moins abondante, plus ou moins colorée en rouge. Puis, peu à peu ces caractères se modifient ; l'infiltration périphérique est résorbée et diminue ; en outre le ganglion, lui aussi, diminue peu à peu, car l'inflammation se transforme et amène la formation d'un tissu adulte, qui peut même, dans certains cas, envahir tout le ganglion. Ce tissu de nouvelle formation crie sous l'instrument tranchant : il est dur, fibreux, grisâtre ou jaunâtre. La glande, qui présente dans toutes ses parties ces caractères, ne se termine jamais ni par le ramollissement, ni par la résolution, ni par l'ulcération ; elle conserve cet état et persiste pendant le reste de la vie du malade. Le plus habituellement les choses ne se passent pas ainsi, et, même dans la morve chronique, il se forme des foyers caséeux, qui restent au sein du tissu lardacé, avec leurs caractères primitifs. Les ganglions sont alors mamelonnés, bosselés ; lorsqu'on les incise, on trouve au sein du tissu sclérosé, qui les constitue, un ou plusieurs points jaunâtres : ce sont là autant de foyers caséeux. Les lymphatiques intra-ganglionnaires sont enflammés. En résumé, l'adénite morveuse est variable. Dans la morve aiguë, il y a inflammation diffuse du ganglion, formation de points purulents. Dans la morve chronique, le ganglion est dur, dense, homogène ou caséeux par places ; sa section est sèche et présente çà et là des lignes ardoisées, pigmentées ; les vaisseaux sanguins sont gorgés de sang à la périphérie du ganglion, ils sont oblitérés et obstrués par des caillots dans les parties caséeuses. — Les séreuses articulaires et tendineuses peuvent être malades ; elles se montrent parfois congestionnées, enflammées, et renferment un liquide plus ou moins coloré en rouge ; quelquefois ces inflammations deviennent suppuratives, d'autres fois il se produit de véritables hydarthroses.

Dans l'appareil respiratoire, on constate ordinairement l'existence de lésions nombreuses et importantes, de nodules, de tubercules plus ou moins nombreux et à diverses périodes d'évolution. Ces lésions peuvent se montrer sur la pituitaire, sur la muqueuse des sinus, dans le larynx, dans la trachée, dans les bronches, dans les poumons, sur les plèvres. — La pituitaire offre les lésions de la morve aiguë ou les lésions de la morve chronique. Elle est hypérhémiée, épaissie, rougeâtre, safranée, violacée, pâle, infiltrée, tachetée. Ses vaisseaux sont distendus, enflammés, oblitérés, obstrués par des caillots plus ou moins adhérents. On trouve parfois des lymphatiques enflammés et passés à l'état de cordes. Il existe des élevures, des nodules, des tubercules à différentes périodes d'évolution, entourés ou non d'une zone rougeâtre. Ces élevures peuvent se montrer dans les diverses parties de la pituitaire. On rencontre quelquefois des plaques infiltrées et aussi des plaques gangrenées dans la morve aiguë. Les follicules de la muqueuse sont hypertrophiés. Il y a souvent des ulcères plus ou moins nombreux, plus ou moins étendus, appartenant au type aigu ou au type chronique. Les chancres de la pituitaire, comme ceux de la peau, sont atones et ne tendent pas à se cicatriser. Par suite de la marche de la maladie et de l'extension des lésions, il peut se produire des caries cartilagineuses ou osseuses (cloisons, cornets, ethmoïde). — Dans les sinus, la muqueuse peut offrir des modifi-

cations profondes : tantôt elle est simplement congestionnée, hypérhémiée, épaissie et catarrhale dans la
morve aiguë; tantôt elle est pâle, épaissie, catarrhale,
bourgeonneuse dans la morve chronique et s'accompagne d'une collection purulente, qui finit par déterminer le gonflement de l'os. — Sur la muqueuse respiratoire, comme sur la peau, l'inflammation se
propage au-delà des tubercules; ceux-ci sont entourés d'une inflammation diffuse plus ou moins
étendue. La muqueuse est irritée profondément et
superficiellement autour des chancres; l'épithélium
se renouvelle rapidement; il y a une infiltration
manifeste. Les glandes muqueuses sont irritées, et
leur sécrétion est plus abondante. — La muqueuse
laryngienne peut présenter les mêmes lésions que la
pituitaire (congestion, infiltrations, épaississement,
turgescence de l'appareil glandulaire, tubercules,
chancres, etc.). — On peut aussi rencontrer parfois
des lésions de morve (hypérhémie, tubercules, épaississement, chancres) sur la muqueuse des poches
gutturales.— Il n'est pas absolument rare de voir sur
la muqueuse trachéale et sur la muqueuse bronchique les mêmes lésions que sur la pituitaire, notamment des tubercules et des ulcérations; parfois
même ces dernières acquièrent des proportions
considérables et peuvent s'accompagner de la carie
du cartilage. — Dans les poumons, les lésions sont
ordinairement très abondantes, surtout quand il
s'agit de la morve aiguë. Elles varient dans leur
aspect et dans leurs caractères macroscopiques,
suivant qu'il s'agit de l'un ou de l'autre type. Elles
consistent en ecchymoses, en points hémorrhagiques, qui ne sont autre chose que des tubercules
naissants, en tubercules à diverses périodes de leur
évolution, en bronchite, en péribronchite, en pneu-
monies lobulaires, interstitielles, en scléroses, etc.
Dans la morve aiguë, il arrive souvent que l'on
rencontre des points ou des foyers hémorrhagiques

plus ou moins nombreux et disséminés partout. Les tubercules sont plus ou moins nombreux, miliaires, pisiformes, profonds, superficiels, isolés, confluents. Ils sont jaunâtres, grisâtres, entourés ou dépourvus de zone congestionnelle apparente, ramollis, abcédés, enkystés, calcifiés, etc. Souvent on observe une inflammation aiguë ou chronique autour des petites bronches, dont les parois s'enflamment à leur tour ; il y a péribronchite et bronchite envahissantes. Les bronches attaquées diminuent de calibre, puis s'obstruent et se transforment en cordons fibreux. Il n'est pas rare de rencontrer, dans les poumons tuberculisés, des points de pneumonie lobulaire et de pneumonie interstitielle (morve aiguë) et des points sclérosés (morve chronique), formés de tissu dur, lardacé et dérivant d'une inflammation aiguë qui s'est organisée. Les chevaux qui sont morveux depuis un certain temps présentent souvent des lésions d'emphysème pulmonaire. Quand les malades ont succombé naturellement à la suite de la morve et principalement de la morve aiguë, on peut observer les lésions de l'asphyxie ou de la septicémie, si la mort a été la conséquence de l'une ou de l'autre de ces complications. — Les plèvres sont parfois congestionnées (morve aiguë), et présentent des ecchymoses, des points hémorrhagiques, disséminés, quelquefois confluents ; il y a parfois de la pleurésie avec épanchement. Dans la morve chronique, on peut rencontrer sur les plèvres des taches blanchâtres, opalines, formées de tissu sclérosé et plus ou moins en relief, et des plaques molles, grisâtres, laissant échapper une matière colloïde. Il peut arriver que, sous l'influence de la généralisation du virus, la plèvre entière se soit enflammée, et qu'il en soit résulté une pleurite chronique ou subaiguë avec hydro-thorax et fausses membranes.

Dans l'appareil digestif, on ne trouve pas habituellement des lésions de morve. Cependant

le tubercule peut évoluer dans l'intestin et donner
lieu à des ulcérations. On trouve parfois des ecchymoses sur le péritoine. Le foie, la rate sont quelquefois altérés; à la surface de la rate on trouve des
taches, des tubercules; dans le foie ces mêmes altérations ne sont pas rares. — Enfin, dans le cas de
morve avancée, les divers ganglions peuvent être
altérés, ainsi que de nombreux vaisseaux lymphatiques dans diverses régions, dans divers organes.
— Dans l'appareil génito-urinaire, les lésions de la
morve sont assez fréquentes. Elles consistent surtout en congestion, inflammation, exsudation; on
peut en rencontrer dans tous les organes de cet
appareil. Chez les chevaux entiers, il y a souvent :
inflammation et infiltration dans le fourreau, dans
les bourses; inflammation uniforme ou ponctuée et
exsudation dans la séreuse testiculaire; inflammation et tuberculisation du testicule, qui est hypertrophié, enflammé dans toute sa masse, ou seulement en des points plus ou moins nombreux; inflammation, turgescence et parfois abcédation de
l'épididyme; inflammation et infiltration du cordon,
qui est plus volumineux et dont les lymphatiques
sont enflammés, obstrués, oblitérés, transformés en
cordes. Il y a aussi parfois congestion, épaississement de la muqueuse des vésicules séminales, dont
les follicules peuvent se montrer plus ou moins
hypertrophiés. Chez la jument, les lésions de la
morve peuvent se montrer dans les mamelles (engorgement, inflammation), dans l'utérus et le vagin,
dont la muqueuse est quelquefois, comme la pituitaire, congestionnée, boursouflée, catarrhale, tuber-
culisée, ulcérée. Les reins présentent quelquefois
aussi des tubercules aigus, subaigus, chroniques,
etc.

E.—*Etiolojie de l'affection farcino-morveuse.*— La
cause unique de l'affection farcino-morveuse est la

contagion. La maladie est contagieuse sous toutes ses formes et sous tous ses types; sous toutes ses formes (farcin, morve), elle est transmissible; et quand, en inoculant le produit recueilli sur un animal qui paraît farcineux, on n'obtiendra pas la morve, il faudra en conclure que ce n'est pas au véritable farcin que l'on a eu affaire. Elle est transmissible sous tous ses types (type aigu, type chronique); il résulte de l'observation clinique et de l'expérimentation que la morve chronique est contagieuse. Certaines formes et certains types sont plus contagieux que les autres. Il est reconnu que la forme morveuse se transmet plus facilement, dans la pratique, que la forme farcineuse ; les animaux morveux salissant de leur jetage tout ce qui est à leur portée, on s'explique ainsi pourquoi la morve se transmet plus souvent que le farcin. Il est avéré aussi que le type aigu est plus contagieux que le type chronique, et la raison en est à ce que le type aigu détermine des lésions plus nombreuses, qui évoluent très rapidement et qui produisent une plus grande quantité de matière virulente, laquelle est rejetée dans le monde extérieur en plus grande abondance. Il ne faut pas oublier que sous l'influence de causes perturbatrices, de traumatismes, de la fatigue, de la mauvaise hygiène, etc., le type chronique peut se raviver, se transformer en type aigu et devenir ainsi plus contagieux.

Le virus existe dans tous les produits morbides, dans le jetage, dans le produit des boutons, des tumeurs et des ulcères, dans le pus des plaies accidentelles, dans le pus sécrété par un séton qu'on a placé sur un cheval morveux, dans le produit des collections qui peuvent se former dans les tissus ou dans les poches gutturales ou ailleurs; il existe aussi dans l'écoulement utéro-vaginal de la jument morveuse, dans les lymphatiques et les ganglions malades, qu'ils soient ramollis ou non. Il existe également dans le sang des animaux malades. Les muscles eux-mêmes sont virulents; leur suc contient le virus; il en est de même du suc des os. Les sérosités du tissu conjonctif, des cavités séreuses, pleurale, abdominale, gaine testiculaire, etc., sont virulentes. Il en est de même de la synovie et du sperme.

La salive est-elle virulente? Cette question a de l'importance, car un animal morveux, qui ne jette pas, peut, si sa salive est virulente, devenir tout de même un foyer de contagion, en souillant les objets divers qui sont à sa portée, en bavant sur les fourrages, dans les abreuvoirs. etc.; le mors d'un cheval morveux peut même transmettre la maladie. J'ai transmis la morve à l'âne, en l'inoculant avec de la salive recueillie dans la bouche d'un cheval morveux. Il faut donc admettre que la salive buccale d'un animal morveux peut être virulente, et il faut dans la pratique se conduire en conséquence. On ne sait pas si la salive prise dans les glandes contient le virus, mais ne le contiendrait-elle pas, qu'elle pourrait devenir virulente une fois arrivée dans la bouche, soit parce que des lésions de morve peuvent exister dans l'arrière-bouche, sur le voile du palais, soit parce que l'animal, en toussant, en expectorant, peut amener dans la bouche des produits morbides des voies respiratoires, qui se mélangent avec la salive.

Le produit de la perspiration cutanée peut être virulent; les couvertures, les harnais mis sur un animal morveux, peuvent s'imprégner de matières virulentes et devenir des agents de propagation, s'ils sont ensuite mis sur le corps d'animaux sains.

On doit aussi considérer les purins, les fumiers, les litières comme dangereux, car ils peuvent être souillés par des produits morbides, par du jetage. De plus, il est difficile d'admettre l'innocuité absolue des mucosités intestinales, car on peut observer des lésions de morve dans l'intestin, et sûrement alors les produits de cet organe doivent contenir du virus. En réalité donc, il peut arriver que les fumiers contiennent de la matière virulente et qu'ils occasionnent des cas de transmission, s'ils sont flairés par des animaux sains, s'ils sont lavés par des eaux, qui sont ensuite données en boissons, si les fourrages sont déposés sur eux.

L'animal morveux infecte-t-il l'air qu'il respire, forme-t-il autour de lui une atmosphère contagieuse? Et s'il infecte l'air, à quelle distance l'atmosphère est-elle dangereuse? Renault a démontré que l'air expiré par des chevaux morveux n'est pas susceptible de transmettre la maladie aux animaux sains qui habitent avec eux; il a fait respirer une, deux heures par jour et durant plusieurs jours, à des chevaux sains, l'air expiré par des chevaux atteints de morve aiguë, et il n'a pas réussi à transmettre la maladie, il a conclu qu'il n'y a pas de danger à laisser cohabiter les animaux sains avec les malades et que la contagion par l'air n'a pas lieu.

On s'est appuyé, pour tirer la même conclusion, sur l'observation de nombreux cas, où les animaux sains avaient cohabité pendant plus ou moins longtemps avec des animaux malades, sans contracter la morve. Malgré ces faits cliniques, malgré l'expérience de Renault, il serait téméraire de conclure toujours à l'innocuité de l'air expiré par les chevaux morveux. Les faits invoqués sont suffisants pour montrer que la morve ne se transmet guère par l'intermédiaire de l'air; mais ils ne sont pas suffisants pour démontrer que le danger de transmission n'existe jamais. Il est même prouvé que ce danger existe quelquefois; en effet, en outre des cas d'observation clinique, démontrant que la morve peut se transmettre par le simple fait de la cohabitation, la même démonstration résulte encore d'un fait d'expérimentation relaté par Gerlach.

Cet auteur a transmis la morve au cheval, non seulement en lui inoculant le produit condensé de la perspiration cutanée, mais aussi en lui inoculant simplement le produit obtenu en condensant l'air expiré par un cheval morveux. Il faut donc regarder comme dangereuse l'atmosphère de l'écurie dans laquelle vit un animal morveux, tout en se souvenant que ce n'est qu'exceptionnellement que la morve se transmet par l'intermédiaire de l'air. De ce que souvent les animaux sains qui cohabitent avec des chevaux morveux, restent indemnes, pourvu qu'ils n'aient pas d'autres rapports avec les malades ; de ce que les personnes, qui ont couché dans les écuries où se trouvaient des animaux morveux, n'ont pas contracté la morve, il n'en faut pas moins condamner une pareille conduite, surtout quand il s'agit de l'homme.

La nature et les caractères morphologiques du contage morveux étaient encore hier mal connus. M. Chauveau avait attribué la virulence à des éléments figurés. Zurn et Hallier, Christot et Kiener, avaient vu des microbes dans les liquides morveux; mais il restait à démontrer que ces microbes sont les agents de la virulence. Dernièrement MM. Bouchard, Capitan et Charrin d'un côté, Schütz et Loffler d'un autre côté, ont reconnu que le virus morveux est constitué par un microbe qu'ils ont cultivé hors de l'organisme et avec lequel ils ont reproduit la maladie en l'inoculant après l'avoir débarrassé des éléments qui l'accompagnent, au moyen de cultures successives.

On croit généralement, depuis les expériences de Renault, que le virus morveux perd son activité par la dessiccation ; mais on ajoute qu'il peut la récupérer quelquefois par l'action de l'humidité et être contagieux, inoculable encore au bout de cinq à six semaines. D'après les observations cliniques et les faits d'expérience, il semble prouvé que la dessiccation détruit pour toujours la virulence dans le plus grand nombre des cas, au bout de cinq à six semaines. Pourtant on a cité des cas, où le virus, déposé sur les mangeoires, les râteliers, les fourrages, etc., aurait propagé la maladie des semaines, des mois après avoir été rejeté dans le monde extérieur ; on a même vu, dit-on, des chevaux devenir morveux pour avoir habité dans une écurie abandonnée depuis un an. Ces faits ne doivent pas être interprétés comme ils l'ont été ; ils sont tout simplement l'expression d'une coïncidence, et à coup sûr les animaux devenus morveux dans de pareilles conditions, avaient puisé les germes ailleurs que dans les habitations à tort suspectées.

Combien de temps se conserve le virus morveux, combien de temps une habitation et des objets infectés restent-ils dangereux quand ils ne sont pas désinfectés ? D'après mes récentes expériences, la matière morveuse perd sa virulence en quatre jours, lorsqu'on l'expose à la dessiccation en couches minces, même à la température de 10° à 12° ; tandis qu'elle la conserve jusqu'au douzième jour dans l'eau qui ne se putréfie pas, et jusqu'au neuvième, lorsqu'elle est abandonnée à la putréfaction. D'où je conclus que les habitations et les objets solides souillés de virus morveux se purifient naturellement en peu de jours, car les conditions d'une dessiccation prompte se trouvent ordinairement réalisées. Par contre les eaux des abreuvoirs qui ont été souillées, peuvent rester dangereuses plus longtemps et aussi les fumiers et les purins. Enfin, parmi les agents propres à amener la disparition de la virulence, mes recherches me permettent de placer au premier rang la chaleur, (une température de 65° à 70° stérilise le virus morveux), l'acide sulfurique (dissolution au 1 500), l'acide arsénique et le sublimé corrosif (dissolution au 1/1000).

La morve se transmet par contagion immédiate, par contagion médiate, par contagion volatile. La contagion immédiate a lieu lorsqu'un animal sain est en contact direct avec un animal malade, lorsqu'il prend lui-même l'agent virulent sur le malade soit en le flairant, soit en le léchant, soit lorsque l'étalon infecte la jument et réciproquement ; ce mode n'est pas le plus fréquent. Le plus habituellement, la maladie se transmet par contagion médiate, par l'intermédiaire de solides ou de liquides que le malade a souillés de matières virulentes. La contagion médiate ou indirecte peut s'effectuer sur les muqueuses, sur la peau, sur les plaies, par l'ingestion de fourrages et de boissons infectés, par les harnais, par les couvertures, par les objets de pansage, par les instruments de travail, etc., qui ont été souillés. La morve peut aussi se transmettre par l'air, mais cette transmission n'est pas très fréquente. On serait cependant porté à admettre que la contagion volatile est le mode de transmission le plus fréquent, quand on considère que le plus ordinairement les lésions de la maladie sont localisées dans l'appareil respiratoire ou que tout au moins les lésions de cet appareil sont les plus anciennes. Cette manière de voir est en effet motivée par la connaissance du mode variable d'évolution de la maladie après les divers modes de contagion, suivant que le virus est entré par telle ou telle porte. Ordinairement les premières lésions se forment dans les points par lesquels le virus a pénétré dans l'organisme ; cela est presque toujours vrai quand on inocule la morve à la peau ou dans le tissu conjonctif. Il y a néanmoins des exceptions à cette règle ; et les exceptions deviennent la règle quand il s'agit de la contagion médiate par ingestion d'aliments ou de boissons souillées. Il ne faut donc pas accepter l'opinion qui consisterait à attribuer le rôle prépondérant à la contagion volatile. — Les principaux agents, qui servent à propager la maladie et qui doivent être désinfectés, sont tous les objets solides ou liquides imprégnés ou souillés de matières virulentes, tels que : écuries, murs, mangeoires, râteliers, stalles, cloisons, objets de pansage, brosses, seaux, éponges, étrilles, couvertures, licols, instruments de travail, mors, harnais, fourrages, litières, eaux. L'atmosphère des malades, les malades eux-mêmes, leurs débris, les personnes qui les soignent, etc., peuvent propager, transmettre la maladie. Le contage morveux peut aussi être disséminé par les animaux carnivores, tels que chiens, chats, etc. La propagation de la morve est facilitée par la cohabitation, par l'agglomération d'un grand nombre de chevaux, par l'encombrement des animaux dans des locaux trop étroits, par le séjour ou le passage dans des habitations ou des wagons non désinfectés, par les repas pris en commun, par la fréquentation des mêmes abreuvoirs, des mêmes chemins, des mêmes pâturages, par l'exposition sur les champs de foire ou de marché, par l'usage d'objets non désinfectés, par l'utilisation de fourrages ou de litières souillés, par les changements de place à l'écurie, par les associations variées des animaux pour le travail, etc.—Malgré tout, la morve est une maladie qui se transmet lentement, difficilement, rarement vu le grand nombre d'animaux qui sont exposés à la contagion ; c'est tout au plus si, sur 100 chevaux exposés à la contagion, il y en a 5 à 10 en moyenne qui deviennent morveux, tandis que tous ceux qu'on inocule contractent la maladie. — Le contage morveux peut pénétrer par diverses voies, par la peau, par le tissu conjonctif, par les plaies, par la muqueuse digestive, par la muqueuse respiratoire, par la muqueuse oculaire, par la muqueuse utéro-vaginale, par la voie placentaire. La peau absolument intacte s'prête difficilement à l'absorption ; on a observé la transmission de la morve par les couvertures, par les harnais, par les moyens d'attache, quand les animaux présentaient des plaies, des excoriations. Les voies digestives se prêtent très bien à l'absorption du virus morveux. Renault a rendu morveux, dans la proportion de 6 sur 9, les chevaux auxquels il faisait ingérer de la matière morveuse. On a vu des chiens, des chats, des lions, des ours, des chèvres, des moutons et même l'homme contracter la morve, les uns pour avoir mangé des viandes morveuses, les autres pour avoir ingéré des fourrages souillés, et l'homme pour avoir bu l'eau souillée par un cheval morveux. Les voies respiratoires, la muqueuse oculaire, la muqueuse utéro-vaginale, quoique se prêtant bien à l'absorption du virus, sont rarement le lieu d'élection de la contagion. La jument morveuse transmet la morve à son produit.—Le virus, mis en contact avec la voie par laquelle il doit pénétrer, est rapidement absorbé ; ainsi d'après Renault, une heure après l'inoculation il serait trop tard pour empêcher le développement de la maladie , en cautérisant le point inoculé.

Lorsque le virus s'introduit dans l'organisme, la maladie n'apparaît pas de suite à l'extérieur; il y a une période d'incubation, qui est suivie quelquefois elle-même d'une période plus ou moins longue, pendant laquelle la morve reste latente. La durée de la période d'incubation varie entre deux et douze jours ; on a prétendu qu'elle pouvait aller jusqu'à trente jours, mais c'est peut-être là une exagération provenant de ce qu'on est embarrassé pour bien reconnaître les symptômes du début. La période latente peut se confondre avec la période d'incubation et en allonger la durée au delà de plusieurs semaines, même au delà de plusieurs mois.

La morve est transmissible aux petits ruminants, moutons et chèvres, non seulement par l'inoculation, mais encore par les divers modes de contagion naturelle, par contagion volatile et surtout par contagion médiate, par ingestion ; on observe chez ces animaux une morve généralisé avec jetage, etc.

Les carnivores, chien, chat, loup, lion, ours, ne sont pas non plus réfractaires et il en est de même du lapin et du cobaye.

L'homme peut contracter la morve assez facilement ; de nombreux faits ont été observés, qui prouvent la transmission de la maladie du cheval à l'homme. La contagion peut avoir lieu par inoculation, quand l'homme, qui panse des animaux morveux ou qui manie des objets souillés, des débris, ou qui pratique une autopsie, a des blessures, des excoriations à la main. Il n'est peut-être pas impossible qu'il se contamine par l'inhalation d'un air infecté.

La morve ne naît jamais spontanément en dehors de la contagion.

Le mot *spontanéité*, appliqué au développement d'une maladie, signifie qu'elle apparaît sous l'influence d'une cause ordinaire, sans qu'il y ait eu introduction d'un contage, d'un germe provenant directement ou indirectement d'un individu malade. Ainsi comprise, la spontanéité d'une maladie contagieuse, de la morve en particulier, n'est plus guère admise de nos jours. Pourtant elle est encore acceptée par de bons esprits, et de nombreux faits sont invoqués à l'appui ; mais ces faits n'ont jamais une valeur probante. C'est ainsi qu'on prétend, sans que cela soit démontré, que la morve, qui se greffe sur une maladie suppurative, sur une maladie quelconque, est un effet de la maladie préexistante. Tous les faits invoqués à l'appui d'une démonstration en faveur de la spontanéité, sont incapables de faire naître la certitude ; et, quand on les examine de près, on s'aperçoit qu'ils ne peuvent même pas engendrer la moindre probabilité. La morve étant une maladie contagieuse, il faudrait, toutes les fois qu'on la croit spontanée, démontrer qu'elle s'est développée en dehors de toute contagion ; il faudrait pouvoir la créer à volonté, ou au moins une bonne fois ; or les spontanéistes y ont renoncé. On a vu la morve se déclarer après ou pendant certaines maladies ou certaines plaies suppurantes, et en vertu du « *post hoc ergo propter hoc,* » on en a conclu à la spontanéité : or c'est là un fort mauvais argument dans la circonstance, car en supposant qu'il n'y ait pas eu contagion, on devrait peut-être accepter une transformation de l'infection purulente en morve, et, dès lors ce ne serait pas à proprement parler la spontanéité. D'ailleurs beaucoup de causes, invoquées pour expliquer la spontanéité agiraient de la sorte, si elles étaient susceptibles de produire la morve. Certains expérimentateurs affirment avoir obtenu la morve légitime, en injectant du pus non morveux dans les veines du cheval, et disent l'avoir vu se produire à la suite d'une résorption purulente. Il s'agit de savoir si l'infection purulente peut se transformer en morve ; cela n'est guère probable, ainsi que nous le verrons plus loin. En attendant, retenons ce fait, c'est que le plus grand nombre des expérimentateurs n'ont jamais obtenu la morve avec du pus non morveux. On a vu la morve se déclarer quelquefois après une opération douloureuse, après une suppuration abondante, après un traumatisme, après des synovites articulaires ou tendineuses, après des caries, après une phlébite, après la gourme, etc., et on a cru à son apparition spontanée, sans avoir démontré qu'elle n'existait pas déjà et sans avoir prouvé qu'elle n'était pas le résultat d'une contagion ultérieure.

Ces faits sont absolument dénués de toute valeur scientifique ; ils constituent le roman de la morve.

Aujourd'hui on accuse volontiers du méfait, qui consiste à engendrer la morve, le travail épuisant et la nourriture insuffisante par la quantité ou par la qualité, parce qu'alors il y a, dit-on, rupture de l'équilibre entre la dépense et la réparation. Cette rupture d'équilibre se produit souvent, et ce n'est pas toujours dans les pays, dans les localités, dans les fermes où elle se produit le plus souvent, qu'on voit apparaître le plus ordinairement la morve. On a vu la morve ravager une écurie, parce que les chevaux avaient tout à coup travaillé sur une route plus malaisée, et disparaître ensuite quand la route devenait roulante. Ce fait ne prouve rien en faveur de la spontanéité, et c'est tout au plus s'il prouve que la fatigue peut accélérer la marche de la maladie et en accroître la contagiosité. A l'époque de la construction des fortifications de Paris, on voyait la morve plus fréquemment dans les écuries des petits entrepreneurs que dans celles des grands entrepreneurs ; et cela devait être, non pas parce que la morve étant le résultat des mauvais soins et de la mauvaise alimentation, comme on l'a prétendu, mais parce que les petits entrepreneurs s'approvisionnent ordinairement chez les marchands de bas étage, qui font parfois le commerce de la morve. On dit aussi avoir vu la morve sévir dans des écuries, après qu'on avait substitué une ration de pain à une ration d'avoine ; et ce fait doit être interprété comme les précédents, car il ne prouve rien moins que la spontanéité de la morve. Travail épuisant, fatigue outrée, nourriture insuffisante, telles sont les causes invoquées par la plupart des spontanéistes, d'après lesquels le virus morveux serait ainsi le résultat d'une sécrétion troublée, pervertie, ou d'une résorption des matières de désassimilation produites en excès.

Jadis on invoquait, avec aussi peu de raison, pour expliquer l'apparition spontanée de la morve la mauvaise hygiène, les habitations mal tenues, trop étroites, etc., les arrêts de transpiration, le mauvais choix des chevaux, leur incomplète adaptation au service exigé, les lieux humides, les climats froids et humides, les saisons à température changeante, les saisons pluvieuses, le tempérament des animaux, les maladies antérieures, surtout les maladies de poitrine, la gourme, le crapaud, les courbatures, etc.

Il n'y a pas lieu d'insister en détail sur l'action de ces diverses causes, qui sont toutes incapables de produire la morve et qui peuvent agir seulement comme débilitantes, prédisposer à la contagion, ou accélérer la marche de la morve déjà existante.

L'infection purulente peut-elle se transformer en morve ? Peut-on faire naître la morve en injectant du pus à un animal sain ? La morve peut-elle se produire à la suite d'une résorption purulente ? La réponse à cette question n'est pas bien facile ; à ce sujet, les observateurs et les expérimentateurs sont divisés. Les uns pensent qu'on peut obtenir la morve en injectant du pus dans les vaisseaux et que la maladie est quelquefois la conséquence d'une résorption purulente ; parmi eux on peut citer Renault, M. H. Bouley, Héring, Liautard, Degive, etc. D'après ces auteurs, la morve peut naître accidentellement chez un cheval à la suite d'une plaie suppurante, à la suite d'un foyer ouvert dans un vaisseau.

Or, quelle conclusion doit-on tirer des faits d'observation et d'expérimentation sur lesquels ils s'appuient ? Il est certain que la morve s'est manifestée sur des chevaux à qui on avait injecté du pus ou chez lesquels avait eu lieu une résorption purulente, et il est non moins certain que cette morve a pu être transmise par inoculation à d'autres animaux ; mais il est probable que le pus injecté ou résorbé était un pus morveux ; et il est arrivé sans doute plus d'une fois qu'on n'a pas vérifié par l'inoculation la nature de la maladie et qu'on a considéré comme la morve l'infection purulente. D'ailleurs le plus grand nombre des expérimentateurs n'ont jamais obtenu la morve en injectant ou en inoculant du pus non morveux.

La morve équine, transmise à l'homme, s'accompagne souvent de lésions analogues à celles de l'infection purulente, et il en est souvent de même quand elle est transmise au lapin. D'un autre côté, l'infection purulente prend quelquefois même chez le cheval les apparences de la morve. Ces deux affections ont des analogies au point de vue de l'anatomie pathologique ; mais elles diffèrent par les propriétés de leur contage et ne se transforment pas : la morve ne devient pas l'infection purulente simple et l'infection purulente simple ne devient pas la morve.

F. — *Diagnostic de la morve et du farcin.* — Le diagnostic de l'affection farcino-morveuse est parfois très difficile à établir, car les malades ne présentent pas toujours, tant s'en faut, tous les symptômes ou assez de symptômes visibles et bien caractérisés. Il n'y a pas à hésiter évidemment lorsqu'on se trouve en présence d'un jetage, d'un chancre et d'une glande dans l'auge bien caractérisés ; ces symptômes réunis sont suffisants et plus que suffisants même pour permettre de porter un diagnostic certain. Mais souvent ces trois symptômes n'existent pas tous à la fois. Il peut en être de même pour le farcin, qui sera facile à reconnaître quand on observera des boutons à diverses périodes de leur évolution, surtout quand il y aura sécrétion de l'huile de farcin, et quand d'autres symptômes, tels que cordes, engorgements, se montreront en même temps. Mais ici encore, il est des cas assez fréquents où l'on ne rencontre pas des signes suffisants.

Le farcin caractérisé par des boutons, des cordes, des ulcères, des engorgements, n'offrira jamais, ou presque jamais, aucune difficulté de diagnostic; l'animal qui présentera ces symptômes devra être déclaré farcineux. Mais il peut fort bien se faire qu'on observe seulement l'un ou l'autre de ces divers caractères, et alors on peut être très embarrassé. Si l'on n'observe que des boutons, on pourra hésiter certainement; on devra alors les ouvrir pour voir s'ils contiennent un produit jaunâtre, oléiforme; et s'il en est ainsi, le sujet pourra alors être suspecté très légitimement. Si les boutons sont accompagnés de cordes moniliformes le diagnostic est alors plus facile. Nous savons que le farcin se traduit quelquefois par un ou plusieurs engorgements, qui, lorsqu'ils sont seuls, sont insuffisants pour permettre de se prononcer, mais qui, s'ils sont accompagnés de boutons ou de cordes, permettent d'affirmer l'existence de l'affection. Il sera de même très difficile, pour ne pas dire impossible, de se prononcer, lorsqu'on ne rencontrera que de simples tumeurs sous-cutanées ou même des tumeurs ganglionnaires. Le farcin chronique peut quelquefois être confondu avec certaines maladies. Ainsi, dans le cours de la gourme et du horse-pox, il se produit souvent des lymphangites, suivies d'adénites, qu'il est difficile de différencier d'avec celles qui appartiennent au farcin. Pourtant, dans les cas de gourme et de horse-pox, les cordes formées ne se comportent pas comme celles du véritable farcin; ordinairement elles ne se ramollissent pas et ne s'ulcèrent pas; et si ces phénomènes se produisent parfois, la matière excrétée n'est pas oléiforme, mais plutôt puriforme; de plus, les adénites se terminent par la résolution ou par l'abcédation, contrairement à celles du farcin qui s'organisent et se caséifient. On a souvent confondu le farcin morveux avec une autre maladie, désignée sous les noms de *farcin d'Afrique,* de *farcin de caserne,* qui se décèle aussi par des boutons, par des cordes et par des tumeurs ganglionnaires, qui se comportent à peu près comme les cordes et les tumeurs farcineuses proprement dites, qui se terminent souvent par l'ulcération. Mais dans ce faux farcin, ce n'est pas un produit oléiforme qui est sécrété, c'est plutôt un produit purulent, riche en particules figurées ; et si l'on inocule ce produit au cheval, on n'obtient ni la morve, ni le farcin proprement dit, mais bien des accidents particuliers. D'ailleurs, tandis que le farcin morveux se montre sans cause appréciable à la suite de la contagion, on voit ordinairement le farcin d'Afrique faire suite à une plaie, à un traumatisme, à l'action d'une cause occasionnelle ordinaire. Pourtant la question du farcin d'Afrique, qui se montre aussi en France, et qui est curable, est loin d'être complètement élucidée.— Il ne faut pas prendre póur des plaies farcineuses les plaies estivales qui s'observent chez certains animaux ; ces plaies, quoique grenues et quoique restant longtemps sans se cicatriser, n'offrent pas les caractères des ulcères farcineux et sécrètent un produit différent. Si, malgré les symptômes que l'on observe, on se trouve embarrassé pour asseoir définitivement son diagnostic, il faudra attendre ou recourir à l'inoculation des produits morbides sur un animal solipède ou autre. Il ne faut pas, en visitant un animal suspect de farcin, sur lequel on observe un ou plusieurs des symptômes désignés, oublier d'examiner avec soin toutes les régions du corps, surtout celles où se trouvent des ganglions ; il faut porter aussi son attention sur les voies respiratoires, et surtout explorer la muqueuse pituitaire.

Le *diagnostic de la morve chronique* est très facile
à établir, si les trois symptômes cardinaux existent;
il est même parfois possible et assez facile dans
certains cas, où il n'y a pas réunion de ces trois
symptômes. Ainsi un seul tubercule, un seul
chancre bien caractérisé, suffit pour permettre d'affirmer que la morve existe. Puisque ce symptôme
pathognomonique suffit à lui seul, à plus forte raison se prononcera-t-on pour l'affirmative, s'il est
accompagné d'un ou de plusieurs autres caractères.
Les plaques, les infiltrations, que l'on observe sur
la pituitaire, sont loin d'avoir la même valeur diagnostique; mais si avec elles on observe du glandage et du jetage, on pourra encore admettre
l'existence de la morve; tandis que seules elles
ne peuvent que faire naître des présomptions, qui
pourtant se transformeraient presque en certitude,
si l'on savait que le sujet qui les présente a été
mis en contact avec d'autres animaux morveux,
ou si d'autres étaient devenus morveux à son contact. Le jetage, s'il existe seul, eût-il tous les caractères du jetage morveux, ne sera jamais suffisant pour permettre de conclure à l'existence de
la morve; mais il augmentera de valeur et de signification suivant les antécédents du malade et suivant la coexistence d'autres symptômes plus ou
moins précis. Le jetage et le glandage, observés
sur le même animal, peuvent quelquefois être
suffisants pour autoriser à porter le diagnostic
morve : mais cependant, s'ils ne sont pas très bien
caractérisés, il y aura souvent lieu de temporiser,
de faire séquestrer l'animal, en attendant l'apparition d'autres symptômes plus pathognomoniques.
La glande, lorsqu'elle existe, a une très grande valeur. Certains auteurs prétendent même que la
présence dans l'auge d'une glande bosselée, dure,
indolente, adhérente aux parties voisines est suffisante pour permettre de diagnostiquer la morve.

Pour moi ce symptôme n'est pas suffisant, à moins que des circonstances antérieures ne viennent corroborer sa signification; cependant, pour le cheval glandé, il faudra prendre des précautions, il faudra le faire séquestrer. La valeur de ce symptôme devient plus grande, s'il est accompagné d'autres signes. Il faut prendre en considération l'infiltration de la muqueuse, l'hypertrophie des follicules, la présence de plaques molles ou cicatricielles, le gonflement des sinus, les boiteries, les œdèmes, les engorgements qui se produisent sans cause connue, les modifications de la respiration, l'altération du flanc, l'épistaxis, la toux, la tuméfaction de la région testiculaire, etc. Ces divers symptômes sont adjuvants et deviennent d'autant plus significatifs, qu'ils se réunissent en plus grand nombre.

La morve chronique peut être confondue avec d'autres maladies: avec le coryza chronique, qui peut s'accompagner de jetage et de glandage ; avec la collection simple des sinus; avec la gourme ; avec la bronchite chronique; avec l'angine; avec l'anasarque; avec le horse-pox ; avec la carie dentaire, qui se fait jour par les cavités nasales, etc. Dans ces divers cas, on ne rencontre pas les symptômes propres de la morve ordinaire ; on n'observe pas de tubercules ni d'ulcérations sur la pituitaire ; et la glande de l'auge présente rarement les mêmes caractères que la glande morveuse; d'ordinaire elle n'est ni adhérente, ni bosselée, ni indolente comme dans la morve, enfin, le jetage peut bien certainement avoir des caractères plus ou moins analogues à ceux du jetage morveux, mais ordinairement, dans les affections ci-dessus énumérées, il est mucoso-purulent, grisâtre et plus ou moins épaissi.

Pour bien examiner un cheval qu'on soupçonne d'être atteint de la morve, on porte d'abord son attention sur la pituitaire; on fait tourner le cheval du côté du soleil, de façon que les cavités nasales soient bien éclairées, et l'on regarde aussi profondément que possible, pour voir s'il n'existe pas d'ulcères ou de tubercules sur cette muqueuse ; on explore en outre ces cavités à l'aide du pouce et de l'index, qu'on plonge dans les divers recoins. Puis on passe à l'examen de l'auge et à celui des autres régions où se trouvent des ganglions pour constater leur état. Il ne faut pas oublier qu'il peut exister des lésions localisées au larynx, à la trachée, au poumon ; il faut donc examiner ces organes et étudier leur fonctionnement. Il faut comprimer le larynx et la partie initiale de la trachée, pour provoquer la toux et l'expectoration. Ce moyen doit être souvent mis en pratique, car les symptômes de la morve laryngée ou trachéale, qui est plus ou moins latente, ne peuvent se constater que par ce seul moyen. Il faut donc presser la tranchée sur son trajet cervical, pour s'assurer si l'on ne provoque pas de la douleur et de la toux ; il faut saisir en même temps la langue et l'attirer au dehors, afin que l'animal ne puisse pas déglutir le produit de l'expectoration, qui s'étend dès lors sur la muqueuse linguale, où on peut l'examiner. Lorsque la matière expectorée est traversée par des stries de sang, on peut presqu'affirmer que la morve existe. Il faut aussi étudier la poitrine, surtout l'ausculter et étudier les mouvements du flanc. L'examen du cheval suspect ne doit pas s'arrêter là, il faut encore passer en revue les diverses régions qui peuvent être le siège de lésions plus ou moins caractéristiques ; il faut vérifier l'état des testicules, des mamelles, du vagin, etc. Malgré toutes ces précautions, malgré un pareil examen, il arrive trop souvent qu'on ne peut sortir d'embarras et qu'on reste dans le doute ; on doit en pareil cas prendre les mesures indispensables pour éviter la contagion, et l'on attend la manifestation d'autres symptômes plus caractéristiques. Mais comme dans ce cas il faudrait souvent attendre longtemps, on peut essayer d'autres moyens pour éclairer le diagnostic. Pour mieux examiner les cavités nasales, on peut faire coucher l'animal suspect et examiner la muqueuse pituitaire, en lui relevant l'extrémité de la tête ; il devient ainsi facile de plonger le regard profondément et d'explorer une étendue considérable. Un procédé facile à employer, mais qui n'est pas toujours suivi d'un résultat immédiat, consiste à imprimer à l'organisme suspect une violente secousse au moyen d'un ou de plusieurs purgatifs énergiques, afin d'amener une accélération dans l'évolution de la maladie et la généralisation des lésions, qui dès lors s'accompagneront de symptômes plus évidents. Si tout cela ne réussit pas, il ne reste plus d'autres ressources que l'expectation ou l'inoculation faite à un autre animal de la même espèce, à un âne par exemple. S'il s'agit de la morve, l'inoculation sera ordinairement fructueuse; et, au bout de cinq, sept, huit jours, quinze jours au plus, on sera sûrement fixé sur la nature de la maladie primitive. Cependant il ne faut rien exagérer; l'inoculation du produit d'un animal morveux peut quelquefois ne pas être suivie de morve. Lorsque l'inoculation ne réussit pas, il y a fort à présumer que le sujet, qui a fourni le produit, n'est pas morveux; mais d'une manière absolue on n'en est pas sûr, car il pourrait arriver que le produit, pris sur le sujet morveux, ne fût pas virulent. Dans ces cas, une nouvelle inoculation serait à la rigueur nécessaire. Mais par contre, si le sujet inoculé devient morveux, alors il n'y a plus lieu d'hésiter, on est sûr de l'existence de l'affection sur l'animal qui a fourni le produit inoculé.— D'après mes dernières recherches, il est démontré que le chien peut servir de réactif pour diagnostiquer la morve.

Chez le chien inoculé les accidents morbides restent ordinairement localisés au point d'inoculation. Peu de temps après l'opération, trois, quatre, cinq, six, sept jours, on voit apparaître de la turgescence dans la région ; il se forme, au niveau de chaque piqûre, une petite plaie ulcéreuse, cupuliforme, grenue, jaunâtre dans son ensemble, analogue à la plaie du farcin chronique chez le cheval. Cette plaie sécrète abondamment un pus très fluide, huileux, jaune grisâtre, qui souvent se concrète en croûte au-dessus de l'ulcère, et celui-ci n'en continue pas moins à sécréter au-dessous de la croûte ainsi formée. Pour bien observer ces caractères, il faut inoculer le chien sur la région du front, où les lésions morveuses ne peuvent pas être dénaturées par le frottement aussi facilement que dans d'autres endroits. Pendant un temps qui varie entre huit, dix, quinze, vingt, trente jours, suivant les individus inoculés, la plaie morveuse ronge, s'accroît en étendue et en profondeur ; sa sécrétion devient de plus en plus abondante et conserve ses caractères ; le produit morbide est très fluide, visqueux, jaune grisâtre, le plus souvent oléiforme et toujours plus ou moins analogue à l'*huile de farcin* des solipèdes morveux. Les tissus sous-jacents et circonvoisins sont tuméfiés, gonflés et infiltrés ; mais cette modification ne s'étend jamais bien loin. Le chien guérit assez promptement des suites de cette inoculation. Les plaies, après s'être accrues pendant quelques jours, s'arrêtent dans leur marche, deviennent rosées, leur sécrétion diminue peu à peu, elles se cicatrisent, et la virulence disparaît. Le chien, qui se guérit bien de la morve, peut la contracter et servir de réactif successivement deux, trois, quatre, cinq et sept fois. — Le cobaye peut également être employé

(MM. Bouchard, Charrin, Capitan, Schütz, Loffler) comme réactif pour le diagnostif de la morve.

Le diagnostic de la morve et du farcin aigus est très facile ; les symptômes sont très marqués, très nombreux, et se complètent les uns les autres. La maladie marche très rapidement et la mort survient vite. Parfois on peut être porté à la confondre avec le horse-pox, qui peut s'accompagner de congestion et d'éruptions pustuleuses sur la pituitaire, qui se transforment ensuite en petits ulcères ; mais ceux-ci ne tendent pas à ronger les parties voisines, ils se cicatrisent rapidement, et alors, si l'on a attendu, le doute n'est plus possible. On pourrait confondre la morve aiguë avec l'anasarque. Cette dernière affection peut, de même que la morve aiguë, marcher plus ou moins rapidement, et s'accompagner d'engorgements à la surface du corps ; elle se caractérise aussi par des taches pétéchiales à la surface de la muqueuse pituitaire, et ces taches ressemblent aux ecchymoses qui préludent au développement des tubercules morveux. Si la maladie se termine rapidement par la mort, on peut être embarrassé, on peut se trouver dans le doute, quand on n'a pas eu le temps de voir se produire des tubercules, des ulcères ; il faut alors recourir aux données que peut fournir l'autopsie. On pourrait encore être porté à confondre la morve aiguë avec la gourme maligne, avec l'affection typhoïde, avec la septicémie ; mais cependant la différence est facile à faire ordinairement, car dans ces affections on ne voit ni tubercules, ni ulcérations, etc.

Police sanitaire. — Comme pour beaucoup d'autres maladies contagieuses, le traitement curatif a ici bien peu d'importance, puisqu'on ne sait pas encore guérir la morve. Aussi n'y a-t-il pas lieu de traiter les malades quand on est en présence d'une morve bien caractérisée ou d'un farcin bien authentique.

Un traitement est indiqué seulement quand il s'agit d'animaux présentant les symptômes incomplets de la morve ou du farcin. En outre, les animaux suspects, qui sont traités, doivent être déclarés et maintenus isolés tant que dure leur état morbide, qui fait soupçonner en eux l'existence de la morve.

Dans tous les cas, il faut conseiller aux personnes qui soignent les malades les précautions nécessaires, pour qu'elles ne se contagionnent pas dans leur service.

Pour les accidents de farcin, les indications à remplir sont les suivantes :

1º Favoriser la résorption ou la maturation des tumeurs ou engorgements divers, par l'emploi des astringents sous forme de topiques, par l'emploi de préparations irritantes, résolutives, vésicantes, caustiques, fondantes, par l'application de l'onguent vésicatoire, des préparations mercurielles, par l'emploi d'un mélange de vésicatoire et de pommade mercurielle, par des applications de topique Terrat, etc;

2º Ouvrir les accidents ramollis soit avec le bistouri, soit avec le cautère, et extirper parfois certaines tumeurs, telles que les cordes ;

3º Favoriser la cicatrisation des plaies; cautériser les bourgeons exubérants, débrider les décollements ; modifier la nature des bourgeons, accroître leur tonicité. Ces indications peuvent être remplies par l'emploi des caustiques, des toniques, des cicatrisants, des antiseptiques, des médicaments aromatiques, des excitants, des astringents, des siccatifs, de l'acide phénique, des ferrugineux, des tanniques, des pyrogénés, etc., sous forme de lotions, de compresses, d'applications, etc.

Quand il s'agit d'un cheval suspect de morve, quand un animal présente certains symptômes analogues à ceux de la morve, tels que : jetage, glandage, collection des sinus, etc., sans qu'il existe des tubercules ou des chancres dans le nez, on peut recourir à un traitement local, dans le but de faire disparaître les symptômes visibles, tant qu'on a des raisons de croire qu'il peut n'y avoir qu'un simple coryza chronique, qu'une simple maladie inflammatoire. Le traitement du coryza chronique doit être mis en pratique. Pour tarir le jetage et modifier la pituitaire, on a recours aux injections détersives et astringentes, ou même légèrement cathérétiques, avec des solutions d'acétate de plomb, de sulfate de zinc, de sulfate de fer, de nitrate d'argent ; on peut aussi employer en fumigations le goudron, l'acide phénique, etc. Quand il y a collection des sinus, on pratique la trépanation, et on fait ensuite des injections, comme dans les cavités nasales. Pour les glandes, on applique le traitement déjà indiqué à propos des accidents farcineux ; on emploie les résolutifs, les maturatifs, les. vésicants, les fondants ; on ouvre les glandes, on les extirpe, on les cautérise, on facilite la cicatrisation de la plaie qui en résulte.

Si l'on a des raisons sérieuses de soupçonner l'existence de la morve, il convient de ne pas se borner à l'application du traitement local ; il faut, à moins qu'on ne préfère la simple expectative, recourir à l'emploi d'un traitement général, dans le but de modifier, d'amender la maladie, ou dans le but de porter une perturbation dans l'organisme et de rendre la morve plus rapide et plus facile à reconnaître, si tant est qu'elle existe. Dans les cas douteux, on peut administrer à l'intérieur de l'acide phénique, de l'acide arsénieux, de la noix vomique, de l'aloès ; on peut réitérer l'administration de l'aloès. on peut combiner ce moyen avec de la noix vomique.

Les solipèdes, introduits en France ou exportés, doivent être exempts de morve. Les animaux reconnus morveux seront abattus ; les animaux suspects seront séquestrés, ou bien on leur fera repasser la frontière. Les wagons qui auront servi à leur transport seront désinfectés, etc.

« Après la constatation de la morve ou du farcin, le préfet prend un arrêté portant déclaration d'infection pour mettre en quarantaine les locaux dans lesquels se trouvent les animaux malades et les placer sous la surveillance d'un vétérinaire délégué à cet effet. Cette mesure entraîne l'application des dispositions suivantes : 1° Défense d'introduire dans ces locaux d'autres animaux susceptibles de contracter la morve ou le farcin ; 2° Avertissement de l'existence de la morve ou du farcin par un écriteau placé à l'entrée principale de la ferme et sur les locaux infectés. Les animaux qui ont été exposés à la contagion restent placés sous la surveillance du vétérinaire délégué pendant un délai de deux mois. Pendant la durée de cette surveillance ils peuvent être utilisés, sous la condition qu'ils ne présentent aucun symptôme de maladie. Il est interdit de les exposer dans des concours publics, de les mettre en vente ou de les vendre ; le propriétaire ne peut s'en dessaisir que pour les livrer à l'équarrissage. Dans ce cas, ils sont préalablement marqués, et il est délivré un laissez-passer qui est rapporté au maire dans le délai de cinq jours, avec un certificat attestant que les animaux ont été abattus. Ce certificat est délivré par le vétérinaire qui a la surveillance de l'atelier d'équarrissage. Lorsque les chevaux, ânes ou mulets sont abattus conformément à l'article 8 de la loi, ou en vertu de l'article précédent, les peaux ne peuvent être livrées au commerce qu'après désinfection. Les mesures prescrites sont levées par le préfet après la disparition de la maladie et après constatation, par le vétérinaire délégué, de l'accomplissement de toutes les prescriptions relatives à la désinfection. Ceux des animaux exposés à la contagion qui ont présenté des symptômes de maladie, restent placés, pendant un délai d'un an, sous la surveillance du vétérinaire délégué et soumis, pendant ce laps de temps, aux interdictions portées par le troisième alinéa dudit article. »

La déclaration est ici, comme toujours, la condition *sine quâ non* de toutes les mesures sanitaires ; elle est très importante. Elle est prescrite par la loi sanitaire ; mais dans la pratique, les personnes, tenues de faire la déclaration, ne se conforment qu'exceptionnellement a cette exigence de la loi, et ordinairement, quand la déclaration est faite, ce n'est que tardivement. Le plus souvent les propriétaires conservent plus ou moins longtemps leurs animaux malades, sans informer l'autorité ; et il arrive qu'ils ne se mettent en règle qu'autant qu'ils ne peuvent plus faire autrement. C'est au ministère public à poursuivre les infractions commises à ce sujet et à donner ainsi des exemples salutaires pour l'avenir. Il n'est pas rare que des propriétaires, conseillés ou non par les vétérinaires, aiment mieux se débarrasser de suite, en les sacrifiant, de leurs animaux morveux, pour se soustraire à toutes les autres mesures, à toutes les autres formalités. Cette manière de faire, quoique bonne en elle-même, ne doit pas être encouragée ; il est bon que tout animal morveux soit déclaré, afin que l'autorité puisse faire rechercher si d'autres cas n'existent pas, soit dans le même lieu, soit dans le voisinage, soit dans le lieu d'où les animaux ont été tirés. En effet, l'autorité prévenue doit désigner un vétérinaire pour visiter le malade ; et l'expert a le devoir, non seulement de constater l'état de l'animal déclaré, mais aussi de s'assurer, quand il a reconnu la morve, que la maladie n'existe pas ailleurs dans le voisinage, et de procéder à une enquête sommaire pour remonter à la source de l'affection.

Le vétérinaire est tenu de déclarer les cas de morve qu'il constate chez ses clients ; il doit être condamné, s'il traite un cheval morveux, farcineux, ou suspect de morve ou de farcin, sans que la déclaration ait été faite par lui ou par le propriétaire.

Le vétérinaire délégué par l'autorité doit procéder sans retard à l'accomplissement de sa mission. La visite qu'il est chargé de faire est très importante ; elle doit être faite avec le plus grand soin, et elle doit porter non seulement sur les animaux déclarés, mais encore sur ceux qui ont été en contact direct ou indirect avec les malades ou des objets souillés, et même sur les animaux du voisinage, qui ont pu avoir des rapports avec les malades. L'examen du vétérinaire doit porter aussi sur les locaux, sur les habitations. L'expert doit toujours prendre des précautions, pour éviter de devenir lui-même un agent de propagation : après qu'il aura visité un animal malade, il se nettoiera bien les mains. Il procédera toujours méthodiquement à l'examen de chaque sujet : il examinera les cavités nasales ; il étudiera les caractères du jetage ; il vérifiera l'état des ganglions de l'auge et des autres régions ainsi que l'état des organes génitaux : il auscultera et pressera la trachée ; il provoquera la toux ; il étudiera le produit expectoré : il examinera les flancs ; il auscultera la poitrine, etc. Il examinera les habitations ; il s'assurera si le malade a occupé plusieurs places ; il déterminera les objets qui ont pu être souillés. Il recueillera, auprès de l'autorité, auprès de la police, auprès des propriétaires et gardiens, auprès des voisins, tous les renseignements qu'il pourra obtenir et qui seraient de nature à l'aider à remonter à l'origine de l'affection ou à soupçonner des cas de transmission. Et quand les animaux reconnus malades auront été en contact avec des sujets du voisinage, soit pendant le travail, soit aux abreuvoirs, soit aux pâturages, soit dans les remises, ces derniers devront être surveillés ultérieurement. Il sera bon aussi que l'expert constate l'état des animaux, la nature de leur service, le degré de leur travail, les conditions hygiéniques et alimentaires. S'il y a eu des cas de mort, il fera les autopsies pour donner plus de certitude à son diagnostic.

Après avoir fait sa visite, il donnera des conseils aux propriétaires, afin d'éviter la transmission de la morve aux autres animaux et à l'homme ; il leur indiquera les mesures à prendre provisoirement ; il prescrira la séquestration des malades et des suspects ainsi que la désinfection. Puis dans un rapport concis, clair et simple, adressé à l'autorité, il décrira ses opérations, il énumérera les principaux symptômes et les principales lésions de la maladie, il indiquera l'état des divers animaux et des habitations, les conditions hygiéniques de travail et d'alimentation. Enfin il donnera des conclusions, qui seront toujours motivées, qui devront toujours dériver de l'exposé fait dans le corps du rapport et des modes de contagion de la maladie, et qui consisteront dans l'indication des mesures de police sanitaire à prendre. Ces mesures seront indiquées et détaillées suffisamment afin que l'autorité les prescrive avec connaissance de cause et les fasse exécuter convenablement.

Quand il s'agit de la morve ou du farcin reconnu incurable, la première mesure que l'autorité doit prescrire et faire exécuter est le sacrifice des malades. Tous les animaux morveux ou farcineux incurables doivent être abattus. Cette mesure est très efficace ; elle permet d'extirper de suite les foyers de contagion. Elle est très bien indiquée dans les cas qui viennent d'être précités. Mais il n'en est pas de même dans les cas douteux. Le vétérinaire doit alors être très prudent ; il ne doit pas se déterminer avec trop de précipitation. Il doit être bien convaincu et bien sûr de l'existence de la morve ou du farcin morveux pour demander l'abatage, car le propriétaire a le droit de faire vérifier par un autre expert l'assertion de celui qui a été délégué par l'autorité ; et d'ailleurs, à l'autopsie de l'animal abattu, il sera toujours facile de reconnaître s'il est morveux et si l'expert s'est trompé. Le vétérinaire, qui se sera prononcé sans symptômes suffisants et aura demandé l'abatage, aura de ce fait encouru une certaine responsabilité morale. Après une pareille faute, il perdra de la considération dont il jouissait avant. Mais ce n'est pas lui qui sera tenu des dommages-intérêts, dus au propriétaire en vertu de l'article 1382 du Code civil ; car il n'a pas agi par lui-même, il n'a fait que conseiller l'autorité, et c'est celle-ci qui, ayant ordonné l'abatage, est responsable. Il est donc prudent et sage, pour le vétérinaire, de ne demander l'abatage qu'autant que son diagnostic lui paraît hors de toute contestation. Il n'en est pas tout à fait de même dans les régiments de cavalerie ; là on peut agir avec moins de scrupules, on peut à l'occasion demander l'abatage des animaux simplement suspects. C'est parfois même une bonne mesure, car on évite ainsi une séquestration plus ou moins longue, qui n'est pas toujours bien observée ; et d'un autre côté, il vaut mieux sacrifier un suspect, qui peut-être n'est pas morveux, que de s'exposer à conserver un malade. — Quand on en a la possibilité, on conduit les sujets qui doivent être sacrifiés à un clos d'équarrissage, où ils sont abattus et utilisés pour l'industrie. Dans les cas contraires, les animaux sont sacrifiés (assommement) sur place, puis transportés au lieu d'enfouissement, ou conduits et assommés sur le bord de la fosse. Lorsque l'abatage a eu lieu sur place, le transport des cadavres sera fait avec les mêmes précautions que pour les autres maladies ; et les mêmes règles seront aussi observées dans tous les cas à propos des fosses (profondeur, surveillance).

Faut-il enfouir les cadavres en entier ? La loi veut que les cadavres soient enfouis ; on peut enlever les peaux pour les utiliser, mais néanmoins on ne les laissera utiliser qu'après qu'on les aura désinfectées avec une solution phéniquée ou chlorurée, etc. En aucun cas, les chairs ne doivent être livrées à la consommation.—Pendant toutes ces opérations, il ne faudra jamais négliger les précautions capables de prévenir la contamination de l'homme ; les personnes exposées se laveront, cautériseront les plaies des mains, etc.—La livraison à l'équarrissage est une excellente mesure, mais seulement à deux conditions: à condition que le déplacement des malades ou le transport des cadavres ne sera pas une circonstance favorisant la propagation de la maladie ; à condition que les clos d'équarrissage seront surveillés et que les équarrisseurs ne pourront pas détourner des animaux qui leur ont été livrés pour être abattus.

Quand on livre les malades vivants, ils doivent être conduits directement, sans arrêts, et autant que possible par des chemins détournés, au clos d'équarrissage ; il faut en outre veiller à ce que l'abatage soit exécuté immédiatement et surveiller l'utilisation et la dénaturation des produits.

Après le sacrifice des animaux morveux, après le changement de place ou d'habitation, après les transports, etc., il faut faire procéder à la désinfection de tout ce qui a pu être souillé, en la faisant porter : sur les habitations et sur tous les objets souillés par les malades ; sur les moyens de transport, wagons, bâtiments ; sur les murs, le sol, les mangeoires, les râteliers ; sur les divers usteusiles et objets de pansage et de travail ; sur les fourrages, les boissons, les eaux des abreuvoirs ; sur les fumiers ; sur l'air de l'habitation. — Les agents de désinfection convenables sont : l'acide phénique, l'acide sulfureux, le chlorure de chaux, le chlore, les carbonates alcalins, etc., et par dessus tout la vapeur d'eau, dont l'emploi est excellent pour les wagons et les bâtiments de transport et en un mot pour tous les objets souillés. On fera donc des fumigations pour purifier l'air ; on ventilera ; on fera racler, nettoyer, gratter l'écurie, les divers objets, les murs, les crèches, les mangeoires, le sol, etc.; puis on fera procéder à des lavages avec l'eau bouillante ou avec des solutions bouillantes de carbonates alcalins, de chlorure de chaux, d'acide phénique, etc., à des badigeonnages avec des dissolutions concentrées de chlorure de chaux, d'acide phénique, avec un lait de chaux ; on flambera les objets capables de supporter la flamme ; on exposera au sérénage, à l'action de l'air, du soleil, de la rosée, les fourrages, les litières, les pailles, etc. ; on aérera l'habitation.

La désinfection est ordonnée par le vétérinaire ou par l'autorité ; elle doit se faire aux frais du propriétaire, d'après les indications ou sous la direction du vétérinaire, ou sous la surveillance de la police. Les divers moyens de désinfection ci-dessus énumérés peuvent être employés, mais ordinairement on procède d'une manière plus simple et plus expéditive. Je crois qu'il n'y a pas lieu en effet de chercher à compliquer l'opération, et qu'il suffit de procéder à un bon nettoyage avec la solution bouillante de carbonate de soude ou de potasse, puis de faire un second lavage avec la solution d'acide phénique ou d'acide sulfurique ou de sublimé corrosif; on peut y joindre des fumigations d'acide sulfureux. Si on avait une source de vapeur, il suffirait d'en promener des jets sur les objets à désinfecter, et tout le reste pourrait être délaissé. Enfin je crois que, sans recourir à aucun mode de désinfection, on peut, si cela ne gêne pas le propriétaire, vider l'habitation et la laisser largement ouverte pendant quinze jours ; la dessiccation aura anéanti le virus après ce laps de temps. Néanmoins, comme on ne saurait jamais être trop prudent, et comme on imputerait au vétérinaire les accidents qui surviendraient, il vaut mieux être un peu plus exigeant et faire procéder à la désinfection. Aussitôt après la désinfection, l'habitation ou les places désinfectées peuvent être réoccupées.

« La mesure de désinfection que réclament la morve et le farcin peut être circonscrite aux places occupées par les malades, dans les écuries, lorsque la certitude est acquise que ces malades n'ont pas pu en infecter d'autres par leur déplacement.

« La désinfection doit consister dans le nettoyage à fond de ces places par le lavage à l'eau bouillante alcaline et le grattage des murs, des mangeoires, des râteliers, des stalles de séparation.

« Lorsque les bois sont vieux et imprégnés de liquides, il faut les soumettre à l'action de la flamme pour les sécher et détruire dans leurs pores les matières virulentes qui peuvent y avoir pénétré avec la salive et les mucosités nasales. Les lavages complémentaires du fond des mangeoires avec une solution de permanganate de potasse ou de sublimé donnent une garantie de plus.

« Les fumiers et les restes de fourrage, extraits des râteliers des places infectées, doivent être enfouis dans le tas commun, après leur désinfection par la chaux vive ou l'acide phénique.

« Après l'enlèvement des fumiers et des litières,

il faut laver à fond le sol de la place infectée avec de l'eau bouillante phéniquée ; dans le cas où les pavés sont mal joints, il faut refaire le pavage ou tout au moins les joints en les repiquant à fond, pour remplacer les couches imprégnées de matières organiques par un ciment coaltaré.

« Dans les écuries dont le sol est formé de matériaux perméables, il y a nécessité de repiquer et de refaire à neuf, tout au moins les parties situées au voisinage de la mangeoire, qui ont pu être le plus imprégnées par les matières tombant des narines ou de la bouche des malades.

« Ces mesures doivent être appliquées à l'écurie tout entière, lorsque, comme par exemple dans les écuries d'auberge, les conditions sont réalisées pour que toutes les places aient pu être infectées.

« Une fois les lavages et les grattages opérés, les murs doivent être badigeonnés à la chaux et les objets en bois enduits de goudron.

« Il est nécessaire que tous les objets qui ont été en rapport avec les animaux malades soient ou désinfectés, ou même complètement détruits par le feu s'ils sont de trop peu de valeur pour être conservés. De cette dernière catégorie sont les éponges, les brosses, les mauvaises couvertures, les licols, les harnais de tête, les cordes d'attache, billots. Il faut soumettre à l'action du feu les objets en fer, tels que les étrilles, les mors, les chaînes d'attache.

« Les harnais qui peuvent être utilisés doivent être nettoyés à l'eau de lessive chaude, mais il faut remplacer dans ces harnais par des coussins neufs ceux qui, ayant été en rapport avec la peau des animaux malades, ont pu être contaminés par les sueurs et surtout par les matières morbides.

« Les seaux et les barbottoires qui ont servi aux malades doivent être nettoyés avec une solution bouillante de permanganate de potasse ou soumis à l'action de la flamme.

« Dans les établissements où les chevaux vont boire à de grandes auges communes, disposées dans les cours pour leur servir d'abreuvoirs, l'eau de ces auges doit être écoulée et il convient de soumettre leurs parois à un lavage à la brosse, tout particulièrement sur les margelles où la matière virulente du jetage et de la salive a pu être déposée par des malades.

« Il convient également de faire évacuer les réservoirs d'eau où l'on fait passer les chevaux, après le travail, pour les débarrasser des boues adhérentes à leurs membres et de ne renouveler l'eau qu'après un lavage au balai des parois de ces réservoirs.

« La désinfection appliquée à la morve et au farcin ne nécessite pas l'emploi de désinfectants gazeux, ces maladies n'étant pas infectieuses. »

Il peut arriver que le vétérinaire délégué ne trouve que des animaux suspects, ou qu'il y ait des suspects en même temps que des malades. On ne doit pas être aussi rigoureux pour les animaux suspects que pour les malades; on ne doit pas en demander l'abatage. Les mesures appliquées dans ces cas devront avoir pour but de faciliter l'observation des animaux et de les empêcher de communiquer avec d'autres, qu'ils pourraient infecter s'ils étaient morveux; il faut donc appliquer l'isolement, la séquestration. — On peut, si on le juge utile, demander la *marque* des sujets suspects, dans le but de permettre à la police et à l'autorité de reconnaître aisément les animaux qui auraient été déplacés, mis au travail ou exposés en vente. Il peut être utile, dans quelques cas, de ne pas se contenter du simple signalement et de recourir au moyen dont il est question. Dans ces cas on pratique la marque aux ciseaux sur la joue gauche.

Cette précaution est surtout utile quand il s'agit d'un certain nombre de chevaux suspects; et d'ailleurs il est bon, quand dans un grande écurie se trouvent plusieurs chevaux suspects et plusieurs chevaux ayant cohabité avec eux ou avec des malades, d'obliger le propriétaire à tenir un registre, sur lequel le vétérinaire sanitaire inscrira chaque cheval, avec son signalement, son état d'embonpoint, son état de santé, les symptômes qu'il présentera à chaque visite. Ainsi l'état des animaux pourra être bien suivi et bien apprécié.— Les animaux suspects de morve ou de farcin seront donc maintenus isolés ou séquestrés. La séquestration et l'isolement des suspects sont très importants; ils sont indiqués toutes les fois que des symptômes font soupçonner l'existence de la maladie; ils doivent être appliqués aux seuls animaux suspects et non aux animaux reconnus morveux ou atteints de farcin incurable, qui doivent être abattus. On doit considérer comme suspects, les individus qui présentent quelques symptômes de morve, tels que jetage, glandage, etc., ou de farcin, tels que boutons, engorgements. etc. Quant aux animaux qui ne présentent aucun symptôme, mais qui ont été en contact avec des sujets morveux ou suspects, il ne faut pas à proprement parler les considérer comme suspects au même titre que ceux qui offrent des symptômes; il faut se contenter de les surveiller, de les visiter de temps en temps. Les chevaux, qui ont cohabité avec des malades, ne sont pas tous fatalement voués à prendre la morve, il s'en faut bien; aussi je ne crois pas qu'on puisse d'emblée séquestrer des animaux, qui ne présentent aucun symptôme de morve, bien qu'ils aient été en contact avec des chevaux morveux; nous verrons ci-après comment il faut les traiter. La manière d'appliquer l'isolement ou la séquestration est bien simple : ou le propriétaire a plusieurs locaux disponibles, ou il n'a qu'une seule habitation pour ses divers animaux sains et suspects; dans la première hypothèse, on place les sujets sains dans un local et les animaux suspects dans un autre, en les isolant toutefois les uns des autres, de façon qu'ils ne puissent avoir entr'eux aucun rapport direct ou indirect; on laisse les suspects dans l'habitation où ils se trouvent déjà, ou, si on les loge dans un autre local, on a soin de faire désinfecter les places antérieurement occupées par eux. Quand il n'y a qu'une seule habitation pour les divers animaux sains et suspects, quand il n'y a pas possibilité d'en improviser une seconde, il faut désinfecter les places occupées par les suspects et reléguer ces derniers dans une extrémité de l'habitation, en les isolant les uns des autres, et en laissant entre eux et les sains une certaine distance inoccupée.

Les animaux isolés ou séquestrés ne devront pas être déplacés; une surveillance active sera exercée au nom de l'autorité par la police. La séquestration, pour parer aux dangers qu'on veut éviter, doit être exécutée avec soin; et certaines précautions sont en outre indispensables pour qu'elle puisse donner les résultats qu'on est en droit d'attendre. Les personnes chargées de soigner, panser, surveiller les animaux suspects, ne devront pas coucher dans l'écurie; elles devront se laver les mains après le pansage de chaque cheval; elles cautériseront les plaies, les écorchures qu'elles pourraient avoir aux mains. On affectera au service de chaque suspect, si cela est possible, des objets spéciaux pour faire le pansage, pour donner à manger, à boire et pour le traitement, ou sinon on nettoiera les objets chaque fois qu'ils auront servi, avant de les employer pour un autre animal suspect. En aucun cas, les objets mis au service des malades ne devront être utilisés pour le service des autres animaux sans avoir été bien désinfectés.

Combien durera la séquestration? Il est impossible de fixer à ce sujet une limite invariable; la séquestration durera plus ou moins, suivant les cas, suivant l'état des animaux. Quand les sujets séquestrés ne présenteront plus aucun symptôme, il faudra lever la séquestration, sauf à les soumettre encore quelque temps à des visites sanitaires, comme les chevaux qui ont été en contact avec des malades et qui n'offrent aucun symptôme. Quand un animal séquestré sera reconnu morveux ou farcineux incurable, il faudra en demander l'abatage. Pendant tout le temps que durera la séquestration, le vétérinaire sanitaire procédera à des visites hebdomadaires, dans le but d'apprécier l'état des animaux. On pourrait enfin appliquer la séquestration à des animaux qu'on soupçonnerait d'avoir transmis la morve, bien qu'ils ne présentassent aucun symptôme.—Les animaux malades ou suspects doivent toujours être refusés à la saillie. Les animaux suspects, guéris en apparence, et pour lesquels on a levé la séquestration, ne devront pas, ai-je dit, être tout à fait perdus de vue ; les symptômes de la morve sont quelquefois rémittents ou même intermittents, de telle sorte que des chevaux, qui ont d'abord présenté du jetage et chez lesquels ce symptôme a disparu, peuvent de nouveau présenter le même phénomène ; il faut donc les visiter de temps en temps encore pendant quelques jours, pendant deux mois ou six semaines (pendant un an, d'après le règlement d'administration publique, s'il s'agit d'animaux ayant été exposés à la contagion), tout en en permettant l'utilisation.

Le propriétaire doit, sous peine d'être poursuivi, se plier aux exigences de la loi et observer toutes les prescriptions de l'autorité. Les animau isolés ou séquestrés comme suspects de morve ou de farcin ne doivent pas être déplacés, ils ne doivent ni être exposés en vente, ni vendus, ni employés à aucun service ; et c'est pour assurer l'exécution rigoureuse de ces prescriptions que la marque et la surveillance sont utiles. Les mêmes prohibitions s'appliquent aux animaux malades ou simplement suspects non encore déclarés ; pourtant ici il y a lieu de tenir compte de la bonne foi et de l'ignorance du propriétaire qui enfreint la loi, si toutefois le contraire n'est pas démontré. Le cas est beaucoup plus grave, et expose le délinquant à toutes les rigueurs de la loi, si l'infraction a été commise après que la déclaration avait été faite, après que l'autorité avait prescrit la séquestration. Les animaux suspects, les animaux soustraits à la séquestration et saisis sur les voies publiques, sur les marchés ou sur les champs de foire, seront mis en fourrière aux frais du délinquant, sans préjudice de la sanction pénale qu'il a encourue. S'ils sont ensuite reconnus morveux, ils seront abattus ; dans tous les cas, ils resteront en fourrière tant qu'ils seront suspects, et seront soumis à des visites réitérées. Si les animaux guérissent, s'il est ensuite reconnu qu'ils ne sont pas affectés de morve, le propriétaire devra encore payer les frais de fourrière, et cela est juste, car il a commis une faute en utilisant ou en exposant en vente des sujets suspects. On a parfois conseillé aux vétérinaires de ne pas se montrer trop sévères, et de demander pour leurs clients la permission d'utiliser les animaux suspects et même les animaux farcineux à certains travaux dans des lieux isolés. Le vétérinaire ne doit jamais bénévolement prendre une pareille responsabilité.

Les chevaux qui ont cohabité, travaillé, eu des rapports avec des sujets morveux, peuvent être utilisés tant qu'ils ne présentent aucun symptôme. Il sera bon néanmoins de ne pas les faire travailler avec ceux qui n'ont pas été exposés, si

cela est possible, et de les isoler, autant que faire
se pourra, dans les habitations, aux abreuvoirs, etc. ; en outre, ils seront, pendant cinq ou
six mois (deux mois selon le Règlement d'administration publique), ou un an s'ils ont présenté
quelques symptômes, visités toutes les semaines
d'abord, puis tous les quinze jours, par le vétérinaire sanitaire. Pendant ce laps de temps, ces
animaux ne pourront pas être vendus, ou tout au
moins ils ne devront pas l'être sans que le propriétaire avertisse l'autorité et fasse connaître leur
situation au nouvel acquéreur, chez lequel ils
continueront à être soumis aux visites du vétérinaire sanitaire pendant le temps voulu.—Un abus
regrettable s'est introduit et se perpétue dans les
régiments de cavalerie, au sujet des chevaux de
cette catégorie, qui sont parfois proposés pour la
réforme, réformés et ensuite vendus à des particuliers chez lesquels ils apportent quelquefois la
morve.—Un cheval qui, ayant été en contact avec
un animal morveux, est vendu sans les formalités
précitées, tombe-t-il sous le coup de la loi du
20 mai 1833, peut-il être considéré comme suspect ?
La question a été résolue dans un sens affirmatif,
le vendeur peut être contraint de reprendre son
cheval, si l'acheteur se met en règle dans les délais
et prouve que l'animal, à lui vendu, a été antérieurement chez le vendeur en contact avec un
cheval morveux.

Quand la morve se déclare dans les écuries d'un propriétaire qui se trouve à la tête
d'un service important, et qui possède un nombre considérable de chevaux pour l'exploitation de son entreprise, quand plusieurs cas de
morve y sont constatés, on prend toutes les mesures de police sanitaire qui conviennent en
pareille circonstance, les animaux malades sont
sacrifiés, leur place ainsi que leurs harnais et les

écuries sont désinfectés, les suspects sont séquestrés pour le moindre signe pouvant se rapporter
à l'existence de la morve ; les autres sont visités
au moins une fois par semaine, et dès qu'on en
rencontre un présentant quelques symptômes, on
le séquestre aussitôt. Il est expressément défendu
au propriétaire malheureux de loger ses animaux
dans les écuries ou remises publiques, de les
laisser mettre en contact avec d'autres animaux
et de les vendre ou de les exposer en vente. Tout
cela est-il suffisant et le propriétaire peut-il, par
de nouvelles acquisitions, combler les vides que
la maladie a occasionnés dans sa cavalerie, afin
de satisfaire aux exigences de son service ? Je suis
persuadé que le propriétaire doit être autorisé à
acheter d'autres chevaux (le règlement d'administration publique semble le prohiber); les nouveaux arrivants seront soumis aux mêmes mesures
de surveillance et d'inspection que les anciens,
ils seront même utilisés et logés à part, si cela
est possible.

Les marchés et les foires aux chevaux devraient
partout être surveillés, inspectés par des vétérinaires ; et il serait bon que l'autorité fît opérer
de temps en temps des inspections générales dans
les localités où règne la morve. Les vétérinaires,
chargés du recensement des chevaux, doivent en
même temps passer une visite sanitaire de tous
les animaux qui leur sont présentés; ils ont déjà
rendu des services à ce sujet, et il est à espérer
qu'ils en rendront de plus grands encore.

L'autorité peut, si elle le juge à propos, ordonner des visites domiciliaires chez les propriétaires soupçonnés de recéler des animaux morveux. Enfin l'autorité, qui a fait saisir un animal
venant d'une autre localité, doit informer l'autorité
du lieu d'origine, afin que celle-ci puisse faire
rechercher s'il n'existe pas dans son ressort

d'autres animaux morveux. Il serait bon d'obliger les équarrisseurs à déclarer tous les cas de morve qu'ils ont l'occasion de constater. Les chevaux livrés à la boucherie devront toujours être très sérieusement visités sur pied et après l'abatage ; et tous ceux qui seront morveux ou suspects seront impitoyablement refusés.

CHAPITRE IX

DOURINE

La dourine, assez fréquente en Algérie, s'observe quelquefois en France où elle est importée : c'est une affection générale et contagieuse, qui se décèle par des symptômes locaux dans les régions des organes génitaux, par des modifications dans les fonctions de nutrition et de relation, par de l'amaigrissement, par des faiblesses, par des paralysies, par l'apparition de tumeurs à la surface de la peau, et qui entraîne des altérations ganglionnaires, des lésions dans le système musculaire et dans le système nerveux.

Caractères de la maladie. — La dourine est particulière aux solipèdes et s'observe principalement chez les reproducteurs (étalons, juments). C'est une maladie à marche ordinairement lente : elle peut durer de quelques mois à un an et au-delà.

On peut lui reconnaître plusieurs périodes. Pendant la première période, ce sont les symptômes locaux qui prédominent. Ces symptômes sont le résultat de modifications survenues dans les organes génitaux ; ils sont variables, suivant qu'il s'agit d'animaux mâles ou d'animaux femelles.

Au début, les symptômes qui se montrent chez l'étalon sont peu apparents et peuvent passer plus ou moins longtemps inaperçus. Ce qui fait quelquefois soupçonner l'existence de la maladie chez l'étalon, c'est la contamination des juments qu'il a saillies, car les symptômes du début sont plus prononcés et plus prompts chez les femelles. Bientôt cependant on observe des symptômes du côté des organes génitaux, quoique l'état général reste encore satisfaisant.

Le fourreau se tuméfie, s'œdématie; son tissu conjonctif s'infiltre. Le gonflement est plus ou moins étendu; tantôt il ne se manifeste que d'un côté; tandis que d'autres fois il s'étend sur toute la région, aux bourses et même au delà. Il est d'abord chaud et un peu douloureux, mais il ne tarde pas à devenir froid et insensible; c'est alors un véritable œdème passif, qui disparaît souvent au bout de quelques jours et revient ensuite. La verge est parfois froide, flasque, quasi paralysée, plus ou moins pendante au dehors; quelquefois au contraire elle est vivement rétractée; elle aussi, est souvent gonflée, œdématiée. On constate souvent une uréthrite légère; la muqueuse du méat urinaire est plus rouge, enflammée, plus épaisse et plus humide qu'à l'état normal, ce qui dénote un léger état catarrhal. Il y a aussi dysurie, difficulté pour uriner; les animaux se campent fréquemment et urinent souvent, mais peu à la fois; l'émission de l'urine est douloureuse; elle s'accompagne quelquefois d'une plainte et du trépignement des membres postérieurs; les urines sont plus visqueuses et plus épaisses qu'à l'état normal. Sur la peau du scrotum, sur le fourreau et sur la verge même, apparaissent souvent des éruptions, qui pourtant ne sont pas constantes, qui ne se montrent pas chez tous les malades, qui d'ailleurs peuvent disparaître au bout d'un certain temps pour reparaître de nouveau quelque temps après. Ces éruptions consistent tantôt en mar-

brures, tantôt en taches rougeâtres, en ecchymoses, tantôt en papules, tantôt en vésicules,
tantôt en petits boutons; parfois ce sont de véritables plaques analogues aux plaques muqueuses,
formées par un exsudat séro-sanguinolent dans
l'épaisseur du derme, et présentant un aspect jaunâtre foncé, violacé ou maculé. Quelquefois, bien
que très rarement, on observe sur la verge et sur
le fourreau de petites ulcérations passagères. A ce
moment le sujet est déjà dans un état morbide
assez prononcé; une atteinte grave est portée à
l'organisme; l'étalon malade a une ardeur bien
moins prononcée pour accomplir l'acte du coït;
les érections sont moins fréquentes, moins complètes, plus difficiles, plus lentes; le champignon
est devenu plus volumineux, il est infiltré, engorgé; il y a paraphymosis; le coït est devenu
plus difficile et douloureux. Les testicules deviennent quelquefois le siège d'une inflammation; ils
sont plus volumineux, chauds et douloureux à la
pression: c'est surtout l'épididyme qui est douloureux et engorgé, il peut y avoir de l'épididymite.
Les ganglions deviennent malades, ceux de l'aine
sont les premiers atteints ;ils sont engorgés, tuméfiés, durs, et le plus souvent indolents; ils n'ont
aucune tendance à s'abcéder; la dureté persiste.
Tous ces symptômes ne se trouvent pas associés sur le même malade; et d'ailleurs il suffit
d'en observer un, deux, trois des plus importants,
pour être en droit de soupçonner l'existence de
la maladie.

Chez les juments, les caractères locaux sont plus
prononcés et plus faciles à constater que chez les
mâles. La vulve est gonflée, œdématiée ; cette tuméfaction s'étend plus ou moins ; elle est
unilatérale ou bilatérale ; au début elle est chaude
et un peu douloureuse, mais dans la suite elle
devient froide et indolente ; elle est surtout pro-

noncée au pourtour de la vulve, mais elle peut s'étendre au périnée et même jusqu'aux mamelles. La vulve, ainsi tuméfiée, est le siège d'un prurit assez intense, qui porte la malade à se frotter. La muqueuse vulvaire est boursoufflée, épaissie, rougeâtre, irritée, congestionnée, quelquefois violacée ; mais ordinairement cette coloration est irrégulière, on y aperçoit des marbrures, des ecchymoses en certains points ; il y a une infiltration manifeste du tissu de la muqueuse et du tissu sous-muqueux. La muqueuse est d'abord plus humide ; puis elle devient catarrhale et donne écoulement à une matière sanieuse, mucoso-purulente, irritante, plus ou moins abondante suivant les cas et suivant les circonstances. Chez la jument, comme chez le mâle, on observe parfois des éruptions polymorphes, telles que des exanthèmes, des vésicules, des papules, des pustules, des taches dépigmentées, des follicules hypertrophiés, des ulcérations, des cicatrices, des plaques muqueuses jaunâtres. Ces éruptions ne sont pas constantes, mais on les observe plus souvent chez la jument que chez le mâle. Elles évoluent assez rapidement ; au bout de 10 ou 15 jours elles peuvent disparaître; quelquefois elles se terminent par l'ulcération et celle-ci se cicatrise plus ou moins lentement. Après avoir disparu, elles peuvent réapparaître une seconde et une troisième fois durant le cours de la maladie. On les rencontre sur la muqueuse vaginale, sur la muqueuse vulvaire, sur la peau de la vulve et même parfois jusque sur le périnée, sur le plat des cuisses et dans d'autres régions de la peau. Le clitoris tuméfié est dans un état d'éréthisme plus ou moins prononcé, on croirait avoir affaire à une jument en chaleur. Les urines sont plus épaisses, plus sédimenteuses, plus plâtreuses ; elles sont rendues plus fréquemment et en petite quantité à la fois; l'émission en est douloureuse.

M. Peuch a observé en 1880, une épizootie de horsepox, dans laquelle la maladie s'était propagé par le coït et se caractérisait par une éruption dans la région des organes génitaux (éruption ou traces d'éruption, plaies, cicatrices sur la peau de la vulve, de la queue et du périnée chez la jument, mêmes lésions sur le pénis chez l'étalon). L'inoculation a permis à notre collègue de vérifier très exactement la nature de la maladie. Ce fait permet de supposer très légitimement qu'on a parfois pris pour la dourine une simple éruption de horsepox, ce qu'il faut savoir éviter quand il s'agit de l'application de mesures sanitaires.

Bientôt la maladie se généralise, les fonctions se troublent, les malades deviennent tristes et perdent de leur vivacité ; ils ont parfois un peu de fièvre de temps en temps ; le dos se vousse ; les reins deviennent plus sensibles, et il en est de même de toute la surface cutanée. Bientôt aussi un affaiblissement manifeste du train postérieur se fait remarquer ; la marche devient moins agile et moins régulière ; si on soumet le sujet à l'allure du trot, il fléchit parfois brusquement sur les membres, surtout au niveau des articulations inférieures. L'appétit est conservé, mais il devient moins régulier, il est parfois capricieux ; la respiration s'accélère, mais seulement pendant l'exercice, car pendant le repos elle est souvent plus lente. Le première période peut durer plusieurs mois ; la maladie passe insensiblement à sa seconde étape.

A cette deuxième phase les symptômes locaux disparaissent quelquefois ; ordinairement ils s'amoindrissent ou se modifient ; certains persistent et s'aggravent même (engorgement, état catarrhal) ; d'autres disparaissent, mais réapparaissent plus tard aux mêmes sièges ou ailleurs (éruption) ; enfin certains symptômes locaux apparaissent encore pendant cette période (plaques cutanées, etc.). Néanmoins ce qui domine alors, ce sont les symptômes généraux, les modifications fonctionnelles, que la généralisation de la maladie amène. A ce moment les fonctions de nutrition et de relation sont de plus en plus troublées; la respiration et la circulation semblent se ralentir au dessous du chiffre normal, mais elles s'accélèrent vite au moindre exercice ; la température est moins élevée; le sang devient plus pauvre; les malades maigrissent très vite, d'abord dans le train postérieur et ensuite dans tout le corps. Les urines deviennent plus rares, plus chargées, plus visqueuses. Les femelles en état de gestation avortent souvent. La sensibilité de la peau est exagérée, surtout sur la colonne dorso-lombaire. On observe des faiblesses musculaires, et plus tard des quasi-paralysies ou de véritables paralysies dans plusieurs régions. Le décubitus est plus fréquent et plus prolongé. Pendant la station, les malades engagent plus qu'à l'état normal leurs membres sous le tronc, d'où résulte un rétrécissement de leur base de sustentation ; ils changent très fréquemment le membre postérieur qui est à l'appui, aussi semblent-ils trépigner ; les membres sont irrégulièrement placés, et il n'est pas rare d'observer, en même temps que la voussure en contrehaut de la colonne vertébrale, une déviation à droite ou à gauche du rachis et un rapprochement anormal entre les deux pieds d'un bipède latéral, alors que ceux du bipède opposé sont fortement écartés. La démarche est roide, parfois mal coordonnée ; la croupe est vacillante ; les membres postérieurs se détendent moins énergiquement ; ils fléchissent facilement aux allures vives. Le trot est pénible ; le cabrer devient difficile et bientôt impossible. Parfois on constate des boiteries, qui apparaissent subitement, sans cause appréciable, ou qui sont dues à

une arthrite, à une synovite, à un gonflement
œdémateux du membre. Ces boiteries, quand aucun
accident local ne les explique, sont dues à des
douleurs musculaires, et peut-être à des altérations musculaires en voie de se produire; ordinairement elles disparaissent seules après avoir
duré quelques jours, mais elles peuvent se reproduire. Il y a parfois de la paraplégie; on peut
observer aussi des paralysies partielles des lèvres,
des joues, des paupières, des oreilles, etc. Ces
diverses paralysies peuvent disparaître momentanément, en laissant après elles un état de faiblesse
plus ou moins marqué. Il se produit quelquefois
des arthrites, des synovites, des œdèmes, des gonfle-
ments au niveau de certaines articulations.— C'est
pendant la seconde période, qu'on voit apparaître
des tumeurs plates, développées dans l'épaisseur
du derme et dans le tissu conjonctif sous-cutané.
Ces tumeurs sont ordinairement peu nombreuses
à la fois; mais, après avoir disparu, elles peuvent
se montrer à plusieurs reprises dans le cours de
la maladie, aux mêmes régions ou dans des régions
différentes. On les rencontre dans diverses régions, à l'encolure, aux épaules, aux côtes, au
ventre, aux flancs, aux membres, etc. Elles sont
arrondies, discoïdes, peu proéminentes, aplaties,
variant en étendue depuis celle d'une pièce de 1 fr.
jusqu'à celle de la paume de la main, molles, œdémateuses, peu chaudes, peu douloureuses; elles
sont formées par une infiltration du tissu du derme
et du tissu conjonctif sous-cutané; elles apparaissent d'emblée; elles persistent quelques jours, et
elles disparaissent ensuite, le plus ordinairement
sans laisser de traces et sans avoir fourni aucune
sécrétion, mais quelquefois après avoir fourni une
exsudation, dont le produit s'est concrété à leur
surface.

Il n'est pas rare de voir survenir certaines complications, telles que la mammite, l'orchite, l'épididymite, l'inflammation du cordon testiculaire, l'hydrocèle, un état catarrhal de la conjonctive et de la pituitaire, l'ophthalmie, des abcès dans le tissu conjonctif du bassin, des adénites chroniques à l'aine, à l'auge, qui ne tendent pas à la suppuration. On a remarqué que la corne des animaux atteints de la dourine pousse irrégulièrement; les sabots présentent des cercles plus ou moins irréguliers.

Les symptômes de la deuxième période s'aggravent de plus en plus; l'appétit diminue de plus en plus; la station devient de plus en plus pénible; les sujets atteints ont beaucoup de peine à se déplacer; l'affaiblissement devient plus général; les malades restent presque constamment couchés; les paralysies s'aggravent, d'autres se produisent; l'émaciation est très accusée; il se déclare un état cachectique très prononcé, et la mort arrive par consomption ou par l'effet d'une maladie intercurrente (pneumonie métastatique, morve, etc).

Le diagnostic de la dourine est souvent assez difficile à établir d'une manière absolument sûre. Les symptômes signalés ne se montrent pas tous, et ceux qui apparaissent se montrent successivement; aucun d'eux n'est d'ailleurs bien pathognomonique. Pour soupçonner légitimement l'existence de la dourine, il faut assister à son évolution, il faut suivre attentivement les malades, il faut voir se dérouler une partie du tableau symptomatologique. Dans tous les cas, les renseignements, la connaissance des antécédents et des rapports des malades seront d'un puissant secours pour reconnaître sans hésiter la maladie du coït; ainsi lorsque l'étalon suspect aura rendu malades les juments qu'il aura saillies, il n'y aura plus lieu d'hésiter pour le déclarer malade.

La dourine est une maladie essentiellement contagieuse. De tout temps on a pu reconnaître que la

maladie du coit se transmet et se progage par la
saillie. Elle peut aussi se transmettre sans le coït;
on l'a parfois observé, parait-il, sur des animaux
hongres, et l'on est disposé à admettre qu'elle peut
leur avoir été transmise au moyen des éponges, qui
avaient servi au pansage des malades et qui s'étaient
imprégnées de matière morbide. Enfin la mère peut
communiquer la maladie au fœtus; la voie utérine
permet donc la transmission de cette affection.—La
période d'incubation n'est jamais longue chez la
jument, elle dure de 1 à 8 jours. Elle reste la même
chez les mâles, et si quelques auteurs lui assignent
une durée de 60 jours, c'est parce que les premiers
symptomes étant peu visibles chez l'étalon, on a mis
au compte de la période d'incubation ce qui appartient à la période pendant laquelle la maladie,
quoique déclarée, est mal caractérisée et reste plus
ou moins latente.

Il est impossible, pour le moment, de fixer l'époque
à laquelle disparait la virulence lorsque les malades
guérissent; il serait pourtant bon de le savoir, pour
être fixé sur le moment auquel il convient de permettre aux étalons de reprendre leur service et aux
juments de recevoir le mâle.

Police sanitaire. — Dans les cas les plus favorables, on ne peut espérer la guérison avant un
mois, avant un mois et demi, et elle peut se faire
attendre trois mois et même jusqu'à vingt mois,
parait-il. Dans le choix des médicaments, on évitera soigneusement d'employer ceux qui débilitent
l'organisme, tels que les altérants, les mercuriaux,
les iodurés, etc. On entourera les malades de bonnes
conditions hygiéniques, soit au point de vue de
l'habitation, soit au point de vue de l'alimentation,
soit au point de vue du travail. Le repos est nécessaire; on cherchera à réveiller, à stimuler et à
maintenir l'appétit, à reconstituer et à fortifier l'organisme, à prévenir et à combattre les complica-

tions. On aura donc recours à l'emploi des toniques, des toniques amers, de la gentiane, des toniques analeptiques, des toniques ferrugineux, des tanniques, des excitants toniques. Un traitement, comprenant l'emploi de l'essence de térébenthine pour stimuler l'appétit et l'emploi de la fibrine ou de la chair musculaire, du fer et de l'arsenic pour reconstituer l'organisme, a eu donné de bons résultats à M. Trélut, de Tarbes, qui a d'ailleurs aussi bien réussi, en employant l'arsenic sans le fer et sans la fibrine. L'acide arsénieux est donc l'agent efficace pour amener la guérison de la dourine. Mais il ne faut pourtant pas compter d'une manière absolue sur son action curative; ainsi en 1877, il a été impuissant à l'Ecole de Lyon. Quand les symptômes locaux surviennent, il faut les combattre par des moyens appropriés. Contre les écoulement morbides, on emploiera les astringents, et de préférence ceux qui en même temps sont toniques (ferrugineux, tanniques, cupriques); contre les engorgements, on emploiera les excitants locaux, l'essence de lavande, l'alcool camphré, l'eau sinapisée, le liniment ammoniacal; on peut même pratiquer des scharifications. Les mêmes médicaments et la teinture de voix vomique peuvent être utilisés en frictions contre les faiblesses et les paralysies; en outre il convient alors d'administrer la noix vomique à l'intérieur.

La déclaration des animaux atteints ou suspects de dourine doit être faite aux autorités municipales et elle doit être suivie de *la visite* des animaux déclarés, par un vétérinaire sanitaire qui sera chargé de les suveiller.

La *séquestration* doit être ordonnée et appliquée aux malades et aux suspects, dont l'état maladif est encore mal ou incomplètement caractérisé. Ces derniers seront observés et attentivement surveillés. La maladie étant curable, on prescrira pour tous les malades, à titre de mesure sanitaire, un traitement rationnel dans le but d'abréger la durée de l'épizootie et la durée du danger. La contagion se faisant ordinairement par le coït, pouvant aussi avoir lieu par la voie utérine de la mère au fœtus, et étant peut-être susceptible de se produire à la suite de l'emploi de certains objets souillés par les malades, il suffira de parer à ce triple danger; aussi la séquestration devra-t-elle être adoucie autant que possible. Il suffira d'empêcher l'emploi des étalons pour monte, d'empêcher qu'on présente les juments à la saillie et d'affecter exclusivement au pansage des malades, des instruments et des objets ad hoc.

On peut faire *marquer* le malade à la joue gauche pour faciliter leur surveillance, mais on se contente généralement du signalement.

On peut à la rigueur se passer de la séquestration, en castrant les étalons malades, et en bouclant les juments infectées; l'accouplement sera ainsi rendu impossible, et il suffira de traiter les animaux malades. Ce système est à conseiller toutes les fois que les propriétaires consentiront à laisser pratiquer les opérations dont il est question.

Combien doivent durer la séquestration et la surveillance? Il semble que, après le rétablissement complet de la santé et la disparition de tout symptôme, l'animal n'est plus dangereux et peut être livré immédiatement à la reproduction ; pourtant il faut être très circonspect et exiger encore une attente d'un an après la guérison pour lever toute mesure de surveillance, qui cessera de plein droit s'il s'agit d'étalons que le propriétaire aura fait castrer.

Pendant la durée de la surveillance dont ils sont l'objet, les animaux malades ne doivent pas être employés à la reproduction ni faire l'objet d'aucune transaction commerciale ; toutefois le maire peut autoriser la vente des étalons que le vendeur ou l'acheteur s'engagent à faire émasculer dans les quinze jours, mais à la condition qu'il sera justifié de l'exécution de l'opération par un certificat du vétérinaire qui l'aura pratiquée.

Quand la mort survient, on livre les cadavres à l'équarrissage, ou on les enfouit, après les avoir débarrassés de leurs peaux, qui sont utilisées pour l'industrie.

Une désinfection légère, portant sur le râtelier, la mangeoire, les bat-flancs et les murs, jusqu'à la hauteur de la croupe, devra être pratiqué, d'après les règles ordinaires dans les places laissées par les malades ; les litières souillées par les malades seront enlevées et abandonnées à la putréfaction avec les fumiers.

Quand la maladie régnera ou se sera introduite dans une localité, il conviendra que l'autorité en avise les propriétaires voisins et leur indique les animaux dangereux. Il sera bon aussi qu'elle fasse rédiger, par le vétérinaire, des instructions à l'adresse des propriétaires et des étaloniers pour leur apprendre à reconnaître la maladie et à l'éviter.

Dans les communes ou la maladie règne et dans les communes voisines, il faudra que les étalons particuliers soient visités de temps en temps, tous les quinze jours par un vétérinaire qui portera surtout son examen sur les organes génitaux ; et il faudra exiger que les propriétaires d'étalons soient porteurs d'un certificat de santé, qui sera une garantie pour les propriétaires de juments. D'un autre côté, ces derniers devront faire visiter leurs juments et se faire délivrer un certificat de santé avant de les présenter à l'étalon. Dans tous les cas toute jument, présentant quelque symptôme de dourine ou de morve, doit être impitoyablement éloignée de la saillie. Les solipèdes reproducteurs,

introduits en France et venant de Syrie ou d'Algérie,
doivent être visités à leur arrivée et surveillés
ensuite pendant quelque temps.

CHAPITRE X.

RAGE.

La rage est une maladie virulente décélée par
des symptômes nerveux, accompagnée souvent de
fureur, caractérisée par une altération primordiale
des centres nerveux, et dont le contage existe dans
la salive. Cette maladie, bien que relativement rare,
si on la compare à d'autres affections presque aussi
graves et aussi souvent mortelles, est partout celle
qui inspire le plus d'effroi à l'homme, parce qu'elle
occasionne des souffrances affreuses, tout en laissant aux malades l'intelligence, qui leur permet
d'apprécier toute la gravité de leur état. Il importe
donc de prévenir par tous les moyens possibles, par
l'application de mesures sanitaires rigoureuses, la
transmission de la rage ; et il faut avant tout connaitre exactement son expression symptomatologique, il faut savoir la reconnaitre ou au moins la
soupçonner même au début, alors que, sans s'accompagner de fureur, elle peut déjà se transmettre.

Caractères de la maladie. — Il règne certains
préjugés dans le vulgaire qu'il faut faire disparaitre,
parce qu'ils peuvent occasionner de graves mécomptes. Ainsi, c'est à tort qu'on exclut l'idée de
rage, quand on voit un animal manger, boire,
n'avoir pas horreur de l'eau, ne pas devenir furieux.
La maladie présente chez les animaux de l'espèce
canine une expression variable ; elle ne débute jamais par la fureur, et, quand celle-ci se déclare,
la maladie peut exister déjà depuis plusieurs jours;

enfin il est des cas assez nombreux, où la fureur ne se montre jamais. Malgré l'absence de ce symptôme, la rage n'en est pas moins contagieuse, et le chien enragé qui n'est pas encore furieux, comme celui qui ne le devient jamais, peut transmettre la maladie aux personnes qu'il lèche, car sa salive est virulente. On distingue deux formes de rage chez le chien : une rage qui s'accompagne de fureur, qui est la plus fréquente, et qui peut offrir des degrés nombreux; une rage non furieuse, tranquille, muette, mue, silencieuse, qui ne s'accompagne pas de fureur, ni d'aboiements, dans laquelle il y a paralysie des masséters et écartement des mâchoires.

La rage du chien, qui s'accompagne de fureur, présente trois périodes, une *période initiale* ou de *mélancolie ;* une *période d'état, d'excitation,* de *manie,* de *fureur;* une *période finale* ou de *paralysie.* La rage débute par une modification du caractère et des habitudes de l'animal, qui devient triste, inquiet, sombre, taciturne, moins attentif, moins vigilant, qui recherche le calme, la solitude, l'obscurité, qui se cache, qui reste parfois somnolent, abattu et grogne quand il est dérangé. Ordinairement le malade est en proie à une agitation presque continuelle; il ne peut rester en repos; il se couche, il se lève, va, vient, arrange, dérange son lit, l'éparpille, gratte le sol, flaire, lèche les objets froids. Son inquiétude et son agitation vont croissant. Il est moins docile, moins obéissant, mais il ne mord pas et il respecte encore les personnes qu'il connaît et ses maîtres. Parfois même il devient plus affectueux pour son maître qu'il lèche et qu'il implore avec un regard triste. Pourtant le plus souvent il répond avec moins d'empressement; et quand il s'approche de la personne qui l'appelle, il agite moins vivement la queue et le reste du corps, sa physionomie reste triste et il retourne promptement à sa solitude. Souvent on constate des alter-

natives d'agitation et d'abattement, de somnolence
même ; et d'ailleurs, suivant les individus, les modifications sont plus ou moins prononcées ; quelquefois les animaux sont devenus plus irritables,
et s'ils ne cherchent pas à mordre quand ils ne sont
pas excités, ils grognent dès qu'on les dérange. A
cette période, comme plus tard du reste, le senti-
ment maternel semble exalté, la chienne lèche plus
souvent ses petits. La voix ne tarde pas à se modifier ; le chien enragé pousse de temps en temps, sans
y être provoqué, un hurlement particulier, sorte de
cri de détresse, qui est très caractéristique et qui
a une très grande valeur diagnostique. En outre la
voix devient rauque, se voile, et l'aboiement prend
un timbre de pot fêlé. Le hurlement rabique est
lugubre, sinistre ; le chien, au moment où il le
pousse, est assis ou debout, le museau en l'air, il
commence à pousser un aboiement rauque et le
termine par un hurlement plus élevé sans fermer
les mâchoires. Il se produit des modifications de
plus en plus manifestes et très importantes au point
de vue du diagnostic, dans la sensibilité et dans
l'impressionnabilité des malades. La sensibilité du
chien enragé diminue, tandis que son impressionnabilité augmente. Il survient progressivement une
anesthésie de plus en plus marquée dans le système
nerveux périphérique ; la sensibilité est émoussée
et parfois annihilée ; les chiens enragés ne perçoivent pas ou perçoivent à peine les sensations douloureuses, aussi endurent-ils parfois, sans se
plaindre, les coups, les piqûres, les blessures, les
brûlures ; quelquefois même ils se mordent et se
déchirent eux-mêmes et n'hésitent pas à saisir à
pleines dents une barre de fer chauffée au rouge.
Ce n'est pas à la période initiale, qu'on peut voir
une modification si accentuée, mais il y a lieu néanmoins de tenir grand compte de la diminution de la
sensibilité et de se méfier des chiens chez lesquels

on la constate. La diminution et la perte de la sensibilité ne sont pas accompagnées de la perte de l'instinct de conservation ; le chien enragé fuit le feu et la pince qu'on avance pour le saisir, lorsqu'il a déjà éprouvé une fois son action. L'excitabilité centrale, l'impressionnabilité est exagérée, et ce qui le prouve c'est l'agitation, l'irritabilité du malade, c'est surtout la fureur, la tendance à mordre et à attaquer qu'il témoigne, quand il se trouve en présence d'un animal de son espèce. Beaucoup d'animaux enragés sont pareillement impressionnés à la vue d'un chien et deviennent agressifs. Le chien peut donc être employé comme réactif ; mais lors même qu'il n'aura pas excité de la fureur, il ne faudra pas conclure à la non-existence de la rage, car assez souvent des animaux enragés ne sont nullement impressionnés par la vue d'un chien. La rage même débutante entraîne toujours une aberration progressive et plus ou moins prononcée des sens. Les malades ont des hallucinations ; la vue, l'ouïe, l'odorat, le goût sont pervertis. On les aperçoit de temps en temps se comporter comme s'ils voyaient, comme s'ils entendaient ou sentaient, alors que rien ne peut frapper leurs sens. L'œil est injecté, le regard est triste, sombre, vague et fixe sans que l'animal semble voir clairement ; il y a photophobie ; l'animal semble par moments attentif ; il reste immobile ; il semble voir un objet dans le vide et il se précipite tout à coup comme pour saisir une mouche au vol, il happe dans le vide. Il éprouve parfois du prurit dans l'oreille ; il écoute ; il tend l'oreille comme pour percevoir un bruit qui serait produit près de lui ; puis il s'élance en hurlant contre le mur, comme s'il y avait un ennemi de l'autre côté. L'ouïe est d'ailleurs surexcitée par le moindre bruit ; parfois cependant elle est affaiblie. L'odorat est perverti ; l'animal flaire de tous côtés, sans que rien de particulier soit venu l'impressionner. Fré-

quemment l'œil s'altère, devient chassieux; il se
produit souvent des plaies sur la cornée; mais ces
altérations arrivent ordinairement plus tard. La
locomotion est encore normale au début de la maladie; elle devient ensuite plus raide et trottinante,
quand le mal est avancé. Le chien enragé mange
et boit au début de la maladie; il n'est pas hydrophobe, et quand il cesse de boire, c'est qu'il ne
peut plus déglutir; mais même alors il essaie encore de boire; on a vu des chiens enragés se jeter
à l'eau et passer une rivière à la nage. L'appétit
est également conservé, quelquefois accru, ordinairement diminué; le malade mange encore; puis
survient l'inappétence, le dégoût, ou l'appétit se
déprave; et alors le malade lèche son urine, mange
ses excréments, ingère des corps étrangers à son
alimentation. Il se produit parfois des vomisse-
ments avec ou sans matière sanguinolente, suivant
que l'animal s'est ou non lésé en ingérant des
corps étrangers. La muqueuse de la bouche se
congestionne; la salivation devient plus abondante;
la bave est parfois sanguinolente. Un spasme se
produit au niveau de la gorge, et le malade exprime
la sensation douloureuse qu'il éprouve au gosier,
en faisant avec les pattes les gestes d'un chien qui
a un os dans le pharynx. Bientôt il y a dysphagie,
paralysie de la gorge; la déglutition finit par devenir impossible, puis survient la paralysie des
masséters; la gueule reste béante et la muqueuse
buccale devient violacée; il y a ordinairement constipation. La respiration s'accélère et devient troublée. La circulation devient plus vite, irrégulière;
il y a parfois de l'intermittence dans les battements
cardiaques. Les muqueuses s'injectent. La température s'élève. Quelquefois on constate des frissons,
des tremblements généraux chez certains malades.
L'orgasme génitale est plus prononcé; le chien enragé se lèche fréquemment les organes génitaux et

semble avoir des instincts génésiques plus accusés. Les urines sont plus denses, plus riches en urée et en principes salins, en phosphates, en sulfates ; elles contiennent de l'albumine et des matières colorantes de la bile ; elles sont plus odorantes. Fréquemment la cicatrice, résultant de la morsure ou de l'inoculation, devient hypérhémiée, prurigineuse, « *ea pars prepatitur quæ morsu vexata fuerit.* »—La rage peut être reconnue d'après les symptômes du début, et il devient difficile de la méconnaître quand la fureur se manifeste. Ce symptôme se montre plus ou moins vite ; il est plus ou moins prononcé, suivant les individus et suivant les excitations dont ils sont l'objet. Les chiens dociles, habitués à la société de l'homme deviennent moins furieux que les chiens naturellement irritables, que les chiens de garde, etc. Ils restent plus longtemps sans témoigner de l'envie de mordre, et lorsqu'ils commencent à mordre les personnes étrangères, ils respectent encore les personnes qu'ils connaissent. Quand la fureur se manifeste, les symptômes qu'on observe sont variables, suivant que le malade est enfermé ou selon qu'il est en liberté. Dans la première hypothèse on observe les symptômes suivants : la physionomie du malade est profondément modifiée ; l'œil est triste, sombre, cruel et laisse par moments échapper des reflets fulgurants à travers la pupille plus ou moins dilatée, pour redevenir ensuite terne, sombre et farouche ; l'animal est facilement irritable ; il saisit et mord silencieusement l'objet qu'on lui présente sans s'acharner : il ne donne qu'un coup de mâchoire et retourne ensuite au fond de sa niche. Mais il s'acharne, hurle et aboie si on l'excite ; il bondit contre les parois de sa loge ; il mord avec acharnement et violence, au point de se briser les dents et quelquefois la mâchoire ; il s'attaque à tout ce qu'on lui présente et mord sur du fer rouge.

A la vue d'un autre chien il entre en fureur, et, si on le lui donne pour compagnon, il témoigne souvent d'une excitation génésique, puis soudain le mord sans pousser un cri, tandis que l'autre aboie et se plaint, puis le caresse et le mord encore, il souffre les morsures sans se plaindre. Les accès de fureur sont intermittents, plus ou moins rapprochés et plus ou moins longs, suivant que le malade est plus ou moins excité, plus ou moins tracassé. Pendant les rémissions on observe les mêmes symptômes qu'avant l'apparition de la fureur, avec cette différence qu'ils sont plus accentués. Quand le chien est en liberté, les symptômes sont un peu différents. L'animal, qui n'est pas enfermé dans une niche, s'attaque aux animaux qu'il rencontre, mord les personnes qu'il ne connait pas, puis celles qu'il connait; il rôde, flaire, va et vient, hurle contre les murs, ronge les portes, s'attaque à ce qui lui fait obstacle, ronge son attache, s'évade, va devant lui, marche rapidement, porte la queue levée et la balance activement, mord les chiens, les autres animaux et les personnes qu'il rencontre; il ne s'acharne qu'autant qu'il est excité par la résistance et les cris des patients et reste toujours silencieux; il mord de préférence les animaux et surtout ses semblables, en sorte que l'homme, qui serait accompagné d'un chien, pourrait être épargné. Bientôt, épuisé par le mal, par les accès, par la fatigue, par la faim et la soif, il ralentit son allure, marche en trottinant, vacille, chancelle; il porte la queue basse, la tête penchée, la gueule ouverte, la langue bleuâtre et salie de poussière; il va droit devant lui, il mord encore ce qu'il rencontre, mais ne se détourne plus guère; sa vue s'obscurcit, son flaire est émoussé, il est moins excitable; il s'arrête, il se couche, il sommeille; et, si on vient à le réveiller, il entre en fureur, puis il reprend sa marche et succombe enfin d'épuisement. Quelquefois il

rentre au logis après une absence plus ou moins
longue, sali de poussière, de boue ou de sang ; il
répond aux caresses par des morsures. La rage
furieuse amène l'affaiblissement et la paralysie progressive des masséters, du train postérieur et
d'autres régions. Les accès deviennent moins intenses, les rémissions plus rares et moins évidentes ;
les yeux s'enfoncent, deviennent chassieux ; la cornée devient opaque ou s'ulcère ; la peau du front
se plisse ; la gueule est béante, la langue pendante,
sèche et bleuâtre ; l'animal essaie encore de mordre,
mais il ne peut plus ; le hurlement devient faible,
voilé, rare et cesse ; le coma devient de plus en
plus profond ; l'excitation est difficile à obtenir ; il
se produit quelquefois des convulsions dans certains
muscles ou dans tout le corps et la mort arrive.

La rage mue est identique, quant au fond, mais
non quant à la forme, à la rage furieuse, qui devient d'ailleurs souvent muette à sa troisième période. On constate les mêmes symptômes dans la
période initiale ; mais l'agitation est moindre, et
elle cesse d'ailleurs dès que la paralysie s'est déclarée. Celle-ci arrive progressivement ou d'emblée
et est d'abord localisée aux masséters. L'œil est
fixe, sans éclat, triste, sombre, nullement farouche ;
le regard est atone ; il n'y a pas d'envie de mordre,
pas de manifestations agressives ; l'excitabilité est
nulle ; il n'y a pas hydrophobie ; l'appétit est conservé, mais la préhension des aliments, la mastication et la déglutition sont impossibles ; la gueule
est béante, la langue pendante et inerte, la salive
visqueuse et abondante, la muqueuse buccale rougeâtre, puis bleuâtre et couverte de poussière ; quelquefois on entend le hurlement rabique au début,
mais il cesse bientôt ; quelquefois aussi la paralysie
des masséters est incomplète et l'animal est excitable, puis cesse de l'être. Ordinairement le chien
atteint de rage mue n'est pas excité par la vue de

son semblable ; il n'a pas d'excitations génésiques ; il ne cherche pas à s'enfuir ; il est faible ; la paralysie gagne bientôt le train postérieur ; la rage mue évolue sans rémissions ; elle s'accompagne d'une prostration très marquée et d'une profonde dépression cérébrale.

La rage est une maladie toujours mortelle. On a bien signalé des cas de guérison spontanée ou provoquée par certaines médications, mais ils sont si rares et si peu rigoureusement observés, qu'il y a lieu de douter de leur valeur réelle. Dans la forme furieuse, ce qui domine, c'est l'irritabilité de l'appareil cérébral et dans la rage mue au contraire, c'est une dépression profonde; la rage furieuse se transforme souvent en rage mue vers la fin. La maladie, dont la terminaison est toujours fatale, peut durer de un à quatre, à huit et même jusqu'à dix jours; ordinairement la durée varie entre un et quatre jours.—La rage est rare chez le chat qui présente d'ailleurs les mêmes symptômes que le chien. On constate l'inquiétude, l'agitation, la dépravation du goût, la perversion de l'appétit, la modification de la voix, une impressionnabilité exagérée ; les yeux sont fulgurants; la salivation est abondante; l'animal devient d'une férocité excessive; il sort les griffes ; il s'élance contre les obstacles et sur les individus; il mord, il s'enfuit. On a observé des cas de transmission de la rage par le chat à l'homme. — Les principaux symptômes de la rage du cheval sont, à peu de choses près, les mêmes que ceux de la rage canine ; on peut les résumer ainsi : abattement, tristesse, inquiétude, agitation, mouvements insolites, mouvements sur place, impatience, piétinements, ruades, déplacements, mouvements d'oreilles, fixité et férocité du regard, sensibilité à la lumière, exaltation des sens, impressionnabilité au bruit, mouvements de tête, rire sardonique, ronflement et ébrouement, excitation à la vue d'un chien, des autres animaux et des personnes étrangères, envie de mordre, symptômes de l'angine pharyngée, appétit dépravé, dysphagie, déglutition difficile, impossible, inappétence, soif conservée, pas d'hydrophobie, sensibilité exagérée de la gorge, grincement des dents, bave écumeuse, oscillation de la tête, mouvements convulsifs des mâchoires, exaltation des désirs vénériens, cris de détresse, ordinairement rauques et voilés, tuméfaction des paupières, cornéite, ulcération de la cornée, hyperhémie et hyperesthésie ou prurit de la cicatrice d'inoculation, fureurs, coups de pied en avant et sur le sol, propension à attaquer, à mordre, à ruer, à se déchirer, faiblesse et paralysie progressive d'arrière en avant, épuisement, décubitus, généralisation de la paralysie, convulsions, mort. La rage du cheval est transmissible à l'homme. — La rage des grands ruminants se présente sous deux formes principales, elle est plus ou moins furieuse ou paralytique. La rage furieuse est celle qui s'accompagne d'agitation, d'irritabilité et même d'un état de fureur plus ou moins prononcé et plus ou moins facile à provoquer. Elle est décelée par les symptômes suivants : diminution brusque de la sécrétion lactée, anorexie et adypsie, agitation, mouvements presque continuels, signes de chaleurs, anxiété, regard égaré, œil parfois luisant, sauvage, égaré, devenant morne et luisant par accès, impressionnabilité exagérée, beuglements sonores, rauques, sinistres, souvent répétés, hallucinations, gestes et attitudes divers après des objets imaginaires, coups de tête dans l'air, ruades dans l'air, course subite avec mugissement, arrêt subit, action de gratter le sol avec les membres antérieurs, ordinairement irritabilité et exaltation à la vue d'un chien ou même d'un autre animal, d'une poule par exemple, accès de fureur et mouvements agressifs, hyperhémie et prurit au point d'inoculation, etc.

Bientôt ces symptômes deviennent plus pathognomoniques; le malade ne mange plus, ne boit plus, bien qu'il ne soit pas hydrophobe, ne rumine plus; il y a de la constipation; on constate souvent des symptômes d'angine, une sensibilité exagérée de la gorge, une grand difficulté ou l'impossibilité de la déglutition, la paralysie de la gorge, une salivation abondante, l'écoulement de la bave hors de la bouche; la muqueuse buccale est plus foncée et devient bleuâtre; le mufle est sec; on entend parfois des grincements de dents et l'on constate des bâillements, surtout pendant les intermittences qui séparent les accès; l'appétit est quelquefois dépravé, et le malade ingère des corps étrangers; il y a parfois du ténesme et même des signes de coliques. Le malade présente des accès d'agitation, séparés par des périodes d'intermittence, pendant lesquelles il est dans le coma, somnolent, hébété et indifférent, mais il est facile de le faire sortir de cet état en l'excitant par le bruit, par un rayon de lumière, par la vue d'un chien ou d'un autre animal; alors il entre en fureur, il devient agressif, son œil s'anime, devient brillant et menaçant; il piétine, il beugle, il frappe de la tête et cherche à donner des coups de corne, il écume, il mord parfois. La sensibilité est affaiblie ou annihilée; l'animal ne sent pas les coups qu'on lui porte. La faiblesse, l'amaigrissement, la paralysie, l'insensibilité vont se prononçant de plus en plus, très rapidement; la bête enragée tombe bientôt paralysée; sa voix s'affaiblit ou ne se fait plus entendre; les yeux pirouettent; on observe des tremblements convulsifs; l'urine s'écoule fétide et parfois teintée de sang; parfois aux approches de la mort, il se produit du vomissement; le malade succombe après un, deux, trois, quatre ou cinq jours de maladie. La rage paralytique s'observe chez les grands ruminants, comme chez les autres animaux; elle est difficile à reconnaître quand on ne connait pas les antécédents des malades ; elle s'annonce par la diminution de la sécrétion du lait, par l'inappétence et l'inrumination, par la paresse, par la propension au décubitus, par la faiblesse générale, par un état comateux, par la paralysie promptement généralisée et complète ; elle entraîne rapidement la mort.

—La rage des petits ruminants se caractérise, à peu de choses près, comme celle des grands ruminants ; elle est furieuse ou paralytique. Les malades, qui ont la rage furieuse, frappent de la tête ; mais ils ne cherchent guère à mordre ; pourtant ils s'acharnent après les objets qu'on leur introduit dans la bouche.

—La rage présente chez l'homme trois périodes distinctes : une période initiale ou de mélancolie, une période d'état ou d'excitation, de spasme, d'hydrophobie ; et une période finale, paralytique. Au début le point d'inoculation devient douloureux ; le malade est triste, mélancolique ; son sommeil est agité de rêves ; il éprouve une céphalalgie plus ou moins violente et une fatigue générale ; puis des spasmes surviennent et une excitation plus ou moins prononcée ; le malade est oppressé ; il soupire ; il éprouve des spasmes au larynx, au pharynx ; il conserve la soif, mais il prend horreur de l'eau, et éprouve un accès, une crise, des spasmes lorsqu'on lui en présente ; la déglutition est difficile ou impossible ; la salive est abondante ; les sens sont exaltés. On observe des accès convulsifs, de la dyspnée, des frissons, des mouvements convulsifs ; la voix est rauque et convulsive. La mort peut être le résultat de l'asphyxie, mais aussi la maladie continuant sa marche peut amener la paralysie progressive. Les malades conservent leur connaissance et se rendent ordinairement bien compte de leur état, leurs souffrances sont atroces et souvent ils demandent qu'on les fasse mourir.

Le cadavre de l'animal mort de rage est plus ou

moins amaigri; les poils sont plus ou moins en désordre; la rigidité cadavérique se montre très rapidement; la muqueuse buccale et les autres muqueuses apparentes sont congestionnées; les veines sont gonflées, principalement les veines du cou. Le sang est noirâtre, incoagulé, plus riche en globules blancs, moins riche en matière fibrinogène; ses globules rouges sont parfois déchiquetés. — L'appareil digestif est le siège de cer aines modifications, qui ont une grande importance au point de vue du diagnostic. La muqueuse buccale est hypérhémiée, bleuâtre, parfois excoriée; on rencontre quelquefois dans la bouche des corps étrangers, ainsi que dans le pharynx; les amygdales sont gonflées, hypérhémiées, et souvent les glandes parotides, maxillaires, linguales, molaires sont aussi congestionnées. On a bien signalé, à la face inférieure de la langue, l'existence de vésicules, de pustules, d'érosions (lysses de Marochetti); mais je suis porté à penser que ces lésions, quand elles se montrent, sont le résultat d'une irritation traumatique, produite par les corps étrangers que l'animal a ingérés; je n'ai jamais eu l'occasion de les observer en dehors des cas où elles pouvaient résulter d'une action traumatique. La muqueuse pharyngienne est irritée, hypérhémiée, rougeâtre, excoriée; son appareil glandulaire est manifestement hypertrophié. Les ganglions de la gorge sont toujours plus ou moins altérés, congestionnés, ramollis à leur centre. Dans l'estomac et quelquefois jusque dans l'intestin, on trouve des matières diverses, étrangères à l'alimentation, en plus ou moins grande abondance; et ce symptôme *post mortem*, quoique n'ayant pas une signification univoque, est cependant d'une grande valeur pour établir le diagnostic de la rage. La muqueuse stomacale est plus ou moins enflammée et baignée souvent par un liquide visqueux plus ou moins foncé. Ce liquide noirâtre existe également dans l'intestin, dont la muqueuse est enflammée. et qui peut contenir des matières analogues à celles de l'estomac, mais qui le plus souvent est vide ou à peu près. — Les muqueuses pituitaire, laryngienne, trachéale et bronchique sont congestionnées, rougeâtres, noirâtres ou violacées. Le poumon est parfois engoué. Il n'est pas rare de rencontrer des corps étrangers égarés dans les voies respiratoires.— Les reins sont toujours altérés, congestionnés. — Dans le cours de la rage, l'œil éprouve souvent des altérations; il y a de la conjonctivite, de la kératite; souvent la cornée s'ulcère; il y a aussi parfois de l'ophthalmie, de l'amaurose. L'ulcération de la cornée semble bien se rattacher à la maladie; car on l'observe nonseulement sur les animaux qui ont pu se blesser pendant leurs accès de fureur, mais aussi chez les animaux atteints de rage tranquille ou paralytique.

Il n'est pas toujours bien facile de reconnaître la rage. Il faut accorder une grande importance aux changements qui se produisent dans le caractère et dans les habitudes du chien enragé, qui devient triste, taciturne, inquiet, agité. Il faut prendre en très grande considération les modifications qui se manifestent du côté de la sensibilité et de l'impressionnabilité, du côté des sens et dans la voix; il faut aussi accorder toute son attention aux symptômes qui surviennent du côté de l'appareil digestif; il faut par-dessus tout éviter et dissiper certaines erreurs, qui peuvent entraîner des mécomptes graves. Il ne suffit pas toujours d'étudier le malade durant sa vie; bien souvent, malgré l'observation et l'examen les plus attentifs, il peut rester des doutes sur la nature de la maladie, aussi ne faut-il jamais négliger de pratiquer l'autopsie, quand cela est possible, car souvent elle permet de confirmer le diagnostic, grâce au symptôme important qu'elle permet de constater et qui consiste dans la présence de corps étrangers dans les voies digestives. En outre il ne faut jamais négliger de recourir aux renseignements; il faut interroger les propriétaires et s'éclairer le mieux possible sur les antécédents des malades, sur les divers symptômes qu'ils ont présentés, sur leur genre d'existence, sur leurs rapports avec d'autres chiens et surtout avec les chiens errants. Quand il s'agit d'un animal malade, et qu'on soupçonne de la rage, on peut employer le chien à titre de réactif. Malgré toutes les précautions, il arrive assez souvent qu'on est embarrassé pour déterminer sûrement la nature de la maladie. Il arrive souvent qu'on a lieu de se demander si on a bien réellement affaire à la rage et non à une autre maladie qui se caractérise par des symptômes rabiformes. C'est qu'en effet certaines affections plus ou moins graves, telles que l'épilepsie, l'introduction de corps étrangers sous l'influence d'une affection autre que la rage, ou même sans qu'il y ait à proprement parler un état morbide, la maladie du jeune âge, la gastro-entérite, certains empoisonnements, les maladies vermineuses, les affections morales peuvent s'accompagner d'un état rabiforme plus ou moins manifeste, provoquer des symptômes de fureur, une dépravation du goût, l'ingestion de corps étrangers, l'écartement des mâchoires et la salivation; mais pourtant, dans aucun de ces divers cas, on ne constate ni les hallucinations, ni la modification particulière de la voix, ni l'anesthésie cutanée, ni la physionomie rabique, etc. D'ailleurs, les antécédents, l'âge des malades, certains symptômes qu'on n'observe pas dans la rage, la marche de la maladie, sa terminaison, l'examen du cadavre, permettent souvent d'établir la différenciation. Il va sans dire que toute maladie rabiforme oblige à une grande circonspection et à la prudence; les malades doivent être mis dans l'impossibilité d'exercer leur fureur.

La contagion est la seule cause capable de faire naître la rage sur un animal quel qu'il soit. La rage du chien et des autres carnivores est transmissible aux autres animaux et à l'homme. Le chien étant l'animal chez lequel on observe le plus souvent la rage, est aussi celui qui la transmet le plus souvent. Le loup transmet également la maladie, et il semble même que sa morsure soit, toutes choses égales d'ailleurs, plus dangereuse que celle du chien. On a observé aussi des cas de transmission par le chat. Les morsures faites par les carnivores enragés sont de véritables inoculations; elles sont plus ou moins souvent suivies de succès, selon qu'elles ont été faites dans des conditions plus ou moins favorables. Toutes choses égales d'ailleurs, elles réussissent plus souvent quand elles sont faites sur des parties dénudées, découvertes, privées de poils; les vêtements et les poils peuvent en effet retenir le virus et l'empêcher d'arriver dans la plaie. Il arrive rarement que les animaux herbivores transmettent la rage, parce qu'ils ne mordent pas habituellement, ou parce que, s'ils mordent, ils produisent une contusion ou une plaie contuse, qui ne se prête guère à l'absorption du virus. Pourtant leur bave est inoculable et des cas de transmission ont été observés. — La rage est toujours transmise par l'inoculation de la bave. — J'ai pratiqué de très nombreuses inoculations avec le sang des chiens enragés; je l'ai pris sur les malades vivants et je l'ai inoculé de différentes manières, par piqûres, par injection hypodermique, etc.; jamais je n'ai ainsi transmis la rage. Le sang ne me semble donc pas renfermer le virus pendant le cours de la maladie. De nombreux faits démontrent que la chair des animaux atteints de la rage n'est pas dangereuse; elle a été consommée assez souvent, après la cuisson il est vrai, sans qu'on ait jamais observé aucun accident. Théoriquement le sang et la chair des animaux enragés peuvent être considérés comme non virulents ; mais dans la pratique il faut néanmoins en proscrire l'utilisation, à cause de la répugnance et de l'effroi qu'inspire la rage. Le lait ne semble pas non plus virulent, ni pendant la période d'incubation, ni pendant la maladie. De nombreux faits ont été observés, dans lesquels le lait d'animaux enragés a été ingéré sans accident, sans conséquence. De nombreuses personnes ont impunément à des époques diverses, bu sans le savoir du lait provenant de vaches déjà enragées. On a vu une chienne enragée allaiter ses petits, qui plus tard ne sont pas devenus enragés ; on a vu une chèvre enragée allaiter impunément son chevreau ; jamais on n'a cité aucun fait de transmission. On a démontré expérimentalement l'innocuité du lait des animaux enragés, et j'ai de mon côté inoculé, par injection hypodermique, le lait d'une chienne enragée sans obtenir aucun résultat. M. Pasteur est arrivé, semble-t-il, à inoculer fructueusement la matière des centres nerveux. Les matières contenues dans l'estomac ont entraîné avec elles de la bave, de la salive, et il est important de savoir si la virulence a persisté, s'il y a par conséquent du danger à toucher ces matières, quand on a une plaie à la main. J'ai soumis à la pression les matières renfermées dans l'estomac et la muqueuse stomacale d'un chien enragé, qui venait d'être sacrifié ; j'ai inoculé à plusieurs animaux le produit ainsi obtenu, et je n'ai rien vu survenir à la suite de mes inoculations. En résumé, le contage rabique existe seulement dans la bave, dans les centres nerveux (peut-être dans la chassie). Il est fixe ; il ne se transmet que par la bave et non par l'intermédiaire de l'air. Il se conserve au moins un jour sur le cadavre ; je l'ai trouvé actif après l'avoir conservé 24 heures dans l'eau ; enfin, je l'ai inoculé fructueusement après l'avoir conservé pendant dix jours dans une cellule recouverte d'une lamelle.

La rage se transmet par inoculation. La peau intacte ne se prête pas à la pénétration du virus ; il faut une morsure, une plaie, une excoriation, une éraillure, une piqûre. Il faut, pour qu'il y ait transmission, que le virus soit mis en rapport avec une surface absorbante. Il semble que le contage rabique est détruit par les sucs digestifs, ou n'est pas absorbé par la muqueuse gastro-intestinale. Je n'ai pas réussi dans le plus grand nombre des cas à transmettre la rage, en faisant ingérer à des animaux de la bave de chien enragé ; mais néanmoins il faut croire que, si les premières portions de la muqueuse digestive étaient le siège d'excoriations, de plaies, etc., l'inoculation et la transmission pourraient s'ensuivre, car une fois j'ai vu apparaître la maladie après l'ingestion du virus rabique. En résumé, la contagion rabique semble s'effectuer à peu près exclusivement par inoculation ou imprégnation d'une surface absorbante. Quoiqu'on en dise, l'absorption n'est pas longue à se produire ; les cautérisations tardives n'offrent donc aucune sécurité. J'ai vu apparaître la maladie sur un jeune homme mordu à la figure et qu'on avait cautérisé au fer rouge une heure après. Enfin, et cela est encore plus probant, j'ai vu la rage se montrer sur des lapins inoculés à la pointe de l'oreille, et à qui j'avais amputé l'organe une heure et demie, une heure, une demi-heure, vingt minutes après l'inoculation. Les morsures faites par des animaux enragés sont assez fréquentes ; mais elles ne donnent pas toutes, tant s'en faut, lieu au développement de la maladie, soit que le virus ait été arrêté par les vêtements ou par les poils, soit qu'il n'ait pas été absorbé ; il y a ordinairement plus de morsures infructueuses que de morsures suivies de l'apparition de la rage.

La durée de la période d'incubation est très variable suivant les espèces. Elle est, toutes chose égales d'ailleurs, plus courte chez les jeunes ; elle peut être abrégée par les impressions morales, par les excitations génésiques, par la température élevée. L'état de gestation semble au contraire la prolonger ; on cite des cas où la rage se serait développée chez la vache pleine et chez la femme enceinte, après des périodes d'incubation beaucoup plus longues que celle que l'on constate ordinairement. Chez l'homme, la durée de la période d'incubation peut aller de quelques jours à un mois, à deux mois, à trois mois, à quatre mois, etc., et même à dix mois, et même dit-on, à trois ans, etc. Mais ordinairement la rage se montre du trente-cinquième au ciquantième jour après la morsure. Chez le chien la période d'incubation peut durer depuis cinq jours jusqu'à un an et peut être au delà ; le plus souvent elle oscille entre trente, quarante, cinquante ou soixante jours ; néanmoins elle peut durer trois mois, quatre mois, etc., et quelquefois neuf ou dix mois. M. Pasteur l'a ramenée assure-t-il à 10-15 jours en inoculant directement les animaux dans le cerveau. Cette période est également très variable quand il s'agit d'animaux solipèdes ; elle peut aller depuis une douzaine ou une vingtaine de jours jusqu'à quatorze ou quinze mois ; ordinairement elle est de 30, 40, 50, 60 jours. Chez les grands ruminants, elle est de 20, 30, 40, 50 jours, quelquefois de 60 et 70 jours. Elle oscille entre 10 et 40 jours, quand il s'agit de petits ruminants. Chez les omnivores, elle est de 15, 20, 30 jours. Chez le lapin et le cobaye, elle est en moyenne de 5, 10, 15, 20 jours. En résumé, la période d'incubation de la rage dépasse rarement soixante jours.

Police sanitaire. — Lorsque des individus ont été mordus par des animaux enragés, la première indication à remplir est celle qui consiste à empêcher l'absorption du virus ; c'est donc un traitement prophylactique qu'il faut employer en pareil cas. Pourtant il y a lieu d'adopter une ligne de conduite un peu différente, suivant qu'il s'agit de personnes ou d'animaux. Pour empêcher l'absorption du contage, il faut recourir à des lavages, à des grattages exécutée sur la plaie, à la succion, à l'application d'une forte ventouse, à la compression exercée autour du point où siège la morsure, et surtout à la cautérisation. La cautérisation doit toujours être employé le plus tôt possible ; mais bien qu'elle soit tardive et qu'elle doiv rester inefficace, il faut néanmoins y recourir pour rassurer le patient. Celse avait conseillé l'extirpation de la partie mordue, quand l'opération était possible sans danger ; il avait aussi conseillé la cautérisation avec le feu ou les caustiques et la succion. Pour pratiquer la cautérisation, on peut employer les agents chimiques ou le cautère actuel, qui doit toujours être préféré. Toutes les fois qu'il y aura possibilité, il faudra employer le fer rouge et cautériser aussi profondément que la structure de la région le permettra. A défaut du fer rouge on peut employer les divers caustiques, tel que le perchlorure de fer, l'acide phénique, l'ammoniaque, la potasse, la poudre à canon, qu'on allume sur la plaie, l'eau de Rabel, la teinture d'iode, l'acide chlorhydrique, l acide sulfurique, l'acide azotique et le chlorure d'antimoine ; il faut toujours donner la préférence au plus énergique, à l'acide nitrique, au chlorure d'antimoine ; et ne pas hésiter à cautériser aussi profondément que possible. La cautérisation doit être précédée d'un lavage, de la compression exercée sur la plaie pour en faire sortir le sang et le virus qu'elle peut contenir, du râclage de la plaie avec un instrument tranchant, de la résection des parties déchirées, du débridement de la plaie, pour que le caustique ou le fer rouge puisse bien atteindre partout. L'application du caustique et du fer rouge sera réitérée à plusieurs reprises. Une fois ce traitement mis en pratique, on peut ensuite appliquer des corps gras sur la partie cautérisée et même l'entourer d'un vésicatoire. Généralement on emploie aussi certains agents à l'intérieur, notamment les excitants et les sudorifiques, l'ammoniaque; on peut aussi mettre en usage le xanthium spinosum, le jaborandi, les bains de vapeur, et, d'une manière générale tous les remèdes populaires, empiriques, mystiques etc., dont l'emploi peut au moins contribuer à calmer le moral du malade, en lui inspirant une sécurité, qui, pour être souvent trompeuse, n'en a pas moins un grand prix. Il va sans dire qu'aucun de ces moyens ne doit avoir le pas sur la cautérisation qui est l'unique sauvegarde en pareils cas. Lorsque la rage s'est déclarée, il faut encore traiter les malades, sinon dans le but de les guérir, au moins dans le but d'atténuer leurs souffrances. On cite des cas de guérison obtenue par les inhalations d'oxygène, par les injections hypodermiques de curare, etc.; mais rien n'est encore moins démontré que la curabilité de la rage, et il est grandement permis de douter de la nature de la maladie qui a été guérie. De très nombreux agents ont été préconisés pour les cas de rage déclarée. On a conseillé la saignée à blanc, la transfusion du sang, les sudorifiques, l'électricité, les strychnés, les hypnotiques, les narcotiques, les sels de morphine, le chloral, le chloroforme, l'éther, l'acide cyanhydrique, les cantharides, les venins, l'acide salicylique, l'acide phénique, le bromure de potassium, le borate de soude, les inhalations d'oxygène, le curare, l'hydrothérapie, etc., etc.

Ce qui précède ne doit pas être appliqué aux animaux mordus ou enragés. Il faut en ce cas recourir aux mesures sanitaires, qui sont reconnues utiles ou nécessaires, pour empêcher la propagation de la maladie et prévenir tout danger. C'est ainsi qu'on doit toujours se conduire, lorsqu' il s'agit d'animaux enragés, qu'il ne faut jamais traiter, afin d'éviter tout danger pour les personnes ; c'est également ainsi qu'il faut agir, quand on se trouve en présence d'animaux carnivores, chiens ou chats, qui ont été mordus. On peut néanmoins, quand il s'agit d'animaux qui viennent d'être mordus, et surtout si ce sont des herbivores, prendre les mêmes précautions et employer les mêmes moyens déjà examinés à propos de la prophylaxie applicable aux personnes ; on peut cautériser les plaies sans préjudice des mesures sanitaires qui doivent toujours être appliquées. Les animaux roulés ou soupçonnés d'avoir été mordus, doivent aussi faire l'objet de l'application des mesures sanitaires, et à plus forte raison les animaux qui ont été les agresseurs, qui ont mordu et qu'on a lieu de soupçonner de la rage.

L'article 475 du Code pénal édicte une amende de 6 à 10 francs contre ceux qui laissent divaguer des animaux malfaisants ou féroces, qui excitent ou ne retiennent pas leurs chiens, lors même qu'il n'y aurait ni mal ni dommage. L'article 479 du même Code édicte une amende de 11 à 15 francs contre ceux dont les animaux malfaisants ou féroces auront occasionné la mort ou la blessure d'animaux d'autrui. Il va sans dire que les propriétaires d'animaux enragés peuvent encourir l'application des articles 1382, 1383 et 1385 du Code civil ; ils sont responsables des dommages causés par leurs animaux, et ces dommages peuvent atteindre des chiffres très élevés, surtout quand des personnes ont été mordues et sont devenues enragées.

« Tout chien circulant sur la voie publique, en liberté ou même tenu en laisse, doit être muni d'un collier portant, gravés sur une plaque de métal, les noms et demeure de son propriétaire. Sont exceptés

de cette prescription les chiens courants portant la marque de leur maitre. Les chiens trouvés sans collier sur la voie publique et les chiens errants, même munis de collier, sont saisis et mis en fourrière. Ceux qui n'ont pas de collier et dont le propriétaire est inconnu dans la localité sont abattus sans délai. Ceux qui portent le collier prescrit......
.... et les chiens sans collier dont le propriétaire est connu sont abattus s'ils n'ont pas été réclamés avant l'expiration d'un délai de trois jours francs. Ce délai est porté à cinq jours francs pour les chiens courants avec collier ou portant la marque de leur maitre. Les chiens destinés à être abattus peuvent être livrés à des établissements publics d'enseignement ou de recherches scientifiques. En cas de remise au propriétaire, ce dernier sera tenu d'acquitter les frais de conduite, de nourriture et de garde, d'après un tarif fixé par l'autorité municipale. L'autorité administrative pourra, lorsqu'elle croira cette mesure utile, particulièrement dans les villes, ordonner, par arrêté, que tous les chiens circulant sur la voie publique soient muselés ou tenus en laisse. Lorsqu'un cas de rage a été constaté dans une commune, le maire prend un arrêté pour interdire, pendant six semaines au moins, la circulation des chiens, à moins qu'ils ne soient tenus en laisse. La même mesure est prise pour les communes qui ont été parcourues par un chien enragé. Pendant le même temps, il est interdit aux propriétaires de se dessaisir de leurs chiens ou de les conduire en dehors de leur résidence, si ce n'est pour les faire abattre. Toutefois, peuvent être admis à circuler librement, mais seulement pour l'usage auquel ils sont employés, les chiens de berger et de bouvier ainsi que les chiens de chasse. — Lorsque les animaux herbivores ont été mordus par un animal enragé, le maire prend un arrêté pour mettre ces animaux sous la surveillance

d'un vétérinaire délégué à cet effet. Cette surveillance sera de six semaines au moins. Ces animaux sont marqués, et il est interdit au propriétaire de s'en dessaisir avant l'expiration de ce délai, si ce n'est pour les faire abattre. Dans ce cas, il est délivré un laisser-passer qui est rapporté au maire, dans le délai de cinq jours, avec un certificat attestant que les animaux ont été abattus. Ce certificat est délivré par le vétérinaire délégué à la surveillance de l'atelier d'équarrissage. L'utilisation des chevaux et des bœufs pour le travail peut être autorisée, à condition, pour les chevaux d'être musclés. L'utilisation de la peau des animaux morts de la rage ou abattus pour cause de cette maladie demeure permise après désinfection dûment constatée. »

Toutes les fois qu'un animal carnivore, chien ou chat, aura été mordu, flairé, ou roulé, ou sera soupçonné d'avoir été mordu par un chien enragé, la déclaration en devra être faite à l'autorité par le propriétaire, le détenteur, etc. En pareilles circonstances, il serait à désirer qu'à défaut du propriétaire, toute autre personne, ayant été témoin du fait, en fit la déclaration elle-même. L'autorité et la police doivent veiller à ce que les propriétaires se conforment à la prescription de la loi, qui, sous ce rapport, est trop souvent enfreinte. Un grand nombre de chiens mordus échappent à l'application de toute mesure sanitaire, à l'application de l'abatage ou de la séquestration, et deviennent ensuite, quand la rage les prend, autant d'agents de propagation. Il y a souvent incurie, complaisance ou ignorance de la part des propriétaires et des autorités et indifférence des populations; il faut donc les instruire et les stimuler à faire leur devoir. Il va sans dire que le propriétaire d'un animal devenu enragé, d'un animal mordu, roulé, flairé ou soupçonné d'avoir été mordu par un chien enragé, doit, en même temps qu'il fait la déclaration, maintenir enfermé, séquestré et attaché le chien qui fait l'objet de sa démarche.— L'autorité, qu'elle ait été informée par le propriétaire ou par toute autre personne, doit faire procéder à une enquête et à une visite par un vétérinaire, qui examinera les animaux déclarés, s'assurera de leur état et prendra tous les renseignements qu'il pourra obtenir des propriétaires et des personnes de la localité ; il fera une enquête pour arriver à connaître l'origine du chien enragé, pour savoir ce qu'il est devenu et pour savoir s'il n'a pas mordu ou roulé d'autres animaux que ceux qui ont été déclarés. Dans ces circonstances on ne saurait agir avec trop de rigueur ; tout chien enragé ou suspect de l'être, tout chien ou chat mordu ou roulé ou simplement flairé, ou suspect d'avoir pu être mordu par un chien enragé, qui a traversé une localité, doit attirer l'attention du vétérinaire sanitaire et de l'autorité. L'un doit demander catégoriquement et l'autre doit prescrire et faire exécuter impitoyablement le sacrifice de tous les chiens et chats enragés ou suspects, de tous les chiens et chats qui ont été mordus, roulés, flairés ou qui auraient pu l'être. Cette mesure si sage et si nécessaire est souvent incomplètement appliquée. Il y a en effet des chiens qui ont été mordus à l'insu de tout le monde, et d'un autre côté les propriétaires ne se prêtent pas toujours volontiers à l'application de l'abatage. Néanmoins il ne faut pas hésiter à préconiser l'abatage sans pitié et sans exception pour tous les chiens mordus et pour tous ceux qui sont soupçonnés de l'avoir été. La séquestration absolue pourrait suffire ; mais elle devrait être très longue (dix mois à un an) ; elle serait mal exécutée chez le propriétaire et devrait par conséquent être pratiquée dans une fourrière ; aussi cette mesure doit-elle être délaissée, sauf dans des circonstances tout à fait exceptionnelles, sauf dans les cas où elle peut être exécutée dans une école vétérinaire ou dans une fourrière bien organisée. — En résumé, il convient de faire abattre immédiatement tout chien qui a été mordu ; et il faut considérer comme suspects les chiens des maisons et des lieux où un chien enragé a eu ou pu avoir des rapports avec eux ; il faut considérer comme suspects les chiens divagants d'une localité où a apparu un chien enragé ; tous les animaux suspects devront être abattus ou séquestrés. Nous verrons plus loin, à propos des chiens conduits à la fourrière, comment il convient de sacrifier les animaux dont l'abatage est prescrit. Les cadavres des sujets sacrifiés sont ensuite enfouis ou livrés à l'équarrissage. Il faut enfin, quand il s'agit d'animaux enragés, faire pratiquer la désinfection sommaire de leur loge et des objets qu'ils ou pu souiller de leur bave ; on peut faire exécuter un lavage à la solution bouillante de potasse ou d'acide phénique ou un flambage, si la nature des objets le permet.

« La rage des carnivores ne nécessite d'autres moyens de désinfection que le lavage à l'eau chaude de toutes les surfaces sur lesquelles les animaux enragés ont pu répandre leur bave. Les restes d'aliments laissés dans les niches ou dans les toits de porcs doivent être désinfectés par l'acide phénique, car ils sont des réceptacles des éléments contagieux, et jetés aux fumiers ou aux égouts.

« Pour les herbivores, il faut faire enlever les litières et les restes d'aliments dans les places qu'ils occupaient, après avoir recommandé de traiter au préalable par l'eau bouillante les matières alimentaires laissées au fond des auges, afin d'éviter les chances d'inoculations qui pourraient résulter du contact de ces matières avec les blessures des mains des palefreniers. Tout ce qui a pu être imprégné de la bave des malades, litières, fourrages, restes d'aliments , doit être enfoui dans les fumiers.

« Les mangeoires, les râteliers, les stalles de séparation doivent être nettoyés à l'eau bouillante. On détruira par le feu les licols, les cordages d'attache et les billots d'arrêt, en vue surtout d'éviter les inoculations à l'homme par le maniement de ces objects imprégnés de salive.

« C'est dans le même but qu'il est prudent de flamber jusqu'à carbonisation les points des boiseries qui ont pu être entamés par les morsures pendant les accès.

« Les seaux et les auges doivent être lavés à fond à l'eau bouillante. De même les parties du sol sur lesquelles s'est répandue la salive tombant de la bouche des malades.

« Il faut faire évacuer les auges de pierre ou de bois, servant à l'abreuvoir commun, où des chevaux affectés de la rage ont pu boire à la période initiale de leur maladie.

« On doit détruire par le feu les éponges qui ont pu servir au pansement des malades au début de leur maladie.

« Quant à leurs couvertures, si elles ont pu être souillées par leur bave, on ne doit les faire lessiver qu'après leur immersion préalable dans un liquide désinfectant au permanganate de potasse ou au chlorure de zinc. »

Un bon nombre de chiens mordus échappent à toute mesure, pour les divers motifs que nous avons déjà signalés. Il y a donc là un grave danger, que l'administration doit atténuer autant que possible, en faisant rédiger, pour les populations, des instructions précises et simples, qui leur permettent de reconnaître ou de soupçonner la rage et qui leur en montrent toute la gravité, en stimulant les autorités locales à qui incombe l'administration des communes. Les maires des localités, où se montre la rage, feraient bien d'adresser à leurs administrés des instructions et de leur rappeler leur devoir, tout en leur montrant la responsabilité qui incombe aux propriétaires de chiens enragés, qui n'ont pas fait tout ce que la loi leur impose.

En ce qui concerne les chiens, l'autorité a le droit et le devoir, de par la loi et les règlements, de prescrire certaines mesures préventives, dans le but de restreindre ou d'empêcher la propagation de la rage, de remonter à l'origine des animaux enragés et d'arriver à la détermination de la responsabilité de leurs propriétaires. De nombreuses mesures préventives ont été conseillées par les vétérinaires et parfois prescrites par les autorités. Aujourd'hui on semble les avoir délaissées toutes, parce qu'on les a reconnues inefficaces ou inapplicables pratiquement, pour s'en tenir à la prescription du collier indicateur. C'est ainsi qu'on a renoncé au musellement, à l'empoisonnement dans les rues, à l'émoussement des dents, à l'émasculation, à l'établissement d'une taxe élevée, etc. Le musellement, pratiqué même avec une muselière réglementaire, outre qu'il est d'une application difficile, est incapable de produire les résultats qu'on en a attendus. L'empoisonnement dans les rues est un moyen illusoire. L'émoussement des dents, préconisé par M. Bourrel, est absolument impraticable d'une manière générale, et j'ajoute qu'il serait absolument inutile. L'émasculation, dans le but de rendre les mâles plus sédentaires, n'est pas un moyen sérieux. L'établissement d'une taxe élevée sur les chiens aurait un caractère exorbitant et ne remédierait pas à grand chose. Il convient donc de s'en tenir, à la prescription du collier indicateur; et il faut par-dessus tout se débarrasser le plus promptement possible des animaux enragés, suspects, mordus, roulés, flairés, etc., ou les mettre dans l'impossibilité de devenir dangereux.

Les chiens errants, les chiens non munis d'un collier indicateur doivent être saisis par la police au moyen d'un lasso en corde mince; puis ils sont abattus, ou conduits à la main ou sur un véhicule au lieu de la fourrière, s'il en existe une. Ils sont gardés un, deux, trois jours en fourrière; si le propriétaire les réclame il paie les frais de la fourrière et est passible d'une amende; s'ils ne sont pas réclamés, ils sont sacrifiés par assommement, par pendaison, par empoisonnement, par asphyxie (submersion).

Comme pour les animaux carnivores, les propriétaires d'animaux herbivores devenus enragés ou qui ont été mordus ou qui sont suspects de l'avoir été, doivent en faire la déclaration à l'autorité, qui délègue un vétérinaire. Celui-ci se comporte, comme quand il s'agit d'animaux carnivores; seulement il ne propose pas toujours les mêmes mesures avec la même rigueur. Il demande l'abatage des animaux reconnus enragés, ou se contente d'en proposer la séquestration, si les malades sont en lieu sûr, s'ils sont bien attachés ou bien enfermés et s'il n'y a aucun risque de les voir s'échapper. Les cadavres d'animaux, morts naturellement ou abattus pour cause de rage, ne doivent pas être utilisés pour la consommation; ils doivent être enfouis ou mieux livrés à l'équarrissage, si cela est possible. Dans les cas où l'on devra les enfouir, on pourra toujours permettre l'utilisation de la peau et même de la graisse pour l'industrie. Il faudra désinfecter les objects souillés par les malades. Quand il s'agit d'animaux mordus ou suspects de l'avoir été, il faut toujours se contenter de la séquestration, qui devra durer soixante jours. Les animaux seront maintenus séquestrés dans les habitations et surveillés attentivement. On pourra néanmoins autoriser les propriétaires à les conduire au pâturage, s'il n'y a pas possibilité de les nourrir dedans, mais à condition qu'ils seront ou placés dans un lieu muré convenablement, ou attachés solidement à un piquet enfoncé dans le sol ou à un arbre, etc. Si le propriétaire le veut, on pourra l'autoriser à faire sacrifier aussitôt les animaux mordus ou suspects de l'avoir été, pour qu'on puisse utiliser leur chair dans la consommation ; et il suffira de retrancher la partie qui est le siège de la morsure. Je ne suis guère partisan de cette manière de faire, parce que, s'il n'y a aucun danger dans une pareille pratique, il est répugnant de consommer de la chair provenant d'animaux mordus, surtout si la morsure date déjà de quelques heures, et à plus forte raison si elle date de plusieurs jours. Il va sans dire que les animaux mordus, ou suspects de l'avoir été, ne peuvent être vendus. Mais si la déclaration n'a pas été faite et si d'ailleurs le propriétaire, ignorant ou feignant d'ignorer que ses animaux ont été mordus, les expose en vente et les vend, l'acquéreur n'aura de recours contre le vendeur, si dans la suite les animaux vendus deviennent enragés, qu'autant qu'il pourra démontrer que celui-ci avait connaissance du fait dommageable avant la vente ; c'est dans ce sens que s'est prononcée dernièrement la Cour de Toulouse.

CHAPITRE XI.

CHARBON.

Dans l'état actuel de la science on ne considère, comme véritablement charbonneuse, que l'affection déterminée par la bactéridie, bien que cette maladie ne se caractérise pas ordinairement par des tumeurs à substance noirâtre. En sorte que le nom de charbon se trouve aujourd'hui un peu éloigné de sa signification primitive.

Ainsi donc le charbon proprement dit, visé par la loi sanitaire, est la *maladie de la bactéridie*, maladie qui se présente généralement avec les symptômes jadis reconnus à la fièvre charbonneuse. Cependant la fièvre charbonneuse, le charbon bactéridien peut, quoique exceptionnellement, se compliquer de tumeurs à la peau.

C'est une affection générale, contagieuse, caractérisée par des symptômes généraux (fièvre) et quelquefois par des symptômes locaux, par une évolution et une marche rapides, par la virulence du sang et de toutes les matières de l'organisme malade, et par une altération très manifeste, déjà marquée avant la mort, du fluide circulatoire; elle est produite par l'introduction et la multiplication d'un bactérien dans l'organisme. Ses principaux symptômes consistent en modifications fonctionnelles plus ou moins nombreuses et plus ou moins accusées; mais son seul caractère pathognomonique est la présence de bactéridies dans le sang et les tissus. Ses lésions principales se montrent dans l'appareil circulatoire sanguin et lymphatique; on rencontre souvent des lésions congestionnelles généralisées. L'agent morbigène, qui vit et se multiplie dans l'organisme, peut aussi se conserver et se développer hors de l'organisme.

Caractères de la maladie. — L'affection charbonneuse sévit tous les ans sur un grand nombre d'animaux. On l'observe en tout temps, principalement pendant certaines saisons (été, automne). Elle est fréquente dans la Beauce, dans les montagnes du Cantal, dans la Provence et quelques autres pays méridionaux, etc. Certaines espèces y paraissent plus prédisposées que les autres; c'est ainsi qu'elle attaque surtout les animaux de l'espèce ovine et de l'espèce bovine. Dans le plus grand nombre des cas, elle sévit à l'état d'enzootie dans les localités où elle règne. Après y avoir fait son apparition, elle frappe un plus ou moins grand nombre d'animaux; elle y persiste plus ou moins longtemps et ne cesse quelquefois que lorsqu'on se décide à faire émigrer les animaux, à les soustraire aux influences locales. L'affection charbonneuse est toujours très grave; sa marche sur un individu est plus ou moins rapide, mais la maladie tue ordinairement les animaux qu'elle a atteints. Elle peut se présenter sous des types un peu différents; elle est quelquefois *apoplectique*, les individus qu'elle attaque meurent alors subitement, avant même qu'on ait pu observer aucun signe de maladie. D'autres fois, elle est moins rapidement mortelle, et on peut suivre sa marche pendant 4, 8, 12, 24 et même 48 heures; on observe dans ces cas des symptômes généraux et parfois aussi des symptômes locaux.

La maladie charbonneuse a une période d'incubation dont la durée est assez difficile à déterminer exactement dans la pratique, attendu qu'on ne connait presque jamais positivement le jour et l'heure de l'introduction des germes dans l'organisme. Grâce à l'inoculation expérimentale, on a constaté que l'incubation est souvent très courte, mais aussi qu'elle est variable avec les différents animaux et suivant la quantité de matière charbonneuse inoculée. Jamais elle ne dépasse dix à onze jours, et souvent elle est plus courte. Elle est de 24 à 48 heures chez le lapin; elle est plus longue chez le mouton et chez le bœuf.— Le charbon contracté naturellement semble apparaître brusquement; il n'y a pas habituellement de symptômes prodromiques; les premiers signes de la maladie sont très marqués dès le principe. Les symptômes locaux font ordinairement défaut; cependant cela n'est pas exact d'une manière absolue, car les germes, introduits dans le tube digestif et absorbés par cette voie, provoquent

souvent des désordres locaux, qui, pour rester inaperçus, n'en existent pas moins ; et d'ailleurs,
quand la maladie résulte d'une inoculation expérimentale extérieure, les symptômes locaux apparaissent les premiers. A partir du point d'inoculation les ganglions deviennent malades, se remplissent de bactéridies et se tuméfient successivement.
Bientôt les germes sont déversés dans le sang ; et
c'est alors qu'apparaissent les symptômes généraux,
qui, dans le cas d'inoculation sur les organes digestifs, semblent se montrer les premiers et sont souvent les seuls appréciables.

Les symptômes du charbon sont fournis par les
divers appareils.— Le sang devient noirâtre comme
dans l'asphyxie ; à l'air il rougit moins bien que le
sang normal et que le sang des asphyxiés ; il se
coagule moins facilement et moins complètement.
Il renferme des bâtonnets, des bactéridies, il est
inoculable ; aussi, lorsqu'on sera dans l'indécision
pour établir le diagnostic, il faudra examiner le
sang au microscope et au besoin l'inoculer à un
lapin. Les germes du charbon ne se voient pas toujours, à toutes les périodes de la maladie, dans le
sang des sujets contaminés. Au début ils peuvent
être encore assez rares, pour qu'on tombe sur des
gouttes qui n'en renferment pas ; il faut donc, pour
qu'on en rencontre facilement, que la maladie soit
déjà assez avancée.— Le pouls devient petit, faible,
presque imperceptible, parce que le sang devenu
plus visqueux stagne bientôt dans les vaisseaux,
parce que les batéridies finissent quelquefois par
obstruer les capillaires, en formant de véritables
bouchons, de véritables embolies. Des capillaires
se rupturent assez souvent, il se produit des hémorrhagies plus ou moins abondantes, qui peuvent
être le point de départ de tumeurs ou engorgements
sous-cutanés ou autres. Les téguments (muqueuses
et peau) acquièrent une coloration plus foncée qu'à
l'ordinaire ; ils deviennent jaune-rougeâtres, puis

bleuâtres ou noirâtres, et on peut voir à leur surface des taches ecchymotiques, des taches pétéchiales plus ou moins nombreuses.—Les ganglions lympha- tiques deviennent turgides, et cette turgescence se manifeste d'abord dans ceux qui sont les plus voi- sins de la porte d'entrée du virus ; puis elle se montre successivement dans les divers ganglions situés sur le trajet des vaisseaux lymphatiques, qui charrient la bactéridie, et finalement elle se généra- lise. Le produit des ganglions devenus turgides, exa- miné au microscope, se montre toujours très riche en bactéridi s, et il est très virulent. — Au début de la maladie on constate presque toujours une élé- vation de la calorification générale du corps ; aussi convient-il de vérifier de temps en temps le degré de la température chez les animaux inoculés, pour saisir le moment de l'apparition du charbon. Le thermomètre peut marquer 40° et même 41° ; mais cette élévation ne persiste pas, et la température baisse très sensiblement aux approches de la mort ; il n'est pas rare à ce moment de la voir descendre à 35° et même à 34°. — La sensibilité s'exagère quel- quefois au début, mais elle ne tarde pas à faire place à une insensibilité plus ou moins prononcée. Les forces diminuent rapidement ; il y a de l'ataxie, de l'adynamie ; la motricité perd de sa puissance. Parfois les malades restent indifférents et tombent dans un état de stupeur très marqué, dans une vé- ritable somnolence. Il n'est pas rare non plus d'observer des tremblements musculaires, qui d'a- bord localisés, ne tardent pas à devenir généraux (frissons). D'autres fois les malades sont sous l'in- fluence d'une surexcitation nerveuse manifeste ; ils sont inquiets, furieux même ; ils présentent par- fois des mouvements convulsifs et quelquefois même des signes de tétanisation. Tous ces symp- tômes ne se produisent que lorsque il s'est fait des localisations sur l'appareil central de l'innerva-

tion. — La respiration est souvent gênée, accélér
il y a assez souvent de la congestion ou même n
véritable apoplexie pulmonaire ; quelquefois un
jetage séro-sanguinolent se montre à l'ouverture
des naseaux, la pituitaire est congestionnée, et il
n'est pas bien rare, surtout chez les bêtes ovines, de
voir se produire des épistaxis. — Du côté de l'appareil digestif il y a aussi des modifications notables.
L'appétit est diminué ou perdu ; la soif est souvent
accrue. La bouche et les organes qu'elle renferme
sont souvent tuméfiés, congestionnés ; la muqueuse
buccale est parfois congestionnée, et noirâtre. La
langue peut se montrer congestionnée, turgescente,
violacée, noirâtre ; quelquefois elle est pendante
hors de la bouche et comme paralysée ; elle est
froide, et il arrive d'observer à sa surface des vésicules remplies d'une sérosité sanguinolente provenant de l'exsudation, qui se produit après la
congestion. Parfois il y a en même temps une tuméfaction de la gorge, assez considérable pour
gêner la déglutition et la respiration (angine charbonneuse) ; et cette tuméfaction devient plus ou
moins facile à constater par l'exploration manuelle
suivant son degré de développement. La digestion
est toujours troublée, les organes internes et les
organes annexes se congestionnent ; aussi n'est-il
pas rare de voir la maladie se compliquer de coliques. Il arrive même quelquefois qu'il se produit
une véritable congestion apoplectique des intestins, accompagnée de symptômes de tranchées.
Il peut se produire des hémorrhagies plus ou moins
considérables, de véritables entérorrhagies ; les
excréments deviennent alors diarrhéiques et sanguinolents. La muqueuse rectale est congestionnée
et œdématiée. — Les urines sont souvent plus foncées, sanguinolentes. La lactation devient moins
active ; et on voit le lait prendre progressivement
une coloration rougeâtre. La muqueuse vaginale

est congestionnée, rougeâtre ou noirâtre. — Sur la
peau on peut constater un état congestionnel plus ou
moins prononcé, ainsi que des taches plus foncées,
noirâtres et plus ou moins étendues. Les poils se hé-
rissent ; il se produit quelquefois des œdèmes, des
infiltrations sous-cutanées, qui restent parfois localisées, et qui souvent sont assez étendues. Le plus
ordinairement ces infiltrations œdémateuses apparaissent dans le voisinage de la porte d'entrée du
virus, c'est-à-dire au pourtour du point d'inoculation, quand il s'agit du charbon inoculé. En outre
de ces œdèmes, de ces infiltrations localisées ou
diffuses, on observe dans certains cas de véritables
tumeurs sous la peau. Ces tumeurs apparaissent
brusquement et s'accroissent très vite ; elles peuvent se montrer dans différentes régions ; elles ne
sont pas phlegmoneuses ; elles sont froides et plus
ou moins molles ; à leur surface, la peau devient
noirâtre ou violacée et présente parfois des vésicules à contenu séreux ou rouge-noirâtre. Ces engorgements sont peu sensibles ; quand on les incise,
on les trouve formés d'une partie centrale noirâtre,
constituée par du sang extravasé et d'une partie
périphérique gélatiniforme jaune-rougeâtre ou jaunâtre. Ils sont le résultat d'une congestion du tissu
conjonctif accompagnée d'exsudation passive, de
ruptures vasculaires, d'hémorrhagies. Il ne faut pas
confondre ces engorgements avec ceux qui se produisent dans le cours d'autres maladies, avec les
tumeurs du charbon symptômatique ou tumeurs de
nature septique, ni avec les tumeurs phlegmoneuses, etc. Les tumeurs crépitantes du charbon dit
symptômatique sont produites par un microbe qui
diffère de la bactéridie ; il ne faut considérer une
tumeur comme étant de nature charbonneuse (charbon bactéridien), qu'autant qu'on trouve la bactéridie dans le tissu de l'engorgement ou dans le
sang de l'animal sur lequel on l'observe. Les en-

gorgements, qui peuvent se montrer dans le cours
de l'affection charbonneuse, ne sont pas crépitants
ou ne le deviennent qu'autant que la putréfaction
les envahit ; ils sont formés d'une infiltration séro-
sanguinolente, qui s'est produite après le ralentis-
sement ou l'arrêt de la circulation dans les points
où ils apparaissent. Dans le cours de l'affection
charbonneuse on observe parfois de l'érysipèle à
la surface de la peau, principalement chez certains
animaux et dans certaines régions; quelquefois aussi
des vésicules à contenu rougeâtre et des taches rougeâtres ou noirâtres.

Tous ces symptômes ne s'observent pas à la fois
sur le même malade ; mais ils peuvent s'y trouver
réunis en plus ou moins grand nombre.

Le charbon a reçu des appellations un peu différentes, suivant la prédominance de tels ou tels
symptômes, suivant les localisations des désordres
produits sur tels ou tels organes. Il peut être apoplectique ou foudroyant même ; sa marche est en
effet quelquefois tellement rapide, il tue parfois si
subitement les animaux, qu'on n'a pas le temps
d'observer ses symptômes. Cet effet instantané est
dû à une congestion subite des centres nerveux.
Cette forme se présente assez rarement ; cependant
on l'observe quelquefois chez le mouton. La forme
qu'on rencontre le plus habituellement est la *fièvre
charbonneuse*, qui est caractérisée par l'apparition
d'emblée des symptômes généraux. C'est dans cette
variété que se place le *sang de rate* du mouton : elle
se montre aussi chez le bœuf. Par l'inoculation
expérimentale du sang charbonneux au lapin et aux
oiseaux rendus susceptibles de contracter la maladie
on obtient toujours la manifestation du charbon
sous cette forme. La fièvre charbonneuse est caractérisée surtout par des symptômes généraux ou
vagues, elle marche plus ou moins rapidement, et
se termine par la mort au bout de quelques heures;

elle dure quelquefois exceptionnellement jusqu'à 48 ou 50 heures. La fièvre charbonneuse, caractérisée d'abord par des symptômes généraux, peut s'accompagner parfois de symptômes locaux, tels que infiltrations, hémorrhagies sous-cutanées, érysipèle, taches ecchymotiques, etc. Cette forme est aussi grave que la fièvre charbonneuse proprement dite ; elle évolue aussi rapidement. L'apparition des accidents locaux signifie simplement qu'il y a eu des stases sanguines, des exsudations, des hémorrhagies. On a admis un charbon caractérisé d'abord par l'apparition de symptômes locaux, qui sont suivis ensuite de symptômes généraux ; on peut continuer à admettre cette variété en lui donnant le sens que comporte la science. On peut en effet l'obtenir facilement par l'inoculation expérimentale. Ainsi après l'inoculation, on observe d'abord des symptômes locaux consistant en une infiltration du tissu conjonctif et en une tuméfaction des ganglions voisins ; les altérations gagnent de proche en proche, et ce n'est que quand le virus a été déversé dans le torrent circulatoire, qu'on voit apparaître les symptômes généraux.

Cette variété de charbon est aussi grave que les précédentes, si on la laisse suivre son cours. Elle marche moins rapidement en apparence, et elle tue moins vite, car il faut un certain temps aux bactéridies pour être déversées dans le torrent circulatoire sanguin. Elle est moins redoutable en ce sens qu'on peut, à l'aide d'une médication locale énergique, détruire le virus sur place, avant qu'il ait passé dans le sang. Cette forme peut donc être admise ; mais elle est bien rare. On ne peut voir le charbon débuter par des accidents extérieurs, qu'autant que la contagion a eu lieu par le contact de la matière charbonneuse avec la peau, avec une plaie, une érosion, etc. On l'observe quelquefois chez l'homme qui manipule des débris cadavériques charbonneux. Il se produit d'abord un gonflement de la main, (pustule maligne, œdème malin); ce gonflement s'étend rapidement, gagne le bras et le tronc ; puis la maladie se généralise et devient rapidement mortelle. — Les cas de *glossanthrax* et d'*angine charbonneuse* sont aussi des formes de cette variété de charbon ; ils se produisent lorsque les animaux ingèrent des fourrages secs et durs, qui contiennent des germes charbonneux et qui lèsent la muqueuse buccale ou pharyngienne. La maladie est d'abord locale ; mais elle se généralise rapidement et est ordinairement mortelle. — On appelle quelquefois *charbon hémorrhagique*, celui qui se caractérise par des écoulements sanguinolents qu'on observe dans quelques cas et qui se produisent par les ouvertures naturelles, par les naseaux, par le rectum, par l'urèthre , etc. La maladie charbonneuse s'accompagne assez souvent des caractères assignés au charbon hémorrhagique, et c'est pourquoi ou désigne le sang de rate du mouton dans certains pays sous le nom de *pissement de sang.*

Suivant les espèces animales chez lesquelles on étudie la maladie, on constate des différences dans la symptomatologie. Ainsi chez les solipèdes on observe quelquefois la fièvre charbonneuse; et il n'est pas rare de la voir chez eux se compliquer de coliques, d'apoplexie intestinale, d'entérorrhagie et même de symptômes de fureur, lorsqu'il se produit des localisations sur le système nerveux. Néanmoins ces animaux la contractent assez difficilement dans la pratique ordinaire, quoiqu'il soit facile de la produire chez eux par l'inoculation. Les bêtes bovines sont plus prédisposées à contracter le charbon que ne le sont les solipèdes. On peut observer chez elles la forme apoplectique, mais le plus souvent on observe la fièvre charbonneuse. Il n'est pas rare non plus de constater chez ces animaux le glossanthrax de même que l'angine charbonneuse ; on observe quelquefois aussi le charbon hémorrhagique. Chez les bêtes ovines, c'est la fièvre charbonneuse qui se présente le plus souvent (sang de rate) ; on voit cependant quelquefois des cas de charbon apoplectique, et même des cas de charbon éruptif. La chèvre présente rarement le charbon, et quand elle le contracte, c'est la fièvre charbonneuse qu'on observe. Chez le porc, le charbon se montre sous forme de fièvre charbonneuse accompagnée d'éruption cutanée, d'érysipèle, de taches rougeâtres, de taches gangréneuses, sous forme d'angine charbonneuse, sous forme de glossanthrax ; mais il y a lieu de se demander si les auteurs, qui ont décrit le charbon chez le porc ne se sont pas trompés, car d'après des expériences récentes, cet animal serait à peu près réfractaire aux inoculations charbonneuses. Le chien et le chat ne contractent le charbon qu'exceptionnellement ; ils peuvent impunément manger des viandes charbonneuses. On n'obtient l'affection chez ces animaux qu'après une inoculation expérimentale bien conduite, et alors elle peut se présenter avec des formes variées. Le lapin contracte facilement le charbon et c'est la fièvre charbonneuse qu'il présente presque toujours. Les oiseaux au contraire sont rarement malades du charbon, et si cette maladie se présente quelquefois chez eux, c'est encore sous forme de fièvre charbonneuse

Quelle que soit la variété qu'on observe, la maladie a une marche rapide ; elle ne dure guère plus de trois ou quatre jours, et souvent beaucoup moins ; elle se termine ordinairement par la mort, à moins qu'on ait pu détruire le virus avant son passage dans la circulation générale, alors que les symptômes étaient encore localisés ; elle est moins souvent et moins promptement mortelle chez les bovins que chez les animaux de l'espèce ovine. Le

pronostic du charbon est très grave ; il s'agit en
effet d'une maladie contagieuse, transmissible aux
animaux et à l'homme, ordinairement mortelle et
dont le germe peut non seulement se multiplier et
se conserver dans l'organisme, mais encore dans
le monde extérieur. Il est donc très dangereux
d'utiliser les débris cadavériques provenant d'animaux morts du charbon; c'est à peine si on ose
utiliser les peaux, car, si on peut par des substances convenables et des manipulations appro-
priées, les débarrasser des bactéridies qu'elles renferment, on n'est jamais sûr d'avoir détruit les corpuscules-germes, qui jouissent d'une résistance
vitale beaucoup plus prononcée.

Les diverses lésions qu'on trouve dans les cadavres charbonneux ont toutes pour point de départ
l'altération du sang, due elle-même à la bactéridie
charbonneuse. Les cadavres charbonneux se refroidissent rapidement. La peau présente à sa surface des
ecchymoses, des rougeurs, des vésicules, des taches
noirâtres ou verdâtres, qui indiquent une altération
de la matière colorante du sang et un effet cadavérique déjà avancé. Le ballonnement se montre
vite ; la putréfaction commence aussitôt après la
mort, marche rapidement et se généralise promptement, les poils s'arrachent facilement, la peau a
perdu de sa résistance, elle présente parfois des altérations dans son épaisseur et à sa face interne ;
les incisions sont accompagnées de l'écoulement
d'un sang noirâtre et incoagulé. Des taches, des infiltrations, des ecchymoses, des hémorrhagies se montrent aussi dans l'épaisseur même du derme en
différentes régions, surtout dans celles qui correspondent aux tumeurs, aux engorgements, etc. Dans
le tissu cellulaire sous-cutané il y a des infiltrations
qui se montrent de préférence dans certaines régions, dans celles où se trouvent des ganglions, des
organes glandulaires, au pourtour des tumeurs

charbonneuses ; cependant cette lésion peut être généralisée. Ces infiltrations sont constituées ordinairement par une matière jaunâtre, gélatiniforme. On les rencontre aussi dans le tissu des interstices musculaires et dans les muscles eux-mêmes. Dans le charbon inoculé elles se produisent au voisinage du point d'inoculation. La matière infiltrée est plus ou moins colorée en jaune, elle est plus ou moins foncée, quelquefois rougeâtre, parfois c'est une sanie gélatiniforme. On rencontre en outre dans le tissu cellulaire une congestion généralisée, des ecchymoses, des hémorrhagies punctiformes ou plus ou moins étendues. Dans les muscles il y a presque toujours de la congestion, le réseau vasculaire est manifestement hypérhémié ; le sang qui se trouve dans les vaisseaux est incoagulable et de couleur noirâtre ou brunâtre. La congestion dans les muscles peut être régulière, mais le plus souvent elle est irrégulière, il existe des ecchymoses, des points hémorrhagiques, une infiltration plus ou moins manifeste. Le tissu musculaire a perdu de sa ténacité. Les chairs d'un animal mort du charbon ont un aspect variable, suivant que la maladie a duré plus ou moins de temps, suivant que l'animal a été plus ou moins bien saigné, suivant qu'on l'a laissé succomber ou qu'on l'a sacrifié avant la fin de la maladie. Elles sont plus ou moins saigneuses ; elles ont une coloration foncée, brunâtre, noirâtre, ou fortement rougeâtre ; elles sont mollasses, friables, moins résistantes. Leur coloration est quelquefois uniforme ; mais souvent elles sont parsemées de taches plus ou moins foncées, ecchymotiques ou hémorrhagiques. Elles renferment un sang noirâtre ; le tissu conjonctif et les muscles sont congestionnés et infiltrés. On trouve des bactéridies dans le sang renfermé dans les vaisseaux et dans le suc de la chair, lorsque la maladie était arrivée à un certain degré. Si le fragment de chair

qu'on examine contient des ganglions, de nouveaux
caractères viennent s'ajouter aux précédents,ce sont
la congestion, la tuméfaction et le ramollissement
de ces organes. Les viandes charbonneuses se conservent peu ; elles ont une grande tendance à se
putréfier. Ces caractères peuvent suffire pour faire
reconnaître les chairs provenant d'animaux charbonneux ; et, dans les cas où ils ne suffiraient pas,
il faudrait recourir à l'examen microscopique ou
même à l'inoculation. Pourtant ce dernier mode ne
peut guère être employé, quand il s'agit de se prononcer sur l'utilisation d'une viande suspecte, car
il exige au moins, un, deux, trois jours d'attente,
et s'il était seul à la disposition de l'inspecteur de
la boucherie, il vaudrait mieux proscrire immédiatement de la consommation la viande qui serait
suspecte. Aux endroits où le tissu conjonctif est
lâche et abondant, on peut rencontrer une ou plusieurs tumeurs. Elles sont précédées, dans les points
où elles se développent, par des embolies, par des
stases sanguines et des ruptures vasculaires. Ces
tumeurs se présentent principalement lorsqu'on
a inoculé la maladie, ou bien à la suite d'une plaie
ayant servi de porte d'entrée au virus ; on peut
les observer aussi dans d'autres cas. Elles ont souvent pour point de départ un ganglion,qui est hypertrophié, congestionné, hypérhémié, qu'on trouve
plus ou moins ramolli au centre de la tumeur, et
qui est entouré d'une zone plus ou moins étendue
d'infiltration gélatiniforme, noirâtre ou jaunâtre.
Elles peuvent cependant se montrer dans des régions où il n'existe pas de ganglions. Les
tumeurs charbonneuses présentent parfois à étudier deux parties, deux zones, une zone centrale et
une zone périphérique. La zone centrale est formée
par de la matière noirâtre, putrilagineuse, boueuse,
qui colore vivement les doigts, et qui n'est autre
chose que du sang épanché à la suite d'une hémor-

rhagie. Cette partie centrale putrilagineuse est entourée par la zone excentrique, qui est gélatiniforme, et qui va, en se décolorant, en s'éloignant du centre ; aussi à la périphérie elle a un aspect jaunâtre. Ces tumeurs ne sont à proprement parler que des infiltrations du tissu conjonctif sous-cutané, avec cette différence que leur point de départ a été une hémorrhagie. La tumeur charbonneuse siège dans le tissu conjonctif sous-cutané, mais elle peut s'étendre dans le tissu musculaire ; et les portions de muscles envahies éprouvent alors des modifications profondes, elles deviennent noirâtres, faciles à déchirer, elles éprouvent à un degré très prononcé les altérations signalées déjà. Au pourtour de la tumeur il existe toujours une infiltration diffuse, qui s'étend plus ou moins loin sous la peau. Celle-ci est décollée et se détache facilement au niveau de la tumeur ; elle est là très manifestement altérée, elle est vivement congestionnée, infiltrée et ramollie.— Le sang est le tissu qui éprouve en général les premières modifications dans la maladie charbonneuse. Il a une coloration noirâtre, même avant la mort des malades ; il est incoagulable ou se coagule peu et difficilement ; il contient peu de fibrine, ce qui explique son incoagulabilité. Il est devenu virulent, même avant la mort, et il conserve sa virulence sur le cadavre pendant un certain temps. Les globules rouges sont plus ou moins altérées, suivant le temps qu'a duré la maladie ; ils sont irréguliers, frangés, crénelés sur leur contour, ils ont une certaine tendance à se détruire, ils retiennent moins bien la matière colorante, qui tend à se dissoudre et à diffuser même avant la mort des malades ; aussi il se produit une imbibition de cette matière colorante dans les séreuses du cœur et dans la tunique interne des vaisseaux. Les globules rouges sont devenus plus agglutinatifs. Le cœur est décoloré, son tissu est mou et comme

cuit, il a un aspect terreux, sa consistance est molle,
il est flasque ; il renferme un sang noirâtre, poisseux, incoagulé ; exceptionnellement il s'est produit un commencement de coagulation, mais les
caillots formés ne sont jamais jaunâtres (albumino-
fibrineux), ils sont noirâtres et de consistance pâteuse. Le cœur, débarrassé de la matière pois-
seuse qu'il renferme, présente des altérations assez
prononcées ; il y a imbibition de la matière colorante du sang sur les séreuses, sur l'endocarde ; on
aperçoit des ecchymoses, des points hémorrhagiques sur l'endocarde et aussi dans le tissu propre
du cœur. Le péricarde présente de son côté des
taches ecchymotiques, et on trouve dans sa cavité
une plus ou moins grande quantité de sérosité rougeâtre. Les vaisseaux sanguins, quel qu'en soit le
volume, renferment un sang noirâtre, visqueux,
qui colore fortement les doigts ; ils se font aussi
remarquer par l'imbibition caractéristique de leur
tunique interne. Dans les capillaires on rencontre
des embolies, formées par le pelotonnement des
bactéridies ; il y a parfois des ruptures vasculaires,
des hémorrhagies plus ou moins étendues. Le système capillaire est gorgé de sang ; il y a eu
partout exsudation du plasma sanguin dans le tissu
périvasculaire, qui renferme de la sérosité gélatiniforme. Les ganglions sont ordinairement altérés et
leurs altérations sont plus ou moins accentuées,
plus ou moins avancées, suivant que la maladie a
été plus ou moins rapide. Ils sont hypertrophiés,
hypérhémiés, congestionnés, infiltrés, ramollis ; ils
ont une coloration foncée, noirâtre, régulière et
uniforme ou irrégulière, plus foncée par places ; ils
sont tachetés, ecchymosés, pointillés. Leur coloration foncée et leur congestion sont très manifestes
dans la couche corticale et beaucoup moins dans la
partie centrale, où elles existent cependant, mais
où elles sont dominées par l'infiltration. La

masse du ganglion se réduit facilement en bouillie; il est difficile de reconnaître sa structure à
l'examen microscopique, tellement les bactéridies
s'y sont multipliées et développées. Les ganglions
étant des organes collecteurs et régénérateurs du
virus, et éprouvant des altérations notables, il doit
être possible, en les comparant entre eux et en déterminant le degré et l'ancienneté de leurs altérations, de remonter à la source du mal, de déterminer la voie qu'il a suivie pour pénétrer et se généraliser dans l'organisme. En effet, lorqu'on inocule
le virus charbonneux à un animal, on peut suivre
sa marche à travers le système ganglionnaire. Le
glanglion qui est le premier sur le trajet des lymphatiques partant du point d'inoculation, devient malade le premier ; puis successivement s'altèrent
tous ceux qui viennent après lui. Il est donc tout
naturel de penser qu'on peut arriver à déterminer
la porte d'entrée du virus, en comparant les lésions
des divers ganglions entre elles. Les ganglions qui
présentent les lésions les plus accusées et les plus
anciennes, étant ordinairement ceux qui se sont
trouvés les plus rapprochés du point par lequel
l'introduction à eu lieu. Aussi, lorsqu'on a reconnu
que c'étaient les ganglions sous-glossiens qui
étaient les plus altérés, on en a conclu que la porte
d'entrée de la bactéridie avait été la muqueuse digestive, la muqueuse buccale ou pharyngienne;
c'est le plus ordinairement par la muqueuse buccale, que les bactéridies s'introduisent dans l'organisme. Les ganglions sont bien les premiers organes à acquérir la virulence sur les animaux en voie
de contracter le charbon, et ils deviennent virulifères suivant un ordre déterminé. L'incubation est
donc une période de régénération dans les ganglions, dont l'état permet de suivre la marche du virus et de l'attaquer à temps par des agents thérapeutiques. Mais dans les cas de charbon lent, dans les

cas où l'autopsie n'est pas faite immédiatement
après la mort, les divers ganglions se colorent et
deviennent foncés ; et dans le charbon non expéri-
mental, le plus ordinairement l'ensemble des ganglions est malade, en sorte qu'il est parfois
très difficile de déterminer quels sont les plus altérés. Les vaisseaux lymphatiques, surtout ceux
voisins des points malades, contiennent une lymphe rougeâtre. Les séreuses en général sont altérées ; elles sont congestionnées et présentent à
leur surface et dans leur tissu, ainsi que dans le
tissu sous-séreux, des points ecchymotiques et des
hémorrhagies ; elles contiennent souvent une sérosité citrine, jaunâtre, parfois sanguinolente. — La
muqueuse des voies digestives peut être congestionnée, infiltrée, noirâtre, brunâtre. La muqueuse
buccale et la muqueuse pharyngienne, mais surtout
la muqueuse de la langue, se présentent avec cet
aspect, quand il y a glossanthrax ; alors la langue
est elle-même infiltrée dans son tissu. Ses vaisseaux
renferment un sang poisseux, visqueux, incoagulable ; son épithélium est soulevé par places et forme des vésicules remplies de sérosité noirâtre. La
muqueuse pharyngienne a à peu près le même
aspect ; son tissu sous-muqueux est fortement congestionné, hypérhémié et infiltré lorsqu'il y a angine
ou pharyngite charbonneuse ; et en outre dans ces
cas les glandes et les ganglions avoisinants sont
tuméfiés, hypérhémiés, infiltrés, tachetés, ecchymosés. L'estomac est quelquefois congestionné à
l'intérieur et surtout à l'extérieur. Le péritoine est
altéré sur ses deux feuillets ; on y remarque des
ecchymoses, des points hémorrhagiques, aussi
bien dans le tissu sous-séreux que dans le tissu
de la séreuse. Le mesentère et l'épiploon sont
congestionnés, leurs vaisseaux sont turgides ; on
rencontre parfois entre les lames du mésentère des
hémorrhagies, de véritables tumeurs ou amas de

sang poisseux, noirâtre et putrilagineux. Les ganglions mésentériques sont toujours altérés, hypertrophiés, hypérhémiés, noirâtres, infiltrés, ramollis. En général tous les vaisseaux sanguins de la cavité abdominale sont distendus par un sang noirâtre et incoagulé. Le tissu conjonctif périnénal, péripancréatique, périganglionnaire et périvasculaire est infiltré de sérosité gélatiniforme plus ou moins colorée. Les intestins deviennent vite ballonnés ; il y a de plus congestion, hypérhémie à l'extérieur ; à la face interne on trouve aussi des altérations prononcées. Le contenu est quelquefois mélangé de sang putrilagineux, poisseux, noirâtre ; c'est parce qu'il y a eu des hémorrhagies à la surface de la muqueuse, c'est parce qu'il y a eu entérorrhagie, comme cela arrive parfois quand on observe des symptômes de coliques très vives. La muqueuse intestinale est congestionnée ; elle présente des taches, des ecchymoses, des hémorrhagies et des infiltrations plus ou moins prononcées et plus ou moins étendues ; il y a même parfois un véritable état apoplectique. Les villosités sont hypérhémiées et desquamées. Pour ne pas confondre ces lésions avec celles de l'entérorrhagie ordinaire, il suffit d'examiner le produit épanché dans l'intestin au microscope, afin de s'assurer s'il y a ou s'il n'y a pas de bactéridies, ou de l'inoculer. La muqueuse rectale est souvent renversée, hypérhémiée, noirâtre ; son tissu sous-muqueux est infiltré. Le foie est tuméfié ; ses vaisseaux sont gorgés d'un sang noirâtre ; son tissu s'écrase plus facilement, et il est jaune-terreux et comme cuit. La rate a augmenté de volume , elle peut avoir triplé, quadruplé et même quintuplé. Il peut y avoir congestion de toute la masse, comme on le voit surtout dans l'espèce ovine, d'où le nom de sang de rate, qui a été donné au charbon de cette espèce. D'autres fois la congestion ne s'observe

que sur certains points, alors l'organe est bosselé,
et, en ouvrant ces bosses, on les trouve remplies
d'un sang noirâtre, poisseux, ordinairement très
riche en bactéridies ; il y a eu des hémorrhagies
ou des apoplexies partielles ou quelquefois une
apoplexie de tout l'organe. Le pancréas est congestionné, aussi bien dans son tissu propre
que dans le tissu conjonctif qui l'entoure ; ce
tissu est en outre infiltré de la sérosité gélatiniforme, que nous avons tant de fois signalée.
Dans toutes ces lésions on peut rencontrer la
bactéridie charbonneuse. — Les reins sont congestionnés à leur surface ; et dans leur masse on
voit des points hémorrhagiques plus ou moins étendus, parfois ce sont de véritables hémorrhagies en
nappe. La muqueuse vésicale est hypérhémiée ; les
urines sont sanguinolentes. Ce dernier caractère
se présente souvent chez l'espèce ovine ; il s'explique par des ruptures vasculaires dans les reins
et par le passage du sang en nature dans les urines.
La muqueuse utérine est le siège d'une congestion
très vive, surtout lorsque les femelles sont en état
de gestation.— Les plèvres sont altérées, congestionnées sur les deux feuillets ; on trouve des
taches ecchymotiques à leur surface et dans le
tissu sous-séreux. Le sac pleural contient de la
sérosité sanguinolente. On remarque souvent aussi
une infiltration profonde dans le tissu interlobulaire du poumon ; c'est un véritable œdème pulmonaire. En outre le poumon est congestionné en
masse ou ecchymosé par places ; on y rencontre
de nombreuses hémorrhagies, de nombreuses oblitérations vasculaires par embolie bactéridienne.
La muqueuse respiratoire est aussi congestionnée,
hypérhémiée, et parfois elle est le siège d'un état
catarrhal prononcé, alors la matière sécrétée est
séro-muqueuse et toujours sanguinolente. — Les
méninges ont éprouvé parfois des modifications ;

l'arachnoïde est quelquefois congestionnée et remplie d'un exsudat abondant, séro-sanguinolent et riche en bactéridies; la pie-mère est congestionnée; les tissus du cerveau sont remplis d'un sang noirâtre, qui ne se coagule pas. Le cerveau lui-même et la moelle peuvent être congestionnés; les nerfs sont altérés, infiltrés; les ganglions du grand sympathique sont tuméfiés et infiltrés.

Le diagnostic du charbon est d'une grande importance, au triple point de vue de la police sanitaire, de l'hygiène et de l'alimentation publiques: au point de vue sanitaire, car il permet de prendre les mesures nécessaires pour arrêter la maladie et préserver les animaux sains; au point de vue de l'hygiène publique, en ce sens qu'il permet à l'homme de prendre des précautions pour se préserver de la maladie ; au point de vue de l'alimentation publique, car il permet, le cas échéant, de refuser les viandes charbonneuses à la consommation. Heureusement ce diagnostic est facile à porter, surtout lorsqu'on peut faire l'examen microscopique du sang ou d'autres produits. La présence des bactéridies constatée ne permet pas d'avoir de doute. D'ailleurs lorsqu'on connaîtra le mode de contagion naturelle et l'ensemble des conditions (conditions ambiantes, localités, etc.), qui a présidé à l'apparition de la maladie, sa marche, son évolution et ses symptômes, il ne sera pas, dans le plus grand nombre des cas, bien difficile de reconnaître le charbon, même sans recourir à l'examen microscopique ni à l'inoculation. Mais la terminaison fatale, l'altération physique et anatomique du sang, les lésions, l'inoculation expérimentale et surtout l'examen microscopique dissipent toujours tous les doutes, quand les cadavres ne sont pas putréfiés, quand les bactéridies n'ont pas eu le temps de se détruire ou de se transformer en corpuscules-germes. Il est vrai qu'on ne trouve pas à tous les instants des bactéridies dans le charbon, surtout quand la maladie n'est pas assez avancée ; mais grâce à des examens successifs on arrivera toujours à voir le parasite. On peut d'ailleurs toujours, et c'est aussi un bon moyen de diagnostic, inoculer la matière suspecte au lapin.

Le charbon est une maladie contagieuse, parasitaire ; sa contagiosité n'est pas douteuse, elle est démontrée depuis longtemps par de nombreux faits d'expérimentation et d'observation. Dans des travaux successifs parus à partir de 1863, M. Davaine démontra, par des expériences, que les bâtonnets rencontrés dans le sang charbonneux sont les agents de transmission de la maladie ; il leur donna le nom de bactéridies. Il constata que le sang d'un animal inoculé du charbon ne devient virulent qu'autant qu'on y rencontre des bâtonnets. Il inocula des lapines pleines et leur donna le charbon. Un examen comparatif du sang de la mère et de celui du fœtus lui révéla la présence de bactéridies dans le premier et leur absence dans le second ; le sang de la mère inoculée était virulent, celui du fœtus ne l'était pas. A ce moment on ne connaissait pas les divers modes de reproduction de la bactéridie ; on ne connaissait pas le mode de reproduction par endogénèse ou par formation de corpuscules-germes à l'intérieur des bâtonnets, et dès lors il était difficile d'expliquer comment un cadavre charbonneux pouvait conserver sa virulence plusieurs semaines après la mort. En effet la bactéridie adulte, sous forme de bâtonnet, ne se conserve pas longtemps ; le sang charbonneux, qui ne renferme que des bactéridies adultes, perd sa virulence en peu de jours. Comment dès lors s'expliquer que les cadavres d'animaux charbonneux restant pourtant dangereux pendant des mois et pendant des années? Il y avait là un fait que n'expliquait pas alors la théorie et qui s'explique aujourd'hui facilement par la connaissance des deux modes de multiplication de la bactéridie, par l'existence des corpuscules-germes, qui sont très résistants.

En 1871, Klebs et Tiégel filtrèrent du sang charbonneux à travers un vase d'argile. Le plasma ainsi obtenu était tout à fait privé de particules figurées et par conséquent de bactéridies ; et. l'inoculation de ce plasma n'ayant rien donné, les expérimentateurs en conclurent que la virulence réside dans la bactéridie.

C'est seulement en 1876 que parut un travail très important de Koch, dans lequel l'auteur mit en lumière la propriété qu'ont les bactéridies de se multiplier en produisant des spores. Il suivit la bactéridie dans toutes ses phases ; il la cultiva hors de l'organisme. dans le plasma du sang, dans l'humeur aqueuse. Il remarqua que dans ces milieux, à une température voisine de 38° et en présence de l'air humide, elle se multiplie très rapidement et s'accroît d'une façon démesurée, au point de décupler sa longueur et de former un feutrage presque inextricable. Mais si le milieu se modifie, et il se modifie par suite de la multiplication du parasite, il se passe un phénomène remarquable ; les bâtonnets se transforment ; au lieu de se diviser en fragments, comme primitivement, ils sécrètent. ils forment, dans leur intérieur, de véritables germes, qui apparaissent surtout aux extrémités. Quand un bâtonnet en présente deux, il y en a un à chaque extrémité. Ces germes sont plus réfringents que le plasma des bâtonnets. C'est donc Koch le premier qui a étudié la multiplication par endogénèse de la bactéridie et qui en a suivi le développement hors de l'organisme. Il a de plus transmis le charbon avec les corpuscules-germes, et il a observé que les inoculations faites avec ces corpuscules étaient aussi fructueuses que celles pratiquées avec les bâtonnets, avec les bactéridies adultes. Il a semé ces spores dans le plasma du sang, dans l'humeur aqueuse, en présence de l'air, et il les a vu se transformer en bactéridies adultes, il les a vu devenir ovoïdes, s'étirer, s'allonger en forme de bâtonnets. En outre il a constaté que le corpuscule jouit d'un pouvoir de résistance beaucoup plus considérable que la bactéridie adulte.

Avant 1863 M. Pasteur avait découvert que la fermentation butyrique est l'œuvre de vibrions fort analogues à ceux du charbon. Il avait ensuite démontré qu'une maladie grave du ver à soie est due à une fermentation dans l'intestin ; il avait étudié le vibrion de cette fermentation et lui avait reconnu les deux modes de reproduction que nous connaissons (scissiparité, endogénèse). Il avait donc reconnu, avant tous les auteurs, le mode de reproduction des bactériens par endogénèse. Depuis 1877, il a étudié le contage du charbon ; il a repris la question déjà traitée par Koch ; il a soumis la bactéridie à des cultures successives hors de l'organisme, et, après l'avoir fait passer dans des centaines de cultures, il a pu avec celle de la dernière faire développer un charbon analogue à celui qu'on obtient avec le sang d'un animal malade. Cette méthode des cultures successives est plus avantageuse que les cultures non répétées de Koch, car, au bout d'un certain nombre d'ensemencements successifs, on est sûr que les éléments figurés du sang (globules blancs, globules rouges, granulations moléculaires), qui avaient été introduits dans la première culture et qui avaient été transmis dans quelques-unes des suivantes n'existent plus dans les dernières. De cette manière M. Pasteur a pu obtenir la bactéridie à l'état de pureté absolue, et il a pu conclure sûrement que le charbon est de nature bactéridienne. Du reste, il a eu recours à deux autres procédés : à la filtration et à la décantation après le repos du liquide charbonneux dans les caves de l'observatoire. Il s'est servi de filtres de plâtre, qui retiennent toutes les particules figurées et ne laissent passer que le plasma sanguin ; celui-ci inoculé à des animaux ou semé, n'a jamais rien produit. Il est donc vrai de dire que seule la partie figurée du sang est active ; et les cultures successives ont appris que parmi les éléments figurés c'est la bactéridie qui est virulente. L'air des caves de l'observatoire et très tranquille, il ne contient pas de germes, et, en contiendrait-il, qu'ils se déposeraient très rapidement ; aussi les infusions animales ou végétales qu'on y expose ne se putréfient pas, si elles ne renferment pas déjà des germes, car l'air des caves ne leur en cède pas. Le sang charbonneux ne s'y est pas putréfié, il s'est coagulé, il s'est séparé en deux parties distinctes, une solide et une liquide ; celle-ci, le plasma, obtenue par décantation et inoculée n'a produit aucun résultat et, examinée au miscroscope, elle n'a pas présenté de bactéridies. Donc la **virulance** réside bien dans la bactéridie.

Le contage charbonneux se rencontre dans le sang des malades, dans tous les solides et dans tous les liquides de l'économie : il se rencontre en un mot à peu près partout dans l'organisme malade, surtout lorsque la maladie est arrivée à son terme. La bactéridie charbonneuse (*bacillus anthracis*, bactérien du charbon. microbe du charbon) est un être organisé un parasite ; elle se présente sous deux formes différentes, avec des dimensions variables suivant sa forme. Habituellement, chez les malades et sur les cadavres quelques instants après la mort, on la trouve sous la forme de bâtonnets, simples ou formés de deux, trois, quatre segments articulés à angle obtus. On la trouve, lorsque les cadavres ont déjà commencé à se putréfier, sous forme de corpuscules-germes. C'est sous la première forme qu'elle offre les plus grandes dimensions, et celles-ci ne sont pas bien considérables ; en effet, dans le sang charbonneux, on voit mieux les globules sanguins que les bâtonnets. Ceux-ci sont très minces, plus ou moins flexueux ou ondulés, infléchis ; les corpuscules-germes sont très tenus et apparaissent comme des gouttelettes réfringentes, soit qu'on les observe à l'état de liberté, soit qu'on les observe dans l'intérieur des bâtonnets. Dans ce dernier cas c'est surtout aux extrémités du bâtonnet qu'on les rencontre. Ces parasites sont immobiles ; ce sont des végétaux composés d'une masse protoplasmique entourée d'une membrane cellulosique. Ils forment parfois un feutrage plus ou moins serré dans les ganglions et dans les capillaires. Observés dans le sang, ils sont assez facilement reconnaissables ; il est peu d'éléments figurés avec lesquels on puisse les confondre. Leur confusion serait tout au plus possible avec quelques cristaux présentant une forme allongée, mais alors on peut les distinguer au moyen d'un ou deux réactifs : la teinture d'iode, qui colore les bactéridies et non les cristaux, et l'acide sulfurique, qui détruit ceux-ci et respecte celles-là. Le parasite du charbon peut vivre, non seulement dans l'organisme, mais hors de l'organisme, ainsi que le démontrent les cultures précitées. Il peut se conserver plus ou moins longtemps dans le monde extérieur ; les bâtonnets se conservent peu, mais les spores se conservent longtemps. Il peut se multiplier hors de l'organisme toutes les fois que les conditions nécessaires à sa nutrition et à sa respiration sont réalisées.

Il se nourrit et il respire par endosmose; il lui faut des matières azotées et minérales, de l'oxygène libre, de l'air (il meurt en présence de l'acide carbonique), une température voisine de 35° à 40°. Dans ces conditions il se multiplie par scissiparité; mais quand les conditions changent, quand le milieu s'appauvrit en matières alibiles ou en oxygène, quand la température baisse, on observe plutôt la multiplication par endogénèse; le parasite produit alors dans son intérieur des corpuscules-germes, qui, une fois formés, peuvent ensuite germer dans un milieu convenable, et surtout dans l'organisme des animaux. Dans quelques circonstances la bactéridie adulte, au lieu de donner des corpuscules-germes, se détruit. Ainsi elle se détruit, lorsqu'elle se trouve immédiatement en contact avec une atmosphère d'acide carbonique; elle se détruit dans les cadavres qui se putréfient rapidement, et, elle se détruit d'autant plus sûrement que la putréfaction arrive plus tôt. Mais si, avant que la putréfaction ait envahi tout le cadavre, la bactéridie a eu le temps de donner des corpuscules-germes, ceux-ci ne sont pas détruits par la fermentation putride; ils peuvent vivre dans un milieu quelconque et quelle que soit leur atmosphère, sauf à exiger des conditions meilleures pour se reproduire.

La nature semble avoir favorisé particulièrement la conservation de la bactéridie, en réalisant presque toujours les conditions nécessaires à sa transformation en spores. Quand le parasite se trouve placé dans un milieu riche en matériaux nutritifs (cela est toujours ainsi quand il s'agit de cadavres) en présence de l'air et à une température de 35°, la transformation en spores peut se faire au bout d'une quinzaine d'heures, et le contage peut dès lors se conserver pendant des années. Quand la température est seulement à 18° ou 20°, les

autres conditions restant les mêmes, la transformation exige plus de temps pour se faire, il faut
deux ou trois jours. Et enfin quand la température descend au-dessous de 12° et quand elle s'élève
au dessus de 44°, la transformation n'a pas lieu.
Alors il peut arriver que les bâtonnets se détruisent, se désagrègent, ou bien ils peuvent se conserver à l'état de bactéridies adultes desséchées ;
plus tard, sous l'influence de l'humidité et d'une
température convenable, ils revivront et produi-
ront des effets ; cependant dans ces conditions ils
se détruisent le plus souvent, et se transforment
en particules qui se désagrègent. Dans les cadavres charbonneux exposés à l'air, la transformation en spores a lieu souvent pendant l'été, car
la température est suffisamment élevée, car les
cadavres sont des milieux favorables, et de plus
il y a le contact de l'air. Pareille transformation
s'effectue encore dans toutes les matières animales, dans les purins, dans les fumiers, dans les
produits de déjection des animaux malades. Aussi
voit-on parfois le charbon apparaître chez des sujets qui ont pâturé sur des terres arrosées, fumées
avec des purins ou des fumiers provenant d'animaux charbonneux. La bactéridie adulte, qui peut
conserver sa vitalité à 45° et à 47°, ne résiste pas à
la température de 100° ni même à celle de 50° : il
n'en est pas de même des corpuscules-germes, qui
peuvent résister à 130°, aux acides minéraux les
plus énergiques, à l'oxygène comprimé, à l'alcool
absolu, qui tuent la bactéridie adulte. La durée
pendant laquelle peut se conserver la virulence du
charbon n'est pas encore bien déterminée. Koch,
affirme que les spores peuvent se conserver pendant des mois et même pendant des années (quatre
ans). Le sang charbonneux ne conserve son activité que peu de temps dans un milieu confiné, à
l'abri de l'air et de la putréfaction, car les bacté-

riens sont asphyxiés et cela d'autant plus vite que la température s'élève aux environs de 38° à 40°.

Pour M. Pasteur le charbon, qui se développe spontanément en Beauce, est dû à l'ingestion de bactéridies, et les lésions, qui servent de voie d'introduction, siègent principalement dans la bouche et dans l'arrière-bouche. Quand on mélange du sang charbonneux à la terre, la bactéridie s'y conserve à l'état de germe, et même elle s'y multiplie, surtout si on arrose cette terre avec de l'eau de levure, avec de l'urine ou du purin quelconque. Elle se transforme rapidement en corpuscules-germes, qu'on peut retrouver après plusieurs mois de séjour dans la terre, et après de nombreuses alternatives d'humidité et de sécheresse. Ces corpuscules peuvent être semés de nouveau dans une nouvelle terre, de celle-ci dans une troisième et ainsi plusieurs fois de suite, pour produire enfin le charbon. M. Pasteur a en effet, après plusieurs séries de ces cultures, reproduit le charbon avec les corpuscules de la dernière ; donc la bactéridie se conserve pendant longtemps dans la terre. Dix mois après l'enfouissement des cadavres on retrouve les germes dans la terre, qui recouvre la fosse, et en cherchant bien on les retrouverait probablement longtemps après ; quoique les cadavres aient été profondément enfouis, les germes du charbon remontent à la surface des fosses. D'après M. Pasteur ce seraient les vers de terre (lombrics) qui se chargeraient d'apporter à la surface du sol les germes charbonneux qu'on retrouve en effet dans leurs déjections, et l'action de la capillarité ne serait pour rien dans l'ascension des spores du charbon, attendu que l'eau qui monte à travers la terre est d'une pureté absolue. Quel que soit le mécanisme qui préside à l'ascension des germes charbonneux à travers la terre qui recouvre les fosses, le fait est certain,

indéniable, il est démontré par l'observation et
par l'expérimentation ; la terre recueillie sur des
fosses d'enfouissement a parfois propagé le charbon quand on l'a étendue sur le sol de la bergerie
ou sur des prairies ; on a vu des animaux contracter le charbon en mangeant les herbes poussées
sur les fosses, etc. Il y a donc lieu de substituer la
crémation des cadavres à l'enfouissement ; il faut
préférer l'équarrissage à l'enfouissement et il faut,
si on prescrit celui-ci, traiter les cadavres par des
agents antibactériens. M. Colin a démontré que
le sang charbonneux et la sérosité perdent leurs
propriétés au bout de deux à cinq jours, et cela
en toutes saisons et aux températures les plus variées, qu'ils soient à l'air ou dans des vases plus
ou moins fermés, ou dans le cadavre. La virulence
charbonneuse s'éteint au moment où le sang est
en pleine décomposition, les bactéridies sont as-
phyxiées par l'acide carbonique. La température
élevée hâte toujours la destruction de la bactéridie, la disparition de la virulence dans le sang, dans
la lymphe et dans les sérosités. La bactéridie se
conserve plus longtemps dans les cadavres préalablement vidés ; ainsi, quand on a la précaution
d'éventrer le cadavre, d'en sortir la masse intestinale, la putréfaction est moins rapide, car on a sorti
la masse dans laquelle étaient les germes putrides ;
et alors le virus peut se conserver quatre ou cinq
jours en été et huit ou douze jours en hiver. Il en
est de même pour les autres produits charbonneux,
fumiers, purins, etc. L'extinction de la virulence
est due aux phénomènes de la putréfaction, elle
est accélérée par tout ce qui facilite la putréfaction. L'addition d'eau aux produits charbonneux,
la dilution de ces produits hâtent l'extinction de
la virulence en diminuant la richesse du milieu
où vit la bactéridie. Le refroidissement facilite la
conservation du virus. La virulence est éteinte

par l'alcool, les sels astringents, les divers coagulants, l'ébullition, la dessiccation, l'acide acétique et même par le suc gastrique ; il est bien entendu que cela n'est vrai que quand la virulence est due à la bactéridie adulte ; cela ne serait pas exact s'il y avait des corpuscules-germes. Les déjections, les urines, les matières stercorales sont virulentes ; et leur virulence se perd vite par la putréfaction hâtée par une des causes précitées ; mais il n'en est pas de même quand la transformation en spores a eu le temps de s'effectuer ; en sorte que le virus rejeté au dehors par les voies d'excrétion, comme celui qui provient des cadavres, peut se conserver plus ou moins longtemps à la surface des corps solides, de l'herbe par exemple, ou dans la terre, ou dans les eaux etc., pour être introduit à un moment donné dans l'organisme des animaux.

Les bactéridies, en se multipliant dans l'organisme, déterminent la mort de trois façons différentes : en enlevant l'oxygène aux globules rouges du sang ; en formant des embolies, qui gênent la circulation ; enfin en empoisonnant les animaux par les produits toxiques, qui accompagnent toujours leur formation.

La contagion peut se faire directement de l'animal malade à l'individu sain (lorsqu'elle a lieu de l'animal ou du cadavre à l'homme, qui peut en effet être facilement contaminé par les produits cadavériques qu'il travaille); mais cette contagion directe ne s'observe qu'exceptionnellement chez les animaux. La contagion médiate est de beaucoup la plus fréquente. Les véhicules du virus charbonneux sont nombreux ; généralement ce sont les aliments ou les boissons qui ont été souillés de produits contagieux. Dans ces cas le virus s'introduit par les voies digestives. Ce mode

de contagion peut être réalisé expérimentalement ;
on réussit très bien à faire développer le charbon en faisant ingérer des matières charbonneuses
aux animaux susceptibles de contracter cette maladie.

La transmission par l'air n'est pas aussi évidente que la précédente ; cependant des faits de
contagion par l'intermédiaire de l'air ont été
signalés par des vétérinaires, et je crois pour
mon compte à la possibilité de la contagion du
charbon par l'air, d'après les faits que j'ai pu observer dans la Camargue. M. Pasteur a vu des
moutons contracter la maladie, en flairant le dessus de fosses, où avaient été enfouis des cadavres
charbonneux 12 ans auparavant.

Il résulte donc de ce qui précède, que la contagion médiate est le mode de transmission le plus
fréquent, et elle se fait par l'ingestion des boissons
ou des aliments qui renferment des germes.

On admettait jadis le développement spontané
du charbon sous l'influence d'un certain nombre
de causes qu'il est bon de passer en revue. Aujourd'hui on conserve les expressions de *naissance
spontanée*, de *dévelopement spontané* ; mais on veut
dire par là que les animaux ont puisé les germes
de la maladie dans le milieu qui les entoure. Les
causes invoquées autrefois pour expliquer le développement spontané du charbon doivent être
considérées comme de simples circonstances favorables à la contagion ; elles agissent en favorisant la conservation, la multiplication des bactéridies et leur introduction dans l'organisme. Ces
causes sont nombreuses et il est aujourd'hui facile d'interpréter leur action Depuis longtemps
on a accusé la température élevée et les saisons
chaudes, surtout les saisons chaudes et humides
à la fois ; c'est qu'en effet une température relativement élevée et un certain degré d'humidité fa-

vorisent la multiplication et le développement des
bactéridies. On a accusé aussi les étangs, les
marais, les bas-fonds, les marécages, les émanations, les effluves, les herbages humides et les
eaux dormantes. Toutes ces causes favorisent la
multiplication, la conservation de la bactéridie
charbonneuse et son introduction dans l'organisme.
Il y a là en effet un ensemble de conditions propices, un milieu favorable qui fournit des matériaux alibiles ; le contact de l'air et la température élevée, qui règnent par moments, hâtent son
développement. Les fourrages et les boissons peuvent donc contenir des bactéridies, et les animaux,
en les ingérant, contractent le charbon. Les gaz,
qui s'échappent de ces lieux, peuvent entraîner
des corpuscules-germes charbonneux et les introduire dans l'organisme. Toutes les localités, où
règne le charbon, renferment dans leur sol, dans
leurs eaux ou dans les herbes qui y croissent, les
germes de la maladie. Les lieux à sol humide, à
sous-sol argileux, favorisent la conservation et la
multiplication des bactéridies, et leurs eaux ainsi
que leurs herbes peuvent communiquer le charbon. On a prétendu que les aliments altérés et
les aliments trop abondants peuvent faire naître
le charbon ; mais cela n'est vrai qu'autant que ces
aliments en renferment des germes et les introduisent dans l'organisme. Les boissons même altérées ne peuvent pas non plus produire le charbon, si elles ne renferment pas de bactéridies ; et
jamais ni les fatigues excessives, ni une alimentation insuffisante ne peuvent provoquer la maladie bactéridienne. On a remarqué que le charbon
se montre de préférence dans les années pluvieuses, surtout lorsque les pluies sont suivies d'une
grande sécheresse. Les eaux des pluies dissolvent
une grande quantité de matières organiques et
minérales qui, lorsque la chaleur arrive, consti-

tuent un milieu favorable au développement et à
la multiplication des bactéridies. On a encore accusé les habitations humides, malpropres, mal tenues : mais quel que soit leur défaut d'hygiène,
elles ne peuvent pas provoquer le développement
du charbon si elles n'en renferment pas les germes.

Le déplacement des animaux malades peut disséminer les germes et les semer dans les localités
où ils n'existent pas ; cela peut se produire surtout dans les cas où l'on fait émigrer le bétail malade. Le déplacement des fumiers contenant des
germes peut amener les mêmes résultats ; ces fumiers sont donc dangereux, quand on les répand
dans les pâturages ou dans les endroits fréquentés
par les animaux.

Quel rôle jouent les mouches dans la propagation du charbon ? C'est là une question qui de
tout temps a préoccupé les médecins. Pour l'élu-
cider, M. Davaine et M. Raimbert ont entrepris des
expériences, mais ils n'ont point réalisé les conditions qui se présentent dans la pratique. Ils ont pris
des mouches, qu'ils ont laissées sous une cloche
au contact d'un sang charbonneux, et ont inoculé
ensuite leurs pattes et leurs ailes. A la suite de
ces inoculations le charbon s'est développé, et cela
devait être ; mais l'expérience est peu concluante,
elle ne prouve pas que les mouches, en piquant,
peuvent transmettre le charbon. Les piqûres des
mouches peuvent bien provoquer une certaine tuméfaction ; et d'ailleurs on observe assez souvent
chez l'homme des tumeurs dites vulgairement pustules malignes, parce qu'elles sont noires au centre, mais il ne faudrait plus confondre, comme on
le fait encore souvent, ces pustules malignes avec
le charbon, car on a inoculé le produit de ces
tumeurs sans obtenir le charbon, et d'ailleurs
on n'a pas toujours trouvé la bactéridie en

examinant préalablement leur contenu au microscope. Les vétérinaires croient peu à l'efficacité des piqûres de mouches pour développer le charbon, car les animaux sont ordinairement protégés soit par une toison, soit
par des poils, soit par une peau épaisse ; du reste
on observerait les symptômes locaux, qui se présentent après l'inoculation, si les piqûres provo-
quaient le charbon. Mais ce qui est plus con-
vaincant encore, c'est que les mouches, qui fréquentent les cadavres, ne vont point sur les sujets
vivants et ne piquent pas. La contagion pourrait
donc se faire dans le seul cas où une mouche viendrait piquer un animal sain après avoir piqué un
sujet malade, et encore il reste à savoir si de la
sorte la transmission est possible. Pour l'homme
la question est plus importante. Voici ce qui se
passe dans les tanneries où les mouches semblent
jouer un grand rôle pour la propagation du
charbon. Des mouches, bien inoffensives, viennent se poser sur la peau de l'ouvrier, y
déterminent un prurit en le piquant ; celui-ci se
gratte, et il en résulte le plus souvent de petites
excoriations, qui deviennent la porte d'entrée des
germes apportés par les ongles toujours malpropres de l'ouvrier.

Le virus charbonneux ne peut guère s'introduire
dans l'organisme par la peau, sauf dans les régions
où elle est fine et l'épiderme mince ; la contagion
devient facile, quand il y a des excoriations ou
des plaies. On fait développer facilement le charbon, en inoculant à la peau ou en injectant le virus dans le tissu conjonctif sous-cutané. Mais les
animaux ne contractent presque jamais le charbon par cette voie-là, attendu qu'on n'observe pas
ordinairement de symptômes locaux Le rôle prépondérant dans l'absorption des germes charbonneux appartient aux voies digestives. Le virus

s'introduit presque toujours avec les aliments et les boissons ; et les voies digestives se prêtent très bien à l'absorption de la bactéridie, comme le démontrent un grand nombre de faits d'observation et d'expérimentation. Malgré les expériences de M. Colin qui tendent à prouver que le suc gastrique annihile la virulence des bactéridies en batonnets, il n'en est pas moins démontré d'autre part que les animaux contractent le charbon en ingérant des matières charbonneuses, des fourrages ou des eaux souillés de virus. Il est démontré que les animaux contractent le charbon en ingérant des herbes, des boissons souillées de matières charbonneuses et de germes, qui, rejetés à tout moment par les malades et fournis par les cadavres mal enfouis, se conservent dans le milieu extérieur. On a vu la maladie se développer chez des animaux pâturant dans des prairies, ou des malades avaient séjourné antérieurement, dans des lieux fumés avec des engrais provenant d'animaux charbonneux, et chez des animaux mangeant les herbes ou les fourrages récoltés dans des lieux où avaient été enfouis des cadavres charbonneux. M. Pasteur a nourri des moutons avec des aliments arrosés du liquide des cultures bactéridiennes, et il a vu le charbon se développer quelquefois d'une manière presque foudroyante, sans symptômes locaux, après une incubation de quatre ou cinq jours. En associant aux aliments des chardons, des barbes d'épi d'orge susceptibles de blesser les premières voies digestives, il a obtenu une mortalité plus grande et des lésions locales dans la bouche et l'arrière-bouche. Ces mêmes lésions ont été retrouvées dans les autopsies d'animaux morts du charbon spontané, ce qui confirme bien les conclusions que l'expérience avait permis d'établir. Les germes se trouvent dans les fourrages et le s boissons (on les a rencontrés dans les eaux des pâturages qui donnent le charbon), et ils sont introduits dans l'économie par les éraillures que produisent les aliments durs sur la muqueuse digestive, principalement sur la muqueuse bucco-pharyngienne. Ils peuvent être disséminés par des animaux qui les ont ingérés sans se les inoculer et qui les rendent avec leurs excréments. Les animaux qui ont des lésions de fièvre aphteuse sont plus exposés à s'inoculer les germes charbonneux.

La femelle pleine peut-elle infecter les fœtus qu'elle porte ? L'observation et l'expérimentation répondent non. Le virus existe dans le sang à l'état de bâtonnets et non à l'état de corpuscules germes. En arrivant aux capillaires du placenta, les bâtonnets s'entassent, forment des bouchons qui s'arrêtent ; la disposition flexueuse des capillaires se prête du reste très bien à la formation de ces embolies.

De nombreux agents peuvent servir à la propagation de la maladie. En première ligne il faut citer les malades, les aliments, les boissons, tous les produits de sécrétion des animaux malades, les urines, le lait, puis les lieux habités par ces animaux, tous les objets ayant subi leur contact, l'air des étables, le fumier, le purin, les viandes charbonneuses, les débris, les peaux, les cadavres charbonneux, non enfouis ou mal enfouis, etc. L'absorption du virus se fait principalement par les vaisseaux lymphatiques.

En inoculant le virus charbonneux à l'extrémité d'un membre postérieur d'un animal on peut en suivre la marche (Colin). On voit d'abord le ganglion poplité s'engorger, se tuméfier, devenir virulent, tandis que ceux de l'aine n'ont subi aucune atteinte. La virulence se propage, chemine ensuite vers les ganglions de l'aine, du bassin etc., qui deviennent malades à leur tour. Enfin les bactéridies sont déversées dans le torrent circulatoire et y empoisonnent le sang. Alors se montrent les symptômes généraux, l'engorgement et la virulence des ganglions du membre opposé. L'absorption est très rapide, car si, cinq minutes après l'inoculation du charbon à l'extrémité d'une oreille, on ampute la partie inoculée, on n'empêche pas la maladie de suivre son cours. Tout le virus n'est pas absorbé en cinq minutes ; mais l'expérience démontre qu'une partie au moins a passé dans le torrent circulatoire.

Les lapins sont très susceptibles ; après eux ce sont les moutons, qui sont le plus aptes à contracter le charbon ; puis viennent les bovins, les solipèdes. On a cherché à expliquer l'immunité dont jouissent certains animaux. L'attention s'est portée principalement sur les oiseaux, dont le sang extrait des vaisseaux est un terrain propre à la culture des bactériens. On avait vu les oiseaux jeunes contracter l'affection charbonneuse et M. Pasteur, sachant que les oiseaux du nid ont une température moins élevée que les oiseaux adultes, a été porté à attribuer le non développement du charbon chez ces derniers à l'existence d'une température élevée. Cependant la vérification était à faire, car la température des oiseaux ne dépasse pas 40° ou 41°, tandis que les bactéridies vivent à 44°. M. Pasteur inocula le charbon à deux poules, une d'elles fut laissée dans les conditions ordinaires de son existence, et l'autre fut plongée dans un bain d'eau froide, de façon à abaisser sa température jusqu'à 38° ou 37°. Cette dernière poule contracta la maladie charbonneuse et en mourut, tandis que l'autre ne fut pas malade. Afin qu'on n'accusât pas le froid d'avoir tué la poule, une troisième non inoculée subit le même traitement, et ne fut point incommodée par l'abaissement de température. Pour rendre son expérience

encore plus convaincante. M. Pasteur a guéri,
en la réchauffant, une poule qui avait contracté
le charbon à la faveur de l'abaissement de la
température. On a prétendu (Féser) expliquer
d'une autre manière l'immunité dont jouissent
les oiseaux ; on croit qu'ils la doivent au régime
et au mode de nutrition qui en est la conséquence. De plus on cite comme réfractaires les
chiens et les chats, tant qu'ils ne se nourrissent que de substances animales, tandis qu'ils
contractent la maladie, quand on ne leur donne
que du pain ou une nourriture végétale. On
pense que la réceptivité peut s'expliquer dans
ces cas par l'introduction d'une plus grande
quantité d'eau dans l'organisme. On prétend aussi
que les organismes résistent d'autant mieux aux
maladies zymotiques, qu'ils renferment une moindre proportion d'eau.

La réceptivité est variable, non seulement pour
chaque espèce, mais elle varie même pour les
individus et pour les races d'une même espèce.
Ainsi les moutons africains résistent mieux au
charbon que les moutons du pays, comme M.
Chauveau l'a démontré par ses expériences. Il
semble pourtant d'après l'observation des vétérinaires d'Afrique, et d'après les expériences de
M. Chauveau que parfois certains moutons algériens contractent le charbon ; et d'ailleurs il
est avéré que l'immunité des moutons barbarins
peut s'affaiblir et diparaitre à la longue dans
nos pays. Cette immunité tient-elle à ce que
les moutons africains ne renferment pas dans
leur organisme certains principes nécessaires
au développement de la bactéridie, ou bien à
ce qu'ils introduisent moins d'eau dans leur économie ? Ce sont là des questions qu'on peut se
poser, en attendant le résultat d'expériences et
d'observations ultérieures. — L'embonpoint est une

cause qui prédispose au développememt du charbon ; les animaux gras semblent offrir en effet moins de résistance à la maladie.

Le charbon ne récidive pas chez les bovins et les ovins quand une fois ils ont guéri de la maladie contractée spontanément (Pasteur) ou quand on leur a conféré l'immunité par une ou plusieurs inoculations préventives.

M. Chauveau démontre que l'immunité est conférée à l'agneau en inoculant la mère (brebis barbarine) pendant la gestation. — M. Toussaint a réussi à conférer l'immunité contre le charbon en inoculant du sang charbonneux défibriné et filtré sur plusieurs doubles de papier ou chauffé à 55° pendant 10 minutes ; la bactéridie peut résister à 50° pendant 30 minutes et être atténuée dans sa vitalité. Dans le procédé de M. Toussaint on peut tuer la bactéridie et ne pas préserver en l'inoculant ou bien laisser à la bactéridie une virulence mortelle, ou bien atténuer la bactéridie et la rendre vaccinale passagèrement.

M. Pasteur après avoir réussi à atténuer le microbe du choléra des oiseaux de manière à le rendre vaccinal et à pouvoir le reproduire en lui conservant son atténuation, a obtenu les mêmes résultats pour le virus charbonneux. Il a obtenu le virus charbonneux aux degrés les plus divers de virulence en passant par une foule d'intermédiaires, de façon à le rendre inoffensif et vaccinal. Le microbe charbonneux à l'état de bâtonnet est atténué par l'action de l'air, il suffit de le cultiver dans un bouillon de poule à 42° ou 43°, d'abandonner ensuite la culture après son achèvement au contact de l'air à la même température ; la bactéridie ne donne pas de spores, s'atténue et devient d'une faible virulence ; elle conserve ensuite son atténuation et donne des germes à virulence atténuée. Le vaccin charbonneux ainsi obtenu est inoffensif et confère l'immunité d'emblée ou progressivement après plusieurs inoculations avec des vaccins de moins en moins atténués. L'inoculation préventive du charbon, d'après le procédé Pasteur, a déjà reçu une consécration complète ; son efficacité a été reconnue dans les expériences de laboratoire et dans celles faites sur des troupeaux dans les diverses contrées de la France et à l'étranger.

Voici l'instruction qui a été rédigée pour servir de guide aux vétérinaires appelés à pratiquer la vaccination :

INSTRUCTION SUR LE MANUEL OPÉRATOIRE DES VACCINATIONS CHARBONNEUSES.

« Afin de ne pas communiquer aux animaux une maladie qui pourrait être grave chez quelques-uns, on fait deux inoculations préservatrices : la première, avec une bactéridie très atténuée (1er vaccin) qui ne donne aux animaux qu'une fièvre très légère, et une seconde, 12 à 15 jours plus tard avec une bactéridie plus virulente (2e vaccin), qui tuerait un certain nombre d'animaux s'ils n'étaient pas déjà en partie préservés par l'inoculation précédente. Mais par suite de cette préservation partielle, les animaux n'éprouvent encore qu'une légère fièvre. Alors les animaux sont tout à fait vaccinés, c'est-à-dire sont devenus réfractaires à la maladie charbonneuse. On peut ainsi vacciner des moutons, des chèvres, des vaches et des chevaux. »

Pratique de l'opération.

« MOUTONS OU CHÈVRES. — Le liquide vaccinal est envoyé (1) à destination, ou à la gare la plus rapprochée, dans des tubes fermés par un bouchon et renfermant du liquide pour 100, 200, 300 moutons. Ils

____

(1) Le demander à M. Boutroux, rue Vauquelin 22 — Paris.

portent l'étiquette *premier vaccin* ou *deuxième vaccin*.
C'est ce liquide qu'il s'agit d'introduire, à une dose
déterminée, sous la peau des animaux. Pour cela,
l'on se sert d'une seringue de Pravaz, souvent employée par les médecins et les vétérinaires, et qui
sert à faire des injections hypodermiques. Il faut
d'abord remplir la seringue de liquide. Pour cela,
on enlève le petit fil métallique qui est dans l'aiguille, et qui n'a d'autre utilité que d'empêcher celle-
ci d'être bouchée par quelque corps étranger, on
ajuste l'aiguille sur la canule, on enlève le bouchon,
du tube à vaccin après avoir agité ce tube, et on
aspire le liquide en soulevant doucement le piston.
Si la seringue fonctionne très bien, elle se remplira
complètement de liquide en laissant seulement une
très petite bulle d'air sous le piston. Mais il arrive
fréquemment que le piston est plus ou moins desséché, ou que l'aiguille ne s'ajuste pas très bien sur
la canule, alors le liquide ne remplit pas complètement la seringue, et une bulle d'air assez grosse
reste sous le piston. Il faut rajuster l'aiguille sur la
canule et rejeter le liquide dans le tube. On recom-
mence la même manœuvre deux ou trois fois, alors
le piston est mouillé, et si l'aiguille est bien adaptée
sur la canule, la seringue se remplit complètement.
Cette première condition est indispensable (1).

« La seringue étant complètement remplie, on
tourne le petit curseur qui est en haut de la tige du
piston, de façon à le faire descendre jusqu'à la division marquée 1 sur la tige. Puis, un aide saisit
le mouton à vacciner, et le présente à l'opérateur
comme pour le bistournage. L'opérateur introduit
l'aiguille sous la peau, vers le milieu de la cuisse

---

(1) Dans le cas où, par hasard, le piston serait très desséché et
laisserait passer de l'air, on ferait bouillir de l'eau, on la asserait
refroidir dans le vase où elle a été bouillie jusqu'à ce qu'elle soit
tiède, et on aspirerait deux ou trois seringues de cette eau pour faire
gonfler le piston. Il ne faut jamais se servir d'eau qui n'a pas été
bouillie pour cette opération.

droite, puis pousse le piston jusqu'à ce que le curseur touche la seringue. L'inoculation du premier animal est ainsi faite. On retire la seringue et on tourne le curseur en sens contraire de la première fois, jusqu'à l'amener à la division marquée 2 sur la tige. On inocule alors le second mouton. On amène le curseur à la division 3 et chaque seringue suffit ainsi à vacciner 8 moutons. On remplit de nouveau la seringue et ainsi de suite. Avec un peu d'habitude on arrive facilement à inoculer 150 moutons par heure.

« 12 à 15 jours après on pratique la même opération avec le deuxième vaccin, mais en piquant cette fois la cuisse gauche, c'est-à-dire celle qui n'a pas reçu la première inoculation.

« VACHES, BŒUFS ET CHEVAUX. — On se sert du même vaccin que pour les moutons et les chèvres, mais on l'introduit à dose double, c'est-à-dire qu'on fait descendre le curseur à la division 2, puis on l'amène à la division 4, puis 6, etc., chaque seringue servant à vacciner 4 animaux au lieu de 8.

« Au lieu de faire la piqûre à la cuisse, on la fait derrière l'épaule, pour les vaches et les bœufs, et à l'encolure pour les chevaux, de façon à ce que le collier ne porte pas sur les piqûres.

« La peau des vaches et des bœufs étant quelquefois assez difficile à percer avec l'aiguille, il faut avoir soin d'appuyer l'aiguille exactement suivant l'axe de la seringue, pour ne pas la briser. Il est bon aussi de faire un pli à la peau avec la main gauche pour faciliter l'introduction de l'aiguille. La même aiguille, qui a servi pour les moutons, peut aussi servir pour les vaches et les bœufs, mais par mesure de précaution, il y a dans la boîte à seringue une aiguille plus forte pour la vaccination des gros animaux.

« REMARQUE TRÈS IMPORTANTE. — Il importe extrêmement que le liquide vaccinal soit introduit sous la peau à l'état de pureté parfaite. Si ce liquide était impur en effet, c'est-à-dire s'il était souillé par l'eau qui n'a pas été bouillie, par des poussières, des saletés quelconques, on introduirait, en même temps que la bactéridie atténuée, des organismes étrangers qui pourraient, ou bien donner une autre maladie à l'animal (septicémie, phlegmon, etc.), ou bien empêcher la vaccination. Pour cela le liquide est envoyé tout à fait pur, et on l'aspire directement dans le tube, mais il faut aussi que la seringue soit *pure*. Cette condition est remplie pour les seringues neuves, qui n'ont jamais servi, mais quand elles ont servi à une inoculation il faut les remettre à neuf. Pour que le liquide vaccinal conserve sa pureté, il faut le mettre au frais dans une cave, et un tube ouvert ne doit plus servir le lendemain, il doit être employé dans la journée. »

Voici indiqués par M. Chauveau, les effets obtenus et le procédé à suivre pour obtenir du vaccin charbonneux d'après la méthode Toussaint :

« En indiquant le premier, un procédé de vaccination contre le sang de rate, M. Toussaint a rendu à la Science et à l'Agriculture un service signalé dont on ne lui a pas tenu assez grand compte.

« On sait que M. Toussaint vaccine les moutons contre le sang de rate en leur inoculant du sang charbonneux chauffé pendant quelques minutes à une certaine température. On sait aussi, par la démonstration qu'en a donnée M. Pasteur, que l'élévation de température agit dans ce cas en atténuant l'activité du virus, la bactéridie charbonneuse.

« Employé suivant certaines règles, le chauffage, pendant un temps très court, du sang infecté de bactéridies transforme ce fluide en un vaccin tout aussi sûr que celui de M. Pasteur. La première règle à suivre, la principale, c'est de pratiquer le chauffage de manière à communiquer au sang presque instantanément et également dans toutes ses parties la

surélévation de température et de le soustraire de
même à cette influence. Lorsque la quantité de sang
à transformer en vaccin est trop considérable,
toutes les parties ne sont pas uniformément impres-
sionnées par un très court chauffage ; les agents
virulents des couches profondes peuvent conserver
toute leur activité et leur aptitude à causer une
infection mortelle ; à moins que le chauffage
ne soit trop prolongé, auquel cas on s'expose à
tuer absolument le plus grand nombre des agents
virulents. Pour éviter cet écueil, il faut renfermer
le sang dans de petites pipettes cylindriques, de
1^{mm} au plus de diamètre. On scelle l'extrémité de
ces pipettes et l'on plonge la partie qui contient le
sang dans une grande masse d'eau portée et main-
tenue à la température voulue. Au bout du temps
convenable, les pipettes sont retirées et plongées
dans de l'eau froide. Grâce à la faible masse du
véhicule qui renferme les agents virulents, ceux-
ci s'échauffent et se refroidissent tous de même,
avec une précision qui ne laisse rien à désirer. Une
autre règle doit être encore rigoureusement observée
si l'on veut assurer pleinement la réussite de l'opération : il faut recueillir le sang dans des conditions
qui permettent d'affirmer que les agents virulents
introduits dans les tubes ont tous la même vitalité,
la même activité, et qu'ils seront ainsi impressionnés de la même manière par le chauffage. C'est
le cas quand on prend le sang sur un cochon d'Inde
qui vient de mourir, après avoir survécu de trente-
six à quarante-huit heures à l'inoculation d'un virus très actif. Avant d'introduire le sang dans les
pipettes, on laisse celui-ci se prendre en caillots,
que l'on brise et que l'on écrase pour en extraire
un sang défibriné, qui est toujours très riche en
bâtonnets virulents.

« En une heure, avec un seul cochon d'Inde, il
est facile de préparer la quantité de vaccin néces-

saire pour inoculer plus de 500 moutons. L'inoculation se fait avec la pointe de la lancette, chargée... d'une très petite quantité de virus. Deux ou trois larges piqûres sous-épidermiques, à la face interne d'une oreille. suffisent pour une inoculation active.

« Le vaccin ainsi préparé doit être employé de suite, ou le lendemain de sa préparation au plus tard. L'expérience m'a appris qu'il est alors tout aussi inoffensif et efficace que le vaccin Pasteur, *si le chauffage a été pratiqué à une température et pendant un temps convenable.*

« Entre le point de chauffage qui fait perdre au sang presque toute son activité et celui qui respecte presque toute sa virulence, on croit généralement qu'il n'existe qu'un stade intermédiaire correspondant à un seul degré d'atténuation plus ou moins difficile à obtenir. C'est une erreur. Mes recherches m'ont appris que la marge comprise entre ces points extrêmes est assez large pour qu'on puisse, en chauffant plus ou moins, obtenir plusieurs degrés d'atténuation ; rien de plus facile que de produire ainsi, en quelques minutes, cinq ou six virus-vaccins d'activité presque régulièrement graduée. Cette méthode, pour faire varier l'activité du virus-vaccin, est vraiment d'une admirable simplicité.

« C'est à partir de la température $+$ 43°-44°, suffisante pour empêcher tout développement, toute multiplication de *bacillus anthracis*, qu'on peut soumettre au chauffage le sang charbonneux destiné à être transformé en matière à vaccination. L'opération réussit parfois encore à la température de $+$ 53°-54°. On a presque plus de chances de succès, si l'on dépasse tant soit peu cette limite. Naturellement. la durée du chauffage doit être en raison inverse de l'élévation de température, et, pour une température donnée. directement proportionnelle au degré d'atténuation que l'on veut obtenir.

« A + 52°, on peut opérer, avec une sécurité à peu près complète. Il faut un chauffage d'environ quinze à seize minutes pour arriver alors à anéantir toute vitalité dans le virus. Avec le chauffage de quatorze minutes, l'activité virulente de la bactéridie est respectée, mais extrêmement atténuée. Cette atténuation se marque de moins en moins, si l'on fait descendre la durée du chauffage à douze, dix, huit, six minutes.

« C'est le chauffage à + 50°, mis en œuvre par M. Toussaint, que j'ai étudié avec le plus de soin. Avec cette température, il faut environ vingt minutes pour tuer la bactéridie charbonneuse. Le chauffage pendant dix-huit minutes produit un excellent vaccin d'une très grande atténuation. L'atténuation est encore marquée après un chauffage d'une durée de dix minutes ; mais elle n'est déjà plus suffisante pour permettre de premières vaccinations absolument inoffensives. A plus forte raison en est-il de même si la durée du chauffage est réduite à huit minutes. Entre ces deux degrés extrêmes d'atténuation, s'intercalent naturellement un certain nombre de degrés intermédiaires graduellement croissants, quand on fait varier la durée du chauffage de dix-huit à dix minutes.

« Une première inoculation avec du vaccin faible (sang chauffé à + 50° pendant quinze minutes) préserve les moutons des atteintes du virus le plus actif inoculé plus tard. »

« Le chauffage, envisagé comme méthode d'atténuation quasi instantanée des virus, peut être appliqué aux liquides de culture artificielle avec beaucoup plus de succès encore qu'aux humeurs naturelles de l'économie animale, humeurs dont le maniement est difficile et délicat, tandis que celui des cultures est aussi simple dans les procédés que certain dans les résultats. Voici comment je procède.

« J'ensemence du bouillon stérilisé, avec du sang charbonneux frais. Les matras sont placés ensuite dans un thermostat, maintenu à la température + 42°, 43°, on les en retire au bout de vingt heures environ, pour les soumettre, dans un autre thermostat, à la température + 47°, pendant une heure, deux heures, trois heures, quatre heures, l'opération est alors terminée ; elle n'a pas détruit la vitalité des agents virulents de la culture ; mais ceux-ci ont perdu plus ou moins de leur nocuité, suivant que le chauffage a été plus ou moins prolongé.

« Deux facteurs interviennent dans l'atténuation que le chauffage imprime à ces cultures : le degré d'élévation de la température et la durée du temps d'exposition à cette température surélevée. Si la valeur du premier de ces facteurs diminue, celle du second doit s'accroître, et réciproquement. Il résulte de mes nombreuses expériences qu'un chauffage de trois heures à la température + 47° suffit à transformer en agents inoffensifs pour le cobaye les filaments et bâtonnets de cultures primitivement très virulentes.

« L'atténuation par le chauffage n'implique aucune altération de la vitalité ou de la faculté prolifique des agents virulents que l'action de la chaleur a privés de leurs propriétés infectieuses.

« L'influence atténuante du chauffage des cultures n'est point seulement passagère, elle peut se transmettre dans une certaine mesure lorsque ces cultures reprennent le cours de leur évolution, aux spores nées du protoplasma des filaments et des bâtonnets qui ont subi l'action de la chaleur.

« Mais où la transmission de cet effet de la chaleur se manifeste surtout, c'est dans la facilité avec laquelle ces spores subissent l'influence atténuante d'un chauffage qui leur est directement appliqué.

« Le chauffage, dans ces conditions, respecte les caractères objectifs de la spore, qui semble seulement devenir un peu plus petite ; mais il en modifie profondément l'activité virulente. Les cultures peuvent être alors inoculées à la seringue, sans grand risque de mort, au cobaye et surtout au mouton, qui acquiert ainsi l'immunité aussi bien qu'avec n'importe quelle autre inoculation préventive.

« Non seulement la présence de l'air n'intervient pas dans l'atténuation que le chauffage imprime au virus charbonneux, mais cette atténuation se fait beaucoup mieux en l'absence qu'en la présence de l'oxygène. Privé de ce gaz, le virus oppose une résistance beaucoup moins grande à l'action atténuante de la chaleur. »

Police sanitaire. — La prophilaxie doit être tirée de la connaissance des conditions étiologiques, qui président au développement du charbon. Il faut surveiller et améliorer, dans le sens indiqué, l'hygiène de l'alimentation, des boissons et des habitations. On examinera donc avec soin les aliments, les boissons et les habitations ; et, après les avoir étudiés, après avoir vérifié, autant que cela est possible, s'ils contiennent des germes charbonneux, on agira en conséquence. M. Pasteur conseille de supprimer, dans l'alimentation des animaux menacés de charbon, les chardons, les plantes piquantes, les aliments trop secs, les menues pailles, les fourrages chargés de matières minérales, tout ce qui, en un mot, peut léser les muqueuses buccale et pharyngienne. Ces conseils me semblent assez difficiles à suivre en pratique ; néanmoins il faudra en tenir compte dans la mesure du possible, sans oublier que le meilleur moyen de soustraire un troupeau au charbon qui le menace, est le déplacement, l'émigration, le transport dans un autre lieu

dont les pâturages n'offrent pas le même danger.
S'il est impossible de recourir aux moyens précités,
il y aura lieu d'employer les agents thérapeutiques
capables d'empêcher le développement de la bactéridie dans l'organisme : on fera arroser les fourrages avec des solutions faibles d'acide sulfurique,
(2 %) ou d'acide phénique, ou de borate de soude,
ou de teinture d'iode ; on fera mélanger journellement aux boissons les mêmes solutions, assez
diluées pour que les animaux les prennent sans trop
de difficulté ; on fera désinfecter les habitations et
les objets suspects ; on fera enlever les fumiers, qui
seront enfouis ou brûlés, ou traités par l'acide sulfurique, ou l'acide phénique brut ; on fera laver
le sol de l'habitation récurée avec de l'eau bouillante,
avec une solution bouillante d'acide sulfurique ou
d'acide phénique, avec un lait de chaux ; on fera
flambler le sol et les parties suspectes, en brûlant
à leur surface de la paille ou du bois. Lorsque le
troupeau émigrera, lorsqu'il sera transporté ou déplacé, il faudra prendre certaines précautions pour
l'empêcher de répandre les germes dans les lieux où
ils n'existent pas ; c'est d'ailleurs dans l'application
des mesures sanitaires qu'est le meilleur traitement
prophylactique.

Les auteurs qui se sont livrés à l'étude du charbon, ont préconisé un grand nombre de moyens et
d'agents dans le traitement de cette maladie ; et,
grâce à la confusion qui s'est souvent faite dans
leur esprit, ils ont enregistré un bon nombre de
guérisons qui ne peuvent pas se rapporter à l'affection bactéridienne.

La maladie ne se guérit que très exceptionnellement et encore c'est seulement lorsqu'elle est localisée, lorsque les bactéridies n'ont pas encore
passé dans le sang. Dans ces cas, il faut avant tout
empêcher la maladie de progresser, il faut barrer
le passage aux germes. Pour cela le meilleur moyen

est d'extirper, d'exciser les parties tuméfiées, ensuite d'employer la cautérisation au fer rouge ou
avec des caustiques chimiques comme les acides,
le sublimé corrosif, la potasse, etc. Ces moyens
ne sont pas toujours exempts de dangers, et il n'est
pas toujours possible de les mettre en pratique
comme on le désirerait ; on peut alors les suppléer
plus ou moins par la calorification, qui peut être
employée pour remédier aux accidents dont on
peut toujours approcher une source de chaleur. Le
sang charbonneux perd ordinairement sa virulence
lorsqu'il est porté à une température dépassant
55° et il suffit que cette température dure pendant
cinq minutes. Ce moyen ne doit pourtant pas faire
négliger les autres, car cette température peut ne
pas arriver jusqu'aux germes situés profondément;
aussi est-il bon de le combiner avec les précédents
ou de le réserver pour les cas où la tuméfaction est
peu épaisse, peu considérable. Dans les cas de
charbon local on peut avoir recours, même pour
le traitement externe, à l'emploi d'agents antibactéridiens. M. Davaine dit avoir guéri le charbon en
injectant de la teinture d'iode sous la peau ; le
docteur Raimbert l'a guéri avec l'acide phénique.
Stanis César, ayant vu le charbon se développer
sur un de ses amis, fit instituer un traitement à la
teinture d'iode, qui fut employée en injections hypodermiques et en badigeonnages sur les parties
malades. Ce traitement, inspiré par les travaux de
M. Davaine sur les agents antibactéridiens, réussit
pleinement. Dernièrement M. Joly, de Gien, a publié
des cas de guérison de la fièvre charbonneuse obtenus par des injections d'une solution iodée dans
la jugulaire. Les agents, dont l'action antibactéri-
dienne est le mieux démontrée sont: le sublimé corrosif (1/1000), le brome, l'iode, l'acide sulfurique, etc.
Ces agents doivent être employés pour le traitement
local et pour le traitement général ; ils doivent être

employés en injections et en badigeonnages, lavages ou applications. Les injections doivent être pratiquées au niveau et au pourtour des parties malades. Il ne faut pour cela employer que des dissolutions étendues ; il faut répéter souvent les injections, les lavages. les badigeonnages, les applications avec des solutions de teinture d'iode, d'acide sulfurique, d'eau de Rabel, d'acide phénique, de phénate de soude, d'acide salicylique. de salicylate de soude, de borate de soude , etc. L'iode est un excellent anticharbonneux, même au titre de 1/12000, 1/17000, soit en boissons, soit en injections, soit en badigeonnages ou applications ; il en est de même du sublimé corrosif qui peut être employé en applications caustiques ou en injections au titre de 1/1500. On a encore conseillé l'essence de térébenthine en breuvages et en frictions, la moutarde en applications. les feuilles de noyer, l'ammoniaque, l'hyposulfite de soude.

Quand il s'agit du charbon local, il faut combiner avec le traitement externe le traitement interne ; et quand il s'agit du charbon généralisé, c'est au traitement général qu'il faut s'adresser. Les médicaments qui conviennent pour remplir les indications d'un pareil traitement sont encore les antibactéridiens, l'iode, l'acide phénique, l'eau de Rabel, l'acide sulfurique, l'acide salicylique, etc.. qu'on administre en dissolution dans les boissons ou sous forme de breuvages. On a conseillé l'emploi de l'iode concuremment avec les stimulants, avec l'acétate d'ammoniaque, la camomille, etc. On peut encore employer les phénates. les salicylates, le borate de soude, l'huile phosphorée, la chaux, les différents sels de quinine, le quinquina, etc., mais ces deux derniers médicaments sont d'un prix trop élevé.

Les animaux reconnus charbonneux à l'importation doivent être abattus et les suspects seront repoussés, après avoir été marqués, ou mis en quarantaine.

Pour l'application des mesures de police sanitaire dans les cas de charbon, il faut toujours se guider sur les connaissances acquises au sujet des bactéridies, il ne faut jamais oublier que le charbon menace aussi la santé de l'homme. Le but à atteindre consiste donc à prévenir l'extension de la maladie et la multiplication des germes, et à sauvegarder la santé de l'homme.

« Lorsque le charbon est constaté, le préfet prend un arrêté portant déclaration d'infection des locaux, cours, enclos, herbages et pâtures où se trouvent les animaux reconnus malades. Cet arrêté est publié dans la commune, ainsi que dans les communes contiguës. En outre, des écriteaux portant le mot *Charbon* sont apposés sur des poteaux plantés à l'entrée des chemins conduisant à la ferme et sur la porte des locaux où la maladie a été constatée. La déclaration d'infection entraine l'application des dispositions suivantes : 1º Mise en quarantaine des locaux, cours, enclos, herbages et pâtures déclarés infectés, impliquant défense d'y introduire de nouveaux animaux, à quelque espèce qu'ils appartiennent, à l'exception des animaux qui seront immédiatement vaccinés ; dénombrement des animaux qui s'y trouvent. Par exception, s'il est nécessaire de conduire ces animaux au pâturage, la route qu'ils doivent suivre est déterminée par un arrêté du maire ; cette route est marquée par des poteaux indicateurs, ainsi que les limites du pâturage dans lequel les animaux doivent être cantonnés. La circulation des bêtes de travail qui ont été exposées à la contagion est permise sous les conditions déterminées par le maire, après avis du vétérinaire délégué. Ces animaux sont marqués ; 2º Défense de faire sortir des locaux infectés les litières et fumiers ; 3° Interdiction de déposer les fumiers sur la voie publique et d'y laisser écouler les parties liquides des déjections ; obligation de traiter ces matières conformément aux prescriptions des arrêtés administratifs ; 4° Interdiction de laisser pénétrer dans les locaux infectés les bouchers, marchands de bestiaux et toute personne non préposée aux soins à donner aux animaux ; 5° Obligation pour toute personne sortant d'un local infecté de se soumettre, notamment en ce qui concerne les chaussures, aux mesures de désinfection jugées nécessaires ; 6° Visite et surveillance, par le vétérinaire délégué, des locaux, cours, enclos, herbages et pâtures de la ferme ou de l'établissement où la maladie a été constatée ; 7° Détermination des routes, chemins et sentiers fermés à la circulation des animaux ; 8° Interdiction de vendre les animaux malades ; 9° Interdiction de vendre, si ce n'est pour la boucherie, les animaux de la même espèce qui ont été exposés à la contagion. Dans le cas de vente pour la boucherie, les animaux sont marqués et envoyés directement à l'abattoir ; il est délivré un laissez-passer qui est rapporté au maire, dans le délai de cinq jours, avec un certificat attestant que les animaux ont été abattus. Ce certificat est délivré par l'agent préposé à la police de l'abattoir, ou par l'autorité locale dans les communes où il n'existe pas d'abattoir ; 10° Les peaux provenant des animaux charbonneux morts ou abattus ne peuvent être livrées au commerce qu'après désinfection régulièrement constatée ; 11° Défense d'utiliser, pour la nourriture des animaux l'herbe ou la paille provenant des endroits où ont été enfouis les animaux morts du charbon. — Les propriétaires qui voudront faire pratiquer l'inoculation préventive du charbon devront en faire préalablement la déclaration à la mairie de leur commune. Un certificat du vétérinaire opérateur, indiquant la date de la vaccination, sera remis au maire immédiatement après l'opération. Pendant les quinze jours qui suivront la vaccination, les animaux resteront sous la surveillance du vétérinaire délégué à cet effet. Pendant la durée de cette surveillance, il sera interdit de se dessaisir des animaux inoculés. — La déclaration d'infection ne peut être levée par le préfet que lorsqu'il s'est écoulé un délai de quatre mois sans qu'il se soit produit un nouveau cas de charbon et après constatation par le vétérinaire délégué, de l'accomplissement de toutes les prescriptions relatives à la désinfection. Cette déclaration peut être levée, pour les troupeaux inoculés, quinze jours après la vaccination, si aucun cas de charbon ne s'est déclaré dans le dit troupeau depuis l'inoculation. »

Les vétérinaires sanitaires devront conseiller à l'autorité d'adresser des instructions et des conseils aux propriétaires ; et ceux qui seront chargés de rédiger ces instructions devront chercher à vulgariser les principales notions étiologiques de la maladie ; ils devront insister sur les dangers que le charbon fait courir aux animaux et à l'homme. L'autorité rappellera aux propriétaires les obligations que la loi leur impose.

Les propriétaires et les gardiens de troupeaux atteints de sang de rate, ou d'autres bestiaux atteints de fièvre charbonneuse, doivent en faire la *déclaration* à l'autorité ; les vétérinaires sont aussi tenus de faire la déclaration quand ils constatent des cas de charbon.

Dans la pratique, les propriétaires ne font presque jamais la déclaration pour le sang de rate ; c'est du moins ainsi que les choses se passent dans certains pays. Mais c'est là une habitude regrettable ; et la loi n'en demeure pas moins obligatoire malgré cette désuétude, car bien qu'on ne doive pas prescrire des mesures nombreuses et très rigoureuses (puisque le charbon ne se transmet pas ordinairement par le voisinage, par la cohabitation, ni par le contact immédiat), il n'en demeure pas moins démontré que l'autorité doit être informée, afin qu'elle puisse interdire la vente et l'utilisation des malades et des cadavres, afin qu'elle puisse prescrire certaines précautions pour empêcher l'extension de la maladie, la dissémination des germes.

La déclaration est et reste donc obligatoire, et les propriétaires qui ne la font pas, s'exposent à être poursuivis. On s'est demandé à quel moment elle doit être faite ; et on a prétendu que dans les cas douteux les propriétaires seraient embarrassés. Ici, comme pour toutes les autres maladies contagieuses où elle est prescrite, la déclaration doit être faite quand la maladie est soupçonnée, quand elle est reconnue, quand elle a déjà fait des victimes. L'autorité, qui reçoit la déclaration pour des cas de charbon, doit désigner un ou plusieurs vétérinaires pour étudier la maladie et proposer les mesures propres à parer à tout danger. Les vétérinaires délégués ne doivent jamais méconnaître l'importance de leur mission en pareils cas. Ils doivent se renseigner sur la date d'apparition, sur la marche et sur les ravages de la maladie ; ils doivent vérifier l'état des animaux suspects ou malades ; ils doivent étudier spécialement les malades, faire l'autopsie des cadavres, s'il y en a ; et s'ils ont des doutes sur l'existence de la maladie, ils peuvent avoir recours à l'examen micrographique du sang ou à l'inoculation de ce sang à des lapins. Après avoir déterminé la nature de la maladie, ils doivent étudier les conditions hygiéniques, les aliments, les boissons, les habitations, le voisinage, etc. ; ils prescrivent au besoin la désinfection et la séquestration ; ensuite ils adressent un rapport détaillé à l'autorité, pour lui rendre compte de leur mission et conseiller les mesures reconnues nécessaires ou utiles, en les motivant par les données de la science et par leurs observations.

Ces mesures varieront suivant les cas, suivant les conditions ambiantes, suivant la gravité de l'enzootie ; elles seront plus ou moins rigoureuses et plus ou moins nombreuses. C'est aux vétérinaires sanitaires qu'il appartient d'apprécier ce qui convient à chaque cas. Ils prendront le signalement des malades et des suspects, quand il s'agira de grands animaux. Ils demanderont la marque des animaux composant le troupeau malade, et ils feront le dénombrement de ces animaux. Ils conseilleront, suivant les circonstances, l'isolement des malades, l'isolement des troupeaux, la séquestration des malades et des suspects (grands animaux), le cantonnement permanent ou mixte, le parcage du troupeau malade. La séquestration dans un local spécial peut être appliquée aux grands animaux. Pour les moutons, on se contente du simple cantonnement ; mais rien ne s'oppose à ce qu'on fasse isoler et séquestrer les malades au fur et à mesure qu'ils sont reconnus dans le troupeau. On doit conseiller à l'autorité de prohiber, pour les animaux et les troupeaux malades, les pâturages communs, les chemins et les abreuvoirs communs. Le commerce, la vente, l'exposition en vente des malades doivent être prohibés d'une manière absolue. Le commerce des animaux simplement suspects doit aussi être prohibé, car ces animaux ont pu introduire déjà dans leur organisme les germes de la maladie ; mais cette prohibition ne doit pas être de longue durée, la période d'incubation n'allant pas au-delà de dix à douze jours. On peut aussi demander que les malades soient traités ; ce traitement a surtout pour but de détruire les germes que les malades produisent. Il sera bon aussi de demander, à titre de mesure sanitaire, un traitement préventif pour les animaux exposés ou suspects. — Faut-il demander l'abatage ? En général cette mesure n'est pas nécessaire dans les cas de charbon, car les malades meurent rapidement ; et il est permis d'éviter alors l'odieux d'une prescription d'abatage, en laissant la maladie faire son œuvre, à condition que les précautions nécessaires, pour prévenir la propagation des germes, auront été prises. Néanmoins il faudra toujours demander l'abatage des malades, quand le troupeau devra être déplacé, et cela afin d'éviter que ces animaux aillent semer des germes morbides ailleurs. Toutefois, même dans ces cas, il sera suffisant de laisser les malades sur place, séquestrés dans un local ou cantonnés. Lorsque le troupeau aura été déplacé, il sera également prudent de demander le sacrifice des animaux qui viendraient à tomber malades en route ou sur les nouveaux pâturages. La loi (art. 8) sanitaire exige l'abatage des animaux charbónneux reconnus incurables.

Il faudra toujours conseiller et demander l'enfouissement des cadavres charbonneux, qui ne doivent jamais être utilisés à cause des grands dangers qu'il peut en résulter pour l'homme. Mais pourtant l'enfouissement ordinaire n'offre pas dans ces cas toute la sécurité désirable. Les bactéridies, passées à l'état de spores, peuvent se conserver dans la terre qui entoure et recouvre les cadavres, elles peuvent remonter à la surface du sol, et même infecter les herbes, qui croissent au-dessus des fosses, surtout si l'enfouissement n'a pas été assez profond. Quand on sera obligé de recourir à l'enfouissement, il faudra donc demander qu'il soit pratiqué à une certaine profondeur, à deux mètres

ou au moins à un mètre et demi ; et il sera bon
de faire infecter les cadavres avec un agent anti-
bactéridien, avec de l'acide sulfurique ou de l'acide
phénique brut ou de la chaux vive ; on fera pénétrer l'agent infectant dans les chairs, dans les
cavités splanchniques, et on recouvrira le cadavre
après avoir tailladé la peau. Il semble rigoureux
de demander l'enfouissement des cadavres entiers
avec la peau tailladée, d'autant plus que dans la
plupart des localités où sévit le charbon non
seulement on les dépouille pour livrer les peaux
à l'industrie, mais on utilise encore très souvent
(Provence) les chairs dans la consommation. Dans
bon nombre de fermes, cette pratique est suivie
sans qu'on ait signalé encore aucun accident provenant de l'usage de ces viandes. Mais la loi et
les intérêts de l'hygiène publique exigent qu'un
pareil abus ne soit jamais toléré ; aussi, lorsqu'un
vétérinaire est appelé à se prononcer sur une question de cette nature, il doit toujours demander la
prohibition de l'utilisation des viandes charbonneuses, il doit toujours en demander l'enfouissement ; et il peut demander que la même mesure
soit appliquée aux peaux ; néanmoins, il peut,
sous certaines conditions, permettre l'utilisation
des peaux, par exemple à la condition qu'elles
seront désinfectées ou livrées immédiatement à la
tannerie. Les peaux, dont l'utilisation sera autorisée, devront être désinfectées au moyen de l'acide
sulfurique ou de l'acide phénique ou de la chaux ;
on les plongera pendant une heure ou deux dans
un bain phénique ou sulfurique.

L'enfouissement ne faisant pas disparaître tout
danger, il faudra, lorsque le choix sera possible,
lui préférer toujours la livraison des cadavres à
l'équarrissage, car de la sorte on évitera, en même
temps que les dangers résultant de la conservation
des bactéridies, la perte qu'occasionne l'enfouis-

semen⁺. La crémation serait le moyen le plus radical et le plus sûr ; mais aujourd'hui ce moyen est difficile à mettre en pratique, et il est rare que l'on puisse y avoir recours. Il y a lieu cependant d'espérer que ce procédé pourra peut-être un jour devenir pratique. En 1874, le docteur belge Huborn publia les plans d'un foyer propre à incinérer les cadavres et promit un second appareil offrant les avantages suivants : 1º incinération d'un bœuf en 65 minutes ; 2º incinération simultanée de dix cadavres ; 3º aucun dégagement de gaz à l'extérieur; 4º appareil mobile conduit par un cheval et mis en activité en 25 minutes. En résumé, il faut donc toujours demander la prohibition de la vente et de la consommation des viandes charbonneuses, car elles sont dangereuses pour ceux qui les manipulent et pour ceux qui les mangent, si elles n'ont pas été soumises à une cuisson suffisante. D'ailleurs, si les bactéridies se sont transformées en spores, leur résistance est alors considérable et légitime amplement la rigueur de la décision que nous conseillons. Ainsi donc, toutes les fois qu'un vétérinaire aura à se prononcer sur l'utilisation d'une viande morte, qui sera infiltrée, saigneuse, congestionnée, ecchymosée, qui contiendra des ganglions tuméfiés, hypérhémiés, infiltrés, ramollis, etc., qui proviendra d'un pays où règne le charbon, il devra en demander l'enfouissement ou la livraison à l'équarrissage, au lieu d'en permettre l'utilisation. La vente des viandes charbonneuses est prohibée par la loi du 27 mars 1851, sous peine d'amende et de prison ; et en 1876, le Tribunal correctionnel de Chartres rendait un jugement condamnant un propriétaire et un boucher, l'un pour avoir vendu de la viande charbonneuse, et l'autre pour l'avoir achetée afin de la revendre. Le lait des animaux charbonneux est dangereux, il a été trouvé virulent ; il peut, sans nul doute, communiquer sa virulence aux produits qu'il sert à fabriquer (fromage. beurre). Il faudra donc toujours en interdire l'utilisation et recommander aux propriétaires de ne plus traire leurs animaux dès qu'ils paraîtront malades.

Lorsque la maladie aura cessé, lorsque le troupeau aura été déplacé. lorsque en un mot cela sera jugé nécessaire ou utile, il faudra recommander une désinfection énergique avec le feu avec l'acide phénique, avec la chaux vive, avec le sublimé corrosif, avec l'acide sulfurique, avec le borate de soude avec des lessives bouillantes. Il faudra insister d'autant plus dans l'exécution de cette mesure, qu'on aura lieu de supposer que les bactéridies existent à l'état de corpuscules-germes. La désinfection, portera sur les habitations. sur le sol des habitations, sur les crèches, sur les mangeoires. sur les râteliers, sur les ustensiles, etc.; il faudra faire des lavages à l'eau bouillante et écouler ensuite les eaux dans les profondeurs du sol. Mais le meilleur sera d'employer le lait de chaux vive, ou de recourir au flambage au moyen du charbon incandescent ou de la paille ou du bois allumés sur le sol, préablement déjà récuré et nettoyé. On pourra aussi employer les lavages avec des solutions bouillantes d'acide sulfurique, de sublimé corrosif, d'acide phénique. Les fumiers, les litières et les fourrages manifestement infectés seront soumis à la crémation. Les purins seront désinfectés avec l'acide sulfurique et écoulés dans le sol aussi profondément que possible. Il faudra également désinfecter les boissons suspectes ; et pour cela on emploiera l'acide phénique. Il peut être bon quelquefois de conseiller la désinfection des pâturages, quand on a lieu de croire que les herbes renferment des germes ; on a alors recours à la crémation comme cela se pratique dans la Provence, on met le feu aux herbes suspectes, qui ordinairement brûlent très bien pendant l'été.

« Les germes de la contagion du charbon ont, à l'état corpusculaire, une tenacité de vie qui nécessite des moyens très énergiques pour éteindre les foyers de cette maladie.

« C'est surtout dans le sol des habitations, quand il est composé de matériaux très perméables, que ces germes se rencontrent, par suite des infiltrations des matières exrémentitielles et surtout du sang qui est expulsé au moment de la mort par la bouche, l'anus et les voies urinaires.

« Les conditions d'infection du sol par les infiltrations du sang se trouvent surtout réalisées lorsque, comme cela n'est pas rare, on égorge les animaux sur place, au moment où ils vont expirer, en vue de sauver leur valeur pour la boucherie.

« C'est donc le sol surtout qu'il faut désinfecter, pour assainir les habitations où des animaux ont été frappés par le charbon.

« La première indication à remplir est de les évacuer des fumiers qui souvent sont accumulés dans les bergeries en très grande quantité, et il faut traiter ces fumiers par un désinfectant énergique, tel que la chaux vive, les sels de zinc, chlorure ou sulfate, l'acide sulfurique dilué dans l'eau, dans la proportion de 10 %, les solutions de sulfate de cuivre ou de fer, etc., etc.

« Après leur désinfection, les fumiers doivent être laissés en tas isolés ou enfouis en terre, en ayant soin de creuser les fosses destinées à les recevoir, dans les endroits où les animaux ne puissent pas pacager.

« Une fois le sol des habitations dépouillé de ses fumiers, il faut le désinfecter par un arrosement avec de l'essence de térébenthine.

Les déblais du sol doivent être traités par la chaux vive et enfouis avec les fumiers.

« Si les efforts de la désinfection doivent porter principalement sur le sol des habitations qui sert facilement de terrain de culture aux germes du charbon, il ne faut pas négliger, cependant de soumettre les murs et les meubles de la bergerie et de l'étable à un lavage à l'eau chaude ; et ensuite de faire application d'essence de térébenthine au pinceau sur toutes les surfaces nettoyées.

« L'action spécifique de cet agent contre la bactéridie et ses spores fait de lui le meilleur des désinfectants contre le charbon : aussi convient-il d'en arroser les cadavres avant leur enfouissement, et d'en répandre, après, à la surface des fosses. »

Lorsque le charbon sévit dans une ferme, sur un troupeau, faut-il interdire au propriétaire d'introduire d'autres animaux ? Je ne le pense pas ; le propriétaire sait à quoi il s'expose en agissant ainsi. Il sera tenu de soumettre les nouveaux importés aux mêmes mesures que les anciens ; mais il me semble qu'en pareil cas il suffit, pour protéger l'intérêt général, de prohiber l'exportation et la vente des animaux malades et des animaux suspects; cependant, d'après le règlement sanitaire, il ne le peut que s'il s'agit d'animaux vaccinés.—On a observé depuis longtemps que dans les troupeaux charbonneux, qui ont contracté la maladie dans tel pâturage, on voit peu à peu et en quelques jours le charbon cesser ses ravages, quand les animaux sont déplacés et conduits ou transportés dans d'autres pâturages. Dans les pays de l'Auvergne, où règne le mal de montagne (charbon), on voit des troupeaux qui paissent sur les coteaux rester indemnes du charbon, tandis que d'autres troupeaux paissant à quelques centaines de mètres de là, mais dans des bas fonds, sont décimés par la maladie. Le même fait s'observe dans tous les pays de charbon ; il n'est pas rare en effet de voir un troupeau rester sain au voisinage d'autres troupeaux malades. Les troupeaux décimés cessent de l'être, quand on les conduit dans les pâtutrages où d'autres troupeaux ont pâturé sans contracter le charbon. Le déplacement des troupeaux décimés par le charbon est donc une mesure sanitaire excellente, qui a pour résultat de faire cesser la maladie, en éloignant les animaux de la cause morbigène. Cette mesure doit être conseillée toutes les fois qu'elle est possible et conciliable avec l'intérêt d'autrui, avec l'intérêt général. Il n'est pas nécsesaire d'une véritable émigration au loin ; il suffit souvent d'un simple changement de pâturage, et pas n'est besoi nde conduire le troupeau dans des lieux éloignés ; il suffit de le conduire dans un lieu où n'existent pas les germes charbonneux, dans un lieu qui est réputé sain. Le plus habituellement, quand cela sera possible, le déplacement devra s'effectuer sur les terres même du propriétaire ; on cantonnera le troupeau sur les parties de la propriété qui paraissent les plus salubres. Il ne sera pourtant pas toujours possible d'agir de la sorte, et alors il y aura lieu de faire opérer le déplacement ailleurs, soit sur des terrains communaux on de vaine pâture, soit sur des terrains appartenant à des voisins, qui se prêtent volontairement à cette servitude. Et, si aucune de ces combinaisons n'est possible, on laissera le troupeau sur place, en prescrivant les diverses mesures précitées. Quand un troupeau devra être déplacé, il faudra faire séquestrer ou sacrifier et enfouir ou livrer à l'équarrissage, avant son départ, tous les individus reconnus malades ; on surveillera attentivement les autres pendant le voyage et pendant les quelques premiers jours qui suivront le déplacement ; on fera sacrifier aussitôt ou enfouir ou livrer à l'équarrissage ceux qui seraient reconnus malades ; on détruira par le feu les excrétions et les déjections rendues par les malades et on purifiera les endroits qu'ils auraient pu souiller.

La vaccination devra être conseillée, mais elle

ne peut avoir lieu qu'avec l'assentiment des propriétaires et l'autorisation de l'administration. Les
animaux vaccinés seront soumis quelques jours à
la surveillance du vétérinaire sanitaire.

CHAPITRE XII.

GALE DU MOUTON ET DE LA CHÈVRE.

La gale du mouton et de la chèvre est facile à
reconnaître, surtout quand elle est déjà ancienne.
Elle s'accompagne d'un prurit plus ou moins intense, de la formation de papules, de vésicules ou
de boutons, d'une dépilation plus ou moins étendue
suivant l'ancienneté du mal, de la formation de
croûtes dans les parties malades, de l'épaississement de la peau au niveau des points atteints. Elle
envahit d'abord une ou plusieurs régions et s'é-
tend plus ou moins rapidement; elle est surtout
caractérisée par la présence d'acares dans les parties
altérées et il suffit de les chercher dans les croûtes
avec une loupe. La gale est transmissible aux animaux de la même espèce; et sa transmission a lieu
par la migration des acares ou l'ensemencement de
leurs œufs sur des animaux sains. Les acares et
leurs œufs peuvent se conserver un certain temps
dans les fumiers, dans les litières, dans les fourrages, sur les boiseries des habitations, etc. La
transmission de la gale est loin d'être aussi subtile
que celle des maladies dites virulentes; elle ne se
fait que par le contact immédiat et prolongé des
animaux sains avec les sujets malades ou avec les
objets sur lesquels ont été déposés les acares; elle
peut donc avoir lieu dans les circonstances suivantes : cohabitation, travail en commun, fréquentation d'habitations infectées, utilisation d'objets
non désinfectés, dépaissance en commun, etc. Un
traitement de quelques heures ou au plus de deux
ou trois jours étant suffisant pour guérir la gale et

la contagion étant si peu intense, il n'y a pas li u
de prescrire des mesures très rigoureuses .

On doit refuser à l'importation les troupeaux
galeux et exiger à l'intérieur la déclaration, prescrire le traitement, et défendre la vente et l'exposition en vente des malades.

« Lorsque la gale est constatée sur des animaux
des espèces ovine et caprine ou dans un troupeau
d'animaux de ces espèces, le préfet prend un arrêté
par lequel ces animaux ou ce troupeau sont placés
sous la surveillance du vétérinaire sanitaire de la
circonscription. Il n'est permis de les conduire au
pâturage qu'après l'application d'un traitement curatif et en se conformant aux mesures prescrites
par l'arrêté pour éviter tout contact avec les animaux non atteints de la maladie. Il est interdit de
se dessaisir des animaux atteints de la gale, pour
quelque destination que ce soit. Les peaux et les
laines provenant d'animaux atteints de la gale ne
peuvent être livrées au commerce qu'après avoir
été désinfectées. L'obligation de désinfection s'applique à toutes les laines provenant d'un troupeau
dans lequel des cas de gale ont été constatés.
Les mesures auxquelles sont soumis les animaux
atteints de la gale, ou les troupeaux dans lesquels
cette maladie a été constatée, sont levées par le
préfet, sur l'avis du vétérinaire délégué, après la disparition de la madie et la désinfection des locaux.»

« La désinfection pour la gale doit consister
d'abord dans l'enlèvement des fumiers et des restes
de fourrages, qu'on enfouira dans le tas commun ;
puis dans le lavage à l'eau bouillante des meubles
de la bergerie et dans l'arrosement du sol avec de
l'eau tenant en dissolution du sulfure de potasse.
Le bas des murs doit être lavée à la brosse avec la
même solution chaude.

« Il convient de remplir avec la fleur de souffre.
les fissures des murs et des boiseries dans les parties basses. »

TABLE ANALYTIQUE DES MATIÈRES

CHAPITRE III.

CHAPITRE IV.

CHAPITRE V.

CHAPITRE VI.

CHAPITRE VII.

CHAPITRE VIII.

CHAPITRE IX (n'existe pas).

CHAPITRE X.

CHAPITRE XI.

CHAPITRE XII.

Lyon. — Imprimerie L. BOURGEON, rue St-Paul, 36-38.

9 782329 598284